实用临床护理操作技巧

郭　辉　等◎主编

长江出版传媒　湖北科学技术出版社

图书在版编目(CIP)数据

实用临床护理操作技巧/郭辉等主编. -- 武汉：
湖北科学技术出版社，2022.7
　ISBN 978-7-5706-1979-5

Ⅰ．①实… Ⅱ．①郭… Ⅲ．①护理学 Ⅳ.①R47

中国版本图书馆CIP数据核字(2022)第069170号

责任编辑：许可　　　　　　　　　　　　　　　　　　封面设计：胡博

出版发行:湖北科学技术出版社　　　　　　　　　电话:027-87679426
地　　址:武汉市雄楚大街268号　　　　　　　　　邮编:430070
　　　　　(湖北出版文化城B座13-14层)
网．　址:http://www.hbstp.com.cn

印　　刷:山东道克图文快印有限公司　　　　　　　邮编:250000

787mm×1092mm　　1/16　　　　　　　21.25印张　　499千字
2022年7月第1版　　　　　　　　　　　2022年7月第1次印刷
　　　　　　　　　　　　　　　　　　　　定价：88.00 元

本书如有印装质量问题　可找本社市场部更换

前　言

　　21 世纪的护理学集医学、社会科学、人文科学及管理科学于一体，在保护人民健康、防治重大疾病、提高人口素质中发挥重要作用。同时，随着人民生活水平不断提高，人们对护理的依赖日益明显。鉴于护理学近年来的进展，为了更好地提高临床护理人员的护理水平，适应新时期护理人才的需要，编者在护理实践的基础上参考了大量国内外最新文献，编写了本书。

　　本书在力求内容覆盖面广、信息量大的同时，注重内容的先进性、科学性，旨在为读者提供新理论、新方法和新的护理临床实践知识。本书首先介绍了基础护理技术与护理操作技术，其次重点讲述了消化内科、内分泌科、神经外科、普外科、泌尿外科、骨外科、妇产科、儿科等常见科室护理内容，既紧贴临床，又能指导实践。本书内容丰富、资料新颖、科学实用，可供临床各级医院护理人员及医学院校学生参考使用。

　　本书系多人执笔，写作风格有别，在格式与内容方面难免有不统一之处，敬请谅解。由于编写经验和能力所限，加之时间仓促，书中难免有不妥之处，敬请广大读者批评指正。

编　者

目　录

第一章　基础护理技术

第一节　口腔护理技术

白血病是临床上常见的一种造血系统恶性肿瘤,白血病患者在疾病发展过程中常伴有发热、脱水等,使口腔唾液浓缩、变稠,口腔黏膜清洁作用丧失,自洁能力下降,细菌迅速繁殖并分解糖类,使堆积于齿缘软垢,以及嵌塞于牙间隙和龋齿内的食物发酵腐败,产生吲哚、硫氢基和氨类物质等,引起口腔肿胀、溃疡、糜烂。在临床护理工作中做好白血病患者的口腔护理,不仅能够保持口腔的清洁,消除口腔异味,使患者感到舒适,增进食欲,而且能增加抗病能力,可预防和减少口腔并发症的发生。因此,患者用药期间,护士应密切关注其口腔黏膜情况,积极采取措施,减少口腔疾患的发生。

一、操作目的

(1)保持口腔清洁,预防或减少口腔感染的发生。

(2)观察口腔内的变化,提供病情变化的信息。

(3)让患者感到舒适。

二、操作步骤

(一)评估

1.时段

入院时、化疗期间、粒细胞缺乏期。

2.顺序

口唇、口角、齿龈、双颊、上颚、舌面、舌下、咽部。

(二)操作前护理

1.患者准备

生命体征稳定,了解操作的目的、方法。

2.用物准备

一次性弯盘、水杯、pH 试纸、液状石蜡、棉棒、漱口液、一次性垫布、手电筒等。

(三)操作方法

1.小化疗

牙龈炎冲洗剂,晨起,睡前含漱 3 分钟,碳酸氢钠、制霉菌素饭前、饭后含漱。

2.大剂量化疗

牙龈炎冲洗剂、碳酸氢钠、制霉菌素在睡前、晨起、进食前后、用药前后半小时交替含漱,每次 3～5 分钟,每次 2～3 口。

3.大剂量氨甲蝶呤(MTX)

亚叶酸钙稀释液含漱并吞咽,每天分 3～4 次,每次 3 口,第 1、2 口含漱后吐掉,第 3 口吞下。

(四)操作后护理

(1)协助患者舒适卧位。

(2)漱口结束,物品按医疗垃圾处理。

三、口腔感染

(一)临床表现

牙龈增生、肿胀、触痛,也可蔓延到咽部、扁桃体等部位,口腔局部黏膜苍白或充血,伴有疼痛性的隆起或破溃。

(二)机制

(1)强烈的化疗可加重白血病患者的细胞和体液免疫功能缺陷,引发严重感染。

(2)细胞毒药物易导致口腔的生理屏障受损,引起口腔炎、舌炎、咽炎,原有的致病菌可通过上述创面引起局部或全身感染。

(3)化疗药物对黏膜上皮细胞有直接损伤作用,通过抑制 DNA 合成而影响细胞再生、成熟和修复过程,引起口腔黏膜溃疡。

(4)化疗后骨髓造血功能受抑,常伴有中性粒细胞减少,导致口腔局部感染。

(5)化疗后胃肠道毒副作用使患者饮水、进食减少,口腔内寄生的正常菌群大量繁殖,口腔自洁作用减弱,产生吲哚、硫氢基、胺类等破坏口腔内环境,导致口腔黏膜受损而形成溃疡。

(6)大量抗生素及糖皮质激素的应用,使口腔正常菌群受抑,某些致病菌、真菌异常繁殖,引起口腔溃疡感染。

(7)有研究证实早期口腔溃疡与单纯疱疹病毒 I 型有关,为机体内潜伏病菌被激活所致。

(三)常用口腔护理液及用途

1.饱和生理盐水

缓解口腔黏膜水肿。

2.4 % 碳酸氢钠漱口液

改变口腔 pH,使口腔呈碱性环境预防真菌感染。

3.制霉菌素漱口液

用制霉菌素 5 片研磨成粉后用生理盐水化开,可用于预防和治疗口腔真菌感染。

4.亚叶酸钙漱口液

对于大剂量氨甲蝶呤(MTX)化疗患者,氨甲蝶呤阻断二氢叶酸还原酶导致 DNA 合成障碍,使口腔黏膜严重破坏,继发黏膜炎,故除常规口腔护理外,还要加用亚叶酸钙漱口液含漱及吞服。

5.贝复济(重组牛碱性成纤维细胞生长因子外用溶液)

促进上皮细胞增生和黏膜组织修复。

6.口腔溃疡糊

可使口腔黏膜表面麻醉,缓解疼痛,保护创面。

7.牙龈炎冲洗器

广谱抗细菌和病毒。

8.碘伏液

碘和表面活性剂结合而成的水溶液,对细菌、真菌、病毒、原虫有广谱杀菌作用,并能持续较长作用。

(四)漱口方法

教会患者正确的漱口方法:漱口液含在口中流动震荡、冲击,同时用舌在齿、颊、腭各方面搅动,使漱口液和口腔黏膜充分接触。漱口时间不应少于3分钟。

(五)常见口腔问题的处理方法

1.口腔黏膜水肿

饭后半小时使用饱和生理盐水含漱3～5分钟,紫草泡水饮用。

2.口腔出血

齿龈渗血者使用无菌棉球或吸收性明胶海绵局部压迫止血,或用2％碘甘油涂于齿龈边缘处,有消炎止痛和止血的作用。去甲肾上腺素稀释液、云南白药对口腔出血均有效。口腔黏膜及舌部有多个血泡者,口腔护理动作应轻柔,用冰水和冰盐水漱口可使血管收缩减少出血。严重出血者,血小板较低者应及时输入血小板悬液。

3.口腔溃疡

(1)破溃表浅者,用含0.25％有效碘的碘棉球湿敷,贝复济局喷,口腔溃疡糊局涂,微波照射每天2次。

(2)破溃深者用2％过氧化氢溶液清洁溃疡周围皮肤后,用生理盐水清洁溃疡部位,用含0.25％有效碘的碘棉球湿敷,每天2～3次;康复新液棉球湿敷,每天2～3次;贝复济局喷,口腔溃疡糊局涂,微波照射,每天2～3次。

4.口腔疱疹

阿昔洛韦软膏局涂,每天3次,遵医嘱静脉注射或口服抗病毒药;0.25％有效碘棉球湿敷,每天2次。

5.口腔透明小水泡

阿昔洛韦0.25 g加生理盐水250 mL稀释后分次漱口,遵医嘱静脉注射或口服抗病毒药。

6.牙龈红肿

碘甘油棉球局敷,每天2～3次,替硝唑漱口液漱口。

7.舌苔异常

舌苔白膜或舌苔发黑厚腻,用棉棒蘸取制霉菌素漱口液轻刮舌苔,取两性霉素B 25 mg用5％葡萄糖注射液10 mL化开后浸湿小纱布,分次咀嚼,5～10分钟后吐掉。

第二节　胃肠道反应护理技术

胃肠减压技术是利用负压吸引的原理,将胃管自口腔或鼻腔插入,通过胃管将积聚于胃肠道内的气体及液体吸出,对胃肠梗阻患者可减低胃肠道内的压力和膨胀程度,对胃肠道穿孔患者,可防止胃肠内容物经破口继续漏入腹腔,并有利于胃肠吻合术后吻合口的愈合。因此,适用范围很广,常用于急性胃扩张、肠梗阻、胃肠穿孔修补或部分切除术及胆道或胰腺手术后。

一、适应证

(1)适用于单纯性及麻痹性肠梗阻,解除肠内压力。

(2)腹部较大手术前做胃肠减压,减少并发症。

(3)胃、食管、肠道手术后的患者。

(4)胃部疾病需要排出胃内容物。

(5)胃十二指肠穿孔。

二、禁忌证

(1)活动性上消化道出血。

(2)食管阻塞或静脉曲张。

(3)极度衰弱者。

(4)食管或胃腐蚀性损伤。

三、操作前准备

(1)明确操作目的。

(2)物品准备:治疗卡、治疗盘、治疗碗内盛生理盐水或凉开水、治疗巾、一次性 12/14 号胃管、20 mL 注射器、液状石蜡、纱布、棉签、胶布、镊子、止血钳、弯盘、压舌板、听诊器、胃肠减压器。

(3)患者准备:操作前告知患者胃肠减压的目的,使其正确认识胃肠减压技术的重要性及必要性,消除患者思想上的恐惧心理,主动配合操作。

四、操作过程

(1)体位能配合者取半坐卧位或坐位,无法坐起者取右侧卧位,昏迷患者取去枕平卧位,头向后仰,将治疗巾围于患者颌下,放置弯盘,接唾液或者患者的呕吐物。

(2)测量胃管插入长度并标记,液状石蜡润滑胃管前端,持镊子夹住胃管前端从一侧鼻孔轻轻插入。

(3)插入胃管达咽喉部时(10～15 cm),清醒患者嘱其做吞咽动作,对昏迷患者护士应用左手将患者头托起,使下颌靠近胸骨柄,缓缓将胃管插至预定长度。

(4)确认胃管是否在胃内:在胃管末端连接注射器抽吸,抽出胃液,说明胃管留置成功。

(5)胃管连接胃肠减压吸引器的吸引管,持续吸引。

五、操作后护理

(1)胃肠减压期间应禁食、禁饮,一般应停服药物。如需胃内注药,则注药后应夹管并暂停减压 0.5～1 小时。适当补液,加强营养,维持水和电解质平衡。

(2)妥善固定胃管:固定要牢固,防止移位或脱出,尤其是外科手术后胃肠减压,胃管一般置于胃肠吻合的远端,一旦胃管脱出应及时报告医师,切勿再次下管,因下管时可能损伤吻合口而引起吻合口瘘。

(3)保持胃管通畅维持有效负压,每 2～4 小时用生理盐水 10～20 mL 冲洗胃管 1 次,以保持管腔通畅。

（4）观察引流液颜色、性质和量，并记录 24 小时引流液总量。观察胃液颜色，有助于判断胃内有无出血情况，一般胃肠手术后 24 小时内，胃液多呈暗红色，2 天后逐渐减少。若有鲜红色液体吸出，说明术后有出血，应停止胃肠减压，并通知医师。引流装置每天应更换 1 次。

（5）加强口腔护理：预防口腔和呼吸道感染，必要时给予雾化吸入，以保持口腔和呼吸道的湿润及通畅。

（6）观察胃肠减压后的肠功能恢复情况，并鼓励患者于术后 12 小时在床上翻身，有利于胃肠功能恢复。

（7）拔管通常在术后 48～72 小时，肠鸣音恢复，肛门排气后可拔除胃管。拔胃管时，先将吸引装置与胃管分离，捏紧胃管末端，嘱患者吸气并屏气，迅速拔出，以减少刺激，防止患者误吸。擦净鼻孔及面部胶布痕迹，妥善处理胃肠减压装置。

（8）长期胃肠减压者，普通胃管每周更换 1 次，硅胶胃管每个月更换 1 次，从另一侧鼻孔插入。

第三节　灌肠护理技术

灌肠是将一定量的液体由肛门经直肠灌入结肠，以帮助患者清洁肠道、排便、排气或由肠道供给药物或营养，达到确定诊断和治疗目的的方法。根据灌肠的目的，分为保留灌肠和不保留灌肠；根据灌入的液体量，将不保留灌肠分为大量不保留灌肠和小量不保留灌肠。如为了达到清洁肠道的目的，而反复使用大量不保留灌肠，则为清洁灌肠。

一、适应证

（1）各种原因引起的便秘及肠胀气。

（2）结肠、直肠及大手术前的准备。

（3）高热降温。

（4）分娩前准备。

二、禁忌证

（1）急腹症和胃肠道出血。

（2）肠道手术。

（3）伤寒。

（4）严重心脑血管疾患。

三、操作方法

（一）操作前准备

（1）操作者衣帽整洁，修剪指甲，洗手，戴口罩。酌情关闭门窗，用屏风遮挡患者，保持合适的室温，光线充足或有足够的照明。

（2）评估患者的年龄、病情、临床诊断、意识状态、心理状况、排便情况、理解配合能力。向患者及家属解释灌肠的目的、操作方法、注意事项及配合要点。

（3）用物准备：一次性灌肠器包（内有灌肠筒、引流管、肛管1套，垫巾、洞巾，肥皂冻1包，纸巾数张，手套），弯盘，水温计，输液架，医嘱单，手消毒液，便器及便巾，生活垃圾桶（袋），医疗垃圾桶（袋）。

（二）操作步骤（以大量不保留灌肠为例）

（1）携用物至患者床旁，核对患者身份；协助患者取左侧卧位，双膝屈曲，脱裤至膝部，臀部移至床沿（不能自控排便的患者可取仰卧位，臀下垫便盆），盖好被子，暴露臀部；操作者消毒双手。

（2）检查灌肠器包并打开，取出垫巾铺在患者臀下，洞巾铺在患者臀部，暴露肛门，置弯盘于患者臀部旁边，备好纸巾。

（3）取出灌肠筒，关闭开关；将灌肠液倒入灌肠筒中，挂灌肠筒于输液架上，筒内液面高于肛门40～60 cm；戴手套；润滑肛管前端，排尽管内气体。

（4）左手垫纸巾分开臀部，暴露肛门，嘱患者深呼吸，右手将肛管轻轻插入直肠7～10 cm（小儿插入深度为4～7 cm），固定肛管（图1-1）。

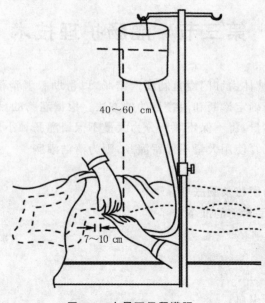

图1-1 大量不保留灌肠

（5）打开开关，使液体缓缓流入；灌入过程中密切观察筒内液面下降速度和患者的情况；待灌肠液即将流尽时夹管，用纸巾包裹肛管轻轻拔出；擦净肛门，脱下手套，消毒双手。

（6）协助患者取舒适卧位；嘱其尽量保留5～10分钟后再排便；对不能下床的患者，给予便盆，协助能下床的患者厕所排便。

（7）清理用物；根据需要留取标本送检；协助患者取舒适体位，整理床单位；消毒双手，记录灌肠的结果。

四、注意事项

（1）肝性脑病患者禁用肥皂水灌肠；充血性心力衰竭和水钠潴留患者禁用生理盐水灌肠。

（2）准确选用灌肠溶液：①大量不保留灌肠常用灌肠溶液为 0.1 ％～0.2 ％的肥皂液、生理盐水。成人每次用量为 500～1000 mL，小儿 200～500 mL。溶液温度一般为 39～41 ℃，降温时为 28～32 ℃，中暑患者灌肠溶液温度为 4 ℃。②小量不保留灌肠常用"1、2、3"溶液（50 ％硫酸镁 30 mL、甘油 60 mL、温开水 90 mL）、甘油 50 mL 加等量温开水或各种植物油，溶液温度通常为 38 ℃；液面距肛门通常不超过 30 cm；灌注溶液后，嘱患者保留 10～20 分钟。③保留灌肠常用 10 ％水合氯醛及各种抗生素溶液，溶液量一般不超过 200 mL，温度通常为 38 ℃；慢性细菌性痢疾患者取左侧卧位，阿米巴痢疾患者取右侧卧位；灌注溶液前在臀下垫治疗巾，使臀部抬高 10 cm；排气后将肛管插入肛门 15～20 cm；开水 5～10 mL，嘱患者尽量保留药液 1 小时以上。降温灌肠时溶液要保留 30 分钟，排便后 30 分钟测量体温并记录。

（3）灌肠时，灌肠溶液流速和压力适宜。患者如有腹胀或便意时，应嘱患者做深呼吸，以减轻不适。伤寒患者灌肠时溶液不得超过 500 mL，压力要低，液面不得超过肛门 30 cm。

（4）灌肠过程中，随时观察患者病情变化，如发现脉速、面色苍白、出冷汗、剧烈腹痛、心慌气急时，应立即停止灌肠并及时采取急救措施。

第四节　肛周护理技术

大剂量化疗后骨髓受到抑制，中性粒细胞减少；由于免疫抑制药和糖皮质激素的应用，使患者抵抗力和免疫力急剧下降，肛门作为机体消化道排泄物的出口，括约肌形成皱褶的特殊解剖结构，为细菌的藏匿提供了有利条件。因此，肛周是感染的高发部位，部分患者可发生脓肿、败血症等严重情况。床位护士每天观察患者排便及肛周情况，做好患者的宣教工作，加强肛周护理，预防和减少肛周感染的发生。

一、操作目的
预防和减少肛周感染。

二、操作方法
（一）步骤
（1）坐浴水配制。取温开水 2000 mL 于盆内，加入 5 ％碘伏 5 mL 或消炎坐浴散 1 份，40～45 ℃为宜。

（2）坐浴盆放在坐浴凳上。协助患者下床，指导患者身体前倾，趴在床边，将臀部浸入坐浴水中，坐浴 15～30 分钟。

（3）指导其尽量分开肛门，并反复做收缩-放松盆底肌动作。

（4）坐浴过程中严密观察患者，如发生眩晕、心悸等不适情况，立即停止坐浴，卧床休息。

（二）处理
（1）干毛巾擦拭肛周，更换清洁衣裤，卧床休息。

（2）盆、毛巾清洁晾干备用。

三、常见肛周问题的护理方法

(一)肛周发红、触痛

每天评估肛周情况,予碘纱布湿敷肛周每天 2 次,每次 20～30 分钟;微波照射每天 2 次,每次 20 分钟,疼痛明显时加入 2 %利多卡因 5 mL 局部湿敷。

(二)肛周脓肿

每天评估肛周情况,予碘纱布湿敷肛周 20～30 分钟;微波照射每天 2 次,每次 20 分钟。

(三)肛周破溃

每天评估肛周情况,予贝复济加碘湿敷,每天 2 次,每次 20～30 分钟;卵磷脂局涂,微波照射每天2 次,每次 20 分钟。

(四)肛周内外痔

碘纱布湿敷,每天 2 次,每次 20～30 分钟,马应龙痔疮膏局涂。

第五节　静脉治疗护理技术

静脉输液是将大量无菌溶液或药物直接输入静脉的治疗方法。常用静脉主要有四肢浅静脉、头皮静脉、锁骨下静脉和颈外静脉(常用于进行中心静脉插管)。静脉留置针输液法可保护静脉,减少因反复穿刺造成的痛苦和血管损伤,保持静脉通道畅通,利于抢救和治疗,现在临床已得到广泛应用。

一、目的

(1)补充水分及电解质,预防和纠正水、电解质及酸碱平衡紊乱。

(2)增加循环血量,改善微循环,维持血压及微循环灌注量。

(3)供给营养物质,促进组织修复,增加体重,维持正氮平衡。

(4)输入药物,治疗疾病。

二、方法

(一)操作前护理

1.患者指导

对给药计划给予了解,向患者及家属解释静脉输液的目的、方法、注意事项及配合要点。

2.患者准备

评估患者病情及治疗情况、意识状态、穿刺部位皮肤及血管状况、自理能力及肢体活动能力,嘱患者排空膀胱,协助摆好舒服的体位。

3.用物准备

注射盘、药液及无菌溶液、注射器、输液器、留置针、无菌敷贴、肝素帽、封管液、输液瓶签、输液记录单、注射用小垫枕及垫巾、止血带、弯盘、透明胶布、输液架,必要时备输液泵、医嘱单、手消毒液、医疗垃圾桶(袋)、生活垃圾桶(袋)、锐器盒。

(二)操作过程

(1)两人核对并检查药物,严格执行查对制度。检查药液有效期,瓶盖无松动,瓶身无裂痕;检查药液无浑浊、沉淀及絮状物等;核对药液瓶签(药名、浓度、剂量和时间)、给药时间和给药方法。

(2)按照无菌技术操作原则抽吸药液,加入无菌溶液瓶内。

(3)正确填写输液瓶签,并贴于输液瓶上。注意输液瓶签不可覆盖原有的标签。

(4)检查输液器有效期及包装,关闭调节器;取出输液器,与无菌溶液瓶连接。

(5)携用物至患者床旁,核对患者身份,再次查对药液并消毒双手。

(6)输液管排气。①将输液瓶挂于输液架上;倒置茂菲氏滴管,使输液瓶内液体流出,待茂菲氏滴管内液体至 1/2～2/3 满时,关闭调节器,迅速正置茂菲氏滴管,再次打开调节器,使液面缓慢下降,直至排除输液管内气体,再次关闭调节器;将输液管末端放入输液器包装内,置于注射盘中备用。②打开静脉留置针及肝素帽外包装;将肝素帽对接在留置针侧管上;将输液器与肝素帽连接。③打开调节器,排气;关闭调节器,将留置针放回留置针包装内备用。

(7)静脉穿刺。①将小垫枕及垫巾置于穿刺肢体下,在穿刺点上方 8～10 cm 处扎紧止血带,确认穿刺静脉。②松开止血带,常规消毒穿刺部位皮肤,消毒范围直径大于 5 cm,待干,备胶布及透明胶带,并在透明胶带上写上日期和时间。③再次扎紧止血带;二次常规消毒;穿刺前二次核对患者和药品信息。④取下留置针针套,旋转松动外套管,右手拇指与示指夹住两翼,再次排气于弯盘。⑤嘱患者握拳,绷紧皮肤,固定静脉,右手持留置针,使针头与皮肤呈 15°～30°进针,见回血后放平针翼,沿静脉走行再继续进针 0.2 cm。⑥左手持 Y 型接口,右手后撤针芯约 0.5 cm,持针翼将针芯与外套管一起送入静脉内。⑦左手固定两翼,右手迅速将针芯抽出,放于锐器收集盒中。

(8)松开止血带,嘱患者松拳,打开调节器;用无菌透明敷贴对留置针管做密闭式固定,用注明日期和时间的透明胶带固定三叉接口处,再用胶布固定插入肝素帽内的输液器针头及输液管处。

(9)根据患者年龄、病情及药液的性质调节输液滴速。通常情况下,成人每分钟 40～60 滴,儿童每分钟 20～40 滴。

(10)再次核对患者床号、姓名、药物名称、浓度、剂量、给药时间和给药方法。

(11)撤去穿刺用物,整理床单位,协助患者取舒适体位;将呼叫器放于患者易取处;整理用物;消毒双手,记录输液开始时间、滴入药物种类、滴速、患者的全身及局部状况。

(12)输液完毕:关闭调节器,拔出输液器针头;常规消毒肝素帽的胶塞;用注射器向肝素帽内注入封管液。

(13)再次输液:常规消毒肝素帽胶塞;将静脉输液针头插入肝素帽内完成输液。

(14)拔除留置针:揭除透明胶带及无菌敷贴;用干棉签轻压穿刺点上方,快速拔针;局部按压 1～2 分钟(至无出血为止);协助患者适当活动穿刺肢体,并协助取舒适体位,整理床单位;清理用物;消毒双手,记录输液结束的时间、液体和药物滴入总量、患者全身和局部反应等。

(三)操作后护理

(1)密切观察进针位置是否有渗血、肿胀及疼痛。

(2)耐心听取患者主诉,询问有无胸痛、胸闷、肢体麻木及发热等症状。

(3)健康教育:保持穿刺部位清洁干燥,贴膜有卷曲、松动、贴膜下有汗液等及时通知护士。

告知患者输液侧上肢勿做剧烈外展运动。

三、注意事项

（1）严格执行查对制度和遵守无菌技术操作原则，预防感染及事故的发生。

（2）根据病情需要安排输液顺序，并根据治疗原则，按急、缓及药物半衰期等情况合理分配药物；注意药物的配伍禁忌，对于刺激性或特殊药物，应在确认针头已刺入静脉内时再输入。

（3）对需要长期输液的患者，要注意保护和合理使用静脉，一般从远端小静脉开始穿刺（抢救时可例外）。

（4）静脉穿刺前要排尽输液管及针头内的空气，输液结束前要及时更换输液瓶或拔针，严防造成肺动脉空气栓塞，引起严重缺氧或死亡。

（5）严格控制输液速度。对有心、肺、肾疾病的患者，老年患者、婴幼儿及输注高渗、含钾或升压药液的患者，要适当减慢输液速度；对严重脱水，心肺功能良好者可适当加快输液速度。

（6）输液过程中要加强巡视，注意观察滴入是否通畅；针头或输液管有无漏液；针头有无脱出、阻塞或移位；输液管有无扭曲、受压；局部皮肤有无肿胀或疼痛等；应密切观察患者有无输液反应，如患者出现心悸、畏寒、持续性咳嗽等情况，应立即减慢或停止输液，及时处理。每次观察巡视后，应做好记录。

（7）留置针常用封管液有无菌生理盐水和稀释肝素溶液；在封管时应边推注边退针，直至针头完全退出为止，确保正压封管。

（8）对于需要24小时持续输液者，应每天更换输液器。

（9）小儿头皮静脉输液按小儿静脉注射法进行穿刺，穿刺过程中应注意固定患儿头部，防止针头滑脱。

第六节　静脉输血护理技术

静脉输血是将全血或成分血，如血浆、红细胞、白细胞或血小板等，通过静脉输入体内的方法。静脉输血有直接输血法和间接输血法两种。直接输血法是将供血者的血液抽出后立即输给患者的方法，适用于无库存血而患者又急需输血及婴幼儿的少量输血时。间接输血法是将抽出的血液按静脉输液法输给患者的方法。

一、适应证

（1）各种原因引起的大出血。

（2）贫血或低蛋白血症。

（3）严重感染。

（4）凝血功能障碍。

二、禁忌证

（1）急性肺水肿、肺栓塞、恶性高血压。

（2）充血性心力衰竭、肾功能极度衰竭。

（3）真性红细胞增多症。

（4）对输血有变态反应者。

三、输血原则

（1）输血前必须做血型鉴定及交叉配血试验。

（2）无论是输全血还是输成分血，均应选用同型血液输注。

（3）如需再次输血者，必须重新做交叉配血试验，以排除机体已产生抗体的情况。

四、血液制品种类

（一）全血

全血主要包括新鲜血和库存血。

（二）成分血

成分血主要包括红细胞（浓缩红细胞、洗涤红细胞、红细胞悬液）、白细胞浓缩悬液、血小板浓缩悬液、血浆（新鲜血浆、保存血浆、冰冻血浆、干燥血浆）和其他血液制品（清蛋白液、纤维蛋白原、抗血友病球蛋白浓缩剂）。

五、操作方法（以间接输血法为例）

（一）操作前准备

（1）向患者及家属解释静脉输血的目的、方法、注意事项及配合要点。签署知情同意书。

（2）评估患者病情、治疗情况、血型、输血史及过敏史、心理状态及对输血相关知识的了解程度、穿刺部位皮肤、血管状况。

（3）用物准备：血液制品（根据医嘱准备）、生理盐水、无菌手套、输血卡、一次性输血器，其他用物同成人静脉留置针输液法。

（二）操作步骤

（1）根据医嘱两人核对血液制品，严格执行"三查八对"制度。三查：血液的有效期、血液的质量及血液的包装是否完好。八对：核对患者床号、姓名、住院号、血袋（瓶）号（储血号）、血型、交叉配血试验的结果、血液种类、血量。

（2）按静脉输液法建立静脉通道，输入少量生理盐水，冲洗输血器管道。

（3）将储血袋内的血液轻轻摇匀。注意避免血液剧烈震荡，防止红细胞破坏。

（4）戴无菌手套，打开储血袋封口，常规消毒开口处塑料管，将输血器针头从生理盐水瓶上拔出，插入储血袋的输血接口，缓慢将储血袋倒挂于输液架上。

（5）调节滴速，开始时输入的速度宜慢，一般每分钟不超过20滴。观察15分钟左右，如无不良反应再根据病情及年龄调节滴速，成人一般每分钟40～60滴。

（6）操作后查对。

（7）撤去穿刺用物，整理床单位，协助患者取舒适体位；将呼叫器放于患者易取处，告知患者如有不适及时用呼叫器通知；整理用物；消毒双手，记录输血开始时间、滴速、患者全身及局部状况等。

（8）输血完毕后的处理。①换输少量生理盐水，待输血器内血液全部输入体内再拔针，以保证输血量准确。②用干棉签轻压穿刺点上方，快速拔针，局部按压1～2分钟（至无出血为止），协助患者取舒适体位，整理床单位。③用剪刀将输血器针头剪下放入锐器收集盒中，将输血器放入医疗垃圾桶中，将储血袋送至输血科保留24小时。④消毒双手，记录输血时间、种类、血量、血型、血袋(瓶)号(储血号)、有无输液反应等。

六、注意事项

(1)严格执行查对制度和遵守无菌技术操作原则。输血前,由两名医务人员再次进行查对,避免差错事故的发生。

(2)输血前后和两袋血之间,需要滴注少量生理盐水,以防发生不良反应。

(3)储血袋内不可加入其他药品,如钙剂、酸性及碱性药品、高渗或低渗液体,以防血液凝集或溶解。

(4)输血过程中加强巡视,观察有无输血反应的征象,并询问患者有无任何不适。一旦出现输血反应,应立即停止输血,并按输血反应进行处理。常见的输血反应,包括发热反应、变态反应、溶血反应、循环负荷过重、出血倾向、柠檬酸钠中毒反应等。

(5)严格掌握输血速度,对年老体弱、严重贫血、心力衰竭患者应谨慎,滴速宜慢。

(6)储血袋送至输血科保留 24 小时,以备患者在输血后发生输血反应时分析原因。

第七节　中心静脉导管维护护理技术

中心静脉导管(CVC)是经过皮肤直接自颈内静脉、锁骨下静脉和股静脉等进行穿刺,沿血管走向直至腔静脉的插管。中心静脉因其管径粗、血流速度快、血流量大、插入导管长度相对较短、穿刺成功率高、不受输入液体浓度与 pH 的限制,以及输入的液体很快被血液稀释,而不引起对血管壁的刺激损伤等优点,已被临床广泛使用。

一、操作目的

为保证中心静脉导管通畅,避免感染发生,须进行导管维护。通过科学维护,预防局部感染,保持导管通畅,保证正常使用。

二、操作流程

(一)准备

1.个人准备

医师洗手、戴口罩,测量患者生命体征。

2.准备用物

经外周静脉穿刺的中心静脉导管(peripherally inserted central venous catheter,PICC)换药包、肝素帽/无针输液器、酒精棉片 1 张、10 mL 生理盐水、2～3 mL 肝素盐水、快速手消毒剂。

(二)评估

(1)患者的病情、治疗、合作程度。

(2)穿刺点有无红肿、渗血、渗液、肉芽肿、湿疹等。

(3)观察导管外露长度,是否脱出或进入体内。

(4)敷贴有无卷边、松动、潮湿、污染、脱落,是否到期。

(三)操作步骤

(1)协助患者取舒适体位。

(2)暴露穿刺部位,撕除旧的敷料。

(3)洗手,打开换药包。

(4)清洁脱脂:酒精棉棒以穿刺点为中心,但需避开穿刺点和导管,直径20 cm,由内向外擦拭3遍。

(5)消毒:碘伏棉棒以穿刺点为中心,直径 20 cm,由内向外用力摩擦消毒3遍,自然待干。

(6)洗手,戴无菌手套。

(7)固定。①第一根免缝胶带固定连接器翼型部分。②以穿刺点为中心,无张力粘贴敷贴。③塑形。④第二根免缝胶带蝶形交叉固定,第三根再横向固定。⑤注明更换敷料日期、导管外露长度、操作者姓名。

(8)脱手套,快速手消毒剂洗手。

(9)更换肝素帽/无针输液器:卸下原肝素帽/无针输液器,消毒棉片消毒接口 15 秒,更换新肝素帽/无针输液器。

(10)冲管、封管:5～10 mL 生理盐水脉冲式冲管,2～3 mL 肝素盐水正压封管。

(11)胶布横向桥式固定连接器、肝素帽。

(四)常见严重并发症

(1)血肿引起窒息。

(2)误伤前腹壁和膀胱。

(3)血胸、气胸。

(4)心脏压塞。

(5)气血栓塞。

(6)呼吸骤停猝死。

三、操作后观察

每天须关注置管局部情况。

(1)穿刺点的情况:有无发红、渗血、渗液等。

(2)置管局部皮肤情况:有无发红、皮疹,患者有无痒感、疼痛等不适情况。

(3)敷贴:是否卷边、有无破损、标注时间是否过期等。

(4)患者主诉。

(5)观察缝针处有否松脱、渗血,缝线松脱则重新缝合固定。

第八节　凝血因子制品输注护理技术

发生凝血功能障碍的患者,应及时给予凝血因子制品输注,以改善患者凝血功能,预防和控制出血,降低关节、组织和脏器功能受损的程度。应根据患者凝血因子基础值、出血严重度、出血部位、是否有抑制物等因素制定治疗方案。护士正确执行医嘱。

融化后的凝血因子制品,如因子Ⅷ,最不稳定,很容易丧失活性,要用输血器以患者可耐受的最快速度输入;未能及时输用的凝血因子制品不宜在室温下放置过久,不宜在 4 ℃冰箱存放,也不宜再冰冻。输注过程中护士应密切关注患者有无输血反应,发现异常及时处理。

一、操作目的

将凝血因子制品通过静脉输入体内,改善患者凝血功能,预防和控制出血。

二、适应证

发生凝血功能障碍。

三、操作过程

(一)评估

(1)患者的年龄、病情、穿刺部位的皮肤、血管状况及肢体活动度。

(2)患者的输血史及过敏史。

(3)患者的心理状态及合作程度。

(二)准备工作

(1)签署凝血因子使用知情同意书。

(2)介绍使用凝血因子的目的及使用中、使用后注意事项。

(3)护士洗手,戴口罩、帽子,必要时戴手套。

(4)患者排尿,体位舒适。

(5)环境清洁,温度适宜。

(6)常规检查,包括肝肾功能、输血全套、血凝常规等。

(7)备好输液用物。

(三)操作过程

(1)凭治疗申请单领取凝血因子制剂。

(2)领药后双人核对床号、姓名、住院号、凝血因子剂量等。

(3)建立静脉通路,使用一次性输血管,用生理盐水连接冲管、排气。

(4)双人核对,将凝血因子制剂轻轻摇匀后按无菌操作原则进行输注。

(5)起始输注速度缓慢滴注,每分钟 20~30 滴,观察 15 分钟后无不良反应可调快滴速至每分钟 60 滴,于 1 小时内输完,以保证凝血因子的作用。

(6)输注过程中每隔 5 分钟轻轻混匀凝血因子制剂。

(7)输注结束连接生理盐水冲洗管路观察患者有无不良反应。

(四)操作后护理

(1)耐心听取患者主诉,询问有无胸痛、胸闷、肢体麻木及发热等症状。

(2)记录输入凝血因子的种类及剂量。

第二章 护理操作技术

第一节 鼻饲

一、鼻饲目的

对不能由口进食者或者拒绝进食者,提供足够的热量和蛋白质等多种营养素和药物,以满足其对营养和治疗的需求。

二、操作流程

(一)评估

(1)患者的病情及治疗情况,是否能承受插入导管的刺激。

(2)患者的心理状态与合作程度,既往是否接受过类似的治疗,是否紧张,是否了解插管的目的,是否愿意配合和明确如何配合插管。

(3)患者鼻腔黏膜有无肿胀、炎症,有无鼻中隔偏曲,有无鼻息肉等。

(二)操作

(1)清洁鼻孔,戴手套,测量插管长度(自前额发际到剑突的长度),必要时以胶布粘贴做标记,长度在 45~55 cm。

(2)润滑胃管前段,左手托住胃管,右手持胃管前端,沿一侧鼻孔缓缓插入,到咽喉部时(约15 cm)嘱患者做吞咽动作,同时将胃管送下至所需长度,暂用胶布固定于鼻翼。

(3)抽吸胃液,若有胃液证实胃管是在胃中,将胃管用胶布固定于面颊部。

(4)注入少量温水,再注入流质,注毕以少量温水冲洗胃管,提起胃管末端使水进入胃内。

(5)折胃管开口端,用纱布包好,夹子夹紧,再用别针固定于枕旁。

(三)为昏迷患者插胃管

插管前应先撤去患者枕头,使其头向后仰,可避免胃管误入气管,当胃管插入 15 cm 时,将患者头部托起,使下颌靠近胸骨柄,以增大咽喉部通道的弧度,便于胃管顺利通过会厌部缓缓插入胃管至预定长度。

(四)确认胃管在胃内的方法

(1)连接注射器于胃管末端进行抽吸,抽出胃液。

(2)置听诊器于患者胃部,快速经胃管向胃内注入 10 mL 空气,能听到气过水声。

(3)将胃管末端置于盛水的治疗碗内,无气泡逸出。

三、并发症预防及处理

(一)腹泻、腹痛

腹泻患者大便次数增多,部分呈水样便,肠鸣音亢进,部分患者有腹痛。

1.处理

(1)及时清理,保持肛周皮肤清洁干燥。

(2)腹泻严重者,遵医嘱应用止泻药物,必要时停用。

(3)菌群失调患者,可口服乳酸菌制剂。

2.预防

(1)鼻饲液现用现配,配制过程中防止污染。

(2)营养液浓度适宜,灌注的速度不能太快,温度以 37～42 ℃最为适宜。

(二)胃食管反流

胃潴留腹胀,鼻饲液输注前抽吸胃液可见潴留量大于 150 mL,严重者可引起胃食管反流。

1.处理

(1)鼻饲前常规检查胃潴留量,大于 150 mL 时应暂停鼻饲。

(2)协助患者进行腹部环形按摩,促进肠蠕动。

(3)胃潴留的重病患者,遵医嘱给予甲氧氯普胺,加速胃排空。

2.预防

(1)每次鼻饲量不超过 200 mL,间隔时间不少于 2 小时。

(2)鼓励患者床上及床边活动,促进胃肠功能恢复。

(3)进行腹部环形按摩,促进肠蠕动。

(4)鼻饲前常规检查胃潴留量,大于 150 mL 时应暂停鼻饲。

(三)血压下降、休克

胃出血者胃管内可抽出少量鲜血,出血量较多时,患者排柏油样便,严重者血压下降,脉搏细速,出现休克。

1.处理

(1)出血量小者,可暂停鼻饲,密切观察出血量。

(2)出血量大者,可用冰盐水洗胃,减轻出血。

2.预防

(1)鼻饲前抽吸力量避免过大,以免损伤胃黏膜引起出血。

(2)胃管位置适当,固定牢固,对躁动不安的患者遵医嘱适当使用镇静药。

(四)呛咳、气喘、呼吸困难

胃食管反流、误吸在鼻饲过程中出现呛咳、气喘、心动过速、呼吸困难的症状,严重者肺内可闻及湿啰音。

1.处理

(1)出现反流误吸,立即帮助患者清除误吸物,必要时进行吸引。

(2)告知医师,根据误吸程度进行对症处理。

2.预防

(1)鼻饲时床头应抬高,避免反流误吸。

(2)选用管径适宜的胃管,匀速注入。

(3)管饲前后半小时应禁止翻身叩背,以免胃受机械性刺激而引起反流。

（4）管饲前应吸净气管内痰液，以免吸痰时腹内压增高引起反流。

四、注意事项

（1）插管动作应轻稳，特别是在通过食管 3 个狭窄处时。

（2）须经鼻饲管使用药物时，应将药片研碎，溶解后再灌入。

（3）每次鼻饲量不超过 200 mL，间隔时间不少于 2 小时，温度 39～41 ℃。

（4）长期鼻饲者，应每天进行口腔护理，胃管应每周更换（晚上拔出），第二天清晨再由另一鼻孔插入。

第二节　气管插管

气管插管术是指将气管导管经口或鼻插入气管内以建立有效气道的技术。其目的如下：保持气道的畅通；便于呼吸道管理及进行辅助或控制呼吸；清除呼吸道分泌物或异物；解除上呼吸道阻塞，减少气道阻力及无效腔；防止胃内容物、血液及分泌物导致的误吸；提供复苏药物的给药途径。

根据插管时是否用喉镜显露声门，分为经口明视插管术和经鼻插管术。临床急救中最常用的是经口明视插管术。

一、适应证

（1）呼吸、心搏骤停行心肺复苏者。

（2）呼吸功能衰竭须行有创机械通气者。

（3）气道梗阻者。

（4）气道分泌物不能自行咳出而须直接清除或吸出气管内痰液者。

二、禁忌证

气管插管没有绝对的禁忌证，但当患者有下列情况时应考虑慎重操作。

（1）喉头水肿、气道炎症、咽喉部血肿、脓肿。

（2）胸主动脉瘤压迫或侵犯气管壁。

（3）颈椎骨折或脱位。

（4）严重出血倾向。

（5）面部骨折。

三、操作前护理

（一）患者准备

患者取仰卧位，头后仰，使口、咽、气管呈一条直线，喉头暴露不好，可在肩背部或颈部垫一小枕，使头尽量后仰。插管前使用简易呼吸器给予患者纯氧数分钟，以免因插管费时而加重缺氧。检查患者牙齿是否松动或有无义齿，如有义齿应事先取出并妥善保存。

（二）物品准备

气管导管、喉镜、气管导管芯、牙垫、注射器、吸痰管、吸引器、呼吸面罩及呼吸气囊、开口器等。气管导管：多采用带气囊的导管，婴幼儿选用无气囊导管。喉镜：有成人、儿童、幼儿等

3 种规格;镜片有直、弯两种类型,常用弯形片,因其在暴露声门时不必挑起会厌,可减少对迷走神经的刺激。检查所需物品齐全、性能良好,如喉镜光源、导管气囊等。

(三)用药准备

根据医嘱使用镇静药、肌松剂或局部麻醉药。

四、操作过程

(1)体位:将患者安置于仰卧位,头后仰,充分开放气道。

(2)准备导管:将管芯插入气管导管内,并确保管芯位于导管前端开口 1 cm 处。

(3)暴露声门:操作者右手拇指推开患者的下唇和下颌,示指抵住上门齿,使嘴张开。左手持咽喉镜,从右嘴角置入,将舌体推向左侧,此时可见到腭垂(此为声门暴露的第一个标志)。顺舌背将喉镜前进至舌根,即可看到会厌的边缘(此为声门暴露的第二个标志),看到会厌边缘后,可继续稍作深入,使喉镜片前端置于会厌与舌根交界处,上提喉镜即可看到声门。在操作过程中,应注意以左手腕为支撑点,而不能以上门齿作为支撑点。

(4)清理气道,插入导管使用吸痰管充分吸引视野处分泌物。操作者右手持气管导管,对准声门,在吸气末(声门开放时),轻柔地插入导管过声门 1 cm 左右,迅速拔除管芯,导管继续旋转深入气管,深度为成人 4~6 cm,小儿 2~3 cm。

(5)判断导管位置,安置牙垫,退出喉镜。连接简易呼吸器进行通气,观察胸廓有无起伏,同时听诊两肺呼吸音是否对称,确定插管是否成功。有条件可应用二氧化碳波形图判断。

(6)固定导管,封闭气道用长胶布妥善固定导管和牙垫。将气管导管囊内充气,一般需注入 5~10 mL 气体。

(7)连接人工通气装置。

五、操作后护理

(一)气管插管的护理

随时了解气管导管的位置及固定情况,防止气管导管脱出。保持气管导管通畅,及时吸出口腔及导管中的分泌物。按时给予雾化吸入,保持气道内的湿润。

(二)病情观察

严密观察患者生命体征、血氧饱和度及两侧胸廓起伏等变化。

六、注意事项

(1)插管前使用简易呼吸器给予患者纯氧数分钟,以免因插管费时而加重缺氧。

(2)根据患者的性别、体重、身高等因素,选择合适型号的气管导管,男性患者一般选用 7.5~8.5 mm 导管,女性一般用 7~8 mm 导管。小儿气管导管内径的选择,可利用公式做出初步估计:导管内径 ID(mm)=4.0+(年龄÷4)。

(3)插管时,动作轻柔、准确,以防造成损伤。

(4)确定气管导管插入深度,自门齿起计算,通常男性 22~24 cm,女性 20~22 cm。气管导管顶端距气管隆嵴大约 2 cm。

第三节　心肺复苏

心肺复苏(cardiopulmonary resuscitation，CPR)是针对心搏、呼吸停止所采取的抢救措施，即应用胸外按压形成暂时的人工循环，并恢复心脏自主搏动和血液循环，用人工呼吸代替自主呼吸并恢复自主呼吸，达到恢复自主循环和挽救生命的目的。

一、适应证

心搏、呼吸停止。

二、操作过程

心肺复苏的基本程序是"C、A、B"，分别指胸外按压、开放气道、人工呼吸。

(一)快速识别和判断心搏骤停

在环境安全的情况下，轻拍或摇动患者双肩，大声呼叫"喂，你怎么了?"，以判断患者有无反应，同时快速检查有无有效呼吸，应在10秒内完成。

(二)启动急救反应系统

如果患者没有反应、无有效呼吸，应立即呼救，启动急救反应系统，在院外拨打"120"，院内应呼叫其他医护人员，尽快获取除颤仪及抢救物品和药品，并组成抢救团队。

(三)循环支持(C)

1.判断大动脉搏动

成人检查颈动脉的搏动，方法是使用2个或3个手指找到气管，将手指滑到气管和颈侧肌肉之间的沟内即可触及气管，触摸时间至少5秒，但不超过10秒。儿童和婴儿可检查其肱动脉或股动脉。如果触摸不到动脉搏动，应立即进行胸外按压。

2.胸外按压

成人按压部位在胸部正中，胸骨的中下部位，两乳头连线之间的胸骨处。操作者在患者一侧，一只手的掌根部放在胸骨两乳头连线处，另外一只手叠加在其上，两手手指交叉紧紧相扣，手指尽量向上，避免触及胸壁和肋骨，减少按压时发生肋骨骨折的可能性。按压者身体稍前倾，双肩在患者胸骨正上方，双臂绷紧伸直，按压时以髋关节为支点，应用上半身的力量垂直向下用力快速按压。按压频率在每分钟100～120次，胸骨下陷至少5 cm，胸骨下压时间及放松时间基本相等，放松时应保证胸廓充分回弹，尽量减少对胸壁施加残余压力，但手掌根部不能离开胸壁。尽量减少胸外按压间断，或尽可能将中断控制在10秒钟以内。婴儿按压部位在两乳头连线之间的胸骨处稍下方。8岁以下儿童患者按压深度至少达到胸廓前后径的1/3，婴儿大约4 cm，儿童大约5 cm。成人心肺复苏，无论是单人还是双人，胸外按压与通气比例均为30∶2。单人儿童和婴儿CPR亦如此，但双人CPR时，儿童和婴儿的胸外按压与通气比例为15∶2。

(四)开放气道(A)

1.仰头抬额(颌)法

方法是将一手小鱼际置于患者前额，使头部后仰，另一手的示指与中指置于下颌角处，抬起下颏(颌)。注意手指勿用力压迫下颌部软组织,防止造成气道梗阻。

2.托颌法

操作者站在患者头部的一侧,肘部可支撑在患者躺的平面上,双手分别放置在患者头部两侧,拇指放在下颏处,其余四指握紧下颌角,用力向上托起下颌,如患者紧闭双唇,可用拇指把口唇分开。

(五)人工呼吸(B)

每次通气应在1秒钟以上,通气量使胸廓轻微起伏即可。如果患者有自主循环存在,但需要呼吸支持,人工呼吸的频率为每分钟10~12次,即每5~6秒钟给予人工呼吸1次。婴儿和儿童为每分钟12~20次,每3~5秒钟给予通气1次。没有自主循环存在时,已建立高级气道者,人工呼吸的频率为每分钟8~10次,即每6~8秒给予人工呼吸1次。

(六)心肺复苏效果的判断

当复苏有效时,可见瞳孔由散大开始回缩,面色由发绀转为红润,颈动脉搏动恢复,患者有眼球活动,睫毛反射与对光反射出现,甚至手脚开始抽动,自主呼吸出现等表现。

三、注意事项

(一)高质量的心肺复苏

按压频率为每分钟100~120次(15~18秒按压30次),按压深度至少5 cm,保证胸廓充分回弹,尽量减少中断,避免过度通气。

(二)按压者的更换

多个复苏者时,可每2分钟换一位按压者,换人操作时间应在5秒钟内完成,以减少胸部按压间断的时间。

第四节 洗胃

一、适应证

一般在服毒后6小时内洗胃效果最好。但当服毒量大、所服毒物吸收后可经胃排出,即使超过6小时,在多数情况下仍须洗胃。对昏迷、惊厥患者洗胃时应注意保护呼吸道,避免发生误吸。

二、禁忌证

(1)腐蚀性毒物中毒。

(2)正在抽搐、大量呕血者。

(3)原有食管胃底静脉曲张或上消化道大出血病史者。

三、洗胃液的选择

对不明原因的中毒者应选用清水或生理盐水洗胃,如已知毒物种类,则按医嘱选用特殊洗胃液。

(一)胃黏膜保护剂

对吞服腐蚀性毒物者,可用牛奶、蛋清、米汤、植物油等保护胃肠黏膜。

（二）溶剂

脂溶性毒物（如汽油、煤油等）中毒时，可先口服或胃管内注入液体石蜡150～200 mL，使其溶解而不被吸收，然后进行洗胃。

（三）吸附剂

活性炭是强力吸附剂，能吸附多种毒物，但不能很好吸附乙醇、铁等毒物。因活性炭的效用有时间依赖性，因此应在摄毒60分钟内给予活性炭。活性炭结合是一种饱和过程，需要应用超过毒物的足量活性炭来吸附毒物，应注意按医嘱保证给予所需的量。首次1～2 g/kg，加水200 mL，可口服或经胃管注入，2～4小时重复应用0.5～1.0 g/kg，直至症状改善。

（四）解毒剂

解毒剂可通过与体内存留的毒物发生中和、氧化、沉淀等化学反应，改变毒物的理化性质，使毒物失去毒性。

（五）中和剂

对吞服强腐蚀性毒物的患者，可服用中和剂中和，如吞服强酸时可用弱碱（如镁乳、氢氧化铝凝胶等）中和，不要用碳酸氢钠，因其遇酸可生成二氧化碳，使胃膨胀，造成穿孔的危险。强碱可用弱酸类物质（如食醋、果汁等）中和。

（六）沉淀剂

有些化合物可与毒物作用，生成溶解度低、毒性小的物质，因而可用作洗胃剂。乳酸钙或葡萄糖酸钙与氟化物或草酸盐作用，可生成氟化钙或草酸钙沉淀；生理盐水与硝酸银作用生成氯化银沉淀；2 ％～5 ％硫酸钠与可溶性钡盐生成不溶性硫酸钡沉淀。

四、洗胃护理

(1)严格掌握洗胃的适应证、禁忌证。

(2)解释洗胃的目的、必要性和并发症，使患者或家属知情、同意并签字。

(3)取头低脚高左侧卧位。

(4)置入胃管的长度：由鼻尖经耳垂至胸骨剑突的距离，一般为50～55 cm。

(5)中毒物质不明时，应选用温开水或生理盐水洗胃，强酸、强碱中毒禁忌洗胃。

(6)水温控制在35 ℃左右，过热可促进局部血液循环，加快吸收；过冷可加速胃蠕动，从而促进毒物排入肠腔。

(7)严格掌握洗胃原则：先出后入、快进快出、出入基本平衡。应留取首次抽吸物标本做毒物鉴定。每次灌洗量为300～500 mL，一般总量为25000～50000 mL。需要反复灌洗，直至洗出液澄清、无味为止。

(8)严密观察病情，洗胃过程中防止误吸，有出血、窒息、抽搐应立即停止洗胃，通知医师。

(9)拔胃管时，要先将胃管尾部夹住，以免拔胃管过程中管内液体反流入气管内。

(10)洗胃后整理用物，观察并记录洗胃液的量、颜色及患者的反应，同时记录患者的生命体征。严格清洗和消毒洗胃机。

第五节 胃十二指肠镜检查

胃十二指肠镜检查术是利用导光玻璃纤维束制成的内镜,从患者口中插入经过食管到达胃十二指肠,直视下清晰地观察胃十二指肠球部直至降部的黏膜状态,可进行活体的病理学和细胞学检查,对明确上消化道疾病的诊断有非常重要的作用,是目前应用最广、进展最快的内镜检查(纤维胃十二指肠镜检查)。

一、适应证

(1)有消化道症状,但不明原因。

(2)急性或不明原因的慢性上消化道出血。

(3)疑有上消化道肿瘤,但 X 线钡餐检查不能确诊。

(4)需要随诊的病变,如消化性溃疡、萎缩性胃炎、胃手术后及药物治疗前后对比观察等,特别是对癌前病变的追踪观察。

(5)需要进行胃镜下治疗,如摘取异物、急性上消化道出血的止血、食管静脉曲张的硬化剂注射与结扎、食管狭窄的扩张治疗等。

二、禁忌证

(1)严重心、肺疾病,如严重心律失常、心力衰竭、呼吸衰竭及支气管哮喘发作等。

(2)各种原因所致休克、昏迷等危重状态,无法耐受检查。

(3)急性食管、胃十二指肠穿孔,腐蚀性食管损伤的急性期。

(4)患有精神疾病或意识不清、智力低下,不能合作。

(5)严重咽喉部疾病、食管狭窄、主动脉瘤、严重食管静脉曲张者及严重的颈胸段脊柱畸形导致内镜难以插入。

(6)急性肝炎、胃肠道传染病、慢性肝炎、艾滋病或肝炎病毒携带者为相对禁忌证,如必须行内镜检查,可用专用内镜,同时应备有特殊的消毒措施。

三、操作前护理

(一)患者指导

向患者及家属介绍胃十二指肠镜检查术的目的、操作步骤和注意事项,解释检查具有安全无痛的特点,消除患者紧张情绪,签署知情同意书。仔细询问病史,以排除禁忌证。检测乙型肝炎、丙型肝炎、梅毒、艾滋病等病毒学标志,对病毒学阳性者准备专用内镜检查。

(二)患者准备

指导患者练习术中体位,检查前禁食、禁饮 8 小时;禁止吸烟;取出义齿;已做钡餐检查者,应于 3 天后再行内镜检查;幽门梗阻者检查前 2～3 天宜进流质饮食,检查前 1 天晚须充分洗胃;出血多者须用冷盐水或 100 mL 盐水加去甲肾上腺素 8 mg 洗胃后,再进行检查。若患者紧张,可遵医嘱给予镇静药。检查前嘱患者排空膀胱。

(三)物品准备

(1)内镜检查仪器一套。

（2）喉头麻醉剂、润滑剂、镇静药及止血剂等。

（3）无菌手套、弯盘、牙垫、润滑剂、酒精棉球、棉签、纱布。

（4）活体组织检查用品等。

四、操作过程

（1）咽喉麻醉检查前5～10分钟用2％利多卡因喷雾向咽部喷2～3次，每次喷完后嘱患者将药物咽下。

（2）体位：患者取左侧卧位，双腿屈曲，头垫低枕，使颈部松弛，松开领口及腰带。患者口边置弯盘，牙垫置于口中，嘱患者咬紧牙垫。

（3）插镜：直视下经咬口将胃镜插入口腔，缓缓沿舌背、咽后壁向下推进至环状软骨水平时，可见食管上口，并将胃镜轻轻插入，当胃镜进入胃腔内时，要适量注气，使胃腔张开至视野清晰为止。

（4）拔镜：检查完毕退出内镜时尽量抽气，以防止患者腹胀。

（5）及时送检标本。

五、操作后护理

（一）病情观察

术后数天注意观察有无并发症发生，如消化道穿孔、出血、感染等。发现异常及时通知医师并协助处理。

（二）物品处理

彻底清洁、消毒内镜及有关器械，妥善保管，避免交叉感染。

（三）注意事项

向患者解释术后可能会有咽痛和咽喉异物感，嘱患者避免用力咳嗽，数天后咽部不适可自行缓解。若患者出现腹痛、腹胀，可进行腹部按摩。术后1～2小时内避免吞咽唾液，防止麻醉未消退导致呛咳。麻醉消失后，可嘱患者饮适量水，如无呛咳，当天可进流质或半流质饮食。行活组织检查的患者，应进温凉流质饮食。

第六节　结肠镜检查

结肠镜（纤维结肠镜）的结构、性能与纤维胃镜基本相同，但它是从肛门插入，经直肠、乙状结肠到达回肠末端，可直视下观察全结肠病变，或夹取活组织进行病理检查及进行结肠息肉摘除等治疗。

一、适应证

（1）原因不明的慢性腹泻或下消化道出血，疑有直肠、结肠、末端回肠病变。

（2）X线钡剂灌肠检查异常，但病变范围和性质不能确定者；或X线钡剂检查结果正常，但有明显的肠道症状，可疑恶性病变。

（3）乙状结肠镜检查未发现病变或病变性质不明。

（4）下腹疼痛及下腹部包块须明确诊断。

(5)炎症性肠病的诊断及随访。

(6)结肠癌的术前诊断及术后复查。

(7)须行止血或结肠息肉摘除等治疗及结肠息肉摘除术后的随访。

(8)大肠肿瘤的普查。

二、禁忌证

(1)肛门、直肠有严重感染、严重狭窄或疼痛性病灶。

(2)各种严重的活动性结肠炎,如严重缺血性结肠炎、细菌性痢疾活动期、急性重度溃疡性结肠炎等。

(3)妊娠、曾患过盆腔炎或做过盆腔手术而有广泛粘连。

(4)急性腹膜炎、肠穿孔、做过腹腔手术,并有腹腔内广泛粘连、肝硬化、大量腹腔积液及癌肿晚期伴有腹腔内广泛转移。

(5)严重的心、脑、肺等疾病,休克或年老体弱对检查不能耐受。

(6)小儿及精神疾病患者不能配合。

三、操作前护理

(一)患者指导

向患者及家属介绍纤维结肠镜检查术的目的、操作步骤和注意事项,解释检查过程中虽有些不适,但尚能忍受,消除患者紧张情绪,签署知情同意书。仔细询问病史,以排除禁忌证。检测乙型肝炎、丙型肝炎、梅毒、艾滋病等病毒学标志,对病毒学阳性者准备专门内镜检查。

(二)患者准备

指导患者练习术中体位,嘱其在术中不要随意摆动身体。指导患者检查前3天开始进低脂、少渣饮食,检查前1天进流质饮食,当天进少量无渣流质饮食或禁食,检查前按要求服用泻药,必要时检查前1~2小时给予清洁灌肠,直到粪便为水样并未见粪渣。检查前嘱患者排空膀胱。

(三)物品准备

(1)结肠镜检查仪器一套。

(2)无菌注射器及针头。

(3)阿托品、地西泮等药物。

(4)无菌手套、弯盘、润滑剂(一般用硅油,忌用液体石蜡)、酒精棉球、棉签、纱布。

(5)活体组织检查用品等。

四、操作过程

(1)体位患者取左侧卧位,双下肢屈曲,先做直肠指检,后将涂以润滑油的结肠镜插入乙状结肠时(20~40 cm),患者再转为仰卧位。嘱患者在检查过程中身体尽量不要摆动。

(2)插入肠镜在直视肠腔下送入肠镜,插入过程中,可间断吸引或少量注气,可采用钩拉法循腔进镜插至回盲部。如遇到阻力或患者诉疼痛,应立即后退肠镜,重新寻找肠腔,切忌盲目硬插造成肠穿孔。

(3)在退镜过程中详细观察肠壁情况。必要时可摄影、刷取标本做细胞学检查或行活组织检查。

（4）取出肠镜检查完毕，应尽量吸净注入的气体，取出肠镜。

（5）标本及时送检。

五、操作后护理

（一）休息与活动

检查结束后观察15～30分钟，无异常后再协助患者安返病室。嘱患者多卧床休息，病情允许可下床活动，促进胃肠排气，并做好肛门清洁。行结肠息肉切除术、止血治疗或活组织检查者，3天内适当休息，避免剧烈运动及钡剂灌肠，进流质或半流质饮食并给予抗生素治疗。

（二）饮食指导

检查后3天进食少渣饮食。

（三）病情观察

密切观察生命体征、腹痛、腹胀及排便情况。腹胀明显者可行内镜下排气；观察大便颜色，必要时行大便潜血试验。一旦发现患者出现剧烈腹痛、便血、面色苍白、心率加快、血压下降，考虑并发肠穿孔、肠出血，应及时向医师报告，协助处理。

（四）物品处理

彻底清洁、消毒内镜及有关器械，妥善保管，避免交叉感染。

第七节　腹腔穿刺

腹腔穿刺术是为了诊断和治疗疾病，用穿刺技术抽取腹腔液体，以明确腹腔积液的性质、降低腹腔压力或向腹腔内注射药物的局部治疗方法。

一、适应证

（1）抽取腹腔积液进行各种实验室检查，以明确诊断。

（2）对大量腹腔积液的患者，可根据病情放积液，以缓解积液压迫症状。

（3）腹腔内注射药物，以协助治疗作用。

二、禁忌证

（1）有肝性脑病先兆。

（2）粘连型结核性腹膜炎、棘球蚴病、卵巢肿瘤。

三、操作前护理

（一）患者指导

向患者及家属解释穿刺目的、操作步骤及术中注意事项，减轻患者的心理压力。完善辅助检查，签署知情同意书。

（二）患者准备

术前嘱患者排空膀胱。协助摆放穿刺体位，穿刺中避免随意活动、咳嗽或深呼吸，必要时遵医嘱给予镇静药。

（三）物品准备

无菌腹穿包、无菌手套、试管、麻醉剂、量筒、胶布等。

四、操作过程

(一)体位

协助患者取正确体位(可坐靠背椅、平卧、半卧、稍左侧卧位)。屏风遮挡,关闭门窗。

(二)选择穿刺部位

常规取左下腹部脐与髂前上棘连线中外 1/3 交点处,或者取脐与耻骨联合中点上 1 cm,略向右或左 1.5 cm 处,或侧卧位脐水平线与腋前线或腋中线延长线的交点。腹腔积液少或包裹性积液者应在 B 超定位下进行穿刺。

(三)消毒与麻醉

常规消毒穿刺部位皮肤,铺洞巾,经皮至腹膜壁层进行逐层麻醉。

(四)穿刺抽吸腹腔积液

术者持穿刺针从麻醉点逐层刺入腹壁,确认针尖在腹腔内后可抽取和引流积液。放积液时,用血管钳固定针头。

(五)操作中护理

1.病情观察

抽吸时,密切观察患者的脉搏、呼吸、面色等变化。若患者突觉头晕、恶心、心悸、面色苍白等不适,应立即停止抽吸,并密切监测血压,防止休克。

2.抽液量

每次抽液不宜过快、过多,以免腹腔内压骤然降低,发生直立性低血压。肝硬化患者一次放腹腔积液不超过 3000 mL,以防止诱发肝性脑病和电解质紊乱。

(六)标本送检

穿刺后,标本瓶粘贴标签,立即将标本送检。

(七)穿刺部位处理

穿刺完毕用无菌纱布按压穿刺部位数分钟,然后用敷料覆盖并固定,可用多头腹带加压包扎。穿刺口有渗漏者,及时改用棉垫覆盖,并定时更换敷料。

五、操作后护理

(一)休息与活动

嘱患者卧床休息 24 小时,绝对卧床 6 小时。鼓励患者多饮水;大量放腹腔积液的患者床上活动时,应用手保护局部伤口,防止渗液。

(二)病情观察

术后密切观察患者生命体征、意识,并及时记录。测量患者的腹围及体重,观察穿刺伤口的敷料情况,并保持伤口清洁、干燥。

第八节 腰椎穿刺

腰椎穿刺术,是通过穿刺第 3~4 腰椎或第 4~5 腰椎间隙进入蛛网膜下腔,放出脑脊液的技术,主要用于中枢神经系统疾病的诊断和鉴别诊断。

脑脊液（cerebrospinal fluid，CSF）是由侧脑室脉络丛产生的存在于脑室和蛛网膜下腔的无色透明液体，经室间孔进入第三脑室、中脑导水管和第四脑室，最后经第四脑室中间孔和两个侧孔流到脑和脊髓表面的蛛网膜下腔和脑池，通过脑脊液循环，保持动态平衡。正常脑脊液具有一定的压力、细胞成分和化学成分，当中枢神经系统发生病变时，可引起脑脊液成分和压力的改变，通过腰椎穿刺脑脊液检查可了解这些变化。

一、目的

（一）诊断性穿刺

（1）检查脑脊液的成分，了解脑脊液常规、生化（糖、氯化物和蛋白质）、细胞学、免疫学变化及病原学证据。

（2）测定脑脊液的压力。

（3）了解椎管有无梗阻。

（二）治疗性穿刺

治疗性穿刺主要为注入药物或放出炎性、血性脑脊液。

二、适应证

（一）诊断性穿刺

1.脑血管病

观察颅内压高低、脑脊液是否为血性，以鉴别病变为出血性还是缺血性，帮助决定治疗方案。

2.中枢神经系统炎症

各种脑膜炎、脑炎，如乙型脑炎、流行性脑膜炎、结核性脑膜炎、病毒性脑炎、真菌性脑膜炎等，可通过脑脊液检查加以确诊，并追踪治疗结果。

3.脑肿瘤

脑脊液压力升高、细胞数增加、蛋白含量增多有助诊断，且脑和脊髓的转移性癌可能从中找到癌细胞。

4.脊髓病变

通过脑脊液动力学改变及常规、生化等检查，可了解脊髓病变的性质，鉴别出血、肿瘤或炎症。

5.脑脊液循环障碍

如吸收障碍、脑脊液鼻漏等，可通过穿刺注入示踪剂，再行核医学检查，以确定循环障碍的部位。

（二）治疗性穿刺

1.缓解症状和促进恢复

对颅内出血性疾病、炎症性病变和颅脑手术后的患者，通过腰椎穿刺引流出炎性或血性脑脊液。

2.鞘内注射药物

如注入抗菌药物可以控制颅内感染，注入地塞米松和 α-糜蛋白酶可以减轻蛛网膜粘连等。

三、禁忌证

（1）穿刺部位皮肤和软组织有局灶性感染或有脊柱结核，穿刺有可能将细菌带入蛛网膜下腔或脑内。

（2）颅内病变伴有明显颅高压或已有脑疝先兆，特别是疑有后颅窝占位性病变，腰椎穿刺能促使或加重脑疝形成，引起呼吸骤停或死亡。

（3）开放性颅脑损伤或有脑脊液漏。

（4）脊髓压迫症的脊髓功能处于即将丧失的临界状态。

（5）明显出血倾向或病情危重，不宜搬动。

四、操作前护理

（1）患者准备：评估患者的文化水平、合作程度，以及是否做过腰椎穿刺检查等；指导患者了解腰椎穿刺的目的、特殊体位、过程与注意事项，消除患者的紧张、恐惧心理，征得患者和家属的签字同意。

（2）物品准备：备好穿刺包、压力表包、无菌手套、所需药物、氧气等，用普鲁卡因局部麻醉时先做好过敏试验。

（3）指导患者排空大小便，在床上静卧 15～30 分钟。

五、操作过程

（一）体位

患者去枕侧卧（多左侧卧位）（图 2-1），脊背尽量齐床沿，屈颈抱膝，使脊柱尽量前屈，以增加椎间隙宽度。

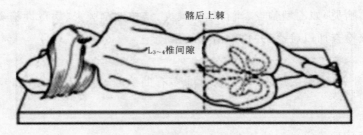

髂后上棘

$L_{3\sim4}$椎间隙

图 2-1 腰椎穿刺体位（左侧卧位）

（二）选定穿刺点

腰椎穿刺一般选择第 3～4 腰椎棘突间隙或第 4～5 腰椎棘突间隙。两侧髂嵴最高点连线与脊柱中线相交处为第 4 腰椎棘突，其上为第 3～4 腰椎间隙，其下为第 4～5 腰椎间隙。

（三）消毒

穿刺部位严格消毒（以穿刺点为中心，呈螺旋式消毒，范围 10 cm×10 cm），术者戴无菌手套，铺巾，以 1 ％普鲁卡因或 0.5 ％～2 ％利多卡因 1～2 mL，在穿刺点做皮内、皮下至韧带的浸润麻醉。

（四）穿刺

将腰椎穿刺针（套上针芯）沿腰椎间隙垂直进针（针头斜面向上），推进 4～6 cm（儿童 2～3 cm）深度或感到阻力突然降低时，提示针尖已进入蛛网膜下腔，可拔出针芯，让脑脊液自动滴出,并接上测压管先行测压。接紧测压管后让患者放松身体,缓慢伸直头及下肢,脑脊液在玻璃管内随呼吸轻微波动,此时的读数即为患者脑脊液压力的数值,正常为 $80\sim180$ mmH$_2$O(1 mmH$_2$O$=0.098$ kPa),大于 200 mmH$_2$O 提示为颅内压升高,低于 80 mmH$_2$O 提示颅内压降低。若初压超过300 mmH$_2$O时则不宜放液,防止发生脑疝。

(五)压颈试验

若需了解椎管内有无梗阻,可做压颈试验,但颅内压升高或疑有后颅窝肿瘤者,禁做此试验,以免发生脑疝。

1.压腹试验

压颈试验前应做压腹试验。用手掌深压腹部,脑脊液压力立即上升,解除压迫后压力迅速下降,说明穿刺针头确实在椎管内。

2.压颈试验步骤

(1)指压法是用手指压迫颈静脉,然后迅速放松,观察其压力变化。

(2)压力计法是将血压计袖带轻缚于患者的颈部,测定初压后,可迅速充气至 20 mmHg(1 mmHg$=0.133$ kPa)、40 mmHg、60 mmHg,记录脑脊液压力变化直至压力不再上升,然后迅速放气,记录脑脊液压力至不再下降为止。在正常情况下,压颈后脑脊液压力迅速上升100 mmH$_2$O以上,解除压颈后,压力迅速降至初压水平。若在穿刺部位以上椎管梗阻,压颈时压力不上升或上升下降缓慢(部分梗阻),称"压颈试验阳性"。

(六)送检

取所需数量脑脊液于无菌试管中送检。

(七)拔针

测压和留取脑脊液后,再放入针芯拔出穿刺针,针孔用碘酒消毒后覆盖无菌纱布,并稍加压迫防止出血,再用胶布固定。

(八)注意事项

(1)指导和协助患者保持腰椎穿刺的正确体位。

(2)观察患者呼吸、脉搏及面色变化,询问有无不适感。

(3)协助患者摆放术中测压体位,协助医师测压。

(4)协助医师留取所需的脑脊液标本,及时送检。

六、操作后护理

(1)指导患者去枕平卧 $4\sim6$ 小时,告知卧床期间不可抬高头部,可适当转动身体。

(2)观察患者有无头痛、腰背痛、脑疝及感染等穿刺后并发症。穿刺后头痛最常见,多发生在穿刺后 $1\sim7$ 天,可能为脑脊液量放出较多或持续脑脊液外漏使颅内压降低所致。应指导患者多进饮料、多饮水,延长卧床休息时间至 24 小时,遵医嘱静脉滴注生理盐水等。

(3)保持穿刺部位的纱布干燥,观察有无渗液、渗血,24 小时内不宜淋浴。

第九节　骨髓穿刺

骨髓穿刺术是一种常用的诊疗技术,检查内容包括细胞学、原虫和细菌学等几个方面,以协助诊断血液病、传染病和寄生虫病;可了解骨髓造血情况,作为化疗和应用免疫抑制剂的参考。骨髓移植时经骨髓穿刺采集骨髓液。

一、适应证

各种贫血、造血系统肿瘤、血小板或粒细胞减少症、疟疾或黑热病。

二、禁忌证

血友病等出血性疾病。

三、操作前护理

(一)患者准备

向患者解释本检查的目的、意义及操作过程,取得患者的配合;根据穿刺部位协助患者采取适宜的体位。若于胸骨、髂前上棘穿刺者取仰卧位,前者还须用枕头垫于背后,以使胸部稍突出;若于髂后上棘穿刺者取侧卧位或俯卧位,于棘突穿刺者则取坐位,尽量弯腰,头俯屈于胸前使棘突暴露。

(二)用药准备

若用普鲁卡因做局部麻醉,患者须做皮试。

(三)用物准备

治疗盘、骨髓穿刺包、棉签、2%的利多卡因、无菌手套、玻片、胶布、纱布、10 mL或20 mL注射器等。

四、操作过程

(一)选择穿刺部位

穿刺部位包括髂前上棘穿刺点、髂后上棘穿刺点、胸骨穿刺点、腰椎棘突穿刺点。

(二)消毒麻醉

常规消毒皮肤,戴无菌手套,铺无菌洞巾,用2%利多卡因行局部皮肤、皮下及骨膜麻醉。

(三)穿刺抽吸

将骨髓穿刺针固定器固定在一定长度,右手持针向骨面垂直刺入,当针尖接触骨质后则将穿刺针左右旋转,缓慢钻刺骨质,穿刺针进入骨髓腔后,拔出针芯,接上干燥的10 mL或20 mL注射器,用适当力量抽吸骨髓液0.1~0.2 mL滴于载玻片上,迅速送检做有核细胞计数、形态学及细胞化学染色检查;如需做骨髓液细菌检查,再抽取1~2 mL。

(四)拔针

抽吸完毕,重新插入针芯,用无菌纱布置于针孔处,拔出穿刺针,按压1~2分钟后,用胶布固定纱布。

五、操作后护理

(一)观察出血

注意观察穿刺处有无渗血,如果有渗血,立即更换无菌纱布,压迫伤口直至无渗血为止。

(二)注意休息

检查后,穿刺局部会有轻微的疼痛,不会对身体有影响,卧床休息1天即可恢复正常。

(三)防止感染

保持穿刺局部皮肤的清洁、干燥,覆盖的纱布被血或汗打湿后,要及时更换;针孔出现红、肿、热、痛时,可用0.5%碘伏涂抹局部,每天3~4次;若伴有全身发热,则应根据医嘱应用抗生素。

第十节　球囊面罩通气

球囊面罩通气，又称"简易呼吸器"，是指通过面罩与患者连接进行人工通气的简易方法，无须建立人工气道，使用方便，更符合生理状况。

一、适应证

（1）心肺复苏、须行人工呼吸急救。

（2）危重患者转运或临时替代呼吸机的人工通气。

二、禁忌证

（1）中等以上活动性咯血。

（2）颌面部外伤或严重骨折。

（3）大量胸腔积液。

三、操作前护理

（一）患者准备

松解患者衣领，取仰卧、去枕、头后仰体位。检查口鼻腔内有无分泌物，有无义齿。如有分泌物，头偏向一侧，清除口鼻腔分泌物。如有义齿应事先取出并妥善保存。

（二）物品准备

选择合适的面罩，以便得到最佳使用效果。与供氧装置连接，调节氧流量至氧气储气袋充盈（氧流量 10～15 L/min），如无供氧装置，可暂时用空气替代。

四、操作过程

操作方法分为单人操作法和双人操作法。

（一）单人操作法（EC 手法）

操作者位于患者头部的正后方，采用托颌法开放气道，保持气道通畅。一只手将面罩封闭患者口鼻，用拇指和示指呈"C"形按压面罩，保持面罩的适度密封；中指和无名指放在下颌下缘，小指放在下颌角后面，呈"E"形，保持气道开放状态。用另外一只手均匀地挤压球囊，送气时间为 1 秒以上，每次充气量以见到胸廓起伏为宜，通气间允许胸廓充分回缩与放松。

（二）双人操作法（EC 手法）

由一人固定或按压面罩，方法是操作者分别用双手的拇指和示指呈"C"形按压面罩，保持面罩的适度密封；双手的中指和无名指放在下颌下缘，小指放在下颌角后面，将患者下颌向前拉，畅通气道。由另一个人挤压球囊。

五、操作后护理

（一）病情观察

使用简易呼吸器过程中密切观察患者通气效果，如胸腹起伏、皮肤颜色、听诊呼吸音、生命体征和血氧饱和度等参数。

（二）物品处理

消毒使用后的球囊面罩，并检测球囊的性能。

六、注意事项

(一)选择适宜通气量

挤压球囊时应注意潮气量适中,通气量以见到胸廓起伏即可,为 400～600 mL。

(二)选择适当呼吸频率

美国心脏协会(American Heart Association,AHA)2010 年建议,如果患者存在脉搏,每 5～6 秒给予 1 次呼吸(每分钟 10～12 次)。如果患者没有脉搏,使用 30∶2 的比例进行按压通气。如果有高级呼吸道,每分钟给予 8～10 次呼吸。如果患者尚有微弱呼吸,应注意尽量在患者吸气时挤压气囊,以保持和患者呼吸的协调。

(三)使用后球囊面罩处理

球囊面罩使用后要进行严格的消毒处理,检测球囊的性能后备用。检测具体步骤如下。

1.检测入气情况

按压球囊,堵塞通气阀,球囊迅速回弹,说明入气口通畅。

2.检测储气装置密闭性

堵塞通气阀,按压球囊,球囊不可下压,说明储气装置无漏气。

3.检测通气情况

连接储气袋于通气阀,按压球囊,储气袋充盈,鸭嘴阀开放与闭合方向正确,通气顺畅,表明通气阀通畅,通气方向正确。

4.检测呼气情况

充盈储气袋后,按压储气袋,通气阀瓣膜上下摆动,说明肺内气体可呼出,患者有自主呼吸时,气体可排出体外。

5.检测气体补充情况

充盈储气袋,接储气袋于入气阀,按压球囊,储气袋迅速排空,说明当通气不足时,可从储气袋内摄入补充。

6.检测过多气体排出情况

充盈储气袋,接储气袋于入气阀,按压储气袋,储气袋瓣膜上下摆动,说明当通气过量时,可经储气阀排出。

7.检测氧气入口通畅情况

按压球囊排出球囊气体,堵塞空气入气口,球囊缓慢回弹,说明氧气入口通畅,球囊内可获氧气充盈。

第十一节　经外周静脉穿刺的中心静脉导管术

经外周静脉穿刺的中心静脉导管术是经外周静脉(贵要静脉、肘正中静脉、头静脉)穿刺置管,并使导管末端置于上腔静脉中下 1/3 的技术或方法。用于为患者提供中期至长期的静脉输液治疗(7 天至 1 年)。

一、适应证

(1)有缺乏外周静脉通道的倾向。

(2)有锁骨下或颈内静脉置管禁忌。

(3)需输注刺激性药物,如化疗药。

(4)需输注高渗性或黏稠性液体,如全肠外营养(TPN)治疗。

(5)需要反复输血或血制品,或反复采血。

(6)需要使用输液泵或压力输液(需使用抗压导管)。

(7)需要长期静脉治疗。

二、禁忌证

(1)预插管途径有感染源。

(2)预插管途径有外伤史、血管外科手术史、放射治疗史、静脉血栓形成史。

(3)不能确认外周静脉。

(4)有严重的出血性疾病。

(5)患者血管顺应性差。

(6)确诊或疑似对器材的材质过敏。

三、操作前准备

(一)患者准备

评估患者一般情况,严格把握置管适应证及禁忌证,当患者出现以下情况要慎重置管。

(1)心脏疾病、水肿、静脉不明显、应用刺激性心血管药物。

(2)糖尿病、高危感染。

(3)肿瘤化疗、白细胞计数减少。

(4)免疫抑制感染概率增加。

(5)脱水、血容量减少。

(6)乳腺癌术后循环受阻。

(7)血液透析人造血管搭桥内瘘术后。

(8)患者的体型不适合预置入的器材。

(9)患者的心理准备不充分。

(二)签署知情同意书

医师向患者交代 PICC 穿刺目的、过程、操作后的注意事项及可能出现的并发症,使患者有心理准备。患者在知情同意书上签字。

(三)血管评估

护士评估患者血管,选择合适导管。

四、操作步骤

(一)经外周中心静脉导管置入术(以三向瓣膜式导管为例)

1.核对医嘱,签署同意书

双人核对医嘱及患者知情同意书。

2.沟通

向患者简单介绍 PICC 导管操作程序及配合要领。

3.评估并选择静脉

常在肘部以贵要静脉,肘正中静脉和头静脉为序选择静脉,首选右侧。

4.准备用物

PICC 导管、延长管、连接器、思乐扣、皮肤保护剂、正压接头、PICC 穿刺包、注射盘、无菌手套、生理盐水 500 mL、20 mL 注射器 2 个、10 cm×12 cm 透明贴膜、皮肤消毒液、脱敏胶布、皮尺、止血带、2 ％利多卡因、1 mL 注射器、弹力或自粘绷带。

5.摆放体位并测量导管置入长度

协助患者采取平仰卧位,暴露穿刺区域,患者预穿刺侧上肢外展与躯干成90°,确定穿刺点并测量导管预置长度及臂围,测量自穿刺点至右胸锁关节,然后向下至第 3 肋间。在肘窝上 10 cm 处测双臂臂围并记录。

6.皮肤消毒

打开 PICC 穿刺包,戴无菌手套,将一块治疗巾铺于穿刺肢体下。用 0.5 ％氯己定溶液消毒 3 遍(或用 75 ％乙醇或碘伏分别消毒 3 遍),注意消毒范围上下直径 20 cm,两侧到臂缘,待干。

7.建立无菌区

更换无粉手套(若为有粉手套,须先将滑石粉冲洗干净),铺洞巾及治疗巾,并将 PICC 穿刺套件及所需无菌用物置于无菌区域中。

8.预冲导管

用注射器抽吸0.9 ％氯化钠溶液 20 mL 冲洗导管,检查导管是否通畅,再将导管置于 0.9 ％氯化钠溶液中。

9.系止血带

由助手协助系止血带,注意止血带的末端反向于穿刺部位。

10.穿刺

视情况可于穿刺前先由助手用 2 ％利多卡因在穿刺部位做局部麻醉。以左手绷紧皮肤,右手以 15°～30°进针,见回血后立即放低穿刺针,与血管平行,继续推少许,然后保持针芯位置,单独向前推进插管鞘,避免推进钢针造成血管壁穿透。嘱助手松开止血带,左手拇指固定插管鞘,示指或中指压住插管鞘末端处的血管,防止出血,从插管鞘中撤出穿刺针。

11.送管

固定插管鞘,从插管鞘置入导管,速度宜缓慢,以免损伤静脉瓣;当导管尖端到达肩部即送入导管约 15 cm 时,助手协助患者头转向穿刺侧下颌贴近肩部,使导管顺利进入上腔静脉,而不会向上至颈内静脉。

12.撤出插管鞘

当导管置入预计长度时,在鞘的远端静脉上加压止血并固定导管,然后撤出插管鞘。

13.撤出支撑导丝

轻压穿刺点以保持导管的位置,缓慢地将导丝撤出。

14.修正导管长度

保留体外 5 cm 导管以便安装连接器,用无菌剪刀剪断导管,注意不要剪出斜面或毛碴。

15.安装连接器

先将减压套筒套到导管上,再将导管连接到连接器翼形部分的金属柄上,注意一定要推进到底,导管不能起褶,将翼形部分的倒钩和减压套筒上的沟槽对齐,锁定两部分。

16.抽回血和冲管

用注射器抽吸至有回血,用 20 mL 生理盐水以脉冲方式冲管,然后安装正压接头、正压封管。

17.导管固定

将导管出皮肤处逆血管方向盘一流畅的"U"形弯,在穿刺点处垫以纱布,其上用透明贴膜固定,如使用思乐扣,要完全覆盖思乐扣。然后用脱敏胶布以蝶形交叉固定连接器和正压接头。在指示胶带上注明穿刺日期、时间及操作者,并贴于透明贴膜下缘。

18.确定导管末端位置

拍 X 线胸片确定导管末端位置。

19.记录

操作结束后应将相关信息记录在护理病历中,内容包括穿刺日期、穿刺时间、操作者、所选静脉及穿刺部位、导管规格和型号、置入长度、操作过程、X 线检查结果等。同时,填写患者维护记录,并保留导管条形码粘贴于知情同意书上。

(二)超声引导下结合塞尔丁格技术行 PICC 置管术(以三向瓣膜式导管为例)

1.核对医嘱,签署同意书

双人核对医嘱及患者知情同意书。

2.沟通

向患者简单介绍 PICC 导管操作程序及配合要领。

3.准备用物

PICC 穿刺包、消毒物品、三向瓣膜式导管、超声附件导引器、一次性治疗巾、无菌手套、无菌生理盐水、20 mL 注射器 3 支,1 mL 注射器、2 %利多卡因(根据需要)、皮尺、止血带、弹性绷带(根据需要)、SR5 超声机及附件。

4.摆放体位,评估血管

协助患者采取平仰卧位,手臂外展与躯干成 90°,扎止血带,超声下评估双侧上臂血管。穿刺静脉,首选贵要静脉,其次选肘正中静脉,最后选择头静脉。确定穿刺点并做好标记。

5.测量并记录

测量导管置入长度。测量自穿刺点至右胸锁关节,然后向下至第 3 肋间(注意:体外测量永远不可能与体内的静脉解剖完全一致)。在肘窝上 10 cm 处测双臂臂围并记录。

6.消毒

皮肤消毒:整臂消毒,消毒方式:螺旋式消毒、顺时针和逆时针方向交替进行。消毒剂顺序:先3遍75 %酒精,再 3 遍碘伏。

7.建立无菌区

患者臂下垫无菌治疗巾。

8.扩大无菌区

穿无菌手术衣,戴无菌手套,用生理盐水冲洗干净手套上的滑石粉,铺垫无菌治疗巾,扩大无菌区,将导管、注射器等无菌物品置入无菌区,在注射器中抽足量生理盐水预冲导管。

9.助手协助

套无菌探头罩。

10.穿刺

安装导针架,准备穿刺。助手扎止血带使静脉充盈,探头与皮肤垂直,右手握住探头并固定,操作者监测超声屏幕并实施穿刺。

11.递送导丝

松止血带,从穿刺针上移去探头,送入导丝 10~15 cm。

12.递送导管

在穿刺点处局部麻醉,沿导丝向穿刺点外上方做一个小切口,扩大穿刺点,使扩张器及导入鞘沿导丝缓慢进入血管,并在下方垫无菌纱布。

13.撤出导丝及扩张器

按压穿刺点及导入鞘前方,将导丝及扩张器一同撤出。

14.置入导管

固定导入鞘,将导管沿导入鞘置入,速度宜缓慢,以免损伤静脉瓣;当导管送入约 15 cm 时,助手协助患者头转向穿刺侧并下颌贴近肩部,以防止导管误入颈内静脉。

15.拔出导入鞘送管

拔出导入鞘送管至预定长度后,撤出导入鞘并远离穿刺点,避免撕裂导入鞘。

16.超声检查

助手用超声检查颈内静脉,初步判断导管是否异位。

17.撤出支撑导丝

将导管与导丝的金属柄分离,平行匀速撤出导丝。

18.修正导管长度

清洁导管上血渍,保留体外导管 5 cm,与导管保持垂直,剪断导管。将减压套筒安装到导管上,将导管连接到连接器翼形部分的金属柄上,注意一定要推进到底,导管不能起褶,沿直线将翼形部分的倒钩和减压套筒上的沟槽对齐,锁定两部分。注意:导管的最后 1 cm 一定要剪掉,否则导管与连接器固定不牢。

19.确定导管位置

抽回血、确定导管位置。抽回血时,在透明延长管处见到回血即可(多腔导管则每个腔都要抽回血),20 mL 生理盐水脉冲方式冲导管(多腔导管则每个腔都要冲管)。

20.安装

安装输液接头,正压封管。

21.导管固定

将导管出皮肤处逆血管方向盘一流畅的"U"形弯,在穿刺点处垫以纱布,其上用透明贴膜固定,如使用思乐扣,要完全覆盖思乐扣。然后用脱敏胶布以蝶形交叉固定连接器和正压接头。在指示胶带上注明穿刺日期、时间及操作者,并贴于透明贴膜下缘。

22.确定导管位置

拍 X 线胸片确定导管末端位置。

23.记录

操作结束后应将相关信息记录在护理病历中,内容包括穿刺日期、穿刺时间、操作者、所选静脉及穿刺部位、导管规格和型号、置入长度、操作过程、X 线检查结果等。同时,填写患者维护记录,并保留导管条形码粘贴于知情同意书上。

五、术后护理

(1)密切观察穿刺点是否有渗血、感染及疼痛,肢体是否有肿胀等并发症,如果发现应随时更换敷料。

(2)耐心听取患者主诉,询问有无胸痛、胸闷、肢体麻木及发热等症状。

(3)健康教育:保持穿刺部位清洁干燥,贴膜有卷曲、松动、贴膜下有汗液等及时通知护士。告知患者植入侧上肢勿做剧烈外展运动。嘱患者注意勿使穿刺侧过度弯曲。穿衣服时,应先穿置管侧上肢衣服,脱衣服时,先脱没有置管侧上肢衣服。锻炼身体时,置管侧上肢切勿剧烈运动,勿过度弯曲、伸展,以免导管滑脱。辅助检查如 CT 注射显影剂时切勿从 PICC 导管注入。防止因高压静脉注射导致 PICC 导管断裂。

六、PICC 导管的日常维护

(一)冲管

1.冲管频率

(1)每次静脉输液、给药、输血或血制品、输注 TPN 等高黏滞性药物后必须立即冲管。

(2)治疗间歇期每 7 天冲管 1 次。

2.冲管方法

消毒正压接头,使用 10 mL 以上型号的注射器,以脉冲方式注入生理盐水,最后正压封管。正压封管,即将注射器针头留在正压接头内,推注封管液剩 0.5~1 mL 时,边推进生理盐水边撤出注射器,以防止在撤出注射器的瞬间使导管内形成负压,而有少量的血液反流进入导管末端。

(二)更换正压接头

洗手,使用无菌技术打开正压接头的包装,预冲正压接头。取下原有的正压接头,消毒导管接头的横断面及外壁,连接新的正压接头,用 10 mL 生理盐水冲洗导管,用脱敏胶布以蝶形交叉固定好连接器和正压接头。更换频率为常规下 7 天1次。正压接头如遇有裂纹、残留血液等特殊情况须立即更换。

(三)更换敷料

(1)拆除敷料时注意从下向上,防止将导管带出体外,避免牵动导管。

(2)检查导管穿刺点有无发红、肿胀,有无渗出物。

(3)洗手,打开无菌包,戴无菌手套。

(4)消毒:先用酒精棉球避开穿刺点消毒3遍,从中心向外螺旋清洁,范围至少要达到直径20 cm,清洁后待干2分钟。再用碘伏棉球以穿刺点为中心消毒3遍,待干2分钟。

(5)贴敷料:消毒剂待干后,贴上敷料。先将敷料以导管形状塑形,敷料以穿刺点为中心覆盖全部体外导管,下缘固定到连接器的翼形部分的一半,注意请勿使用胶布直接固定导管,以免损伤导管。

(6)固定:用脱敏胶布以蝶形交叉方式固定,连接器和正压接头。

(7)更换时间穿刺置管后24小时更换第1次敷料,以后每7天更换1次,或者在敷料松动或潮湿时立即更换。

(8)PICC穿刺时建议使用无菌透明贴膜固定,使导管入口与外界环境隔离,便于观察导管及穿刺点。所有透明贴膜上应该清楚地记录更换敷料的时间及更换者姓名。

七、并发症观察与护理

(一)穿刺时并发症的处理

1.送管困难

(1)原因:患者不当、导管异位、静脉痉挛、导管型号过大、静脉瘢痕、静脉硬化、静脉瓣膜、静脉分叉。

(2)处理:选择粗、直、静脉瓣少的血管穿刺,尽量不选择头静脉;送管速度不宜过快,可停止送管等待片刻,使患者尽量放松,调整位置,嘱患者做握拳、松拳动作,调整导丝或撤出导丝;腋窝处扎止血带后再送管,或者一边推注生理盐水一边送管,均可打开静脉瓣以利于导管的通过。

2.导管异位

导管尖端异常位置,入旁路静脉。

(1)原因:异常静脉解剖结构;既往手术史或外伤史;患者体位不当;测量误差;在头静脉穿刺。

(2)处理:尽量避免在头静脉穿刺;如果导管异位入静脉,可用5～10 mL生理盐水快速冲管,改变体位,通过自然重力下降;X线检查确认,重新定位。

3.渗血、血肿

(1)原因:导入针型号过大、留置导管过细、穿刺不当或创伤性穿刺、选择血管不当、有出血倾向者、抗凝治疗的患者、穿刺部位活动过度。

(2)处理:加压止血、避免过度活动、停服抗凝剂,必要时给予止血剂。

4.心律失常

(1)原因:与导管尖端位置过深,刺激上腔静脉丛有关;或患者体位改变及测量静脉长度不准。

(2)处理:准确测量静脉的长度,避免导管插入过深,退出导管少许。

(二)导管留置时并发症的处理

1.机械性静脉炎

(1)症状:置管侧手臂沿血管走向出现红、肿现象。

(2)处理:抬高患肢,避免剧烈运动,热湿敷每次 20 分钟(每天 4 次),或使用理疗仪治疗。如上述治疗不能控制症状,应做 B 超排查血栓的可能。

2.穿刺点感染

(1)症状:局部分泌物、红、肿、痛、无全身症状。

(2)处理:严格无菌技术,遵医嘱抗生素治疗。加强换药,细菌培养。

3.导管阻塞

(1)症状:给药时感觉有阻力、输注困难、无法冲管、无法抽到回血、输液速度减慢或停止。

(2)处理:检查导管是否打折;患者体位是否恰当;确认导管尖端位置正确;用 10 mL 注射器缓慢回抽,血凝块是否能抽出。根据堵管液体的性质(血小板的沉积、脂肪乳剂、酸性、碱性等)遵医嘱选择尿激酶等通管。

(3)注意:为避免栓子流入血液循环,在通管不成功的情况下建议拔管。

4.血栓形成(血栓栓塞)

(1)症状:注意观察整条手臂、腋部、肩膀、颈部、胸部、后背、耳周、颌面部有无疼痛、肿胀、静脉扩张、颜色改变、皮肤温度改变及液体自穿刺点处回漏的情况。

(2)处理:治疗应以临床症状和患者的全身状况为依据。拔除导管,抗凝治疗,溶栓治疗。

5.纤维蛋白鞘(纤维包裹膜形成)

(1)症状:输注液体时,液体回流,特别是输注液体过快时,回抽困难,阻碍输液。

(2)处理:适当增加冲洗导管的频率和速度,首先使用稀释的肝素液冲管,必要时使用尿激酶溶解附于导管开口处的纤维素。

(三)常见异常问题的处理

1.回抽困难

(1)可能原因。①没有按操作规程冲洗导管,引起导管堵塞。②回抽时导管的开口吸附到血管壁上。③回抽时有血块、纤维鞘或其他东西堵住瓣膜。④导管打折。⑤导管末端异位。⑥有时导管通畅但无法抽回血,使回吸时负压致管壁塌陷。

(2)解决方法。①检查导管的暴露部分有无打折、受压。②嘱患者活动一下,改变位置后再回抽。③脉冲冲管后再回抽。④用 20 mL 的注射器回抽,可以产生更大的负压。⑤若体外导管有破损,更换连接器。⑥做胸透或造影检查,确定导管的位置和状态。⑦如果有导管堵塞,使用尿激酶或其他药物疏通。

2.导管破损

(1)可能原因。①反复夹管。②接触了尖锐物品。③用小于 10 mL 注射器冲洗堵塞的导管。

(2)解决方法。①必须夹闭导管时,使用边缘光滑、无损伤的导管夹。②更换连接器,修复导管。③永远使用大于 10 mL 的注射器冲管、给药。

3.液体从穿刺点处渗漏

(1)可能原因。①导管在置入前被刺破。②使用小于 10 mL 的注射器。③导管被纤维蛋白鞘包裹,阻挡液体进入静脉,则液体流入阻力最低的方向,即沿着导管外壁回流到穿刺点处。④中心静脉处有血栓或肿瘤。

(2)解决方法。①注入 10 mL 生理盐水并观察液体有无在皮下的渗漏。②做造影检查。③若发现体内导管有渗漏,拔出导管。④如果体外导管有渗漏,更换连接器。⑤使用尿激酶溶解纤维蛋白鞘。

4.导管置入后的自发移位(发生率 3 ‰～12 ‰)

(1)可能原因。①固定不佳。②解剖因素。③胸腔内压力增加。④血管穿透伤。

(2)解决方法。①强化导管固定,胶布、免缝胶带、缝合固定。②尽量减少可能导致胸腔内压力增加的活动。③最初推送导管到达最佳位置。

八、导管拔除

(一)拔管指征

PICC 导管的材料在人体内可安全留置 1 年,拔除导管时要遵医嘱,患者应具备以下情况。

(1)患者知情同意。

(2)患者已没有感染病源。

(3)患者在短期内不再需要任何静脉输液治疗。

(4)原有导管损坏,不可修补。

(5)患者的输液治疗全部结束。

(二)拔管操作程序

(1)洗手,戴手套。

(2)拔管将透明贴膜与皮肤脱离,以均匀速度慢慢将导管与皮肤平行向外抽,在导管全部退出后,用一块棉纱布按在导管入口处,待 2～3 分钟,若没有出血迹象时,将带敷料贴膜贴于穿刺点,防止发生空气栓塞。

(3)记录拔管护士应认真检查导管的完整情况,并将此结果记录下来,导管敷料可在 24 小时后由患者自己取下。

九、出院健康指导

(1)告知患者每周须到医院维护导管 1 次(更换贴膜、冲管和输液接头)。

(2)请勿用带导管手臂提拿重物、做大幅度动作,避免出现导管脱出、渗血、断裂等情况。

(3)洗澡时,请用保鲜膜包裹好带导管手臂,避免进水,发生感染,如洗澡后发现有进水现象,请立即到医院更换贴膜,保证穿刺点无菌、干燥。

(4)穿刺点处如发现有红、肿、热、痛等全身发热、不适现象,请及时到医院就诊。

第十二节　三腔双囊管压迫止血

三腔双囊管压迫止血术,是指利用三腔双囊管的气囊压力直接压迫胃底和食管下段静脉予以止血的技术,是一种临时急救止血措施。

一、插管前准备

(一)患者准备

生命体征稳定。

（二）物品准备

备好三腔双囊管压迫止血术的物品、急救药品和器械；检查三腔双囊管的各管路通畅并分别做好标记，检查两个气囊无漏气后抽尽囊内气体，备用。

二、插管中护理

（一）协助插三腔管

协助将三腔管插入 50～65 cm 时，抽胃液证实已达胃腔，可暂做固定。

（二）协助充气、牵引

先向胃气囊内注气 200～300 mL，压力维持在 40～50 mmHg(5.33～6.67 kPa)，封闭管道末端，将三腔管轻轻外拉，至有阻力感为止，使胃气囊已压在胃底部，以 500 g 牵引物持续牵引。如仍有出血，再向食管气囊注气 100～150 mL，压力维持在30～40 mmHg(3.99～5.33 kPa)，以压迫食管下段静脉，封闭管道末端。

三、插管后护理

（1）定期抽吸胃液，确定压迫效果。

（2）观察气囊有无漏气。

（3）密切观察患者生命体征的变化，若出现食管气囊压力过高或胃气囊向外牵拉过多的症状，应立即放气处理。

（4）食管气囊持续压迫时间 12～24 小时，应放气解除压迫 15～30 分钟，同时放松牵引，并将三腔管向胃内送少许，以解除胃底贲门压力，然后再充盈气囊恢复牵引。

四、协助拔管

出血停止后，放松牵引，放出囊内气体，保留管道继续观察 24 小时，未再出血可考虑拔管。拔管前口服液状石蜡 20～30 mL，使黏膜与管外壁润滑后，再缓慢拔出三腔管。气囊压迫一般以 3～4 天为限，继续出血者可适当延长。

第三章　消化内科护理

第一节　反流性食管炎的护理

反流性食管炎（reflux esophagitis，RE），是指胃、十二指肠内容物反流入食管所引起的食管黏膜炎症、糜烂、溃疡和纤维化等病变，甚至引起咽喉、气道等食管以外的组织损害。其发病男性多于女性，男女比例为（2～3）∶1，发病率为1.92%。随着年龄的增长，食管下段括约肌收缩力的下降，胃、十二指肠内容物自发性反流，而使老年人反流性食管炎的发病率有所增加。

一、病因与发病机制

（一）抗反流屏障削弱

食管下括约肌是指食管末端3～4 cm长的环形肌束。正常人静息时压力为10～30 mmHg（1.3～4.0 kPa），为一高压带，防止胃内容物反流入食管。由于年龄的增长，机体老化导致食管下括约肌的收缩力下降引起食物反流。一过性食管下括约肌松弛也是反流性食管炎的主要发病机制。

（二）食管清除作用减弱

正常情况下，一旦发生食物的反流，大部分反流物通过1～2次食管自发和继发性的蠕动性收缩将食管内容物排入胃内，即容量清除，剩余的部分则由唾液缓慢地中和。老年人食管蠕动缓慢和唾液产生减少，影响了食管的清除作用。

（三）食管黏膜屏障作用下降

反流物进入食管后，可以凭借食管上皮表面黏液、不移动水层和表面 HCO_3^-、复层鳞状上皮等构成上皮屏障，以及黏膜下丰富的血液供应构成的后上皮屏障，发挥其抗反流物对食管黏膜损伤的作用。随着机体老化，食管黏膜逐渐萎缩，黏膜屏障作用下降。

二、护理评估

（一）健康史

询问患者的饮食结构及习惯、有无长期服用药物史。

（二）身体评估

1.反流症状

反酸、反食、反胃（指胃内容物在无恶心和不用力的情况下涌入口腔）、嗳气等，多在餐后明显或加重，平卧或躯体前屈时易出现。

2.反流物引起的刺激症状

胸骨后或剑突下烧灼感、胸痛、吞咽困难等。常由胸骨下段向上伸延，常在餐后1小时出现，平卧、弯腰或腹压增高时可加重。反流物刺激食管痉挛导致胸痛，常发生在胸骨后或剑突下。严重时可为剧烈刺痛，可放射到后背、胸部、肩部、颈部、耳后，有的酷似心绞痛的特点。

3.其他症状

咽部不适,有异物感、棉团感或堵塞感,可能与酸反流引起食管上段括约肌压力升高有关。

4.并发症

(1)上消化道出血:因食管黏膜炎症、糜烂及溃疡可以导致上消化道出血。

(2)食管狭窄:食管炎反复发作致使纤维组织增生,最终导致瘢痕性狭窄。

(3)Barrett 食管:在食管黏膜的修复过程中,食管-贲门交界处 2 cm 以上的食管鳞状上皮被特殊的柱状上皮取代,称之为 Barrett 食管。Barrett 食管发生溃疡时,又称 Barrett 溃疡。Barrett食管是食管癌的主要癌前病变,其腺癌的发生率较正常人高 30～50 倍。

(三)辅助检查

1.内镜检查

内镜检查是反流性食管炎最准确、最可靠的诊断方法,能判断其严重程度和有无并发症,结合活检可与其他疾病相鉴别。

2.24 小时食管 pH 监测

应用便携式 pH 记录仪在生理状态下对患者进行 24 小时食管 pH 连续监测,可提供食管是否存在过度酸反流的客观依据。在进行该项检查前 3 日,应停用抑酸药与促胃肠动力的药物。

3.食管吞钡 X 线检查

对不愿意接受或不能耐受内镜检查者行该检查。严重患者可发现阳性 X 线征。

(四)心理社会状况

反流性食管炎长期持续存在,病情反复、病程迁延,因此患者会出现食欲减退,体重下降,导致患者心情烦躁、焦虑;合并消化道出血时会使患者紧张、恐惧。应注意评估患者的情绪状态及对本病的认知程度。

三、常见护理诊断及问题

(一)疼痛:胸痛

与胃食管黏膜炎性病变有关。

(二)营养失调:低于机体需要量

与害怕进食、消化吸收不良等有关。

(三)有体液不足的危险

与合并消化道出血引起活动性体液丢失、呕吐及液体摄入量不足有关。

(四)焦虑

与病情反复、病程迁延有关。

(五)知识缺乏

缺乏对反流性食管炎病因和预防知识的了解。

四、诊断要点与治疗原则

(一)诊断要点

临床上有明显的反流症状,内镜下有反流性食管炎的表现,从食管过度酸反流的客观依据即可做出诊断。

(二)治疗原则

以药物治疗为主,对药物治疗无效或发生并发症者可做手术治疗。

1. 药物治疗

目前多主张采用递减法,即开始使用质子泵抑制剂加促胃肠动力药,迅速控制症状,待症状控制后再减量维持。

(1)促胃肠动力药:目前主要常用的药物是西沙必利。常用量为每次 5～15 mg,每天 3～4 次,疗程 8～12 周。

(2)抑酸药。①H_2 受体拮抗剂(H_2RA):西咪替丁 400 mg、雷尼替丁 150 mg、法莫替丁 20 mg,每天 2 次,疗程 8～12 周。②质子泵抑制剂(PPI):奥美拉唑 20 mg、兰索拉唑 30 mg、泮托拉唑 40 mg、雷贝拉唑 10 mg 和埃索美拉唑 20 mg,一日 1 次,疗程 4～8 周。③抗酸药:仅用于症状轻、间歇发作的患者作为临时缓解症状用。反流性食管炎有并发症或停药后很快复发者,需要长期维持治疗。H_2RA、西沙必利、PPI 均可用于维持治疗,其中以 PPI 效果最好。维持治疗的剂量因患者而异,以调整至患者无症状的最低剂量为合适剂量。

2. 手术治疗

手术为不同术式的胃底折叠术。手术指征为:①严格内科治疗无效。②虽经内科治疗有效,但患者不能忍受长期服药。③经反复扩张治疗后仍反复发作的食管狭窄。④确证由反流性食管炎引起的严重呼吸道疾病。

3. 并发症的治疗

(1)食管狭窄:大部分狭窄可行内镜下食管扩张术治疗。扩张后予以长程 PPI 维持治疗可防止狭窄复发。少数严重瘢痕性狭窄需行手术切除。

(2)Barrett 食管:药物治疗是预防 Barrett 食管发生和发展的重要措施,必须使用 PPI 治疗及长期维持。

五、护理措施

(一)一般护理

为减少平卧时及夜间反流可将床头抬高 15～20 cm。避免睡前 2 小时内进食,白天进餐后亦不宜立即卧床。应避免食用使食管下括约肌压力降低的食物和药物,如高脂肪、巧克力、咖啡、浓茶及硝酸甘油、钙拮抗剂等。应戒烟及禁酒。减少一切影响腹压增高的因素,如肥胖、便秘、紧束腰带等。

(二)用药护理

遵医嘱给予药物治疗,注意观察药物的疗效及不良反应。

1. H_2 受体拮抗剂

药物应在餐中或餐后即刻服用,若需同时服用抗酸药,则两药应间隔 1 小时以上。若静脉给药应注意控制速度,过快可引起低血压和心律失常。西咪替丁对雄性激素受体有亲和力,可导致男性乳腺发育、阳痿以及性功能紊乱,应做好解释工作。该药物主要通过肾排泄,用药期间应监测肾功能。

2. 质子泵抑制剂

奥美拉唑可引起头晕,应嘱患者用药期间避免开车或做其他必须高度集中注意力的工作。

兰索拉唑的不良反应包括荨麻疹、皮疹、瘙痒、头痛、口苦、肝功能异常等,轻度不良反应不影响继续用药,较严重时应及时停药。泮托拉唑的不良反应较少,偶可引起头痛和腹泻。

3.抗酸药

该药在饭后 1 小时和睡前服用。服用片剂时应嚼服,乳剂给药前应充分摇匀。

抗酸剂应避免与奶制品、酸性饮料及食物同时服用。

(三)饮食护理

(1)指导患者有规律地定时进餐,饮食不宜过饱,选择营养丰富,易消化的食物。避免摄入过咸、过甜、过辣的刺激性食物。

(2)制定饮食计划:与患者共同制定饮食计划,指导患者及家属改进烹饪技巧,增加食物的色、香、味,刺激患者食欲。

(3)观察并记录患者每天进餐次数、量、种类,以了解其摄入营养素的情况。

六、健康指导

(一)疾病知识的指导

向患者及家属介绍本病的有关病因,避免诱发因素。保持良好的心理状态,平时生活要有规律,合理安排工作和休息时间,注意劳逸结合,积极配合治疗。

(二)饮食指导

指导患者加强饮食卫生和饮食营养,养成有规律的饮食习惯;避免过冷、过热、辛辣等刺激性食物及浓茶、咖啡等饮料;嗜酒者应戒酒。

(三)用药指导

根据病因及病情进行指导,嘱患者长期维持治疗,介绍药物的不良反应,如有异常及时复诊。

第二节 慢性胃炎的护理

慢性胃炎是由不同原因引起的胃黏膜慢性炎症。病变可局限于胃的一部分(常见于胃窦部),也可累及整个胃部。慢性胃炎一般可分为慢性浅表性胃炎、慢性萎缩性胃炎两大类,前者是慢性胃炎中最常见的一种,占 60%～80%,后者则由于易发生癌变而受到人们的关注。慢性胃炎的发病率随年龄增长而增加。

一、护理要点

合理应用药物,及时对症处理;戒除烟酒嗜好,养成良好的饮食习惯;做好健康指导,保持良好心理状态;重视疾病变化,定期检查随访。

二、护理措施

(1)慢性胃炎的患者应立即解除疲劳的工作状态而加强休息,必要时卧床休息。患者应撇开一切烦恼,保持安详、乐观的人生态度。周围环境应保持清洁、卫生和安静。可以听一点轻音乐,将有助于慢性胃炎的康复。

(2)改变不规律进食、过快进食或暴饮暴食等不良习惯,养成定时、定量规律进食的好习惯。进食宜细嚼慢咽,使食物与唾液充分混合,减少对胃黏膜的刺激。

（3）停止进食过冷、过烫、辛辣、高钠、粗糙的食物。患者最好以细纤维素，易消化的面食为主食。

（4）慢性胃炎的患者必须彻底戒除烟酒，最好也不要饮用浓茶。

（5）停止服用水杨酸类药物。对胃酸减少或缺乏者，可适当喝米醋。

三、用药及注意事项

（一）保护胃黏膜

1. 硫糖铝

它能与胃黏膜中的黏蛋白结合，形成一层保护膜，是一种很好的胃黏膜保护药。同时，它还可以促进胃黏膜的新陈代谢。每次 10 g，每天 3 次。

2. 生胃酮

能促使胃黏液分泌增加和胃黏膜上皮细胞寿命延长，从而形成保护黏膜的屏障，增强胃黏膜的抵抗力。每次 50～100 mg，每天 3 次。对高血压患者不宜应用。

3. 胃膜素

为猪胃黏膜中提取的抗胃酸多糖质，遇水变为具有附着力的黏浆，附贴于胃黏膜而起保护作用，并有制酸作用。每次 2～3 g，每天 3 次。

4. 麦滋林-S 颗粒

此药具有胃黏膜保护功能，最大的优点是不被肠道吸收入血，故几乎无任何不良反应。每次0.67 g，每天 3 次。

（二）调整胃运动功能

1. 胃复安

能抑制延脑的催吐化学感受器，有明显的镇吐作用；同时能调整胃窦功能，增强幽门括约肌的张力，防止和减少碱性反流。每次 5～10 mg，每天 3 次。

2. 吗丁啉

作用较胃复安强而不良反应少，且不透过血脑屏障，不会引起锥体外系反应，是目前较理想的促进胃蠕动的药物。每次 10～20 mg，每天 3 次。

3. 西沙比利（普瑞博斯）

作用类似吗丁啉，但不良反应更小，疗效更好。每次 5 mg，每天 3 次。

（三）抗酸或中和胃酸

1. 甲氰咪胍（西咪替丁）

它能使基础胃酸分泌减少约 80%，使各种刺激引起的胃酸分泌减少约 70%。每次200 mg，每天 3 次。

2. 泰胃美

作用比较温和，而且能符合胃的生理功能，是比较理想的治疗胃酸增多的慢性浅表性胃炎的药物。每次 400 mg，每天 3 次。

（四）促胃酸分泌

1. 康胃素

能促进胃肠功能，使唾液、胃液、胆液、胰液及肠液等的分泌增加，从而加强消化功能，有利于低酸的恢复。

2.多酶片

每片内含淀粉酶0.12 g、胃蛋白酶0.04 g、胰酶0.12 g,作用也是加强消化功能。每次2片,每天3次。

(五)抗感染

1.庆大霉素

庆大霉素口服每次4万U,每天3次;对于治疗诸如上呼吸道炎症、牙龈炎、鼻炎等慢性炎症,有较快较好的疗效。

2.德诺(De-Nol)

其主要成分是胶体次枸橼酸铋,具有杀灭幽门螺杆菌的作用。每次240 mg,每天2次。服药时间最长不得超过3个月,因为久服胶体铋,有引起锥体外系中毒的危险。

3.三联疗法

即胶体枸橼酸铋＋甲硝唑＋四环素或羟氨苄青霉素,是当前根治幽门螺杆菌的最佳方案,根治率可达96％。用法:德诺每次240 mg,每天2次;甲硝唑每次0.4 g,每天3次;四环素每次500 mg,每天4次;羟氨苄青霉素每次1.0 g,每天4次。此方案连服14天为1个疗程。

四、健康指导

慢性胃炎由于病程较长,治疗进展缓慢,而且可能反复发作,所以患者常有严重焦虑,而焦虑不安、精神紧张,又是慢性胃炎病情加重的重要因素之一。如此恶性循环,必将严重影响慢性胃炎的治疗。因此,对患者进行心理疏导治疗,往往能收到良好的效果。告诫患者生活要有规律,保持乐观情绪;饮食应少食多餐,戒烟酒,以清淡无刺激性易消化为宜;禁用或慎用阿司匹林等可致溃疡的药物;定期复诊,如上腹疼痛节律发生变化或出现呕血、黑便时应立即就医。

第三节　消化性溃疡的护理

消化性溃疡是一种常见的胃肠道疾病,简称溃疡病,通常指发生在胃或十二指肠球部的溃疡,并分别称之为胃溃疡或十二指肠溃疡。事实上,本病可以发生在与酸性胃液相接触的其他胃肠道部位,包括食管下端、胃肠吻合术后的吻合口及其附近的肠襻,以及含有异位胃黏膜的Meckel憩室。

消化性溃疡是一组常见病、多发病,人群中患病率高达5％～10％,严重危害人们的健康。本病可见于任何年龄,以20～50岁为多,占80％,10岁以下或60岁以上者较少。胃溃疡(GU)常见于中年和老年人,男性多于女性,二者之比约为3:1。十二指肠球部溃疡(DU)多于胃溃疡,患病率是胃溃疡的5倍。

一、病因及发病机制

消化性溃疡病因和发病机制尚不十分明确,学说甚多,归纳起来有三个方面:损害因素的作用,即化学性、药物性等因素的直接破坏作用;保护因素的减弱;易感及诱发因素(遗传、性激素、工作负荷等)。目前认为胃溃疡多以保护因素减弱为主,而十二指肠球部溃疡则以损害因素的作用为主。

(一)损害因素作用

1.胃酸及胃蛋白酶分泌异常

31%~46%的 DU 患者胃酸分泌率高于正常高限(正常男 11.6~60.6 mmol/h,女 8.0~40.1 mmol/h)。因胃蛋白酶原随胃酸分泌,故患者中胃蛋白酶原分泌增加的百分比大致与胃酸分泌增加的百分比相同。

多数 GU 患者酸分泌率正常或低于正常,仅少数患者(如卓-艾综合征)酸分泌率高于正常。虽然如此,并不能排除胃酸及胃蛋白酶是某些 GU 的病因。通常认为在胃酸分泌高的溃疡患者中,胃酸和胃蛋白酶是导致发病的重要因素。

基础胃酸分泌增加可由下列因素所致:①胃泌素分泌增加(卓-艾综合征等)。②乙酰胆碱刺激增加(迷走神经功能亢进)。③组织胺刺激增加(系统性肥大细胞病或嗜碱性粒细胞白血病)。

2.药物性因素

阿司匹林、糖皮质激素、非甾体抗炎药等可直接破坏胃黏膜屏障,被认为与消化性溃疡的发病有关。

3.胆汁及胰液反流

胆酸、溶血卵磷脂及胰酶是引起一些消化性溃疡的致病因素,尤其见于某些 GU。这些GU 患者幽门括约肌功能不全,胆汁和(或)胰酶反流入胃造成胃炎,继发 GU。

胆汁及胰液损伤胃黏膜的机制可能是改变覆盖上皮细胞表面的黏液,损伤胃黏膜屏障,使黏膜更易受胃酸和胃蛋白酶的损害。

(二)保护因素减弱

1.黏膜防护异常

胃黏膜屏障由黏膜上皮细胞顶端的一层脂蛋白膜所组成,使黏膜免受胃内容损伤或在损伤后迅速地修复。黏液的分泌减少或结构异常均能使凝胶层黏液抵抗力减弱。胃黏膜血流减少导致细胞损伤与溃疡。胃黏膜缺血是严重内、外科疾病患者发生急性胃黏膜损伤的直接原因。胃小弯处易发溃疡可能与其侧支血管较少有关。黏膜碳酸氢盐和前列腺素分泌减少亦可使黏膜防御功能降低。

2.胃肠道激素

胃肠道黏膜与胰腺的内分泌细胞分泌多种肽类和胺类胃肠道激素(胰泌素、胆囊收缩素、血管活性肠肽、高血糖素、肠抑胃肽、生长抑素、前列腺素等)。它们具有一定生理作用,主要参与食物消化过程,调节胃酸/胃蛋白酶分泌,并能营养和保护胃肠黏膜,一旦这些激素分泌和调节失衡,即易产生溃疡。

(三)易感及诱发因素

1.遗传倾向

消化性溃疡有相当高的家族发病率。曾有报告 20%~50%的患者有家族史,而一般人群的发病率仅为 5%~10%。许多临床调查研究表明,DU 患者的血型以"O"型多见,消化性溃疡伴并发症者也以"O"型多见,这与 50%DU 患者和 40%GU 患者不分泌 ABH 血型物质有关。DU 与 GU 的遗传易感基因不同。提示 GU 与 DU 是两种不同的疾病。GU 患者的子女患 GU 风险为一般人群的 3 倍，而 DU 患者的子女的风险则并不比一般人群高。曾有报道62％的儿童 DU 患者有家族史。消化性溃疡的遗传因素还直接表现为某些少见的遗传综合征。

2.性腺激素因素

国内报道消化性溃疡的男女性别比为(3.9～8.5)：1，这种差异被认为与性激素作用有关。女性激素对消化道黏膜具有保护作用。生育期妇女罹患消化性溃疡明显少于绝经期后妇女，妊娠期妇女的发病率亦明显低于非妊娠期。现认为女性性腺激素，特别是孕酮，能阻止溃疡病的发生。

3.心理社会因素

研究认为，消化性溃疡属于心理生理疾患的范畴，特别是 DU 与心理社会因素的关系尤为密切。与溃疡病的发生有关的心理社会因素主要如下：

(1)长期的精神紧张：不良的工作环境和劳动条件，长期的脑力活动造成的精神疲劳，加之睡眠不足，缺乏应有的休息和调节导致精神过度紧张。

(2)强烈的精神刺激：重大的生活事件，生活情景的突然改变，社会环境的变迁，如丧偶、离婚、自然灾害、战争动乱等造成的心理应激。

(3)不良的情绪反应：指不协调的人际关系，工作生活中的挫折，无所依靠而产生的心理上的"失落感"和愤怒、抑郁、忧虑、沮丧等不良情绪。消化系统是情绪反应的敏感器官系统，所以这些心理社会因素就会在其他一些内外致病因素的综合作用下，促使溃疡病的发生。

4.个性和行为方式

个性特点和行为方式与本病的发生也有一定关系，它既可作为本病的发病基础，又可改变疾病的过程，影响疾病的转归。溃疡病患者的个性和行为方式有以下几个特点。

(1)竞争性强，雄心勃勃。有的人在事业上虽取得了一定成就，但其精神生活往往过于紧张，即使在休息时，也不能取得良好的精神松弛。

(2)独立和依赖之间的矛盾，生活中希望独立，但行动上又不愿吃苦，因循守旧、被动、顺从、缺乏创造性、依赖性强，因而引起心理冲突。

(3)情绪不稳定，遇到刺激，内心情感反应强烈，易产生挫折感。

(4)惯于自我克制。情绪虽易波动，但往往喜怒不形于色，即使在愤怒时，也常常是"怒而不发"，情绪反应被阻抑，导致更为强烈的自主神经系统功能紊乱。

(5)其他，性格内向、孤僻、过分关注自己、不好交往、自负、焦虑、易抑郁、事无巨细、苛求井井有条等。

5.吸烟

吸烟与溃疡发病是否有关，尚不明确。但流行病学研究发现溃疡患者中吸烟比例较对照组高；吸烟量与溃疡病流行率呈正相关；吸烟者死于溃疡病者比不吸烟者多；吸烟者的 DU 较不吸烟者难愈合；吸烟者的 DU 复发率比不吸烟者高。吸烟与 GU 的发病关系则不清楚。

6.酒精及咖啡饮料

两者都能刺激胃酸分泌，但缺乏引起胃、十二指肠溃疡的确定依据。

二、症状和体征

(一)疼痛

溃疡疼痛的确切机制尚不明确。较早曾提出胃酸刺激是溃疡疼痛的直接原因。因溃疡疼痛发生于进餐后一段时期,此时胃内胃酸浓度达到最高水平。然而,以酸灌注溃疡病患者却不能诱发疼痛;"酸理论"亦不能解释十二指肠溃疡疼痛。溃疡痛与胃内压力的升高同步,故胃壁肌紧张度增高与十二指肠球部痉挛均被认为是溃疡痛的原因。溃疡周围水肿与炎症区域的肌痉挛,或溃疡基底部与胃酸接触可引起持续烧灼样痛。给溃疡病患者服用安慰剂,发现其具有与抗酸剂同样的缓解疼痛疗效,进食在有些患者反而会加重疼痛,因此溃疡疼痛的另一种机制可能与胃、十二指肠运动功能异常有关。

1.疼痛的性质与强度

溃疡痛常为绞痛、针刺样痛、烧灼样痛和钻痛,也可仅为烧灼样感或类似饥饿性胃收缩感以至难与饥饿感相区别。疼痛的程度因人而异,多数呈钝痛,可忍受,无须立即停止工作。老年人感觉迟钝,疼痛往往较轻。少数则剧痛,需使用止痛剂才可缓解。约10%的患者在病程中不觉疼痛,直至出现并发症时才被诊断,故被称为无痛性溃疡。

2.疼痛的部位和放射

无并发症的 GU 的疼痛部位常在剑突下或上腹中线偏左;DU 多在剑突下偏右,范围较局限。疼痛常不放射。一旦发生穿透性溃疡或溃疡穿孔,则疼痛向背部、腹部其他部位,甚至肩部放射。有报道在一些吸烟的溃疡病患者,疼痛可向左下胸放射,类似心绞痛,称为胃心综合征。患者戒烟和溃疡治愈后,左下胸痛即消失。

3.疼痛的节律性

消化性溃疡病中一项最特别的表现是疼痛的出现与消失呈节律性,这与胃的充盈和排空有关。疼痛常与进食有明显关系。GU 疼痛多在餐后 0.5~2 小时出现,至下餐前消失,即有"进食→疼痛→舒适"的规律。DU 疼痛多在餐后 3~4 小时出现,进食后可缓解,即有"进食→舒适→疼痛"的规律。疼痛还可出现在晚间睡前或半夜痛醒,称为夜间痛。

4.疼痛的周期性

消化性溃疡的疼痛发作可延续数天或数周后自行缓解,称为溃疡痛小周期。每逢深秋至冬春季节交替时疼痛发作,构成溃疡痛的大周期。溃疡病病程的周期性原因不明,可能与机体全身反应,特别是神经系统兴奋性的改变有关,也与气候变化和饮食失调有关。一般饮食不当、情绪波动、气候突变等可加重疼痛;进食、饮牛奶、休息、局部热敷、服制酸药物可缓解疼痛。

(二)胃肠道症状

1.恶心、呕吐

溃疡病的呕吐为胃性呕吐,属反射性呕吐。呕吐前常有恶心且与进食有关。但恶心与呕吐并非单纯性胃、十二指肠溃疡的症状。消化性溃疡患者发生呕吐很可能伴有胃潴留或与幽门附近溃疡刺激有关。刺激性呕吐于进食后迅速发生,患者在呕吐大量胃内容物后感觉轻松。幽门梗阻胃潴留所致呕吐很可能发生于清晨,呕吐物中含有隔宿的食物,并带有酸馊气味。

2.嗳气与胃灼热

(1)嗳气可见于溃疡病患者,此症状无特殊意义。多见于年轻的 DU 患者,可伴有幽门痉挛。

(2)胃灼热(亦称烧心)是位于心窝部或剑突后的发热感,见于 60％～80％溃疡病患者,患者多有高酸分泌。可在消化性溃疡发病之前多年发生。胃灼热与溃疡痛相似,有在饥饿时与夜间发生的特点,且同样具有节律性与周期性。胃灼热发病机制仍有争论,目前多认为是由于反流的酸性胃内容物刺激下段食管的黏膜引起。

3.其他消化系统症状

消化性溃疡患者食欲一般无明显改变,少数有食欲亢进。由于疼痛常与进食有关,往往不敢多食。有些患者因长期疼痛或并发慢性胃、十二指肠炎,胃分泌与运动功能减退,导致食欲减退,这较多见于慢性 GU。有些 DU 患者有周期性唾液分泌增多,可能与迷走神经功能亢进有关。

痉挛性便秘是消化性溃疡常见症状之一,但其原因与溃疡病无关,而与迷走神经功能亢进,严重偏食使纤维食物摄取过少以及药物(铝盐、铋盐、钙盐、抗胆碱能药)的不良反应有关。

(三)全身性症状

除胃肠道症状外,患者可有自主神经功能紊乱的症状,如缓脉、多汗等。久病更易出现焦虑、抑郁和失眠等精神症状。疼痛剧烈影响进食者可有消瘦及贫血。

三、并发症

约 1/3 的消化性溃疡患者病程中出现出血、穿孔或梗阻等并发症。

(一)出血

出血是消化性溃疡最常见的并发症,见于 15％～20％的 DU 和 10％～15％GU 患者。它标志着溃疡病变处于高度活动期。发生出血的危险率与病期长短无关,1/4～1/3 患者发生出血时无溃疡病史。出血多见于寒冷季节。

出血是溃疡腐蚀血管所致。急性出血最常见现象为黑便和呕血。仅 50～75 mL 的少量出血即可表现为黑便。GU 者大量出血时有呕血伴黑便。DU 则多为黑便,量多时反流入胃亦可表现为呕血。如大量血流快速通过胃肠道,粪色则为暗红或酱色。大量出血导致急性循环血量下降,出现体位性心动过速、血压脉压减小和直立性低血压,严重者发生休克。

(二)穿孔

溃疡严重,穿破浆膜层可致:十二指肠内容物经过溃疡穿孔进入腹膜腔即游离穿孔;溃疡侵蚀穿透胃、十二指肠壁,但被胰、肝、脾等实质器官所封闭而不形成游离穿孔;溃疡扩展至空腔脏器如胆总管、胰管、胆囊或肠腔形成瘘管。

6％～11％的 DU 和 2％～5％的 GU 患者发生游离穿孔,甚至以游离穿孔为起病方式。老年男性及服用非类固醇抗炎药者较易发生游离穿孔。十二指肠前壁溃疡容易穿孔,偶有十二指肠后壁溃疡穿孔至小网膜囊引起背痛而非弥漫性腹膜炎症。GU 穿孔多位于小弯处。

游离穿孔的特点为突然出现、发展很快,有持续的剧烈疼痛。痛始于上腹部,很快发展为全腹痛,活动可加剧,患者多取仰卧不动的体位。腹部触诊压痛明显,腹肌广泛板样强直。由于体液向腹膜腔内渗出,常有血压降低、心率加快、血液浓缩及白细胞增高,而少有发热。16%患者血清淀粉酶轻度升高。75%患者的直立位胸腹部 X 线可见游离气体。经鼻胃管注入 400～500 mL 空气或碘造影剂后摄片,更易发现穿孔。

有时,游离穿孔的临床表现可不典型:如穿孔很快闭合,腹腔细菌污染很轻,临床症状可很快自动改善;老年或有神经精神障碍者,腹痛及腹部体征不明显,仅表现为原因不明的休克;体液缓慢渗漏入腹膜腔而集积于右结肠旁沟,临床表现似急性阑尾炎。

溃疡穿孔至胰腺者通常有难治性溃疡疼痛。十二指肠后壁穿透者血清淀粉酶及脂酶水平可升高。偶尔,穿孔可引起瘘管,如十二指肠穿孔至胆总管瘘管,胃溃疡穿通至结肠或十二指肠瘘管。

穿孔死亡率约为 5%～15%,而靠近贲门的高位胃溃疡的死亡率更高。

(三)幽门梗阻

约 5%DU 和幽门溃疡患者出现幽门梗阻。梗阻由水肿、平滑肌痉挛、纤维化或诸种因素合并所致,梗阻多为溃疡病后期表现。消化性溃疡并发梗阻的死亡率为 7%～26%。

由于梗阻使胃排空延缓,患者常出现恶心、呕吐、上腹部饱满、胀气、食欲减退、早饱、畏食和体重明显下降。上腹痛经呕吐后可暂时缓解。呕吐多在进食后 1 小时或更长时间后出现,吐出量大,为不含胆汁的未消化食物,此种症状可持续数周至数月。体格检查可见血容量不足征象(低血压、心动过速、皮肤黏膜干燥),上腹部蠕动波及胃部振水音。

实验室检查常有血液浓缩、肾前性氮质血症等血容量不足征象及呕吐引起的低钾低氯代谢性碱中毒。若体重丧失明显,可出现低蛋白血症。

(四)癌变

少数 GU 发生癌变,发生率不详。凡 45 岁以上患者,内科积极治疗无效者以及营养状态差、贫血、粪便隐血试验持续阳性者均应做钡餐、纤维胃镜检查及活组织病理检查,以尽早发现癌变。

四、检查

(一)血清胃泌素含量

放免法检测胃泌素可检出卓-艾综合征及其他高胃酸分泌性消化性溃疡。未服过大剂量的抗酸剂、H_2 受体拮抗剂或质子泵抑制剂等药者,如空腹血清胃泌素水平＞200 pg/mL,应测定胃酸分泌量,以明确是否由于恶性贫血、萎缩性胃炎、胃癌或迷走神经切除等因素胃泌素反馈性增高。血清胃泌素含量及基础酸排量均增加仅见于少数疾病。测定静脉注射胰泌素后的血清胃泌素浓度,有助于确诊诊断不明的卓-艾综合征。

(二)胃酸分泌试验方法

胃酸分泌试验方法是在透视下将胃管置入胃内,管端位于胃窦,以吸引器吸取胃液,测定每次吸取的胃液量及酸浓度。健康人胃酸分泌量见表 3-1。GU 的酸排量与正常人相似,而DU 则空腹和夜间均维持较高水平。胃酸分泌幅度在正常人和消化性溃疡患者之间重叠,GU与 DU 之间亦有重叠,故胃酸分泌检查对溃疡病的定性诊断意义不大。对缺乏胃酸的溃疡病,应疑有癌变;胃酸很高,基础酸排量和最高酸排量明显增高,则提示胃泌素瘤可能。

表 3-1 健康男女性正常胃酸分泌的高限及低限值

	基础(mmol/h)	最高(mmol/h)	最大(mmol/h)	基础/最大(mmol/h)
男性(N=172)高限值	10.50	60.60	47.70	0.31
男性(N=172)低限值	0	11.60	9.30	0
女性(N=76)高限值	5.60	40.10	31.20	0.29
女性(N=76)低限值	0	8.00	5.60	0

(三)X线钡餐检查

X线钡餐检查是确定诊断的有效方法,尤其对临床表现不典型者。消化性溃疡在 X 线征象上出现形态和功能的改变,即直接征象与间接征象。由钡剂充填溃疡形成龛影为直接征象,是最可靠的诊断依据。溃疡病周围组织的炎性病变与局部痉挛产生钡餐检查时的局部压痛或激惹现象及溃疡愈合形成瘢痕收缩使局部变形均属于间接征象。

(四)纤维胃镜检查

胃镜检查对消化性溃疡的诊断和鉴别诊断有很大价值。该检查可以发现 X 线所难以发现的浅小溃疡,确切地判断溃疡的部位、数目、大小、深浅、形态及病期(活动期、愈合期、瘢痕期),对随访溃疡的过程和判定治疗的效果有价值。胃镜检查还可在直视下作胃黏膜活组织检查等,故对溃疡良性、恶性的鉴别价值较大。

(五)粪便隐血试验

溃疡活动期,溃疡面有微量出血,粪隐血试验大都阳性,治疗 1~2 周后多转为阴性。如持续阳性,则疑有癌变。

(六)幽门螺杆菌(HP)感染检查

近来 HP 在消化性溃疡发病中的重要作用备受重视。我国人群中 HP 感染率为 40%~60%。HP 在 GU 和 DU 中的检出率更是分别高达 70%~80% 和 90%~100%。诊断 HP 方法有多种:①直接从活检胃黏膜中细菌培养、组织涂片或切片染色查 HP。②用尿素酶试验、^{14}C尿素呼吸试验、胃液尿素氮检测等方法测定胃内尿素酶活性。③血清学查抗 HP 抗体。④聚合酶链式反应技术查 HP。

五、护理

(一)护理观察

1.腹痛

观察腹痛的部位、性质、强度,有无放射痛,与进食、服药的关系,腹痛有无周期性。

2.呕吐

观察呕吐物性质、气味、量、颜色、呕吐次数及与进食关系,注意有无因呕吐而致脱水和低钾、低钠血症以及低氯性碱中毒。

3.呕血和黑粪

观察呕血、便血的量、次数和性质。注意出血前有无恶心、呕吐、上腹不适、血中是否混有食物,以便与咯血相区别。半数以上溃疡出血者有 38.5 ℃以下的低热,持续时间与出血时间一致,可作为出血活动的一个标志,故应每天多次测体温。

4.穿孔

由于老年人常有其他慢性病,穿孔时腹痛、腹肌紧张不明显,可无显著压痛和反跳痛,常易误诊,死亡率高,应予密切观察生命体征和腹部情况。

5.幽门梗阻观察以下情况可了解胃潴留程度

餐后 4 小时后胃液量(正常<300 mL),禁食 12 小时后胃液量(正常<200 mL),空腹胃注入750 mL生理盐水 30 分钟后胃液量(正常<400 mL)。

6.其他

注意观察有无影响溃疡愈合的焦虑和忧郁、饮食不节、熬夜、过度劳累、服药不正规,服用阿司匹林和肾上腺皮质激素、吸烟等。

(二)常规护理

1.休息

消化性溃疡属于典型的心身疾病,心理-社会因素对发病起着重要作用。因此,规律的生活和劳逸结合的工作安排,无论在本病的发作期或缓解期都十分重要。休息是消化性溃疡基本和重要的护理。休息包括精神休息和躯体休息。病情轻者可边工作边治疗,较重者应卧床数天至 2 周,继之休息 1~2 月。平卧休息时胆汁反流明显减少,对胃溃疡患者有利。另外应保证充足的睡眠,服用适量镇静剂。

2.戒烟、酒及其他嗜好品

吸烟者,消化性溃疡的发病率较不吸烟者多。吸烟可使溃疡恶化或延迟溃疡愈合。吸烟会削弱十二指肠液中和胃酸的能力,还能引起十二指肠液反流入胃。患者戒烟后溃疡症状明显改善。有研究认为就 DU 患者而言,戒烟比服甲氰咪胍更重要。

酒精能损坏胃黏膜屏障引起胃炎而加重症状,延迟愈合。此外,还能减弱胰泌素对胰外分泌腺分泌水和碳酸氢根的作用,降低了胰液中和胃酸的能力。临床观察也显示消化性溃疡患者停止饮酒后症状减轻,故应劝患者戒酒。

咖啡等物质能刺激胃酸与胃蛋白酶分泌,还可使胃黏膜充血,加剧溃疡病症状。故应不饮或少饮咖啡、可口可乐、茶、啤酒等。

3.饮食

饮食护理是消化性溃疡病治疗的重要组成部分。饮食护理的目的是减轻机械性和化学性刺激、缓解和减轻疼痛。合理营养有利改善营养状况、纠正贫血,促进溃疡愈合,避免发生并发症。

(三)饮食护理原则

1.宜少量多餐,定时,定量进餐

每天 5~7 餐,每餐量不宜过饱,约为正常量的 2/3。因少量多餐可中和胃酸,减少胃酸对溃疡面的刺激,又可供给足够营养。少量多餐在急性消化性溃疡时更为适宜。

2.宜选食营养价值高、质软而易于消化的食物

如牛奶、鸡蛋、豆浆、鱼、嫩的瘦猪肉等食物,经加工烹调变得细软易消化,对胃肠无刺激。同时注意补充足够的热量及蛋白质和维生素。

3.蛋白质、脂肪、碳水化合物的供给要求

蛋白质按每天每千克体重 1～1.5 g 供给；脂肪按每天 70～90 g 供给，选择易消化吸收的乳融状脂肪(如奶油、牛奶、蛋黄、黄油、奶酪等)，也可用适量的植物油；碳水化合物按每天 300～350 g 供给，选择易消化的糖类如粥、面条、馄饨等，但蔗糖不宜供给过多，否则可使胃酸增加，且易胀气。

4.避免化学性和机械性刺激的食物

化学刺激性的食物有咖啡、浓茶、可可、巧克力等，这些食物可刺激胃酸分泌增加；机械性刺激的食物有油炸猪排、花生米、粗粮、芹菜、韭菜、黄豆芽等，这些食物可刺激胃黏膜表面血管和溃疡面。总之溃疡病患者不宜吃过咸、过甜、过酸、过鲜、过冷、过热及过硬的食物。

5.食物烹调必须切碎制烂

可选用蒸、煮、氽、烧、烩、焖等的烹调方法。不宜采用爆炒、滑溜、干炸、油炸、生拌、烟熏、腌腊等烹调方法。

6.必须预防便秘

溃疡病饮食中含粗纤维少，食物细软，易引起便秘，宜经常吃些润肠通便的食物如果子冻、果汁、菜汁等，可预防便秘。

溃疡病急性发作或出血刚停止后，进流质饮食，每天 6～7 餐。无消化道出血且疼痛较轻者宜进厚流质或少渣半流，每天 6 餐。病情稳定、自觉症状明显减轻或基本消失者，每天 6 餐细软半流质。基本愈合者每天 3 餐普食加 2 餐点心，不宜进食油煎、炸和粗纤维多的食物。

出现呕血、幽门梗阻严重或急性穿孔均应禁食。

(四)心理护理

在治疗护理过程中应注重教育，应把防病治病的基本知识介绍给患者，如让患者注意避免精神紧张和不良情绪的刺激，注意精神卫生，注意锻炼身体、增强体质、培养良好的生活习惯，生活有规律，注意劳逸结合，节制烟酒，慎用对胃黏膜有损害的药物等，使患者了解本病的规律性，治疗原则和方法，从而坚定战胜疾病的信心，自觉配合治疗和护理。在心理护理过程中，护士应当了解患者在疾病的不同时期所出现的心理反应，如否认、焦虑、抑郁、孤独感、依赖心理等心理反应，护理上重点要给患者以心理支持，特别帮助他们克服紧张、焦虑、抑郁等常见的心理问题，帮助他们进行认识重建，即认识个人、认识社会，调整和处理好人与人、个人与社会之间的关系，重新找到自己新的起点，减少疾病造成的痛苦和不安。心理护理中，护士应当实施针对性、个性化的心理护理。如对那些具有明显心理素质上弱点的患者，有易暴怒、抑郁、孤僻及多疑倾向者应及早通过心理指导加强其个性的培养；对那些有明显行为问题者，如酗酒、吸烟、多食、缺少运动及 A 型行为等，应用心理学技术指导其进行矫正；对那些工作和生活环境里存在明显应激源的人，应及时帮助其进行适当的调整，减少不必要的心理刺激。

(五)药物治疗护理

1.制酸剂

胃酸、胃蛋白酶对消化性溃疡的发病有重要作用。制酸药能中和胃酸从而缓解疼痛并降低胃蛋白酶的活性。常用的制酸药分可溶性和不溶性两种。可溶性抗酸药主要为碳酸氢钠，该药止痛效果快，但自肠道吸收迅速，大量及长期应用可引起钠潴留和代谢性碱中毒，且与胃

酸相遇可产生 CO_2，引起腹胀和继发胃酸增高，故不宜单独使用，而应小剂量与其他抗酸药混合服用。不溶性抗酸药有氢氧化铝、碳酸铝、氧化铝、三硅酸镁等，作用缓慢而持久，肠道不吸收，可单独或联合用药。各种抗酸剂均有其特点，临床上常联合应用，以提高疗效，减少不良反应。抗酸药对缓解溃疡疼痛十分有效，是否能促进溃疡愈合，尚无肯定结论。

使用抗酸药应注意：①在饭后 1～2 小时服，可延长中和作用时间，而不可在餐前或就餐时服药。睡前加服 1 次，可中和夜间所分泌的大量酸。②片剂嚼碎后服用效果较好，因药物颗粒愈小溶解愈快，中和酸的作用愈大，因此凝胶或溶液的效果最好，粉剂次之，片剂较差。③抗酸药除可引起便秘、腹泻外，尚可引起一些其他不良反应，特别是当患者有肾功能不全或心力衰竭时，如碳酸氢钠可造成钠潴留和碱中毒；碳酸钙剂量过大时，高血钙可刺激 G 细胞分泌大量胃泌素，引起胃酸分泌反跳而加重上腹痛；长期大量服用氢氧化铝后，因铝结合饮食中的磷，使肠道对磷的吸收减少，严重缺磷可引起食欲不振、软弱无力等，甚至导致软骨病或骨质疏松。

2.抗胆碱能药

这类药物可抑制迷走神经功能，因而具有减少胃酸分泌、解除平滑肌和血管痉挛、改善局部营养和延缓胃排空等作用，后者有利于延长抗酸药和食物对胃酸的中和，达到止痛目的。但其延缓胃排空引起胃窦部潴留，可促使胃酸分泌，所以认为不宜用于胃溃疡。抗胆碱能药服后 2 小时出现最大药理作用，故常于餐后 6 小时及睡前服用。抗胆碱能药物最大缺点是不但能抑制胃酸分泌，也抑制乙酰胆碱在全身的生理作用，故有口干、视力模糊、心动过速、汗闭、便秘和尿潴留等不良反应，故溃疡出血、幽门梗阻、反流性食管炎、青光眼、前列腺肥大等患者均不宜使用。常用的药物有普鲁苯辛、胃疡平、胃复康、山莨菪碱、阿托品等。

3.H_2 受体阻滞剂

组织胺通过两种受体而产生效应，其中与胃酸分泌有关的是 H_2 受体。阻滞 H_2 受体能抑制胃酸的分泌。代表药是西咪替丁，它对胃酸的分泌具有强大抑制作用。口服后很快被小肠所吸收，在 1～2 小时内血液浓度达高峰，可完全抑制由饮食或胃泌素所引起的胃酸分泌达 6～7 小时。该药常于进餐时与食物同服。年龄大，伴有肾功能和其他疾病者易发生不良反应。常见的不良反应有头痛、腹泻、嗜睡、疲劳、肌痛、便秘等。其他常用的药物还有雷尼替丁、法莫替丁等。西咪替丁会影响华法林、茶碱或苯妥英的药物代谢，与抗酸剂合用时，间隔时间不小于 2 小时。

4.丙谷胺及其他减少胃酸分泌药

丙谷胺的分子结构与胃泌素的末端相似，能抑制基础酸排量和最大酸排量，竞争性抑制胃泌素受体，并对胃黏膜有保护和促进愈合作用，其抑酸和缓解症状的作用较甲氰咪胍弱。该药常于饭前 15 分钟服，无明显不良反应。哌吡氮平，能选择性拮抗乙酰胆碱的促胃分泌效应而不拮抗其他效应，很少有不良反应，宜餐前 90 分钟服用。胃复安为胃运动促进剂，能增强胃窦蠕动加速胃排空，减少食糜等对胃窦部的刺激而使胃酸分泌减少，还可减少胆汁反流，减轻胆汁对胃黏膜的损害。一般用药后 60～90 分钟可达作用高峰，故宜在餐前 30 分钟服用，严重的不良反应为锥体外系反应。

5.细胞保护剂

临床常用的细胞保护剂有多种。生胃酮(甘珀酸)能加强胃黏液分泌，强固胃黏膜屏障，促进胃黏膜再生。但具有醛固酮样效应,可引起高血压、水肿、水钠潴留、低血钾等不良反应,故高血压、心脏病、肾脏病和肝脏病患者慎用。服药的最佳时间为餐前 15～30 分钟和睡前服。胶态次枸橼酸铋,在酸性胃液中与溃疡坏死组织螯合,形成保护性铋蛋白凝固物,使溃疡面与胃酸、胃蛋白酶隔离。宜在餐前 1 小时和睡前服。严重肾功能不全者忌用,少数人服药后便秘、转氨酶升高。硫糖铝可与胃蛋白酶直接络合或结合,使酶失去活性而发挥作用,宜餐前 30 分钟及睡前服,偶见口干、便秘、恶心等不良反应。前列腺素 E_1(喜克溃)抑制胃酸分泌,保护黏膜屏障,主要用于非类固醇抗炎药合用者;最常见不良反应是腹泻和腹痛,孕妇忌用。

6.质子泵抑制剂

洛赛克(或奥美拉唑)直接抑制质子泵,有强烈的抑酸能力,疗效明显起效快,不良反应少而轻,无严重不良反应。

(六)急性大量出血的护理

1.急诊处理

首先按医嘱插入鼻胃管,建立静脉通道,输液开始宜快,可选用等渗盐水、林格液、右旋糖酐或其他血浆代用品,一般不用高渗溶液。观察意识、血压、脉搏、体温、面色、鼻胃管引出胃液量和颜色、皮肤(干、湿、温度)、肠鸣、上腹压痛、出入量。

2.重症监护

急诊处理后,患者应予重症监护。除密切观察生命体征和出血情况外,应抽血查血红蛋白、血球压积(出血 4～6 小时后才开始变化)、血型和交叉反应、凝血酶原时间、部分凝血酶原时间或激活部分凝血酶原时间、血钠(开始代偿性升高,补液后降低)、血钾(大量呕吐后降低。多次输液后可增高)、尿素氮(急性出血后 24～48 小时内升高,一般丢失 1000 mL 血,尿素氮升高为正常值的 2～5 倍)、肌酐(肾灌注不足致肌酐升高)。向患者介绍为了确诊可能需做的钡餐、纤维胃镜、胃液分析等检查的过程,使患者受检时更好地合作。告知患者检查时体位、术前服镇静药可能会产生昏睡感,喉部喷局麻药会引起不适。及时了解胃镜检查结果,如无严重再出血应拔除鼻胃管以减少机械刺激。在恶心反射出现前,仍予禁食。

3.再出血

首先观察鼻胃管引出血量、颜色、患者生命体征。再次确定鼻胃管位置是否正确、引流瓶处于低位持续吸引、压力为 80 mmHg。如明确再次出血,安慰患者不必紧张,使患者相信医护人员是可以很好地处理再次出血。

4.胃管灌注

为使血管收缩,减少黏膜血流量,达到一过性止血效果,常经胃管灌注冰生理盐水或冷开水。灌注时抬高头位 30°～45°,关闭吸引管。灌注时应加快滴注速度,观察血压、体温、脉搏、寒战。发生寒战可多盖被,给患者解释不必紧张。注意寒战易诱发心律失常。灌注后注意有无输液过多的症状(呼吸困难)和体征(脉搏快,颈静脉怒张,肺部捻发音)。

(七)急性穿孔的护理

任何消化性溃疡均可发生穿孔,穿孔前常无明显诱因,有些可能由服肾上腺皮质激素、阿司匹林、饮酒和过度劳累诱发。上腹部难以忍受的剧痛及恶心呕吐,常是穿孔引起腹膜炎的症状。患者两腿卷曲,腹肌强直伴反跳痛,甚至出现面色苍白、出冷汗、脉搏细速、血压下降、休克。一般在穿孔后 6 小时内及时治疗,疗效较佳,若不及时抢救可危及生命。一经确诊,患者就应绝对卧床休息,禁食并留置胃管抽吸胃内容物进行胃肠减压。补液、应用抗生素控制腹腔感染。密切观察生命体征,及时发现和纠正休克,迅速做好各种术前准备。

(八)幽门梗阻的护理

功能性或器质性幽门梗阻的早期处理基本相同,包括:①纠正体液和电解质紊乱,严格正确记录每天出入量,抽血测定血清钾、钠、氯及血气分析,了解电解质及酸碱失衡情况,及时补充液体和电解质。②胃肠减压:幽门梗阻者每天清晨和睡前用 3% 盐水或苏打水洗胃,保留 1 小时后排出。必要时行胃肠减压,连续 72 小时吸引胃内容物,可解除胃扩张和恢复胃张力,抽出胃液也可减轻溃疡周围的炎症和水肿。若对梗阻的性质不明,应作上消化道内镜或钡餐检查,同时也可估计治疗效果。病情好转给流质饮食,每晚餐后 4 小时洗胃 1 次,测胃内潴留量,准确记录颜色、气味、性质。临床操作过程中常遇胃管不畅的情况,通常原因如下。胃管扭曲在口腔或咽部;胃管置入深度不够;胃管置入过深至幽门部或十二指肠内;胃管侧孔紧贴胃壁;食物残渣或凝血块阻塞。有报道胃肠减压过程中发生少见的并发症,如下胃管困难致环杓关节脱位,减压器故障大量气体入胃致腹膜炎,蛔虫堵塞致无效减压,胃管结扎致拔管困难等。③能进流质时,同时服用抗酸剂、甲氰咪胍等药物治疗。禁用抗胆碱能药物。

对并发症观察经处理后病情是否好转,若未见改善,做好手术准备,考虑外科手术。

第四节　急性胰腺炎的护理

急性胰腺炎是常见的急腹症之一,为胰酶对胰脏本身自身消化所引起的化学性炎症。胰腺病变轻重不等,轻者以水肿为主,临床经过属自限性,一次发作数日后即可完全恢复,少数呈复发性急性胰腺炎;重者胰腺出血坏死,易并发休克、胰假性囊肿和脓肿等,死亡率高达 25%～40%。

关于急性胰腺炎的发生率,目前尚无精确统计。国内报告急性胰腺炎患者约占住院患者的 0.32%～2.04%。本病患者一般女多于男,患者的平均年龄 50～60 岁。职业以工人多见。

一、病因及发病机制

胰腺是一个有内、外分泌功能的实质性器官;胰腺的腺泡分泌胰液(外分泌),对食物的消化起重要作用;而散在地分布在胰腺内的胰岛,其功能细胞主要分泌胰岛素和胰高糖素(内分泌)。正常情况下,当胰液中无活力的胰蛋白酶原等进入十二指肠时,在碱性环境中被胆汁和十二指肠液中的肠激酶激活,成为具有消化能力的胰蛋白酶。在胆总管、胰管、壶腹部炎症、梗阻等病理情况下,多种胰酶在胰腺内被激活,并大量溢出管壁及腺泡壁外,导致胰腺自身消化,引起水肿、出血、坏死等,而产生急性胰腺炎。

引起急性胰腺炎的病因甚多。常见病因为胆道疾病、酗酒。急性胰腺炎的各种致病相关因素见表 3-2。

表 3-2　急性胰腺炎致病相关因素

梗阻因素	①胆管结石。②乏特氏壶腹或胰腺肿瘤。③寄生虫或肿瘤使乳头阻塞。④胰腺分离现象并伴副胰管梗阻。⑤胆总管囊肿。⑥壶腹周围的十二指肠憩室。⑦奥狄氏括约肌压力增高。⑧十二指肠袢梗阻
毒素	①乙醇。②甲醇。③蝎毒。④有机磷杀虫剂
药物	①肯定有关(有重要试验报告):硫唑嘌呤/6-巯基嘌呤、丙戊酸、雌激素、四环素、甲硝唑、呋喃妥因、呋塞米、磺胺、甲基多巴、阿糖胞苷、甲氰咪呱。②不一定有关(无重要试验报告):噻嗪利尿剂、利尿酸、降糖灵、普鲁卡因酰胺、氯噻酮、L-门冬酰胺酶、醋氨酚
代谢因素	①高甘油三酯血症。②高钙血症
外伤因素	①创伤——腹部钝性伤。②医源性——手术后、内镜下括约肌切开术、奥狄氏括约肌测压术
先天性因素	
感染因素	①寄生虫——蛔虫、华支睾吸虫。②病毒——流行性腮腺炎、甲型肝炎、乙型肝炎、柯萨奇 B 病毒、EB 病毒。③细菌——支原体、空肠弯曲菌
血管因素	①局部缺血——低灌性(如心脏手术)。②动脉粥样硬化性栓子。③血管炎——系统性红斑狼疮、结节性多发性动脉炎、恶性高血压
其他因素	①穿透性消化性溃疡。②十二指肠克罗恩病。③妊娠有关因素。④儿科有关因素 Reye's 综合征、囊性纤维化特发性

(一)梗阻因素

胆石症常是老年人急性胰腺炎首次发作的原因,老年女性特别常见。一般认为是在胆石一过性阻塞胰管开口处或紧邻此开口处的胆总管时发生。如在胆石性胰腺炎发作后立即仔细收集和检查粪便,常常可以找到胆结石。胆石症引起胰腺炎的机制尚不清楚。可能是乏特氏壶腹被胆石阻塞,引起胆汁反流入胰管,损伤胰腺实质。也有认为是胰管一过性梗阻而无胆汁反流。

有人认为副乳头的先天畸形和狭窄必然引起胰腺炎。奥狄氏括约肌压力增高是急性胰腺炎反复发作的原因之一,据此内镜下括约肌切开术治疗已获得良好效果。胰小管或壶腹周围的小肿瘤也能引起胰腺炎。

(二)毒素和药物因素

乙醇、甲醇、蝎毒和有机磷杀虫剂等均可引起急性胰腺炎。

药物诱发的胰腺炎通常与对药物的超敏有关而与剂量无关。其特点是在接触药物的第一个月内发生,通常病情轻且有自限性。与成人胰腺炎发病有关的药物最常见的是硫唑嘌呤及其类似物 6-巯基嘌呤。应用这类药物的个体中有 3%～5%发生胰腺炎,引起儿童胰腺炎最常见的药物是丙戊酸。

(三)代谢因素

甘油三酯水平超过 11.3 mmol/L 时,易发中至重度的急性胰腺炎。如其水平降至 5.65 mmol/L 以下,反复发作次数可明显减少。各种原因引起的高钙血症亦易发生急性胰腺炎。

(四)外伤因素

胰腺的创伤或手术都可引起胰腺炎。内窥镜逆行胰胆管造影所致创伤也可引起胰腺炎，发生率为 1%～5%。

(五)先天性因素

胰腺炎的易感性呈常染色体显性遗。临床特点是儿童或青年期起病，逐渐演变成慢性胰腺炎和胰功能不全。胰腺结石可显著。少数家族还合并有氨基酸尿症。

(六)感染因素

血管功能不全(低容量灌注，动脉粥样硬化)和血管炎可能因减少胰腺血流而引起或加重胰腺炎。

二、临床表现

急性胰腺炎的临床表现和病程，取决于其病因、病理类型和治疗是否及时。水肿型胰腺炎一般3～5天内症状即可消失，但常有反复发作。如症状持续一周以上，应警惕已演变为出血坏死性胰腺炎。出血坏死性胰腺炎亦可在一开始时即发生，呈暴发性经过。

(一)腹痛

为本病最主要表现，约见于 95% 急性胰腺炎病例，多数突然发作，常在饱餐和饮酒后发生。轻重不一，轻者上腹钝痛，患者常能忍受，重者呈腹绞痛、钻痛或刀割痛。疼痛常呈持续性伴阵发性加剧。疼痛的部位可因病变的部位不同而异，通常在上中腹部。如炎症以胰头部为主，疼痛常在右上腹及中上腹部；如炎症以胰体、尾部为主，常为中上腹及左上腹疼痛，并向腰背放射。疼痛在弯腰或起坐前倾时可减轻。病情轻者腹痛 3～5 天缓解；出血坏死型的病情发展较快，腹痛延续较长。由于渗出液扩散至腹腔，腹痛可弥漫至全腹。极少数患者尤其年老体弱者可无腹痛或极轻微痛。

腹肌常紧张，并可有反跳痛。但不像消化道穿孔时表现的肌强硬，如检查者将手紧贴于患者腹部，仍可能按压下去。有时按压腹部反可使腹痛减轻。腹痛发生的原因：胰管扩张；胰腺炎症、水肿；渗出物、出血或胰酶消化产物进入后腹膜腔，刺激腹腔神经丛；化学性腹膜炎；胆管和十二指肠痉挛及梗阻。

(二)恶心、呕吐

84% 的患者有频繁恶心和呕吐，常在进食后发生。呕吐物多为胃内容物，重者含胆汁甚至血样物。呕吐是机体对腹痛或胰腺炎症刺激的一种防御性反射。呕吐后，进入十二指肠的胃酸减少，从而减少胰泌素及缩胆素的释放，减少了胰液胰酶的分泌。

(三)发热

大多数患者有中度以上发热，少数可超过 39.0 ℃，一般持续 3～5 天。发热系胰腺炎症或坏死产物进入血循环，作用于中枢神经系统体温调节中枢所致。多数发热患者中找不到感染的证据，但如果高热不退强烈提示合并感染或并发胰腺脓肿。

(四)黄疸

黄疸可于发病后 1～2 天出现，常为暂时性阻塞性黄疸。黄疸主要由肿大的胰头部压迫胆总管所致。合并存在的胆道病变如胆石症和胆道炎症亦是黄疸的常见原因。少数患者后期可因并发肝损害而引起肝细胞性黄疸。

(五)低血压及休克

出血坏死性胰腺炎常发生低血压和休克。患者烦躁不安,皮肤苍白、湿冷、呈花斑状,脉细弱,血压下降,少数可在发病后短期内猝死。发生休克的机制主要如下。

(1)胰舒血管素原释放,被胰蛋白酶激活后致血浆中缓激肽生成增多。缓激肽可引起血管扩张,毛细血管通透性增加,使血压下降。

(2)血液和血浆渗出到腹腔或后腹膜腔,引起血容量不足,这种体液丧失量可达血容量的30%。

(3)腹膜炎时大量体液流入腹腔或积聚于麻痹的肠腔内。

(4)呕吐丢失体液和电解质。

(5)坏死的胰腺释放心肌抑制因子使心肌收缩不良。

(6)少数患者并发肺栓塞、胃肠道出血。

(六)肠麻痹

肠麻痹是重型或出血坏死性胰腺炎的主要表现。初期,邻近胰腺的上腹部可见扩张的充气肠袢,后期则整个肠道均发生肠麻痹性梗阻。临床上以高度腹胀、肠鸣音消失为主要表现。肠麻痹可能是肠管对腹膜炎的一种反应。另外,炎症的直接作用、血管和循环的异常、低钠和低钾血症、肠壁神经丛的损害也是肠麻痹发生的重要促发因素。

(七)腹水

胰腺炎时常有少量腹水,由胰腺和腹膜在炎症过程中液体渗出或漏出所致。淋巴管受阻塞或不畅可能也起作用。偶尔出现大量的顽固性腹水,多由于假性囊肿中液体外漏引起。胰性腹水中淀粉酶含量甚高,以此可以与其他原因的腹水区别。

(八)胸膜炎

常见于严重病例,系腹腔内炎性渗出透过横膈微孔进入胸腔所引起的炎性反应。

(九)电解质紊乱

胰腺炎时,机体处于代谢紊乱状态,可以发生电解质平衡失调,血清钠、镁、钾常降低。特别是血钙降低,约见于25%的病例,常低于2.25 mmol/L(9 mg/dL),如低于1.75 mmol/L(7 mg/dL)提示预后不良。血钙下降的原因是大量钙沉积于脂肪坏死区,同时胰高糖素分泌增加刺激降钙素分泌,抑制了肾小管对钙的重吸收。

(十)皮下瘀血斑

出血坏死性胰腺炎,因血性渗出物透过腹膜后渗入皮下,可在肋腹部形成蓝绿-棕色血斑,称为Grey-Turner征;如在脐周围出现蓝色斑,称为Cullen征。此两种征象无早期诊断价值,但有确诊意义。

三、并发症

急性水肿性胰腺炎很少有并发症发生,而急性出血坏死型则常出现多种并发症。

(一)局部并发症

1.胰脓肿形成

出血坏死性胰腺炎起病2～3周以后,如继发细菌感染,于胰腺内及其周围可有脓肿形成。检查局部有包块,全身感染中毒症状。

2.胰假性囊肿

系由胰液和坏死组织在胰腺本身或其周围被包裹而成。常发生于出血坏死性胰腺炎起病后 3～4 周,多位于胰体尾部。囊肿可累及邻近组织,引起相应的压迫症状,如黄疸、门脉高压、肠梗阻、肾盂积水等。囊肿穿破可造成胰源性腹水。

3.胰性腹膜炎

含有活性胰酶的渗出物进入腹腔,可引起化学性腹膜炎。腹腔内出现渗出性腹水。如继发感染,则可引起细菌性腹膜炎。

4.其他

胰局部炎症和纤维素性渗出可累及周围脏器,引起脾周围炎、脾梗阻、脾粘连、结肠粘连(常见为脾曲综合征)、小肠坏死出血及肾周围炎。

(二)全身并发症

1.败血症

常见于胰腺炎并发胰腺脓肿时,死亡率甚高。病原体大多数为革兰阴性杆菌,如大肠杆菌、产碱杆菌、产气杆菌、铜绿假单胞菌等。患者表现为持续高热,白细胞升高,以及明显的全身毒性症状。

2.呼吸功能不全

因腹胀、腹痛,患者的膈运动受限,加之磷脂酶 A 和在该酶作用下生成的溶血卵磷脂对肺泡的损害,可发生肺炎、肺淤血、肺水肿、肺不张和肺梗死,患者出现呼吸困难,血氧饱和度降低,严重者发生急性呼吸窘迫综合征。

3.心律失常和心功能不全

因有效血容量减少和心肌抑制因子的释放,导致心肌缺血和损害,临床上表现为心律失常和急性心衰。

4.急性肾衰

出血坏死性胰腺炎晚期,可因休克、严重感染、电解质紊乱和播散性血管内凝血而发生急性肾衰。

5.胰性脑病

出血坏死性胰腺炎时,大量活性蛋白水解酶、磷脂酶 A 进入脑内,损伤脑组织和血管,引起中枢神经系统损害综合征,称为胰性脑病。偶可引起脱髓鞘病变。患者可出现谵妄、意识模糊、昏迷、烦躁不安、抑郁、恐惧、妄想、幻觉、语言障碍、共济失调、震颤、反射亢进或消失及偏瘫等。脑电图可见异常。某些患者昏迷系并发糖尿病所致。

6.消化道出血

可为上消化道或下消化道出血。上消化道出血主要为胃黏膜炎性糜烂或应激性溃疡,或因脾静脉阻塞引起食道静脉破裂。下消化道出血则由于结肠本身或结肠血管受累所致。近年来发现胰腺炎时可发生胃肠型微动脉瘤,瘤破裂后可引起大出血。

7.糖尿病

约于 5%～35% 的患者在病程中出现糖尿病,常见于暴发性坏死性胰腺炎患者,系 B 细胞遭到破坏,胰岛素分泌下降,A 细胞受刺激,胰高糖素分泌增加所致。严重病例可发生糖尿病酮症酸中毒和糖尿病昏迷。

8.慢性胰腺炎

重症胰腺炎病例可因胰腺泡大量破坏而并发胰外分泌功能不全,演变成慢性胰腺炎。

9.猝死

见于极少数病例,由胰腺-心脏性反应所致。

四、检查

实验室检查对胰腺炎的诊断具有决定性意义。一般对水肿型胰腺炎,检测血清淀粉酶和尿淀粉酶已足够;对出血坏死性胰腺炎,则需检查更多项目。

(一)淀粉酶测定

血清淀粉酶常于起病后 2～6 小时开始上升,12～24 小时达高峰。一般大于 500 U(somogyi)。轻者24～72 小时即可恢复正常,最迟不超过 3～5 天。如血清淀粉酶持续增高达 1 周以上,常提示有胰管阻塞或假性囊肿等并发症。病情严重度与淀粉酶升高程度之间并不一致,出血坏死性胰腺炎,因胰腺泡广泛破坏,血清淀粉酶值可正常甚至低于正常。若无肾功能不良,则尿淀粉酶常明显增高,一般在血清淀粉酶增高后2 小时开始增高,维持时间较长,在血清淀粉酶恢复正常后仍可增高。尿淀粉酶下降缓慢,为时可达1～2 周,故适用于起病后较晚入院的患者。

胰淀粉酶分子量约 55000 D,易通过肾小球。急性胰腺炎时胰腺释放胰舒血管素,体内产生大量激肽类物质,引起肾小球通透性增加,肾脏对胰淀粉酶清除率增加,而对肌酐清除率无改变。故淀粉酶,肌酐清除率比率(cam/ccr)测定可提高急性胰腺炎的诊断特异性。正常人cam/ccr 为 1.5%～5.5%,平均为 3.1%±1.1%,急性胰腺炎为 9.8%±1.1%,胆总管结石时为3.2%±0.3%。cam/ccr>5.5%即可诊断急性胰腺炎。

(二)血清胰蛋白酶测定

应用放射免疫法测定,正常人及非胰病患者平均为 400 ng/mL。急性胰腺炎时增高 10～40 倍。因胰蛋白酶仅来自胰腺,故具特异性。

(三)血清脂肪酶测定

血清脂肪酶正常范围为 0.2～1.5 U。急性胰腺炎时脂肪酶血中活性升高,常人于 1.7 U。该酶在病程中升高较晚,且持续时间较长,达 7～10 天。在淀粉酶恢复正常时,脂肪酶仍升高,故对起病后就诊较晚的急性胰腺炎病例有诊断价值。特别有助于与腮腺炎加以鉴别,后者无脂肪酶升高。

(四)血清正铁清蛋白(MHA)测定

腹腔内出血后,红细胞破坏释放的血红蛋白经脂肪酸和弹性蛋门酶作用,转变为正铁血红蛋白。正铁血红蛋白与清蛋白结合形成 MHA。出血坏死性胰腺炎起病 12 小时后血中 MHA即出现,而水肿型胰腺炎呈阴性,故可作该两型胰腺炎的鉴别。

(五)血清电解质测定

急性胰腺炎时血钙通常不低于 2.12 mmol/L。血钙<1.75 mmol/L。仅见于重症胰腺炎患者。低钙血症可持续至临床恢复后 4 周。如胰腺炎由高钙血症引起,则出现血钙升高。对任何胰腺炎发作期血钙正常的患者,在恢复期均应检查有无高钙血症存在。

(六)其他

测定 α_2 巨球蛋白、α_1 抗胰蛋白酶、磷脂酶 A_2、C-反应蛋白、胰蛋白酶原激活肽及粒细胞弹性蛋白酶等均有助于鉴别轻、重型急性胰腺炎,并能帮助病情判断。

五、护理

(一)休息

发作期绝对卧床休息,或取屈膝侧卧位等舒适体位,避免衣服过紧、剧痛而辗转不安者要防止坠床,保证睡眠,保持安静。

(二)输液

急性出血坏死性胰腺炎的抗休克和纠正酸碱平衡紊乱自入院始贯穿于整个病程中,护理上需经常、准确记录 24 小时出入量,依据病情灵活调节补液速度,保证液体在规定的时间内输完,每天尿量应>500 mL。必要时建立两条静脉通道。

(三)饮食

饮食治疗是综合治疗中的重要环节。近来临床中发现,少数胰腺炎患者往往在有效的治疗后,因饮食不当而加重病情,甚至危及生命。采用分期饮食新法则取得较满意效果。胰腺炎的分期饮食分为禁食、胰腺炎Ⅰ号、胰腺炎Ⅱ号、胰腺炎Ⅲ号、低脂饮食五期。

1.禁食

绝对禁食可使胰腺安静休息,胰腺分泌减少至最低限度。患者需限制饮水,口渴者可含漱或湿润口唇。此期患者需静脉补充足够液体及电解质。禁食适用于胰腺炎的急性期,一般患者2~3 天,重症患者5~7 天。

2.胰腺炎Ⅰ号饮食

该饮食内不含脂肪和蛋白质。主要食物有米汤、果子水、藕粉,每天 6 餐,每次约 100 mL,每天热量约为 1.4 kJ(334 卡),用于病情好转初期的试餐阶段。此期仍需给患者补充足够液体及电解质。Ⅰ号饮食适用于急性胰腺炎患者的康复初期,一般在病后 5~7 天。

3.胰腺炎Ⅱ号饮食

该饮食内含少量蛋白质,但不含脂肪。主要食物有小豆汤、果子水、藕粉、龙须面和少量鸡蛋清,每天 6 餐,每次约 200 mL,每天热量约为 1.84 kJ。此期可给患者补充少量液体及电解质。Ⅱ号饮食适用于急性胰腺炎患者的康复中期(病后 8~10 天)及慢性胰腺炎患者。

4.胰腺炎Ⅲ号饮食

该饮食内含有蛋白质和极少量脂类。主要食物有米粥、小豆汤、龙须面、菜末、鸡蛋清和豆油(5~10 g/d),每天 5 餐,每次约 400 mL,总热量约为 4.5 kJ。Ⅲ号饮食适用于急、慢性胰腺炎患者康复后期,一般在病后 15 天左右。

5.低脂饮食

该饮食内含有蛋白质和少量脂肪(约 30 g),每天 4~5 餐,用于基本痊愈患者。

(四)营养

急性胰腺炎时,机体处于高分解代谢状态,代谢率可高于正常水平的 20%~25%,同时由于感染使大量血浆渗出。因此如无合理的营养支持,必将使患者的营养状况进一步恶化,降低机体抵抗力、延缓康复。

1.全胃肠外营养（TPN）支持的护理

急性胰腺炎特别是急性出血坏死性胰腺炎患者的营养任务主要由 TPN 来承担。TPN 具有使消化道休息、减少胰腺分泌、减轻疼痛、补充体内营养不良、刺激免疫机制、促进胰外漏自发愈合等优点。近来更有代谢调理学说认为通过营养支持供给机体所需的能源和氮源，同时使用药物或生物制剂调理体内代谢反应，可降低分解代谢，共同达到减少机体蛋白质的分解，保存器官结构和功能的目的。应用 TPN 时需严密监护，最初数日每 6 小时检查血糖、尿糖，每 1～2 天检测血钾、钠、氯、钙、磷；定期检测肝、肾功能；准确记录 24 小时出入量；经常巡视，保持输液速度恒定，不突然更换无糖溶液；每天或隔日检查导管、消毒插管处皮肤，更换无菌敷料，防止发生感染。一旦发生感染要立即拔管，尖端部分常规送细菌培养。TPN 支持一般经过 2 周左右的时间，逐渐过渡到肠道营养（EN）支持。

2.EN 支持的护理

EN 即从空肠造口管中滴入要素饮食，混合奶、鱼汤、菜汤、果汁等多种营养。EN 护理上要求如下。

（1）应用不能过早，一定待胃肠功能恢复、肛门排气后使用。

（2）EN 开始前 3 天，每 6 小时监测尿糖 1 次，每天监测血糖、电解质、酸碱度、血红蛋白、肝功能，病情稳定后改为每周 2 次。

（3）营养液浓度从 5% 开始渐增加到 25%，多以 20% 以下的浓度为宜。现配现用，4 ℃下保存。

（4）营养液滴速由慢到快，从 40 mL/h（15～20 滴/min）逐渐增加到 100～120 mL/h。由于小肠有规律性蠕动，当蠕动波近造瘘管时可使局部压力增高，甚至发生滴入液体逆流，因此在滴入过程中要随时调节滴速。

（5）滴入空肠的溶液温度要恒定在 40 ℃左右，因肠管对温度非常敏感，故需将滴入管用温水槽或热水袋加温，如果应用不当很容易发生腹胀、恶心、呕吐、腹痛、腹泻等症状。

（6）灌注时取半卧位，滴注时床头升高 45°，注意电解质补充，不足的部分可用温盐水代替。

3.口服饮食的护理

经过 3～4 周的 EN 支持，此时患者进入恢复阶段，食欲增加，护理上要指导患者订好食谱，少吃多餐，食物要多样化，告诫患者切不可暴饮暴食增加胰腺负担，防止再次诱发急性胰腺炎。

（五）胃肠减压

抽吸胃内容和胃内气体可减少胰腺分泌，防止呕吐。虽本疗法对轻—中度急性胰腺炎无明显疗效，但对并发麻痹性肠梗阻的严重病例，胃肠减压是不可缺少的治疗措施。减压同时可向胃管内间歇注入氢氧化铝凝胶等碱性药物中和胃酸，间接抑制胰腺分泌。腹痛基本缓解后即可停止胃肠减压。

（六）药物治疗的护理

1.镇痛解痉

予阿托品、654-2、普鲁苯辛、可待因、水杨酸、异丙嗪、度冷丁（哌替啶）等及时对症处理减轻患者痛苦。据报道静脉滴注硫酸镁有一定镇痛效果。禁单用吗啡止痛，因其可引起奥狄括约肌痉挛加重疼痛。抗胆碱能药亦不宜长期使用。

2.预防感染

轻症急性水肿性胰腺炎通常无须使用抗生素。出血坏死型易并发感染,应使用足量有效抗生素。处理时应按医嘱正确使用抗生素,合理安排输注顺序,保证体内有效浓度,保持患者体表清洁,尤其应注意口腔及会阴部清洁,出汗多时应尽快擦干并及时更换衣、裤等。

3.抑制胰腺分泌

抗胆碱能药物、制酸剂、H₂受体拮抗剂、胰岛素与胰高糖素联合应用、生长抑素、降钙素、缩胆囊素受体拮抗剂(丙谷胺)等均有抑制胰腺分泌作用。使用时注意抗胆碱能药不能用于有肠麻痹者及老年人,H₂受体拮抗剂可有皮肤过敏。

4.抗胰酶药物

早期应用抗胰酶药物可防止向重型转化和缩短病程。常用药有 FOY（Gabexate Meslate）、Micaclid、胞二磷胆碱、6-氨基己酸等。使用前二者时应控制速度,药液不可溢出血管外,注意测血压,观察有无皮疹发生。对有精神障碍者慎用胞二磷胆碱。

5.胰酶替代治疗

慢性胰功能不全者需长期用胰浸膏。每餐前服用效佳。注意观察少数患者可出现过敏和叶酸水平下降。

(七)心理护理

对急性发作患者应予以充分的安慰,帮助患者减轻或去除疼痛加重的因素。由于疼痛持续时间长,患者常有不安和郁闷而主诉增多,护理时应以耐心的态度对待患者的痛苦和不安情绪,耐心听取其诉说,尽量理解其心理状态。采用松弛疗法、皮肤刺激疗法等方法减轻疼痛。对禁食等各项治疗处理方法及重要意义向患者充分解释,关心、支持和照顾患者,使其情绪稳定、配合治疗,促进病情好转。

第四章 内分泌科护理

第一节 糖尿病的护理

糖尿病是一常见的代谢内分泌疾病,可分为原发性和继发性两类。原发者简称糖尿病,其基本病理生理改变为胰岛素分泌绝对或相对不足,从而引起糖、脂肪和蛋白质代谢紊乱。临床以血糖升高、糖耐量降低和尿糖以及多尿、多饮、多食和消瘦为特点。长期血糖控制不良可并发血管、神经、眼和肾脏等慢性并发症,急性并发症中以酮症酸中毒和高渗非酮性昏迷最多见和最严重。糖尿病的患病率在国内为2%～3.6%。继发性糖尿病又称症状性糖尿病,大多继发于拮抗胰岛素的内分泌疾病。

一、病因
本病病因至今未明,目前认为与下列因素有关。

(一)遗传因素
遗传因素在糖尿病发病中的重要作用较为肯定,但遗传方式不清。糖尿病患者,尤其成年发病的糖尿病患者有明显的遗传因素已在家系调查中得到证实。同卵孪生子,一个发现糖尿病,另一个发病的机会就很大。

(二)病毒感染
尤以柯萨奇病毒 B、巨细胞病毒、心肌炎、脑膜炎病毒感染后,导致胰岛 β 细胞破坏致糖尿病。幼年型发病的糖尿病患者与病毒感染致胰岛功能减退关系更为密切。

(三)自身免疫紊乱
糖尿病患者常发现同时并发其他自身免疫性疾病,如甲亢、慢性淋巴细胞性甲状腺炎等。此外,在部分糖尿病患者血清中可发现抗胰岛细胞的抗体。

(四)胰高糖素过多
胰岛细胞分泌胰岛糖素,其分泌受胰岛素和生长激素抑制因子的抑制。糖尿病患者常发现胰高糖素水平增高,故认为糖尿病除有胰岛素相对或绝对不足外,还有胰高糖素的分泌增多。

(五)其他因素
现公认的现代生活方式、摄入的热卡过高而体力活动减少导致肥胖、紧张的生活工作节奏、社会、精神等应激增加等都与糖尿病的发病有密切的关系。

二、糖尿病的分类

(一)1 型糖尿病
1 型糖尿病其特征为起病较急,三多一少症状典型,有酮症倾向,体内胰岛素绝对缺乏,故必须用胰岛素治疗,多为幼年发病。多伴特异性免疫或自身免疫反应,血中抗胰岛细胞抗体阳性。

(二)2 型糖尿病

2 型糖尿病多为成年起病,症状不典型,病情进展缓慢。对口服降糖药反应好,但后期可因胰岛 β 细胞功能衰竭而需胰岛素治疗。本型中有部分糖尿病患者幼年起病、肥胖、有明显遗传倾向,无须胰岛素治疗,称为幼年起病的成年型糖尿病(MODY)。2 型糖尿病中体重超过理想体重的 20% 为肥胖型,余为非肥胖型。

(三)与营养失调有关的糖尿病(MROM,3 型)

近年来在热带、亚热带地区发现一些糖尿病患者表现为营养不良、消瘦;需要但不完全依赖胰岛素,对胰岛素的需要量大,且不敏感,但不易发生酮症。发病年龄在 10～35 岁,有些病例常伴有胰腺炎,提示糖尿病为胰源性,已发现长期食用一种高碳水化合物、低蛋白的木薯与 Ⅲ 型糖尿病有关。该型中至少存在两种典型情况:

1.纤维结石性胰性糖尿病(FCPD)

小儿期有反复腹痛发作史,病理可见胰腺弥漫性纤维化及胰管的钙化。我国已有该型病例报道。

2.蛋白缺乏性胰性糖尿病(PDPD)

PDPD 该型无反复腹痛既往史,有胰岛素抵抗性但无胰管内钙化或胰管扩张。

(四)其他类型(继发性糖尿病)

(1)因胰腺损伤、胰腺炎、肿瘤、外伤、手术等损伤了胰岛,引起糖尿病。

(2)内分泌疾病引起的糖尿病:如继发于库欣综合征、肢端肥大症、嗜铬细胞瘤、甲状腺功能亢进症等,升糖激素分泌过多。

(3)药物或化学物质损伤了胰岛 β 细胞引起糖尿病。

(4)胰岛素受体异常。

(5)某些遗传性综合征伴发的糖尿病。

(6)葡萄糖耐量异常:一般无自觉症状,多见于肥胖者。葡萄糖耐量显示血糖水平高于正常人,但低于糖尿病的诊断标准。有报道,对这部分人跟踪观察,其中 50% 最终转化为糖尿病。部分经控制饮食减轻体重,可使糖耐量恢复正常。

(7)妊娠期糖尿病(GDM):指妊娠期发生的糖尿病或糖耐量异常。多数患者分娩后,糖耐量可恢复正常,约 1/3 患者以后可转化为真性糖尿病。

三、临床表现

(一)代谢紊乱综合征

1.1 型糖尿病

1 型糖尿病以青少年多见,起病急,症状有口渴、多饮、多尿、多食、善饥、乏力,组织修复力和抵抗力降低,生长发育障碍等,易发生酮症酸中毒。

2.2 型糖尿病

40 岁以上,体型肥胖的患者多发。症状较轻,有些患者空腹血糖正常,仅进食后出现高血糖,尿糖阳性。部分患者饭后胰岛素分泌持续增加,3～5 小时后甚至引起低血糖。在急性应激情况下,患者亦可能发生酮症酸中毒。

(二)糖尿病慢性病变

1. 心血管病变

大、中动脉硬化主要侵犯主动脉、冠状动脉、大脑动脉、肾动脉和肢体外周动脉,引起冠心病(心肌梗死)、脑血栓形成、肾动脉硬化、肢体动脉硬化等。患病年龄较轻,病情进展也较快。冠心病和脑血管意外的患病率较非糖尿病者高 2～3 倍,是近代糖尿病的主要死因。肢体外周动脉硬化常以下肢动脉病变为主,表现为下肢疼痛、感觉异常和间歇性跛行等症状,严重者可导致肢端坏疽,糖尿病者肢端坏疽的发生率约为正常人的 70 倍,我国少见。心脏微血管病变及心肌代谢紊乱,可导致心肌广泛损害,称为糖尿病性心肌病。其主要表现为心律失常、心力衰竭、猝死。

2. 糖尿病性肾病变

糖尿病史超过 10 年者合并肾脏病变较常见,主要表现在糖尿病性微血管病变、毛细血管间肾小球硬化症、肾动脉硬化和慢性肾盂肾炎。毛细血管间肾小球硬化症表现为蛋白尿、水肿、高血压。Ⅰ型糖尿病患者约 40% 死于肾衰竭。

3. 眼部病变

糖尿病患者眼部表现较多,血糖增高可使晶体和眼液(房水和玻璃体)中葡萄糖浓度也相应增高,临床表现为视觉模糊、调节功能减低、近视、玻璃体混浊和白内障。最常见的是糖尿病视网膜病变。糖尿病病史超过 10～15 年,半数以上患者出现这些并发症,并可有小静脉扩张、水肿、渗出、微血管病变,严重者可导致失明。

4. 神经病变

神经病变最常见的是周围神经病变,病程在 10 年以上者 90% 以上均出现。临床表现为对称性长袜形感觉异常,轻者为对称性麻木、触觉过敏、蚁行感。典型症状是针刺样或烧灼样疼痛,卧床休息时明显,活动时可稍减轻,以致患者不能安宁;触觉和疼觉在晚期减退是患者肢端易受创伤的原因。亦可有运动神经受累,肌张力低下、肌力减弱、肌萎缩等晚期运动神经损害的表现。自主神经损害表现为体位性低血压、瞳孔小而不规则、光反射消失、泌汗异常、心动过速、胃肠功能失调、胃张力降低、胃内容物滞留、便秘与腹泻交替、排尿异常、尿潴留、尿失禁、性功能减退、阳痿等。

5. 皮肤及其他病变

皮肤感染极为常见,如疖、痈、毛囊炎。真菌感染多见于足部感染,阴道炎、肛门周围脓肿。

四、实验室检查

(1)空腹尿糖、餐后 2 小时尿糖阳性。

(2)空腹血糖＞7 mmol/L,餐后 2 小时血糖＞11.1 mmol/L。

(3)血糖、尿糖检查不能确定糖尿病诊断时,可作口服葡萄糖耐量试验;如糖耐量减低,又能排除非糖尿病所致的糖耐量降低的因素,则有助于糖尿病的诊断。

(4)血浆胰岛素水平:胰岛素依赖型者,空腹胰岛素水平低于正常值。

五、护理观察要点

(一)病情判断

糖尿病患者入院后首先要明确患者是属于哪一型的,是 1 型还是 2 型。病情的轻重、有无并发症,包括急性和慢性并发症。对于合并急性并发症如糖尿病酮症酸中毒,高渗非酮性昏迷等应迅速抢救,做好给氧、输液、定时检测血糖、血气分析、血电解质及尿糖、尿酮体等检查准备。

(二)胰岛素相对或绝对不足所致代谢紊乱症群观察

(1)葡萄糖利用障碍:由于肝糖原合成降低,分解加速,糖异生增加,临床出现明显高血糖和尿糖,口渴、多饮、多尿,善饥多食症状加剧。

(2)蛋白质分解代谢加速,导致负氮平衡,患者表现为体重下降、乏力,组织修复和抵抗力降低,儿童则出现发育障碍、延迟。

(3)脂肪动用增加,血游离脂肪酸浓度增高,酮体的生成超过组织排泄速度,可发展为酮症及酮症酸中毒。脂肪代谢紊乱可导致动脉粥样硬化,影响眼底动脉、脑动脉、冠状动脉、肾动脉及下肢动脉,发生相应的病变如心肌梗死、脑血栓形成、肾动脉硬化、肢端坏死等。

(三)其他糖尿病慢性病变观察

神经系统症状、视力障碍、皮肤变化,有无创伤、感染等。

(四)生化检验

尿糖、血糖、糖化血红蛋白、血脂、肝功能、肾功能、血电解质、血气分析等。

(五)糖尿病酮症酸中毒观察

1.诱因

常见的诱因是感染、胰岛素中断或减量过多、饮食不当、外伤、手术、分娩、情绪压力、过度疲劳等,对胰岛素的需要量增加。

2.症状

症状有烦渴、多尿、消瘦、软弱加重,逐渐出现恶心、呕吐、脱水,甚至少尿、肌肉疼痛、痉挛。亦可有不明原因的腹部疼痛,中枢神经系统有头痛、嗜睡,甚至昏迷。

3.体征

(1)有脱水征:皮肤干燥,缺乏弹性、眼球下陷。

(2)库司毛耳呼吸:呼吸深快和节律不整,呼气有酮味(烂苹果味)。

(3)循环衰竭表现:脉细速、四肢厥冷、血压下降甚至休克。

(4)各种反射迟钝、消失,嗜睡甚至昏迷。

4.实验室改变

血糖显著升高>16.7 mmol/L,血酮增高,二氧化碳结合力降低,尿糖及尿酮体呈强阳性反应,血白细胞增高。酸中毒失代偿期血 pH 值<7.35,动脉 HCO_3^- 低于 15 mmol/L,剩余碱负值增大,血 K^+、Na^+、Cl^- 降低。

(六)低血糖观察

1.常见原因

糖尿病患者过多使用胰岛素,口服降糖药物,进食减少,或活动量增加而未增加食物的摄入。

2.症状

头晕、眼花、饥饿感、软弱无力、颤抖、出冷汗、心悸、脉快,严重者出现精神、神经症状甚至昏迷。

3.体征

面色苍白、四肢湿冷、心率加快、初期血压上升后期下降,共济失调,定向障碍甚至昏迷。

4.实验室改变

血糖<2.78 mmol/L。

(七)高渗非酮性糖尿病昏迷的观察

1.诱因

最常见于老年糖尿病患者,常突然发作。感染、急性胃肠炎、胰腺炎、脑血管意外、严重肾脏疾患、血液透析治疗、手术及服用加重糖尿病的某些药物,如可的松、免疫抑制剂,噻嗪类利尿剂,在病程早期因误诊而输入葡萄糖液、口服大量糖水、牛奶,诱发或促使病情发展恶化,出现高渗非酮性糖尿病昏迷。

2.症状

多尿、多饮、发热、食欲减退、恶心、失水、嗜睡、幻觉、上肢震颤、最后陷入昏迷。

3.体征

失水及休克体征。

4.实验室改变

高血糖>33.0 mmol/L、高血浆渗透压>330 mmol/L,高钠血症>155 mmol/L和氮质血症,血酮、尿酮阴性或轻度增高。

六、检查护理

(一)血糖

关于血糖的监测目前国内大多地区一直用静脉抽取血浆(或离心取血清)测血糖,这对于病情轻血糖控制满意者只需数周观察一次血糖者仍是目前常用方法。但这种方法不可能自我监测。近年来袖珍式快速毛细血管血糖计的应用日渐趋普遍,用这种方法就可能由患者自己操作,进行监测。这种测定仪器体积较小,可随身携带,取手指血或耳垂血,只需一滴血,滴在血糖试纸条的有试剂部分。袖珍血糖计的种类很多,从操作来说大致可分两类:一类是要抹去血液的,另一类则不必抹去血液。1分钟左右即可得到血糖结果。血糖监测的频度应该根据病情而定。袖珍血糖计只要操作正确,即可反映血糖水平,但操作不符合要求,如对于要抹去血液的血糖计,如血液抹得不干净、血量不足、计时不准确等可造成误差。国外医院内设有专门的 DM 教员,由高级护师担任,指导患者正确的使用方法、如何校正血糖计、更换电池等。

1.空腹血糖

一般指过夜空腹 8 小时以上,于晨 6～8 时采血测得的血糖。反映了无糖负荷时体内的基础血糖水平。测定结果可受到前 1 天晚餐进食量及成分、夜间睡眠情况、情绪变化等因素的影响。故于测试前晚应避免进食过量或含油脂过高的食物,在保证睡眠及情绪稳定时检测。一般从肘静脉取血,止血带压迫时间不宜过长,应在几秒内抽出血液,以免血糖数值不准确。采血后立即送检。正常人空腹血糖为 3.8～6.1 mmol/L;如空腹血糖大于 7 mmol/L,提示胰岛分泌能力减少 3/4。

2.餐后 2 小时血糖

指进餐后 2 小时所采取的血糖。有标准餐或随意餐两种进餐方式。标准餐是指按统一规定的碳水化合物含量所进的饮食,如 100 g 或 75 g 葡萄糖或 100 g 馒头等;随意餐多指患者平时常规早餐,包括早餐前、后常规服用的药物,为平常治疗效果的 1 个观察指标。均反映了定量糖负荷后机体的耐受情况。正常人餐后 2 小时血糖应小于 7 mmol/L。

3.即刻血糖

根据病情观察需要所选择的时间采血测定血糖,反映了所要观察时的血糖水平。

4.口服葡萄糖耐量试验(OGTT)

观察空腹及葡萄糖负荷后各时点血糖的动态变化,了解机体对葡萄糖的利用和耐受情况,是诊断糖尿病和糖耐量低减的重要检查。①方法:空腹过夜 8 小时以上,于晨 6~8 时抽血测定空腹血糖,抽血后即饮用含 75 g 葡萄糖的溶液(75 g 葡萄糖溶于 250~300 mL、20~30 ℃的温开水中,3~5 分钟内饮完),于饮葡萄糖水后 1 小时、2 小时分别采血测定血糖。②判断标准:成人服 75 g 葡萄糖后 2 小时血糖≥11.1 mmol/L 可诊断为糖尿病。血糖在 7~11.1 mmol/L 为葡萄糖耐量低减(IGT)。

要熟知本试验方法,并注意以下影响因素。①饮食因素:试验前 3 天要求饮食中含糖量每天不少于150 g。②剧烈体力活动:在服糖前剧烈体力活动可使血糖升高,服糖后剧烈活动可致低血糖反应。③精神因素:情绪剧烈变化可使血糖升高。④药物因素影响:如避孕药、普萘洛尔等应在试验前3 天停药。此外,采血时间要准确,要及时观察患者的反应。

5.馒头餐试验

原理同 OGTT。本试验主要是对已明确诊断的糖尿病患者,须了解其对定量糖负荷后的耐受程度时选用。也可适用于不适应口服葡萄糖液的患者。准备 100 g 的馒头一个,其中含碳化合物的量约等于75 g 葡萄糖;抽取空腹血后食用,10 分钟内吃完,从吃第 1 口开始计算时间,分别是于食后1 小时、2 小时采血测定血糖。结果判断同 OGTT。

(二)尿糖

检查尿糖是诊断糖尿病最简单的方法,正常人每天仅有极少量葡萄糖从尿中排出(小于100 mg/d),一般检测方法不能测出。如果每天尿中排糖量大于 150 mg,则可测出。但除葡萄糖外,果糖、乳糖或尿中一些还原性物质(如吗啡、水杨酸类、水合氯醛、氨基比林、尿酸等)都可发生尿糖阳性。尿糖含量的多少除反映血糖水平外,还受到肾糖阈的影响,故对尿糖结果的判定要综合分析。下面是临床常用的尿糖测定的方法。

1.定性测定

定性测定为较粗糙的尿糖测定方法,依尿糖含量的高低,分为 5 个等级(表 4-1)。因检测方便,易于为患者接受。常用班氏试剂检测法:试管内滴班氏试剂 20 滴加尿液 2 滴煮沸冷却,观察尿液的颜色以判断结果。近年来尿糖试纸亦广泛应用,为患者提供了方便。

表 4-1　尿糖定性结果

颜色	定性	定量(g/dL)
蓝色	0	0
绿色	+<	0.5
黄色	++	0.5~1
橘红	+++	1~2
砖红	++++	>2

2.随机尿糖测定

随机尿糖测定常作为粗筛检查。随机留取尿液测定尿糖,其结果反映测定前末次排尿后至测定时这一段时间所排尿中的含糖量。

3.次尿糖测定

次尿糖测定也称即刻尿糖测定。方法是准备测定前先将膀胱内原有尿液排尽,适量(200 mL)饮水,30 分钟后再留尿测定尿糖,此结果反映了测定当时尿中含糖量,常作为了解餐前血糖水平的间接指标。常用于新入院或首次使用胰岛素的患者、糖尿病酮症酸中毒患者抢救时,可根据三餐前及睡前四次尿糖定性结果,推测患者即时血糖水平,以利随时调整胰岛素的用量。

4.分段尿糖测定

将 1 天(24 小时)按 3 餐进食、睡眠分为 4 个阶段,测定每个阶段尿中的排糖情况及尿量,间接了解机体在 3 餐进餐后及夜间空腹状态下的血糖变化情况,作为调整饮食及治疗药物用量的观察指标。方法为按 4 段时间分别收集各阶段时间内的全部尿液,测量各段尿量并记录,分别留取 4 段尿标本 10 mL 测定尿糖。第 1 段:早餐后至午餐前(上午 7~11 时);第 2 段:午餐后至晚餐前(上午 11 时~下午 5 时);第 3 段:晚餐后至睡前(下午 5 时~晚上 10 时);第 4 段:入睡后至次日早餐前(晚上 10 时~次日上午 7 时)。

5.尿糖定量测定

尿糖定量测定指单位时间内排出尿糖的定量测定。通常计算 24 小时尿的排糖量。此项检查是对糖尿病患者病情及治疗效果观察的一个重要指标。方法如下:留取 24 小时全部尿液收集于一个储尿器内,测量总量并记录,留取 10 mL 送检,余尿弃之。或从已留取的四段尿标本中用滴管依各段尿量按比例(50 mL取 1 滴)吸取尿液,混匀送检即可。经葡萄糖氧化酶法测定每 100 mL 尿液中含糖量,结果乘以全天尿量(mL 数),再除以 100,即为检查日 24 小时排糖总量。

七、饮食治疗护理

饮食治疗是糖尿病治疗中最基本的措施。通过饮食控制,减轻胰岛 β 细胞负担,以求恢复或部分恢复胰岛的分泌功能,对于年老肥胖者饮食治疗常常是主要或单一的治疗方法。

(一)饮食细算法

1.计算出患者的理想体重

身高(cm)－105＝体重(kg)。

2.饮食总热卡的估计

根据理想体重和工作性质,估计每天所需总热量。

儿童、孕妇、乳母、营养不良及消瘦者、伴有消耗性疾病者应酌情增加;肥胖者酌减,使患者体重逐渐下降到正常体重±5%。

3.食物中糖、蛋白质、脂肪的分配比例

蛋白质按成人每天每千克体重$(1\sim1.5)\times10^{-3}$ kg 计算,脂肪约每天每千克体重$(0.6\sim1)$ $\times10^{-3}$ kg,从总热量中减去蛋白质和脂肪所供热量,余则为糖所提供的热量。总括来说:糖类占饮食总热量的50%~60%,蛋白质占 12%~15%,脂肪约占 30%。但近来有实验证明,在总热卡不变的情况下,增加糖供热卡的比例,即糖类占热卡的 60%~65%,对糖尿病的控制有利。此外,在糖类食物中,以高纤维碳水化合物更为有利。

4.热卡分布

三餐热量分布约 1/5、2/5、2/5 或 1/3、1/3、1/3,亦可按饮食习惯和病情予以调整,如可以分为四餐等。

(二)饮食粗算法

(1)肥胖患者,每天主食 4~6 两(200~300 g),副食中蛋白质约 30~60 g,脂肪 25 g。

(2)体重在正常范围者:轻体力劳动每天主食 250~400 g,重体力劳动,每天主食 400~500 g。

(三)注意事项

(1)首先向患者阐明饮食治疗的目的和要求,使患者自觉遵守医嘱按规定进食。

(2)应严格定时进食,对于使用胰岛素治疗的患者,尤应注意。如因故不能进食,餐前应暂停注射胰岛素,注射胰岛素后,要定时进食。

(3)除三餐主食外,糖尿病患者不宜食用糖和糕点甜食。水果含糖量多,病情控制不好时应禁止食用;病情控制较好,可少量食用。医护人员应劝说患者亲友不送其他食物,并要检查每次进餐情况,核对数量是否符合要求,患者是否按量进食。

(4)患者需甜食时,一般食用糖精或木糖醇或其他代糖品。

(5)控制饮食的关键在于控制总热量。在治疗开始,患者会因饮食控制而出现易饥的感觉,此时可增加蔬菜,豆制品等副食。在蔬菜中碳水化合物含量少于 5%的有南瓜、青蒜、小白菜、油菜、菠菜、西红柿、冬瓜、黄瓜、芹菜、大白菜、茄子、卷心菜、茭白、韭菜、丝瓜、倭瓜等。豆制品如含碳水化合物 1%~3%的豆浆、豆腐,含 4%~6%的豆腐干等均可食用。

(6)在总热量不变的原则下,凡增加一种食物应同时相应减去其他食物,以保证平衡。指导患者熟悉并灵活掌握食品热量交换表。

(7)定期测量体重,一般每周 1 次。定期监测血糖、尿糖变化,观察饮食控制效果。

(8)当患者腹泻或饮食锐减时,要警惕腹泻诱发的糖尿病急性并发症,同时也应注意有无电解质失衡,必要时给予输液以免过度脱水。

八、运动疗法护理

(一)运动的目的

运动能促进血液循环中的葡萄糖与游离脂肪酸的利用,降低血糖、甘油三酯,增加人体对胰岛素的敏感性,使胰岛素与受体的结合率增加。尤其对肥胖的糖尿病患者,运动既可减轻体重,降低血压,又能改善机体的异常代谢状况,改善血液循环与肌肉张力,增强体力,同时还能减轻患者的压力和紧张性。

(二)运动方式

最好做有氧运动,如散步、跑步、骑自行车、做广播操、游泳、爬山、打太极拳、打羽毛球、滑冰、划船等。其中步行安全简便,容易坚持,可作为首选的锻炼方式。如步行 30 分钟约消耗能量0.4 J,如每天坚持步行 30 分钟,1 年内可减轻体重 4 kg。骑自行车每小时消耗 1.2 J,游泳每小时消耗 1.2 J,跳舞每小时消耗1.21 J,球类活动每小时消耗 1.6～2.0 J。

(三)运动时间的选择

Ⅱ型患者运动时肌肉利用葡萄糖增多、血糖明显下降,但不易出现低血糖。因此,Ⅱ型患者什么时候进行运动无严格限制。Ⅰ型患者在餐后 0.5～1.5 小时运动较为合适,可使血糖下降。

(四)注意事项

(1)在运动前,首先请医师评估糖尿病的控制情况,有无增殖性视网膜病变、肾病和心血管病变。有微血管病变的糖尿病患者,在运动时最大心率应限制在同年龄正常人最大心率的80%～85%,血压升高不要超过 26.6/13.8 kPa;晚期病变者,应限于快步走路或轻体力活动。

(2)采用适中的运动量,逐渐增加,循序渐进。

(3)不在胰岛素作用高峰时间运动,以免发生低血糖。

(4)运动肢体注射胰岛素,可使胰岛素吸收加快,应予注意。

(5)注意运动诱发的迟发性低血糖,可在运动停止后数小时发生。

(6)制定运动计划,持之以恒,不要随便中断,但要避免过度运动,反而使病情加重。

九、口服降糖药物治疗护理

口服降糖药主要有磺脲类和双胍类,是治疗大多数Ⅱ型的有效药物。

(一)磺脲类

磺脲类包括 D860、优降糖、达美康、美吡哒、克糖利、糖适平等。

1.作用机制

主要是刺激胰岛 β 细胞释放胰岛素,还可以减少肝糖原输出,增加周围组织对糖的利用。

2.适应证与禁忌证

只适用于胰岛 β 细胞有分泌胰岛素功能者。①Ⅱ型的轻、中度患者。②单纯饮食治疗无效的Ⅱ型。③Ⅰ型和重度糖尿病、有酮症史或出现严重的并发症,以及肝、肾疾患和对磺脲类药物过敏者均不宜使用。

3.服药观察事项

(1)磺脲类药物,尤其是优降糖,用药剂量过大时,可发生低血糖反应,甚至低血糖昏迷,如果患者伴有肝、肾功能不全或同时服用一些可以延长磺脲类药物作用时间的药物,如普萘洛尔、苯妥英钠、水杨酸制剂等都可能促进低血糖反应出现。

(2)胃肠道反应,如恶心、厌食、腹泻等。出现这些不良反应时,服用制酸剂可以使症状减轻。

(3)出现较少的不良反应如变态反应,表现为皮肤红斑、荨麻疹。

(4)发生粒细胞减少,血小板减少、全血细胞减少和溶血性贫血。这些症状常出现在用药6～8周后,出现这些症状或不良反应时,应及时停药和予以相应处理。

(二)双胍类

常用药物有降糖片(二甲双胍)。降糖灵现已少用。

1.作用机制

双胍类降糖药可增加外周组织对葡萄糖的利用,减少糖原异生,使肝糖原输出下降,也可通过抑制肠道吸收葡萄糖、氨基酸、脂肪、胆固醇来发挥作用。

2.适应证

(1)主要用于治疗Ⅱ型中经饮食控制失败者。

(2)肥胖需减重但又难控制饮食者。

(3)Ⅰ型用胰岛素后血糖不稳定者可加服降糖片。

(4)已试用磺脲类药物或已加用运动治疗失效时。

3.禁忌证

(1)凡肝肾功能不好、低血容量等用此药物易引发乳酸性酸中毒。

(2)Ⅰ型糖尿病者不能单用此药。

(3)有严重糖尿病并发症。

4.服药观察事项

服用本药易发生胃肠道反应,因有效剂量与发生不良反应剂量很接近,常见胃肠症状有厌食、恶心、呕吐、腹胀、腹泻等;多发生在用药1～2天内,易致体重下降,故消瘦者慎用。双胍类药物可抑制维生素 B_{12} 吸收,导致维生素 B_{12} 缺乏;可引起乳酸性酸中毒;长期服用可致嗜睡、头昏、倦怠、乏力。

十、胰岛素治疗护理

胰岛素能加速糖利用,抑制糖原异生以降低血糖,并改善脂肪和蛋白质代谢。目前使用的胰岛素制剂是从家畜(牛、猪)或鱼的胰腺制取,现人工基因重组合成的人胰岛素也常用,如诺和灵、优泌林等。因胰岛素是一种蛋白质,口服后易被消化酶破坏而失效,故需用注射法给药。

(一)适应证

①Ⅰ型患者。②重型消瘦型。③糖尿病急性并发症或有严重心、肾、眼并发症的糖尿病。④饮食控制或口服降糖药不能控制病情时。⑤外科大手术前后。⑥妊娠期、分娩期。

(二)制剂类型

可分为速(短)效、中效和长效三种。三种均可经皮下或肌内注射,而仅短效胰岛素可作静脉注射用。

(三)注意事项

(1)胰岛素的保存:长效及中效胰岛素在5℃可放置3年效价不变,而普通胰岛素(RI)在5℃放置3个月后效价稍减。一般而言,中效及长效胰岛素比 RI 稳定。胰岛素在使用时放在室温中1个月效价不会改变。胰岛素不能冰冻,温度太低可使胰岛素变性。在使用前应注意观察,如发现有异样或结成小粒的情况应弃之不用。

（2）注射胰岛素剂量需准确，用 1 mL 注射器抽吸。要注意剂量换算，有的胰岛素 1 mL 内含 40 U，也有含 80 U、100 U 的，必须分清，注意不要把 U 误认为 mL。

（3）使用时注意胰岛素的有效期，一般各种胰岛素出厂后有效期多为 1～2 年，过期胰岛素影响效价。

（4）用具和消毒：1 mL 玻璃注射器及针头用高压蒸气消毒最理想，在家庭中可采用 75% 乙醇浸泡法，每周用水煮沸 15 分钟。现多采用一次性注射器、笔式胰岛素注射器等。

（5）混合胰岛素的抽吸：普通胰岛素（RI）和鱼精蛋白锌胰岛素（PZI）同时注射时要先抽 RI 后抽 PZI 并充分混匀，因为 RI 是酸性，其溶液不含酸碱缓冲液，而 PZI 则含缓冲液，若先抽 PZI 则可能使 RI 因 pH 改变而变性；反之，如果把小量 RI 混至 PZI 中，因 PZI 有缓冲液，对 pH 的影响不大。另外 RI 与 PZI 混合后，在混合液中 RI 的含量减少，而 PZI 含量增加，这是因为 PZI 里面所含鱼精蛋白锌只有一部分和胰岛素结合，一部分没有结合，当 RI 与其混合后，没有结合的一部分能和加入的 RI 结合，使其变成 PZI。大约 1U 可结合 0.5U，也有人认为可以结合 1U。

（6）注射部位的选择与轮替：胰岛素采用皮下注射法，宜选择皮肤疏松部位，如上臂三角肌、臀大肌、股部、腹部等，若患者自己注射以股部和腹部最方便。注射部位要有计划地轮替进行（左肩→右肩→左股→右股→左臀→右臀→腹部→左肩），针眼之间应间隔 1.5～2 cm，1 周内不要在同一部位注射 2 次。以免形成局部硬结，影响药物的吸收及疗效。

（7）经常运动的部位会造成胰岛素吸收太快，应避免注射。吸收速度依注射部位而定，如普通胰岛素（RI）注射于三角肌后吸收速度快于大腿前侧，大腿、腹部注射又快于臀部。

（8）餐前 15～30 分钟注射胰岛素，严格要求患者按时就餐，注射时间与进餐时间要密切配合好，防止低血糖反应的发生。

（9）各种原因引起的食欲减退、进食量少或因胃肠道疾病呕吐、腹泻而未及时减少胰岛素用量，都可引起低血糖，因此注射前要注意患者的病情变化，询问进食情况，如有异常，及时报告医师做相应处理。

（10）如从动物胰岛素改换成人胰岛素，则应减少剂量，大约减少 1/4 剂量。

（四）不良反应观察

1.低血糖反应

低血糖反应是最常见不良反应，其反应有饥饿、头晕、软弱、心悸、出汗、脉速等，重者晕厥、昏迷、癫痫等，轻者进食饼干、糖水，重者静脉注射 50% 的葡萄糖 20～40 mL。

2.变态反应

极少数人有，如荨麻疹、血管神经性水肿、紫癜等。可用抗组织胺类药物，重者需调换胰岛素剂型，或采用脱敏疗法。

3.胰岛素性水肿

胰岛素性水肿多发生在糖尿病控制不良、糖代谢显著失调经胰岛素治疗迅速得到控制时出现。表现为下肢轻度水肿直至全身性水肿，可自然消退。处理方法主要给患者低盐饮食、限制水的摄入，必要时给予利尿剂。

4.局部反应

注射部位红肿、发痒、硬结、皮下脂肪萎缩等,多见于小儿与青年。预防可采用高纯度胰岛素制剂,注射部位轮替、胰岛素深部注射法。

十一、慢性并发症的护理

(一)感染的预防护理

糖尿病患者因三大代谢紊乱,机体抵抗力下降,易发生各种感染,因此,需采取以下护理措施。

(1)加强皮肤护理:因高血糖及维生素 B 代谢紊乱,可致皮肤干燥、发痒;在酮症酸中毒时酮体自汗腺排出可刺激皮肤而致瘙痒。故须勤沐浴,以减轻刺痒,避免因皮肤抓伤而引起感染,皮肤干燥者可涂擦羊毛脂保护。

(2)女患者因尿糖刺激,外阴常瘙痒,必须每晚用温水清洗,尿后可用 4‰硼酸液冲洗。

(3)对皮肤感觉障碍者,应避免任何刺激。避免用热水袋保暖,防止烫伤。

(4)每晚用温水泡脚,水温不宜过热,防止烫伤。穿宽松柔软鞋袜,修剪趾甲勿损伤皮肤,以免发生感染,形成糖尿病足。

(5)保持口腔卫生,坚持早晚刷牙,饭后漱口;酮症酸中毒患者口腔有烂苹果味,必须加强口腔护理。

(6)嘱患者预防呼吸系统感染,及时增减衣服,注意保暖;已有感染时,应及时治疗,预防并发肺炎。

(7)根据细菌感染的病变部位,进行针对性观察护理。如泌尿道感染时,要注意有无排尿困难、尿少、尿频、尿痛等症状,注意尿标本的收集,保持外阴部清洁;皮肤化脓感染时进行清洁换药。

(二)糖尿病肾脏病变护理

除积极控制高血糖外,主要是限制患者活动,给予低盐高蛋白饮食,对应用激素的患者,注意观察用药效果和不良反应。一旦出现肾衰,则需限制蛋白。由于肾衰竭,胰岛素灭活减弱,一些应用胰岛素治疗的患者,常因胰岛素未能及时调整而产生低血糖反应,甚至低血糖昏迷。

(三)神经病变的护理

(1)密切观察病情,及早控制高血糖,以减轻或预防神经病变。

(2)对于因周围神经损害而剧烈疼痛者除用止痛剂及大量维生素 B_1 外,要进行局部按摩和理疗,以改善血液循环。对于那些痛觉异常过敏,不能接触皮肤,甚至接触被服亦难忍受者,要注意室内保暖,用支撑架支撑被褥,以避免接触引起的剧痛,并注意安慰患者,解除其烦恼。教会患者每天检查足部,预防糖尿病足的发生。

(3)如出现五更泻或膀胱收缩无力等自主神经症状,要注意勤换内裤、被褥,做好肛周清洁护理,防止损伤肛周皮肤。

(4)对膀胱收缩无力者,鼓励患者定时自行解小便和按压下腹部尽量排出残余尿,并要训练患者白天每 2～3 小时排尿一次,以弥补排尿感缺乏造成的不足。尿潴留明显须导尿时应严格无菌技术操作,采用闭式引流,每天用 1∶5000 呋喃西林液冲洗膀胱,病情允许时尽早拔尿管。

(5)颅神经损害者,依不同病变部位采取不同的措施。如面神经损害影响眼睛不能闭合时,应注意保护眼睛,定期涂眼膏、戴眼罩。第Ⅸ、Ⅹ对颅神经损害进食困难者,应鼻饲流质饮食、维持营养,并防止吸入性肺炎、口腔炎及化脓性腮腺炎的发生。

(四)糖尿病足的护理

1.原因

因糖尿病引起神经功能缺损及循环障碍,引起下肢及足部缺血、疼痛、麻木、感觉异常。40岁以上糖尿病患者或糖尿病病史10年以上者,糖尿病足的发病率明显增高。

2.糖尿病足的危险信号

(1)吸烟者,因为吸烟可使循环障碍加重。

(2)末梢神经感觉丧失及末梢动脉搏动减弱或消失者。

(3)足的畸形如高足弓爪形趾者。

(4)有足部溃疡或截肢史者。

3.护理措施

(1)每天查足部是否有水泡、裂口、擦伤以及其他异常改变。如发现有皮肤发红、肿胀或脓肿等感染征象时,应立即到医院治疗。

(2)每天晚上用温水(低于40 ℃)及软皂洗足,用柔软而吸水性强的毛巾,轻柔地将脚擦干。然后用羊毛脂或植物油涂抹并按摩足部皮肤,以保护皮肤的柔软性,防止干燥。

(3)如为汗脚者,可放少许滑石粉于趾间、鞋里及袜中。

(4)勿赤足行走,以免足部受伤。

(5)严禁用强烈的消毒药物如碘酒等,避免使用侵蚀性药物抹擦鸡眼和胼胝。

(6)为防止烫伤足,禁用热水袋、电热毯及其他热源温暖足部。可通过多穿袜子、穿护脚套等保暖。但不要有松紧带,以免妨碍血液循环。

(7)足部变形者应选择质地柔软、透气性好、鞋头宽大的运动鞋或软底布鞋。

(8)每天做小腿和足部运动,以改善血液循环。

(9)若趾甲干脆,可用1%的硼砂温水浸泡半小时,以软化趾甲。

(10)指导患者每天检查并按摩双脚,注意足部皮肤颜色、完整性、表面温度及感染征象等。

十二、急性并发症抢救护理

(一)酮症酸中毒的护理

(1)按糖尿病及昏迷护理常规。

(2)密切观察 T、P、R、BP、神志以及全身症状,尤其要注意呼吸的气味,深度和频度的改变。

(3)留好标本提供诊治依据:尽快留取好血糖、钾、钠、氯、CO_2 结合力、肾功能、动脉血气分析、尿酮体等标本,及时送检。切勿在输液肢体抽取血标本,以免影响化验结果。

(4)患者入院后立即建立两条静脉通道,一条通道用以输入胰岛素,另一条通道主要用于大量补液及输入抗生素和碱性液体、电解质,以维持水电解质及酸碱平衡。

(5)采用小剂量胰岛素疗法,按胰岛素 4~10 U/h,如 24 U 胰岛素加入 1000 mL 生理盐水中静脉滴注,调整好输液速度 250 mL/h,70 滴/min 左右,最好使用输液泵调节。

（6）禁食，待神志清醒后改为糖尿病半流或普食。

（7）做好基础护理，预防皮肤、口腔、肺部及泌尿系感染等并发症。

（二）低血糖的护理

（1）首先了解胰岛素治疗情况，根据低血糖临床表现做出正确判断（与低血糖昏迷鉴别）。

（2）立即测定血糖浓度。

（3）休息与补糖：低血糖发作时卧床休息，轻者食用少量馒头、饼干等食物，重者（血糖低于2.7 mmol/L）立即口服或静脉注射 50％葡萄糖 40～60 mL。

（4）心理护理：对神志清楚者，给予精神安慰，嘱其勿紧张，主动配合治疗。

（三）高渗非酮性昏迷的护理

（1）按糖尿病及昏迷护理常规。

（2）严密观察患者神志、精神、体温、脉搏、呼吸、血压、瞳孔等变化。

（3）入院后立即采集血糖、乳酸、CO_2 结合力、血 pH、K^+、Na^+、Cl^- 及血、尿渗透压标本送检，并注意观察其结果，及时提供诊断治疗依据。

（4）立即建立静脉通道，做好补液护理，补液内容应依据所测得的血生化指标参数，正确选择输液种类。无血压下降者遵医嘱静脉滴注低渗盐水（0.45％～0.6％），输入时速度宜慢，慎防发生静脉内溶血及血压下降，注意观察血压、血钠、血糖情况。小剂量应用胰岛素，在血糖稳步下降的同时，严密观察患者有无低血糖的症状，一旦发现及时与医师联系进行处理。补钾时，注意液体勿渗出血管外，以免血管周围组织坏死。

（5）按昏迷护理常规，做好基础护理。

第二节　嗜铬细胞瘤的护理

嗜铬细胞瘤起源于肾上腺髓质、交感神经节或其他部位的嗜铬组织，这种瘤持续或间断地释放大量儿茶酚胺，引起持续性或阵发性高血压和多个器官功能及代谢紊乱。本病以 20～50 岁最多见，男女发病率无明显差异。嗜铬细胞瘤大多为良性，如及早诊治，手术切除可根治。恶性肿瘤约占 10％，治疗困难，已发生转移者预后不一，重者在数月内死亡，少数可存活 10 年以上，5 年生存率为 45％。

一、病因与发病机制

发病原因尚不明确。肿瘤位于肾上腺者占 80％～90％，大多为一侧性，少数为双侧性或一侧肾上腺瘤与另一侧肾上腺外瘤并存，多见于儿童和家族性患者。

肾上腺髓质的嗜铬细胞瘤可产生去甲肾上腺素和肾上腺素，以前者为主，极少数只分泌肾上腺素，家族性者以肾上腺素为主，尤其在早期、肿瘤较小时；肾上腺外的嗜铬细胞瘤，除主动脉旁嗜铬体所致者外，只产生去甲肾上腺素，不能合成肾上腺素。

嗜铬细胞瘤可产生多种肽类激素，并可引起一些不典型的症状，如面部潮红、便秘、腹泻、面色苍白、血管收缩及低血压或休克等。

二、临床表现

以心血管症状为主,兼有其他系统的表现。

(一)心血管系统表现

1.高血压

为最主要症状,有阵发性和持续性两型,持续性者亦可有阵发性加剧。

2.低血压、休克

本病可发生低血压,甚至休克;或出现高血压和低血压相交替的表现。这种患者还可发生急性腹痛、心前区痛、高热等。

3.心脏表现

大量儿茶酚胺可引起儿茶酚胺性心肌病,伴心律失常,如期前收缩、阵发性心动过速,甚至心室颤动。部分患者可发生心肌退行性变、坏死、炎性改变。

(二)代谢紊乱

1.基础代谢增高

肾上腺素可作用于中枢神经及交感神经系统控制下的代谢过程,使患者耗氧量增加。代谢亢进可引起发热、消瘦。

2.糖代谢紊乱

肝糖原分解加速及胰岛素分泌受抑制而致糖异生加强,可引起血糖过高,糖耐量减低。

3.脂代谢紊乱

脂肪分解加速、血游离脂肪酸增高。

4.电解质紊乱

少数患者可出现低钾血症、高钙血症。

(三)其他临床表现

1.消化系统

肠坏死、出血、穿孔、便秘甚至肠扩张,且胆石症发生率较高。

2.腹部肿块

少数患者在左或右侧中上腹部可触及肿块,个别肿块可很大,扪及时应注意有可能诱发高血压。恶性嗜铬细胞瘤可转移到肝,引起肝脏肿大。

3.泌尿系统

肾功能减退、高血压发作、膀胱扩张,无痛性肉眼血尿。

4.血液系统

血容量减少,血细胞重新分布,周围血中白细胞增多,有时红细胞也可增多。

5.伴发其他疾病

嗜铬细胞瘤可伴发于一些因基因种系突变而致的遗传性疾病,如 2 型多发性内分泌腺瘤病、多发性神经纤维瘤等疾病。

三、医学检查

(一)血、尿儿茶酚胺及其代谢物测定

持续性高血压型患者尿儿茶酚胺及其代谢物香草基杏仁酸(VMA)及甲氧基肾上腺素

(MN)和甲氧基去甲肾上腺素(NMN)皆升高,常在正常高限的 2 倍以上。阵发性者平时儿茶酚胺可不明显升高,而在发作后才高于正常,故需测定发作后血或尿儿茶酚胺。摄入可乐、咖啡类饮料及左旋多巴、拉贝洛尔、普萘洛尔(心得安)、四环素等药物可导致假阳性结果;休克、低血糖、高颅内压可使内源性儿茶酚胺增高。

(二)胰升糖素激发试验

对于阵发性,且一直等不到发作者可作该试验。

(三)影像学检查

(1)B 超作肾上腺及肾上腺外肿瘤定位检查,对直径 1 cm 以上者,阳性率较高。

(2)CT 扫描,90% 以上的肿瘤可准确定位。

(3)MRI 有助于鉴别嗜铬细胞瘤和肾上腺皮质肿瘤,可用于孕妇。

(4)放射性核素标记定位。

(5)静脉导管术。

四、诊断要点

本病的早期诊断尤为重要,诊断的重要依据必须建立在 24 小时尿儿茶酚胺或其他代谢产物增加的基础上。对于高血压呈阵发性或持续性发作的患者,尤其是儿童和年轻人,要考虑本病的可能性。并根据家族史、临床表现、实验室检查等确定诊断。并要与其他继发性高血压及原发性高血压相鉴别。

五、治疗

(一)药物治疗

嗜铬细胞瘤手术切除前可采用 a 受体阻断药使血压下降,减轻心脏负担,使原来缩减的血管容量扩大。常用口服的 α 受体阻断药有酚苄明、哌唑嗪。

(二)手术治疗

手术治疗可根治良性的嗜铬细胞瘤,但手术切除时有一定危险性。在麻醉诱导期,手术过程中,尤其在接触肿瘤时,可出现血压急骤升高、心律失常和休克。瘤被切除后,血压一般降至 90/60 mmHg。如血压低,表示血容量不足,应补充适量全血或血浆,必要时可静脉滴注适量去甲肾上腺素,但不可用缩血管药来代替补充血容量。

(三)并发症的治疗

当患者发生高血压危象时,应立即予以抢救。

(四)恶性嗜铬细胞瘤的治疗

较困难,一般对放疗和化疗不敏感,可用抗肾上腺素药作对症治疗。

六、护理诊断/问题

(一)组织灌注无效

与去甲肾上腺素分泌过量致持续性高血压有关。

(二)疼痛

头痛与血压升高有关。

(三)潜在并发症

高血压危象。

七、护理措施

(一)安全与舒适管理

急性发作时应绝对卧床休息,保持环境安静,光线宜偏暗,避免刺激。护理人员操作应集中进行以免过多打扰患者。高血压发作间歇期患者可适量活动,但不能剧烈活动。

(二)饮食营养

给予高热量、高蛋白质、高维生素、易消化饮食,避免饮含咖啡因的饮料。

(三)疾病监测

1.常规监测

密切观察血压变化,注意阵发性或持续性高血压,或高血压和低血压交替出现,或阵发性低血压、休克等病情变化,定时、定血压计、定体位、定人进行血压测量;观察有无头痛及头痛程度、持续时间,是否有其他伴随症状;观察患者的发病是否存在诱发因素;记录液体出入量,监测患者水、电解质变化。

2.并发症监测

如患者出现剧烈头痛、面色苍白、大汗淋漓、恶心、呕吐、视力模糊、复视等高血压危象表现,或心力衰竭、肾衰竭、高血压脑病的症状和体征。应立即通知医师,并配合抢救。

(四)高血压危象急救配合

(1)卧床休息,吸氧,抬高床头以减轻脑水肿,加用床栏以防患者因躁动而坠床。

(2)按医嘱给予酚妥拉明等急救药.

(3)持续心电图、血压监测,每15分钟记录1次测量结果。

(4)因情绪激动、焦虑不安可加剧血压升高,应专人护理,及时解释病情变化,安抚患者,使其保持平静。

(5)若有心律失常、心力衰竭、高血压脑病、脑卒中和肺部感染者,协助医师处理并给予相应的护理。

(五)用药护理

α受体阻滞剂在降低血压的同时易引起直立性低血压,因此要严密观察血压变化及药物不良反应,指导患者服药后平卧30分钟,缓慢更换体位,防止意外发生。此外,患者还可能出现鼻黏膜充血、心动过速、低钠倾向等,要及时发现、及时处理;头痛剧烈者按医嘱给予镇静剂。

(六)心理护理

因本病发作突然,症状严重,患者常有恐惧感,渴望早诊早治。护士要主动关心患者,向其介绍有关疾病知识、治疗方法及注意事项。患者发作时,护士要守护在患者身边,使其具有安全感,消除恐惧心理和紧张情绪。

八、健康指导

(一)预防疾病

患者充分休息,生活有规律,避免劳累,保持情绪稳定、心情舒畅。

(二)管理疾病

告知患者当双侧肾上腺切除后,需终身应用激素替代治疗,并使患者知晓药物的作用、服药时间、剂量、过量或不足的征象、常见的不良反应。

(三)康复指导

嘱患者随身携带识别卡,以便发生紧急情况时能得到及时处理。并定期返院复诊,以便及时调整药物剂量。

第三节　皮质醇增多症的护理

皮质醇增多症又称库欣(Cushing)综合征,是由于多种原因使肾上腺皮质分泌过盛的糖皮质激素所引起的综合征。主要表现为向心性肥胖、多血质貌、皮肤紫纹、高血压等。女性多于男性,成人多于儿童。

一、病因

肾上腺皮质通常是在 ACTH 作用下分泌皮质醇,当皮质醇超过生理水平时,就反馈抑制 ACTH 的释放。本病的发生表明皮质醇或 ACTH 分泌调节失衡或肾上腺无须 ACTH 作用就能自行分泌皮质醇或是皮质醇对 ACTH 分泌不能发挥正常的抑制作用。

(一)原发性肾上腺皮质病变——原发于肾上腺的肿瘤

其中皮质腺瘤约占 20%,皮质腺癌约占 5%,其生长与分泌不受 ACTH 控制。

(二)垂体瘤或下丘脑-垂体功能紊乱

继发于下丘脑-垂体病者可引起肾上腺皮质增生型皮质醇增多症或库欣病(约占 70%)。

(三)异源 ACTH 综合征

由垂体以外的癌瘤产生类 ACTH 活性物质,少数可能产生类促肾上腺皮质激素释放因子(CRF)样物质,刺激肾上腺皮质增生,分泌过多的皮质类固醇。多见于肺燕麦细胞癌(约占 50%),其次是胸腺癌与胰腺癌(约占 10%)。

(四)医源性糖皮质激素增多症

由长期大量应用糖皮质激素治疗所致。

二、临床表现

(一)体型改变

因脂肪代谢障碍造成头、颈、躯干肥胖,即水牛背;尤其是面部,由于两侧颊部脂肪堆积,造成脸部轮廓呈圆形,即满月脸;嘴唇前突微开,前齿外露,多血质面容,四肢消瘦为临床诊断提供线索。

(二)蛋白质分解过多

表现皮肤变薄,真皮弹力纤维断裂出现紫纹、肌肉消瘦、乏力、骨质疏松,容易发生骨折。

(三)水钠潴留

患者表现高血压、足踝部水肿。

(四)性腺功能障碍

表现多毛、痤疮、女性月经减少或停经或出现胡须、喉结增大等,男性可出现性欲减退、阴茎缩小、睾丸变软等。

(五)抵抗力降低

患者易发生霉菌及细菌感染,甚至出现菌血症、败血症。

(六)精神障碍

患者常有不同程度的情绪变化,如烦躁、失眠、个别患者可发生偏狂。

三、检查

(一)生化检查

(1)尿 17-羟皮质类固醇(17-OHCS)>20 mg/24 h。

(2)小剂量地塞米松抑制试验不能被抑制。

(3)尿游离皮质醇>110 μg/24 h。

(4)血浆皮质醇增高,节律消失。

(5)低血钾性碱中毒。

(二)肾上腺病变部位检查

腹膜后充气造影、肾上腺同位素扫描、B超或CT扫描等。

(三)蝶鞍部位检查

X线蝶鞍正侧位片或断层、CT扫描,如发现蝶鞍扩大,骨质破坏,说明垂体有占位性病变。

四、护理

(一)观察要点

(1)病情判断:皮质醇增多的临床表现如前所述,但由于病因不同,可有不同表现,应仔细观察,以提供临床诊断依据。肾上腺肿瘤所致的库欣氏综合征没有色素沉着,而垂体性库欣病和异源 ACTH 综合征由于血浆 ACTH 高,皮肤色素加深,且以异源 ACTH 综合征更为明显。肾上腺恶性肿瘤多见于儿童,并且多有性征改变。异源 ACTH 综合征由恶性肿瘤所致,消瘦、水肿明显,并且有严重低血钾性碱中毒。

(2)观察体型异常状态的改变。

(3)观察心率、有无高血压及心脑缺血表现。

(4)观察有无发热等各种感染症状。

(5)观察皮肤、肌肉、骨骼状态:皮肤干燥、皮下出血、痤疮、创伤化脓、四肢末梢发绀、水肿、多毛、肌力低下、乏力、疲劳感、骨质疏松与病理性骨折等。

(6)观察尿量、尿液性状改变:有无血尿、蛋白尿、尿糖。

(7)观察有无失眠、烦躁不安、抑郁、兴奋、精神异常等表现。

(8)有无电解质紊乱和糖尿病等症状。

(9)有无月经异常、性功能改变等。

(二)检查的护理

皮质醇增多症的确诊、病理分类及定位诊断依赖于实验室检查。有没有皮质醇增多症存在,是什么原因引起,在做治疗之前,都需要检查清楚。

(1)筛选试验:检查有无肾上腺皮质分泌的异常,方法如下。①24 小时尿 17-OHCS、17-KS、游离皮质醇测定。②血浆皮质醇测定。③皮质醇分泌节律检查:正常皮质醇分泌呈昼夜节律性改变。清晨高,午夜低。检查时可分别于 8:00、16:00、24:00 抽血测皮质醇。皮质醇增多症患者不但分泌量改变,而且节律消失,下午血皮质醇浓度等于或高于清晨血皮质醇浓度。皮质醇节律消失是该病的早期表现。④小剂量地塞米松抑制试验:(服地塞米松 0.5 mg,6 小时 1 次,共 48 小时)皮质醇增多症者不受小剂量地塞米松抑制。

(2)定性试验:为了进一步鉴别肾上腺皮质为增生或肿瘤、可行大剂量地塞米松抑制试验。将地塞米松增加至 2 mg,方法同小剂量法。对肾上腺皮质增生者可抑制 50% 以上,而肾上腺肿瘤或异源 ACTH 综合征呈阴性结果。

(3)其他:头颅、胸、肾的 X 线照片、CT、MRI 检查、血生化指标等。

在这些检查中,除了保证方法和收集标本正确外,试验药物的服用时间、剂量的准确是试验成败的关键,护士一定要按量、按时投送药物并看患者服下全部药物,如有呕吐,要补足剂量。

(三)预防感染

(1)患者由于全身抵抗力下降,易引起细菌或真菌感染,但感染症状不明显。因此,对患者的日常生活要进行卫生指导。

(2)早期发现感染症状,如出现咽痛、发热以及尿路感染等症状,及时报告医师,及时处理。

(四)观察精神症状、防止发生意外

(1)患者多表现为精神不安、抑郁状态、失眠或兴奋状态。失眠往往是精神症状的早期表现,应予重视。护理人员需特别注意抑郁状态之后企图自杀者,患者身边不宜放置危险物品。

(2)患者情绪不稳定时,避免讲刺激性的言语,要耐心倾听其谈话。

(3)要理解患者由于肥胖等原因引起容貌、体态的变化而产生的苦闷,多给予解释、安慰。

(五)饮食护理

(1)给予高蛋白、高维生素、低钠、高钾饮食。

(2)患者每餐进食不宜过多或过少,宜均匀进餐,指导患者采用正确摄取营养平衡的饮食。

(3)并发糖尿病者,应按糖尿病饮食要求限制主食摄入量。

(六)防止外伤、骨折

(1)患者容易发生肋骨、脊柱自发性骨折,如有骨质疏松、肌力低下,容易挫伤、骨折,应关心患者日常生活活动的安全,防止受伤。

(2)本病患者皮肤菲薄,易发生皮下瘀斑,注射、抽血后按压针眼时间宜长,嘱患者要穿着柔软的睡衣,不要系紧腰带;勿用力搓澡;防止碰伤。

(3)嘱患者在疲劳、倦怠时,不要勉强参加劳动,活动范围与运动量也应有所限制。指导患者遵守日常生活制度。

(七)治疗护理

1.病因治疗

对已查明的垂体或肾上腺腺瘤或腺癌给予手术和(或)放射治疗,去除病因。异位分泌 ACTH 的肿瘤亦争取定位,行手术和(或)放射治疗。

2.抑制糖皮质激素合成的药物

抑制糖皮质激素合成的药物适用于存在严重代谢紊乱(低血钾、高血糖、骨质疏松)的患者做术前准备。对不能手术治疗的异位分泌 ACTH 肿瘤患者行姑息性治疗。服药剂量宜由小至大,注意药物不良反应,多于饭后服用,以减少胃肠道反应。

3.并发症的预防与护理

皮质醇增多症如果不予治疗,患者可于数年内死于感染、高血压或自杀,所以对于本病应争取早期诊断、早期治疗,防止并发症、预防感染和外伤,控制高血压及糖尿病;更应注意精神护理,防止自杀。

(八)心理护理

(1)绝大多数患者呈向心性肥胖、满月脸、水牛背等特殊状态改变,心理上不愿承受这一现实,医护人员切勿当面议论其外表。

(2)手术是治疗本病的重要手段,患者往往对手术有顾虑而焦躁不安、情绪低落、不思饮食,有的患者因手术费用高,担心预后等也可引起情绪的改变。针对以上心理状态,医护人员应向其讲解手术治疗的效果、手术成功事例及术前注意事项,以消除其顾虑,树立战胜疾病的信心。

第四节　甲状腺功能亢进症的护理

甲状腺功能亢进症(简称甲亢)是由多种病因引起的甲状腺激素分泌过多的常见内分泌病。多发生于女性,发病年龄以 20～40 岁女性为最多,临床以弥漫性甲状腺肿大、神经兴奋性增高、高代谢综合征和突眼为特征。

一、病因

甲状腺功能亢进症的病因及发病机制目前得到公认的主要与以下因素有关。

(一)自身免疫性疾病

已发现多种甲状腺自身抗体,包括有刺激性抗体和破坏性抗体,其中最重要的抗体是 TSH 受体抗体(TRAb)。TRAb 在本病患者血清阳性检出率约 90%。该抗体具有加强甲状腺细胞功能的作用。

(二)遗传因素

可见同一家族中多人患病,甚至连续几代有患病。同卵双胞胎日后患病率高达 50%。本病患者家族成员患病率明显高于普通人群。有研究表明本病有明显的易感基因存在。

(三)精神因素

精神因素可能是本病的重要诱发因素。

二、临床表现

(一)高代谢症群

怕热、多汗、体重下降、疲乏无力、皮肤温暖湿润、可有低热(体温<38 ℃),碳水化合物、蛋白质及脂肪代谢异常。

(二)神经系统

神经过敏、烦躁多虑、多言多动、失眠、多梦、思想不集中。少数患者表现为寡言抑郁、神情淡漠、舌平伸及手举细震颤、腱反射活跃、反射时间缩短。

（三）心血管系统

心悸及心动过速，常达 $100\sim120$ 次/min，休息与睡眠时心率仍快，收缩压增高，舒张压降低，脉压增大，严重者发生甲亢性心脏病：①心律失常，最常见的是心房纤颤。②心肌肥厚或心脏扩大。③心力衰竭。

（四）消化系统

食欲亢进，大便次数增多或腹泻，肝脏受损，重者出现黄疸，少数患者（以老年人多见）表现厌食，病程长者表现为恶病质。

（五）运动系统

慢性甲亢性肌病、急性甲亢性肌病、甲亢性周期性四肢麻痹、骨质稀疏。

（六）生殖系统

女性月经紊乱或闭经、不孕，男性性功能减退、乳房发育、阳痿及不育。

（七）内分泌系统

甲亢可以影响许多内分泌腺体，其中垂体-性腺异常和垂体-肾上腺异常较明显。前者表现性功能和性激素异常，后者表现色素轻度沉着和血 ACTH 及皮质醇异常。

（八）造血系统

部分患者伴有贫血，其原因主要是铁利用障碍和维生素 B_{12} 缺乏。部分患者有白细胞和血小板减少，其原因可能是自身免疫破坏。

（九）甲状腺肿大

甲状腺肿大常呈弥漫性，质较柔软、光滑，少数为结节性肿大，质较硬，可触及震颤和血管杂音（表 4-2）。

表 4-2　甲状腺肿大临床分度

分度	体征
Ⅰ	甲状腺触诊可发现肿大，但视诊不明显
Ⅱ	视诊即可发现肿大
Ⅲ	甲状腺明显肿大，其外界超过胸锁乳突肌外缘

（十）突眼多为双侧性

1.非浸润性突眼（称良性突眼）

主要由于交感神经兴奋性增高影响眼睑和睑外肌，突眼度小于 18 mm，可出现下列眼征。

（1）凝视征：睑裂增宽，呈凝视或惊恐状。

（2）瞬目减少征：瞬目少。

（3）上睑挛缩征：上睑挛缩，而下视时，上睑不能随眼球同时下降，致使上方巩膜外露。

（4）辐辏无能征：双眼球内聚力减弱。

2.浸润性突眼（称恶性突眼）

突眼度常大于 19 mm，患者有畏光、流泪、复视、视力模糊、结膜充血水肿、灼痛、刺痛、角膜暴露，易发生溃疡，重者可失明。

三、实验室检查

(一)反映甲状腺激素水平的检查

1.血清 TT_3(总 T_3)、TT_4(总 T_4)测定

95％～98％的甲亢患者 TT_3、TT_4 增高,以 TT_3 增高更为明显。少数患者只有 TT_3 增高,TT_4 则在正常范围。

2.血清 FT_3(游离 T_3)、FT_4(游离 T_4)测定

FT_3、FT_4 是有生物活性的部分。诊断优于 TT_3、TT_4 测定。

3.基础代谢率测定

基础代谢率测定＞＋15％。

(二)反映垂体-甲状腺轴功能的检查

(1)血 TSH 测定:血中甲状腺激素水平增高可以抑制垂体 TSH 的分泌,因此,甲亢患者血清 TSH 水平降低。

(2)甲状腺片抑制试验有助于诊断。

(三)鉴别甲亢类型的检查

(1)甲状腺吸[131]I 率:摄取率增高、高峰前移,且不被甲状腺激素抑制试验所抑制。

(2)甲状腺微粒体抗体(TMAb)、甲状腺球蛋白抗体(TGAb):桥本甲状腺炎伴甲亢患者 TGAb、TMAb 可以明显增高。

(3)甲状腺扫描:对伴有结节的甲亢患者有一定的鉴别诊断价值。

四、护理观察要点

(一)病情判断

以下情况出现提示病情严重。

(1)甲亢患者在感染或其他诱因下,可能会诱发甲亢危象,在甲亢危象前,临床常有一些征兆:①出现精神意识的异常,突然表现为烦躁或嗜睡。②体温增高超过 39 ℃。③出现恶心,呕吐或腹泻等胃肠道症状。④心率在原有基础上增加至 120 次/min 以上。应密切观察,警惕甲亢危象的发生。

(2)甲亢患者合并有甲亢性心脏病,提示病情严重,表现为心律失常、心动过速或出现心衰。

(3)患者合并甲亢性肌病,其中危害最大的是急性甲亢肌病,严重者可因呼吸肌受累致死。

(4)恶性突眼患者有眼内异物感、怕光流泪、灼痛、充血水肿常因不能闭合导致失明,会给患者带来很大痛苦,在护理工作中要细心照料。

(二)对一般甲亢患者观察要点

(1)体温、脉搏、心率(律)、呼吸改变。

(2)每天饮水量、食欲与进食量、尿量及液体量出入平衡情况。

(3)出汗、皮肤状况、大便次数、有无腹泻、脱水症状。

(4)体重变化。

(5)突眼症状改变。

(6)甲状腺肿大情况。

(7)精神、神经、肌肉症状:失眠、情绪不安、神经质、指震颤、肌无力、肌力消失等改变。

五、具体护理措施

(一)一般护理

(1)休息:①因患者常有乏力、易疲劳等症状,故需有充分的休息、避免疲劳,且休息可使机体代谢率降低。②重症甲亢及甲亢合并心功能不全、心律失常,低钾血症等必须卧床休息。③病区要保持安静,室温稍低、色调和谐,避免患者精神刺激或过度兴奋,使患者得到充分休息和睡眠。

(2)为满足机体代谢亢进的需要,给予高热量、高蛋白、高维生素饮食,并多给饮料以补充出汗等所丢失的水分,忌饮浓茶、咖啡等兴奋性饮料,禁用刺激性食物。

(3)由于代谢亢进、产热过多、皮肤潮热多汗,应加强皮肤护理。定期沐浴,勤更换内衣,尤其对多汗者要注意观察,在高热盛暑期,更要防止中暑。

(二)心理护理

(1)甲亢是与神经、精神因素有关的内分泌系统心身疾病,必须注意对躯体治疗的同时进行精神治疗。

(2)患者常有神经过敏、多虑、易激动、失眠、思想不集中、烦躁易怒,严重时可抑郁或躁狂等,任何不良刺激均可使症状加重,故医护人员应耐心、温和、体贴,建立良好的护患关系,解除患者焦虑和紧张心理,增强治愈疾病的信心。

(3)指导患者自我调节,采取自我催眠、放松训练、自我暗示等方法来恢复已丧失平衡的心身调节能力,必要时辅以镇静、安眠药。同时医护人员给予精神疏导、心理支持等综合措施,促进甲亢患者早日康复。

六、检查护理

(一)基础代谢率测定(BMR)护理

(1)测试前晚必须睡眠充足,过度紧张、易醒、失眠者可服用小剂量镇静剂。

(2)试验前晚8时起禁食,要求测试安排在清晨初醒卧床安静状态下测脉率与脉压,采用公式:BMR=(脉率+脉压)-111进行计算。可作为治疗效果的评估。

(二)摄[131]I率测定护理

甲状腺具有摄取和浓集血液中无机碘作为甲状腺激素合成的原料,一般摄碘高低与甲状腺激素合成和释放功能相平行,临床由此了解甲状腺功能。

1.方法

检查前日晚餐后不再进食,检查日空腹8:00服[131]I 2微居里,服后2、4、24小时测定其摄[131]I放射活性值,然后计算[131]I率。

2.临床意义

正常人2小时摄[131]I率<15%,4小时<25%,24小时<45%,摄碘高峰在24小时,甲亢患者摄碘率增高,高峰前移。

3.注意事项

做此试验前,必须禁用下列食物和药品:①含碘较高的海产食品,如鱼虾、海带、紫菜;含碘中药,如海藻、昆布等,应停服1个月以上。②碘剂、溴剂及其他卤族药物,亦应停用1个月以上。③甲状腺制剂(甲状腺干片)应停服 1 个月。④硫脲类药物,应停用 2 周。⑤如用含碘造影剂,至少要 3 个月后才进行此项检查。

(三)甲状腺片(或 T₃)抑制试验

正常人口服甲状腺制剂可抑制垂体前叶分泌 TSH,因而使摄碘率下降。甲亢患者因下丘脑-垂体-甲状腺轴功能紊乱,服甲状腺制剂后,摄碘率不被抑制。亦可用于估计甲亢患者经药物长期治疗结束后,其复发的可能性。

1.方法

(1)服药前 1 天做^{131}I 摄取率测定。

(2)口服甲状腺制剂,如甲状腺干片 40 mg,每天 3 次,共服 2 周;或 T₃ 20 μg,每天 3 次,共服 7 天。

(3)服药后再作^{131}I 摄取率测定。

2.临床意义

单纯性甲状腺肿和正常人^{131}I 抑制率大于 50%,甲亢患者抑制率小于 50%。

3.注意事项

(1)一般注意事项同摄^{131}I 试验。

(2)老年人或冠心病者不宜做此试验。

(3)服甲状腺制剂过程中要注意观察药物反应,如有明显高代谢不良反应应停止进行。

(四)血 T₄(甲状腺素)和 T₃(三碘甲腺原氨酸)测定

二者均为甲状腺激素,T₃、T₄ 测定是目前反映甲状腺功能比较敏感而又简便的方法,检查结果不受血中碘浓度的影响。由于 T₃、T₄ 与血中球蛋白结合,故球蛋白高低对测定结果有影响。一般有 TT₃、TT₄、FT₃、FT₄、TSH 共 5 项指标,采静脉血 4 mL 送检即可,不受饮食影响。

七、治疗护理

甲亢发病机制未完全明确,虽有少部病例可自行缓解,但多数病例呈进行性发展,如不及时治疗可诱发甲亢危象和其他并发症。治疗目的:切除、破坏甲状腺组织或抑制甲状腺激素的合成和分泌,使循环中甲状腺激素维持在生理水平;控制高代谢症状,防治并发症。常用治疗方法有药物治疗、手术次全切除甲状腺、放射性碘治疗三种方法。

(一)抗甲状腺药物

常用硫脲类衍生物如他巴唑、甲基(或丙基)硫氧嘧啶。主要作用是阻碍甲状腺激素的合成,对已合成的甲状腺激素不起作用。适用于病情较轻、甲状腺肿大不明显、甲状腺无结节的患者。用药剂量按病情轻重区别对待,治疗过程常分 3 个阶段。

1.症状控制阶段

症状控制阶段约需 2～3 个月。

2.减量阶段

症状基本消失,心率 80 次/min 左右,体重增加,T₃、T₄ 接近正常,即转为减量期,此期一般用原药量的 2/3 量,约需服药 3～6 个月。

3.维持阶段

一般用原量的 1/3 量以下,常需 6～12 个月。

4.用药观察

药物治疗不良反应常如下。①白细胞减少,甚至粒细胞缺乏,多发生于用药 3～8 周,故需每周复查白细胞 1 次,如 WBC<4×10^9/L 需加升白细胞药,如 WBC<3×10^9/L 应立即停药,如有咽痛、发烧等应立即报告医师,必要时应予以保护性隔离,防止感染,并用升白细胞药。②药物疹:可给抗组织胺药物,无效可更换抗甲状腺药物。③突眼症状可能加重。④部分患者可出现肝功能损害。

(二)普萘洛尔

为 β 受体阻滞剂,对拟交感胺和甲状腺激素相互作用所致自主神经不稳定和高代谢症状的控制均有帮助,可改善心悸、多汗、震颤等症状,为治疗甲亢的常用辅助药。有支气管哮喘史者禁用此药。

(三)甲状腺制剂

甲亢患者应用此类药物,主要是为了稳定下丘脑-垂体-甲状腺轴的功能,防止或治疗药物性甲状腺功能减退,控制突眼症状。

(四)手术治疗

1.适应证

(1)明显甲状腺肿大。

(2)结节性甲状腺肿大。

(3)药物治疗复发,或药物过敏。

(4)无放射性碘治疗条件又不能用药治疗。

2.禁忌证

恶性突眼、青春期、老年心脏病、未经药物充分准备。

3.术后护理

密切观察有否并发症发生,观察有无局部出血、伤口感染、喉上或喉返神经损伤,甲状旁腺受损出现低钙性抽搐或甲亢危象等。

(五)放射性同位素碘治疗

1.适应证

(1)中度的弥漫性甲亢,年龄 30 岁以上。

(2)抗甲状腺药物治疗无效或不能坚持用药。

(3)有心脏病和肝肾疾病不宜手术治疗者。

2.禁忌证

(1)妊娠、哺乳期。

(2)年龄 30 岁以下。

(3)WBC 计数低于 3×10^9/L 者。

3.护理要点

(1)服[131]I 后不宜用手按压甲状腺,要注意观察服药后反应,警惕可能发生的甲亢危象症状。

(2)服药后 2 小时勿吃固体食物,以防呕吐而丧失[131]I。

(3)鼓励患者多饮水(2000～3000 mL/d)至少 2～3 天,以稀释尿液,排出体外。

（4）服药后 24 小时内避免咳嗽及吐痰,以免^{131}I 流失。

（5）服^{131}I 后一般要 3～4 周才见效,此期应卧床休息,如高代谢症状明显者,宜加用普萘洛尔,不宜加抗甲状腺药物。

（6）部分患者可暂时出现放射治疗反应,如头昏、乏力、恶心、食欲不振等,一般很快消除。

（7）如在治疗后(3～6 个月)出现甲减症状,给予甲状腺激素替代治疗。

八、并发症护理

（一）甲亢合并突眼

（1）对严重突眼者应加强思想工作,多关心体贴,帮助其树立治疗的信心,避免烦躁焦虑。

（2）配合全身治疗,给予低盐饮食,限制进水量。

（3）加强眼部护理,对于眼睑不能闭合者必须注意保护角膜和结膜,经常点眼药,防止干燥、外伤及感染,外出戴墨镜或用眼罩以避免强光、风沙及灰尘的刺激。睡眠时头部抬高,以减轻眼部肿胀,涂抗生素眼膏,并戴眼罩。结膜发生充血水肿时,用 0.5% 醋酸可的松滴眼,并加用冷敷。

（4）突眼异常严重者,应配合医师做好手术前准备,作眶内减压术,球后注射透明质酸酶,以溶解眶内组织的粘多糖类,减低眶内压力。

（二）甲亢性肌病

甲亢性肌病是患者常有的症状,常表现为肌无力、轻度肌萎缩、周期性瘫痪。重症肌无力和急性甲亢肌病,要注意在甲亢肌病患者中观察病情,尤其是重症肌无力或急性甲亢肌病患者,有时病情发展迅速出现呼吸肌麻痹。一旦发现,要立即通知医师,并注意保持呼吸道通畅,及时清除口腔内分泌物,给氧,必要时行气管切开。

对吞咽困难及失语者,要注意解除思想顾虑,给予流质或半流质饮食,维持必要的营养素、热量供应,可采用鼻饲或静脉高营养。

（三）甲亢危象

甲亢危象是甲亢患者的致命并发症,来势凶猛,死亡率高。其诱因主要为感染、外科手术或术前准备不充分、应激、药物治疗不充分或间断等,导致大量甲状腺激素释放入血液中,引起机体反应和代谢率极度增高。其治疗原则是迅速降低血中甲状腺激素的浓度,控制感染,降温等对症处理。其护理要点为主要有以下几点。

（1）严密观察病情变化,注意血压、脉搏、呼吸、心率的改变、观察神志、精神状态、腹泻、呕吐、脱水状况的改善情况。

（2）安静:嘱患者绝对卧床休息,安排在光线较暗的单人房间内。加强精神护理,解除患者精神紧张;患者处于兴奋状态、烦躁不安时可适当给予镇静剂,如安定 5～10 mg。

（3）迅速进行物理降温:头戴冰帽、大血管处放置冰袋、必要时可采用人工冬眠。

（4）备好各种抢救药品、器材。

（5）建立静脉给药途径,按医嘱应用下列药物。①丙基硫氧嘧啶 600 mg(或他巴唑 60 mg)口服,以抑制甲状腺激素合成。不能口服者可鼻饲灌入。②碘化钠 0.5～1 g 加入 10% 葡萄糖液内静脉滴注,以阻止甲状腺激素释放入血,亦可用卢戈液 30～60 滴口服。③降低周围组织对甲状腺激素的反应:常用普萘洛尔20 mg,4 小时 1 次;或肌内注射利血平 1 mg,每天 2 次。④拮抗甲状腺激素,应用氢化可的松200～300 mg 静脉滴入。

(6)给予高热量饮食,鼓励患者多饮水,饮水量每天不少于 2000～3000 mL,昏迷者给予鼻饲饮食。注意水电平衡。有感染者应用有效抗生素。

(7)呼吸困难、发绀者给予半坐卧位、吸氧(2～4 L/min)。

(8)对谵妄、躁动者注意安全护理,可用床挡,防止坠床。

(9)昏迷者防止吸入性肺炎,防止各种并发症。

第五节　甲状腺功能减退症的护理

甲状腺功能减退症(hypothyroidism)简称甲减,系由多种原因引起的 TH 合成、分泌减少或生物效应不足导致的以全身新陈代谢率降低为特征的内分泌疾病。本病如始于胎、婴儿,则称克汀病或呆小症。始于性发育前儿童,称幼年型甲减,严重者称幼年黏液性水肿。成年发病则称甲减,严重时称黏液性水肿。按病变部位分为甲状腺性、垂体性、下丘脑性和受体性甲减。

一、护理目标

(1)维持理想体重。

(2)促进正常排便。

(3)增进自我照顾能力。

(4)维护患者的安全。

(5)预防并发症。

二、护理措施

(一)给予心理疏导及支持

(1)多与患者交心、谈心,交流患者感兴趣的话题。

(2)鼓励患者参加娱乐活动,调动参加活动的积极性。

(3)安排患者听轻松、愉快的音乐,使其心情愉快。

(4)嘱患者家属多探视、关心患者,使患者感到温暖和关怀,以增强其自信心。

(5)给患者安排社交活动的时间,以减轻其孤独感。

(二)合理营养与饮食

(1)进食高蛋白、低热量、低钠饮食。

(2)注意食物的色、味、香,以促进患者的食欲。

(3)鼓励患者少量多餐,注意选择适宜的进食环境。

(三)养成正常的排便习惯

(1)鼓励患者多活动,以刺激肠蠕动、促进排便。

(2)食物中注意纤维素的补充(如蔬菜、糙米等)。

(3)指导患者进行腹部按摩,以增加肠蠕动。

(4)遵医嘱给予缓泻剂。

(四)提高自我照顾能力

(1)鼓励患者由简单完成到逐渐增加活动量。

(2)协助督促完成患者的生活护理。

（3）让患者参与活动,并提高活动的兴趣。

（4）提供安全的场所,避免碰、撞伤的发生。

（五）预防黏液性水肿性昏迷（甲减性危象）

（1）密切观察甲减性危象的症状:①严重的黏液水肿。②低血压。③脉搏减慢,呼吸减弱。④体温过低(<35 ℃)。⑤电解质紊乱,血钠低。⑥痉挛,昏迷。

（2）避免过多的刺激,如寒冷、感染、创伤。

（3）谨慎地使用药物,避免镇静药、安眠剂使用过量。

（4）甲减性危象的护理:①定时进行动脉血气分析。②注意保暖,但不宜作加温处理。③详细记录出入水量。④遵医嘱给予甲状腺激素及糖皮质激素。

第六节　腺垂体功能减退症的护理

腺垂体功能减退症是由多种病因引起一种或多种腺垂体激素减少或缺乏所致的一系列临床综合征。腺垂体功能减退症可原发于垂体病变,或继发于下丘脑病变,表现为甲状腺、肾上腺、性腺等功能减退症和(或)蝶鞍区占位性病变。由于病因多,涉及的激素种类和数量多,故临床症状变化大,但补充所缺乏激素治疗后症状可快速缓解。

一、病因与发病机制

（一）垂体瘤

成人最常见的原因,大都属于良性肿瘤。肿瘤可分为功能性和无功能性。腺瘤增大可压迫正常垂体组织,引起垂体功能减退或功能亢进,并与腺垂体功能减退症同时存在。

（二）下丘脑病变

如肿瘤、炎症、浸润性病变(如淋巴瘤、白血病等)、肉芽肿(如结节病)等,可直接破坏下丘脑神经内分泌细胞,使释放激素分泌减少。

（三）垂体缺血性坏死

妊娠期垂体呈生理性肥大,血供丰富,若围生期前置胎盘、胎盘早期剥离、胎盘滞留、子宫收缩无力等引起大出血、休克、血栓形成,可使腺垂体大部分缺血坏死和纤维化,致腺垂体功能低下,临床称为希恩综合征。糖尿病血管病变使垂体供血障碍也可导致垂体缺血性坏死。

（四）蝶鞍区手术、放疗和创伤

垂体瘤切除、术后放疗以及乳腺癌做垂体切除治疗等,均可导致垂体损伤。颅底骨折可损毁垂体柄和垂体门静脉血液供应。鼻咽癌放疗也可损坏下丘脑和垂体,引起腺垂体功能减退。

（五）感染和炎症

细菌、病毒、真菌等感染引起的脑炎、脑膜炎、流行性出血热、梅毒或疟疾等均可损伤下丘脑和垂体。

（六）糖皮质激素长期治疗

可抑制下丘脑-垂体-肾上腺皮质轴,突然停用糖皮质激素后可出现医源性腺垂体功能减退,表现为肾上腺皮质功能减退。

(七)先天遗传性

腺垂体激素合成障碍可有基因遗传缺陷,转录因子突变可见于特发性垂体单一或多激素缺乏症患者。

(八)垂体卒中

垂体瘤内突然出血,瘤体骤然增大,压迫正常垂体组织和邻近视神经束,可出现急症危象。

(九)其他

自身免疫性垂体炎、空泡蝶鞍、颞动脉炎、海绵窦处颈内动脉瘤均可引起腺垂体功能减退。

二、临床表现

垂体组织破坏达 95% 临床表现为重度,75% 临床表现为中度,破坏 60% 为轻度,破坏 50% 以下者不出现功能减退症状。促性腺激素、生长激素(GH)和催乳素(PRL)缺乏为最早表现;促甲状腺激素(TSH)缺乏次之;然后可伴有促皮质素(ACTH)缺乏。希恩综合征患者往往因围生期大出血休克而有全垂体功能减退症,即垂体激素均缺乏,但无占位性病变发现。腺垂体功能减退主要表现为相应靶腺(性腺、甲状腺、肾上腺)功能减退。

(一)靶腺功能减退表现

1.性腺(卵巢、睾丸)功能减退

常最早出现。女性多数有产后大出血、休克、昏迷病史,表现为产后无乳、绝经、乳房萎缩、性欲减退、不育、性交痛、阴道炎等。查体见阴道分泌物减少,外阴、子宫和阴道萎缩,毛发脱落,尤以阴毛、腋毛为甚。成年男子表现为性欲减退、阳痿、无男性气质等,查体见肌力减弱、皮脂分泌减少、睾丸松软缩小、胡须稀少、骨质疏松等。

2.甲状腺功能减退

表现与原发性甲状腺功能减退症相似,但通常无甲状腺肿。

3.肾上腺功能减退

表现与原发性慢性肾上腺皮质功能减退症相似,所不同的是本病由于缺乏黑素细胞刺激素,故皮肤色素减退,表现为面色苍白、乳晕色素浅淡,而原发性慢性肾上腺功能减退症则表现为皮肤色素加深。

4.生长激素不足

成人一般无特殊症状,儿童出现生长障碍,表现为侏儒症。

(二)垂体内或其附近肿瘤压迫症群

最常见的为头痛及视神经交叉受损引起的偏盲甚至失明。

(三)垂体功能减退性危象

在全垂体功能减退症基础上,各种应激如感染、败血症、腹泻、呕吐、失水、饥饿、寒冷、急性心肌梗死、脑血管意外、手术、外伤、麻醉及使用镇静药、安眠药、降糖药等均可诱发垂体功能减退性危象(简称垂体危象)。临床表现:①高热型(体温>40 ℃)。②低温型(体温<30 ℃)。③低血糖型。④低血压、循环虚脱型。⑤水中毒型。⑥混合型。各种类型可伴有相应的症状,突出表现为消化系统、循环系统和神经精神方面的症状,如高热、循环衰竭、休克、恶心、呕吐、头痛、神志不清、谵妄、抽搐、昏迷等严重垂危状态。

三、医学检查

(一)性腺功能测定

女性有血雌二醇水平降低,没有排卵及基础体温改变,阴道涂片未见雌激素作用的周期性改变;男性见血睾酮水平降低或正常低值,精液检查精子数量减少,形态改变,活动度差,精液量少。

(二)甲状腺功能测定

游离 T_4、血清总 T_4 均降低,而游离 T_3、总 T_3 可正常或降低。

(三)肾上腺皮质功能测定

24 小时尿 17-羟皮质类固醇及游离皮质醇排出量减少;血浆皮质醇浓度降低,但节律正常;葡萄糖耐量试验显示血糖曲线低平。

(四)腺垂体分泌激素测定

如 FSH、LH、TSH、ACTH、GH、PRL 均减少。

(五)腺垂体内分泌细胞的储备功能测定

可采用 TRH、PRL 和 LRH 兴奋试验。胰岛素低血糖激发试验忌用于老年人、冠心病、惊厥和黏液性水肿的患者。

(六)其他检查

通过 X 线、CT、MRI 无创检查来了解、辨别病变部位、大小、性质及其对邻近组织的侵犯程度。肝、骨髓和淋巴结等活检,可用于判断原发性疾病的原因。

四、诊断要点

本病诊断须根据病史、症状、体征,结合实验室检查和影像学发现进行全面分析,排除其他影响因素和疾病后才能明确。

五、治疗

(一)病因治疗

肿瘤患者可通过手术、放疗或化疗等措施缓解症状,对于鞍区占位性病变,首先必须解除压迫及破坏作用,减轻和缓解颅内高压症状;出血、休克而引起的缺血性垂体坏死,预防是关键,应加强产妇围生期的监护。

(二)靶腺激素替代治疗

需长期甚至终身维持治疗。①糖皮质激素:为预防肾上腺危象发生,应先补糖皮质激素。常用氢化可的松,20～30 mg/d,服用方法按照生理分泌节律为宜,剂量根据病情变化做相应调整。②甲状腺激素:常用左甲状腺素 50～150 μg/d,或甲状腺干粉片 40～120 mg/d。对于冠心病、老年人、骨密度低的患者,用药从最小剂量开始缓慢递增剂量,防止诱发危象。③性激素:育龄女性病情较轻者可采用人工月经周期治疗,维持第二性征和性功能;男性患者可用丙酸睾酮治疗,以改善性功能与性生活。

(三)垂体危象抢救

抢救过程中,禁用或慎用麻醉剂、镇静药、催眠药或降糖药等。

六、护理诊断/问题

(一)性功能障碍

与促性腺激素分泌不足有关。

(二)自我形象紊乱

与身体外观改变有关。

(三)体温过低

与继发性甲状腺功能减退有关。

（四）潜在并发症

垂体危象。

七、护理措施

（一）安全与舒适管理

根据自身体力情况安排适当的活动量，保持情绪稳定，注意生活规律，避免感染、饥饿、寒冷、手术、外伤、过劳等诱因。更换体位时注意动作易缓慢，以免发生晕厥。

（二）疾病监测

1.常规监测

观察有无视力障碍、脑神经压迫症状及颅内压增高征象。

2.并发症监测

严密观察患者生命体征、意识、瞳孔变化，一旦出现低血糖、低血压、高热或体温过低、谵妄、恶心、呕吐、抽搐甚至昏迷等垂体危象的表现，立即通知医师并配合抢救。

（三）对症护理

对于性功能障碍的患者，应安排恰当的时间与患者沟通，了解患者目前的性功能、性活动与性生活情况。向患者解释疾病及药物对性功能的影响，为患者提供信息咨询服务的途径，如专业医师、心理咨询师、性咨询门诊等。鼓励患者与配偶交流感受，共同参加性健康教育及阅读有关性健康教育的材料。女性患者若存在性交痛，推荐使用润滑剂。

（四）用药护理

向患者介绍口服药物的名称、剂量、用法、剂量不足和过量的表现；服甲状腺激素应观察心率、心律、体温及体重的变化；嘱患者避免服用镇静剂、麻醉剂等药物。应用激素替代疗法的患者，应使其认识到长期坚持按量服药的重要性和随意停药的危险性。严重水中毒浮肿明显者，应用利尿剂应注意观察药物治疗效果，加强皮肤护理，防止擦伤，皮肤干燥者涂以油剂。

（五）垂体危象护理

急救配合：立即建立静脉通路，维持输液通畅，保证药物、液体输入；保持呼吸道通畅，氧气吸入；做好对症护理，低温者可用热水袋或电热毯保暖，但要注意防止烫伤；高热者应进行降温处理，如酒精擦浴、冰敷或遵医嘱用药。加强基础护理，如口腔护理、皮肤护理，防止感染。

八、健康指导

（一）预防疾病

保持皮肤清洁，注意个人卫生，督促患者勤换衣、勤洗澡。保持口腔清洁，避免到人多拥挤的公共场所。鼓励患者活动，减少皮肤感染和皮肤完整性受损的机会；告知患者要注意休息，保持心情愉快，避免精神刺激和情绪激动。

（二）管理疾病

指导患者定期复查，发现病情加重或有变化时及时就诊。嘱患者外出时随身携带识别卡，以便发生意外时能及时救治。

（三）康复指导

遵医嘱定时、定量服用激素，勿随意停药。若需要生育者，可在医师指导下使用性激素替代疗法，以期精子（卵子）生成。

第五章　神经外科护理

第一节　颅脑损伤的护理

颅脑损伤分为头皮损伤、颅骨损伤与脑损伤,三者可单独或合并存在。其发生率仅次于四肢损伤,占全身损伤的15%～20%,常与身体其他部位的损伤复合存在,其致残率及致死率均居首位。常见于交通、工矿等事故,自然灾害、爆炸、火器伤、坠落、跌倒,以及各种锐器、钝器对头部的伤害。颅脑损伤对预后起决定性作用的是脑损伤的程度及其处理效果。

一、头皮损伤

(一)解剖生理概要

头皮分为5层:由外及里依次为皮肤层、皮下组织层、帽状腱膜层、帽状腱膜下层、骨膜层。其中浅部三层紧密连接,不易分离;深部两层之间连接疏松,较易分离。各层解剖特点如下。

1.皮肤层

皮肤层厚而致密,内含大量汗腺、皮脂腺、毛囊,具有丰富的血管,外伤时易致出血。

2.皮下组织层

皮下组织层由致密的结缔组织和脂肪组织构成,前者交织成网状,内有血管、神经穿行。

3.帽状腱膜层

帽状腱膜层前连额肌,后连枕肌,两侧达颞肌筋膜,坚韧、富有张力。

4.帽状腱膜下层

帽状腱膜下层是位于帽状腱膜与骨膜之间的疏松结缔组织层,范围较广,前至眶上缘,后达上项线,其间隙内的静脉经导静脉与颅内静脉窦相通,是颅内感染和静脉窦栓塞的途径之一。

5.骨膜层

骨膜层是由致密结缔组织构成的,骨膜在颅缝处贴附紧密,其余部位贴附疏松,故骨膜下血肿易被局限。

头皮血液供应丰富,且动、静脉伴行,由颈内、外动脉的分支供血,左右各五支在颅顶汇集,各分支间有广泛的吻合支,其抗感染及愈合能力较强。

(二)分类与特点

头皮损伤是颅脑损伤中最常见的损伤,严重程度差别较大,可能是单纯损伤,也可能是合并颅骨及脑损伤。

1.头皮血肿

头皮血肿大多由钝器伤所致,按照血肿出现在头皮的层次分为以下三种。

(1)皮下血肿:血肿位于皮肤表层与帽状腱膜之间,因受皮下纤维隔限制,血肿体积小、张力高、压痛明显,有时因周围组织肿胀隆起,中央反而凹陷,易被误认为凹陷性颅骨骨折,需用颅骨 X 线摄片作鉴别。

(2)帽状腱膜下血肿:头部受到斜向暴力,头皮发生了剧烈滑动,撕裂该层间的导血管所致。由于该层组织疏松,出血易于扩散,严重时血肿边界可与帽状腱膜附着缘一致,覆盖整个穹隆部,蔓延至全头部,似戴一顶有波动的帽子。小儿及体弱者,可导致休克或贫血。

(3)骨膜下血肿:血肿因受到骨缝处骨膜牢固粘连的限制,多局限于某一颅骨范围内,多由颅骨骨折引起。

较小的头皮血肿,一般 1～2 周可自行吸收,无须特殊处理,早期可给予加压冷敷以减少出血和疼痛,24～48 小时后改用热敷以促进血肿吸收,切忌用力揉搓。若血肿较大,则应在严格皮肤准备和消毒下,分次穿刺抽吸后加压包扎。处理头皮血肿同时,应警惕合并颅骨损伤及脑损伤的可能。

2.头皮裂伤

头皮裂伤多为锐器或钝器打击所致,是常见的开放性头皮损伤,由于头皮血管丰富,出血较多,可引起失血性休克。处理时须着重检查有无颅骨和脑损伤。头皮裂伤较浅时,因断裂血管受头皮纤维隔的牵拉,断端不能收缩,出血量反较帽状腱膜全层裂伤者多。现场急救可局部压迫止血,争取在 24 小时之内实施清创缝合。缝合前要检查伤口有无骨碎片及有无脑脊液或脑组织外溢。缝合前应剃净伤处头发,冲洗消毒伤口,实施清创缝合后,注射破伤风抗毒素。

3.头皮撕脱伤

头皮撕脱伤多因发辫受机械力牵拉,使大块头皮自帽状腱膜下层或连同骨膜一起被撕脱所致。可导致失血性或疼痛性休克。急救时,除加压包扎止血、防止休克外,应保留撕脱的头皮,避免污染,用无菌敷料包裹、隔水放置于有冰块的容器内,随伤员一同送往医院。手术应争取在伤后 6～8 小时内进行,清创植皮后,应保护植皮片不受压、不滑动,利于皮瓣成活。对于骨膜已撕脱者,在颅骨外板上多处钻孔达板障,待骨孔内肉芽组织生成后再行植皮。

二、颅骨损伤

颅骨骨折指颅骨受暴力作用致颅骨结构改变。颅骨骨折提示伤者受暴力较重,合并脑损伤概率较高。颅骨骨折不一定合并严重的脑损伤,没有骨折也可能合并脑损伤,其临床意义不在于骨折本身。颅骨骨折按骨折部位分为颅盖骨折和颅底骨折。按骨折形态分为线性骨折和凹陷性骨折。按骨折是否与外界相通分为开放性骨折与闭合性骨折。

(一)解剖生理概要

颅骨由颅盖和颅底构成,颅盖、颅底均有左右对称的骨质增厚部分,形成颅腔的坚强支架。

颅盖骨质坚实,由内、外骨板和板障构成。外板厚,内板较薄,内、外骨板表面均有骨膜覆盖,内骨膜也是硬脑膜外层,在颅骨的穹隆部,内骨膜与颅骨板结合不紧密,故颅顶部骨折时容易形成硬脑膜外血肿。

颅底骨面凹凸不平,厚薄不一,有两侧对称、大小不等的骨孔和裂隙,脑神经及血管由此出入颅腔。颅底被蝶骨嵴和岩骨嵴分为颅前窝、颅中窝和颅后窝。颅骨的气窦,如额窦、筛窦、蝶窦及乳突气房等均贴近颅底,气窦内壁与颅脑膜紧贴,颅底骨折越过气窦时,相邻硬脑膜常被撕裂,形成脑脊液外漏,易发生颅内感染。

(二)病因与发病机制

颅腔近似球体,颅骨有一定的弹性,有相当的抗压缩和抗牵张能力。颅骨受到暴力打击时,着力点局部可下陷变形,颅腔也可随之变形。当暴力强度大、受力面积小,颅骨多以局部变形为主;当受力点呈锥形内陷时,内板首先受到较大牵张力而折裂。此时若外力作用终止,则外板可弹回复位保持完整,仅造成内板骨折,骨折片可穿破硬脑膜造成局限性脑挫裂伤。如果外力继续存在,则外板也将随之折裂,形成凹陷性骨折或粉碎性骨折。当外力引起颅骨整体变形较重,受力面积又较大时,可不发生凹陷性骨折,而在较为薄弱的颞骨鳞部或颅底引发线性骨折,局部骨折线往往沿暴力作用的方向和颅骨脆弱部分延伸。当暴力直接打击在颅底平面上或暴力由脊柱上传时常引起颅底骨折。颅前窝损伤时可能累及的脑神经有嗅神经、视神经,颅中窝损伤可累及面神经、听神经,颅后窝少见。

(三)临床表现

1.颅盖骨折

(1)线性骨折:发生率最高,局部有压痛、肿胀。经颅骨 X 线摄片确诊。单纯线性骨折本身不需要特殊处理,但应警惕合并脑损伤或颅内出血,尤其是硬脑膜外血肿,有时可伴发局部骨膜下血肿。

(2)凹陷性骨折:局部可扪及局限性下陷区。若凹陷骨折位于脑重要功能区浅面,可出现偏瘫、失语、癫痫等病症。X 线摄片可见骨折片陷入颅内的深度,CT 扫描有助于骨折情况和合并脑损伤的诊断。

2.颅底骨折

多为强烈的间接暴力作用于颅底或颅盖骨折延伸到颅底所致,常为线性骨折。依骨折的部位不同可分为颅前窝、颅中窝和颅后窝骨折,临床表现各异。

(1)颅前窝骨折:骨折累及眶顶和筛骨,可有鼻出血、眶周("熊猫眼"征)及球结膜下淤血斑。若脑膜、骨膜均破裂,则合并脑脊液鼻漏,即脑脊液经额窦或筛窦由鼻孔流出。若筛板或视神经管骨折,可合并嗅神经或视神经损伤。

(2)颅中窝骨折:骨折累及蝶骨,也可有鼻出血或合并脑脊液鼻漏。若累及颞骨岩部,且脑膜、骨膜及鼓膜均破裂时,则合并脑脊液耳漏,即脑脊液经中耳由外耳道流出;若鼓膜完整,脑脊液则经咽鼓管流向鼻咽部,常被误认为是鼻漏。颅中窝骨折常合并第Ⅶ、Ⅷ脑神经损伤。若累及蝶骨和颞骨的内侧部,还可能损伤垂体或第Ⅱ、Ⅲ、Ⅳ、Ⅴ、Ⅵ脑神经。若骨折伤及颈动脉海绵窦段,可因动静脉瘘的形成而出现搏动性突眼及颅内杂音。破裂孔或颈内动脉管处的破裂,可发生致命性的鼻出血或耳出血。

(3)颅后窝骨折:骨折累及颞骨岩部后外侧时,一般在伤后1~2 天出现乳突部皮下淤血斑(Battle 征)。若累及枕骨基底部,可在伤后数小时出现枕下部肿胀及皮下淤血斑;枕骨大孔或岩尖后缘附近的骨折,可合并后组脑神经(第Ⅸ~Ⅻ脑神经)损伤。

(四)辅助检查

1.X 线片

可显示颅内积气,但仅 30%~50%病例能显示骨折线。

2.CT 检查

有助于眼眶及视神经管骨折的诊断,且显示有无脑损伤。

3.尿糖试纸测定

鉴别是否为脑脊液。

(五)诊断要点

外伤史、临床表现和颅骨 X 线摄片、CT 检查基本可以明确诊断和定位,对脑脊液外漏有疑问时,可收集流出液做葡萄糖定量来测定。

(六)治疗要点

1.颅盖骨折

(1)单纯线性骨折:无须特殊处理,仅需卧床休息,对症治疗,如止痛、镇静等。但须注意有无继发颅内血肿等并发症。

(2)凹陷性骨折:若凹陷性骨折位于脑重要功能区表面,有脑受压症状或大面积骨折片下陷,直径大于 5 cm,深度超过 1 cm 时,应手术整复或摘除碎骨片。

2.颅底骨折

颅底骨折无须特殊治疗,主要观察有无脑损伤及处理脑脊液外漏、脑神经损伤等并发症。一旦出现脑脊液外漏即属开放性损伤,应使用 TAT 及抗生素预防感染,大部分漏口在伤后 1～2 周自愈。若 4 周以上仍未自愈,可行硬脑膜修补术。若骨折片压迫视神经,应尽早手术减压。

(七)护理评估

1.健康史

了解受伤过程,如暴力大小、方向、受伤时有无意识障碍及口鼻出血情况,初步判断是否伴有脑损伤。同时了解患者有无合并其他疾病。

2.目前身体状况

(1)症状和体征:了解患者目前的症状和体征可判断受伤程度和定位,观察患者有无"熊猫眼"征、Battle 征,明确有无脑脊液外漏。鉴别血性脑脊液外漏与耳鼻损伤出血时,可将流出的血性液体滴于白色滤纸上,如见血迹外围有月晕样淡红色浸润圈,可判断为脑脊液外漏。有时颅底骨折虽伤及颞骨,且骨膜及脑膜均已破裂但鼓膜尚完整时,脑脊液可经咽鼓管流至咽部而被患者咽下,故应询问患者是否有腥味液体流至咽部。

(2)辅助检查:颅骨 X 线及 CT 检查结果,确定骨折的部位和性质。

3.心理、社会状况

了解患者可因头部外伤而出现的焦虑、害怕、恐惧等心理反应,以及对骨折能否恢复正常的担心程度。同时也应了解家属对疾病的认识及心理反应。

(八)常见护理诊断/问题

1.疼痛

疼痛与损伤有关。

2.有感染的危险

感染与脑脊液外漏有关。

3.感知的改变

感知的改变与脑神经损伤有关。

4.知识缺乏

缺乏有关预防脑脊液外漏逆行感染的相关知识。

5.潜在并发症

潜在并发症为颅内出血、颅内压增高、颅内低压综合征。

(九)护理目标

(1)患者疼痛与不适程度减轻。

(2)患者生命体征平稳,无颅内感染发生。

(3)颅神经损伤症状减轻。

(4)患者能够叙述预防脑脊液外漏逆行感染的注意事项。

(5)患者病情变化能够被及时发现和处理。

(十)护理措施

1.脑脊液外漏的护理

(1)保持外耳道、鼻腔和口腔清洁,清洁时注意棉球不可过湿,以免液体逆流入颅。

(2)在鼻前庭或外耳道口松松地放置干棉球,随湿随换,同时记录 24 小时浸湿的棉球数,以估计脑脊液外漏量。

(3)避免用力咳嗽、打喷嚏、擤鼻涕及用力排便,以免颅内压骤然升降导致脑脊液逆流。

(4)脑脊液鼻漏者不可经鼻腔吸痰或放置胃管,禁止耳、鼻滴药、冲洗和堵塞,禁忌做腰穿。

(5)取头高位及患侧卧位休息,将头抬高 15°至漏液停止后 3～5 天,借重力作用使脑组织移至颅底硬脑膜裂缝处,促使局部粘连而封闭漏口。

(6)密切观察有无颅内感染迹象,根据医嘱预防性应用抗生素及破伤风抗毒素。

2.病情观察

观察有无颅内继发性损伤,如脑组织、脑膜、血管损伤引起的癫痫、颅内出血、继发性脑水肿、颅内压增高等。脑脊液外漏可推迟颅内压增高症状的出现,应严密观察意识、生命体征、瞳孔及肢体活动等情况,及时发现颅内压增高及脑疝的早期迹象。注意颅内低压综合征,若脑脊液外漏多,可使颅内压过低而导致颅内血管扩张,出现剧烈头痛、眩晕、呕吐、厌食、反应迟钝、脉搏细弱、血压偏低等。

(十一)护理评价

(1)患者疼痛是否缓解。

(2)患者有无颅内感染发生,脑脊液外漏是否如期愈合,护理措施是否得当。

(3)脑神经损伤症状是否减轻。

(4)患者能否叙述预防脑脊液外漏逆行感染的注意事项,遵医行为如何。

(5)患者病情变化是否被及时发现,并发症是否得到及时控制与预防和处理。

(十二)健康指导

对于颅底骨折合并脑脊液外漏者,主要是预防颅内感染,要劝告患者勿挖外耳道、抠鼻孔和擤鼻;注意预防感冒,以免咳嗽、打喷嚏;同时合理饮食,防止便秘,避免屏气、用力排便。

三、脑损伤

脑的被膜自外向内依次为硬脑膜、蛛网膜和软脑膜。硬脑膜坚韧且有光泽,由两层合成,外层兼具颅骨内膜的作用,内层较坚厚,两层之间有丰富的血管和神经。蛛网膜薄而透明,缺乏血管和神经,与硬脑膜之间有硬膜下腔,与软脑膜之间有蛛网膜下隙,充满脑脊液。脑脊液为无色透明液体,内含各种浓度不等的无机盐、葡萄糖、微量蛋白和淋巴细胞,对中枢神经系统起缓冲、保护、运输代谢产物及调节颅内压等作用。软脑膜薄且富有血管,覆盖于脑的表面并深入沟裂内。

脑损伤是指由于暴力作用使脑膜、脑组织、脑血管以及脑神经的损伤。根据伤后脑组织与外界是否相通,将脑损伤分为开放性和闭合性两类。前者多由锐器或火器直接造成,有头皮裂伤、颅骨骨折和硬脑膜破裂,常伴有脑脊液外漏;后者由头部接触较钝物体或间接暴力造成,脑膜完整,无脑脊液外漏。根据脑损伤机制及病理改变分为原发性脑损伤和继发性脑损伤。前者指暴力作用于头部时立即发生的脑损伤,且不再继续加重,主要有脑震荡、脑挫裂伤及原发性脑干损伤等;后者指受伤一定时间后出现的脑受损病变,主要有脑水肿和颅内血肿,而颅内血肿往往需要开颅手术。

(一)病因与发病机制

颅脑损伤的程度和类型多种多样。引起脑损伤的外力除可直接导致颅骨变形外,也可使头颅产生加速或减速运动,致使脑组织受到压迫、牵张、滑动或负压吸附等多种应力。由于暴力作用部位不同,脑在颅腔内产生的超常运动也各异,其运动方式可以是直线性也可以是旋转性。如人体坠落时,运动的头颅撞击于地面,受伤瞬间头部产生减速运动,脑组织会因惯性力作用撞击于受力侧的颅腔内壁,造成减速性损伤。大而钝的物体向静止的头部撞击时,引起头部的加速运动而产生惯性力。当暴力过大并伴有旋转力时,可使脑组织在颅腔内产生旋转运动,不仅使脑组织表面在颅腔内摩擦、撞击引起损伤,而且在脑组织内不同结构间产生剪应力,引起更为严重的损伤。惯性力引起的脑损伤分散且广泛,常有早期昏迷的表现。由于颅前窝和颅中窝的凹凸不平,各种不同部位和方式的头部损伤,均易在额极、颞极及其底面发生惯性力的脑损伤。

(二)临床表现

1.脑震荡

脑震荡是最常见的轻度原发性脑损伤,为受伤后立即出现短暂的意识障碍,可为神志不清或完全昏迷,持续数秒或数分钟,一般不超过30分钟,较重者出现皮肤苍白、出汗、血压下降、心动徐缓、呼吸微弱、肌张力减低、各种生理反射迟钝或消失。清醒后大多不能回忆受伤当时乃至伤前一段时间内的情况,临床称为逆行性遗忘。可能会伴有头痛、头昏、恶心、呕吐等症状,短期内可自行好转。神经系统检查无阳性体征,显微镜下可见神经组织结构紊乱。

2.脑挫裂伤

脑挫裂伤是常见的原发性脑损伤。包括脑挫伤及脑裂伤。前者指脑组织遭受破坏较轻,软脑膜尚完整;后者指软脑膜、血管和脑组织同时有破裂,伴有外伤性蛛网膜下隙出血。两者常同时存在,临床上又不易区别,合称为脑挫裂伤。脑挫裂伤可单发,也可多发,好发于额极、颞极及其基底。临床表现如下。

（1）意识障碍：是脑挫裂伤最突出的临床表现。伤后立即出现，其程度和持续时间与脑挫裂伤程度、范围直接相关。多数患者在半小时以上，严重者可长期持续昏迷。

（2）局灶症状和体征：受伤当时立即出现与伤灶区功能相应的神经功能障碍或体征，如运动区损伤出现锥体束征、肢体抽搐、偏瘫等；若仅伤及"哑区"，可无神经系统缺损的表现。

（3）头痛、恶心、呕吐：与颅内压增高、自主神经功能紊乱或外伤性蛛网膜下隙出血有关。后者还可出现脑膜刺激征，腰穿脑脊液检查有红细胞。

（4）颅内压增高与脑疝：因继发颅内血肿或脑水肿所致，使早期的意识障碍或偏瘫程度加重，或意识障碍好转后又加重，同时有血压升高、心率减慢、瞳孔不等大以及锥体束征等表现。

3.原发性脑干损伤

原发性脑干损伤其症状与体征在受伤当时即已出现。单独的原发性脑干损伤较少，常与弥漫性损伤共存。患者常因脑干网状结构受损、上行激活系统功能障碍而持久昏迷，昏迷程度较深。伤后早期常出现严重生命体征变化，表现为呼吸节律紊乱，心率及血压波动明显。双侧瞳孔时大时小，对光反射无常，眼球位置歪斜或同向凝视。出现病理反射、肌张力增高、去皮质强直等。

4.弥散性轴索损伤

弥散性轴索损伤属于惯性力所致的弥散性脑损伤，由于脑的扭曲变形，脑内产生剪切或牵拉作用，造成脑白质广泛性轴索损伤。病变可分布于大脑半球、胼胝体、小脑或脑干。显微镜下所见为轴突断裂结构改变。可与脑挫裂伤合并存在或继发脑水肿，使病情加重。主要表现为受伤当时立即出现的较长时间昏迷。是由广泛的轴索损害，皮层与皮层下中枢失去联系所致。若累及脑干，患者出现一侧或双侧瞳孔散大、对光反应消失同向凝视等。神志好转后，可因继发脑水肿而再次昏迷。

5.颅内血肿

颅内血肿是颅脑损伤中最多见、最危险却又是可逆的继发性病变。其严重性在于引起颅内压增高导致脑疝危及生命，早期发现和及时处理可改善预后。根据血肿的来源和部位可分为：硬脑膜外血肿、硬脑膜下血肿和脑内血肿。根据血肿引起颅内压增高及早期脑疝症状所需时间分类：①急性型，72小时内出现症状。②亚急性型，3天至3周出现症状。③慢性型，3周以上才出现症状。

（1）硬脑膜外血肿：是指出血积聚于颅骨与硬脑膜之间。与颅骨损伤有密切关系，症状取决于血肿的部位及扩展的速度。①意识障碍。可以是原发性脑损伤直接导致，也可由血肿本身导致颅内压增高、脑疝引起。前者较轻，最初的昏迷时间很短，与脑疝引起昏迷之间有一段意识清醒时间。后者常发生于伤后数小时至1～2天。经过中间清醒期，再度出现意识障碍，并渐次加重。如果原发性脑损伤较严重或血肿形成较迅速，也可不出现中间清醒期。少数患者可无原发性昏迷，而在血肿形成后出现昏迷。②颅内压增高及脑疝表现。出现头痛、恶心、呕吐剧烈、烦躁不安、淡漠、嗜睡、定向不准等症状。一般成人幕上血肿大于20 mL，幕下血肿大于10 mL，即可引起颅内压增高症状。幕上血肿者大多先经历小脑幕切迹疝，然后合并枕骨大孔疝，故严重的呼吸循环障碍常发生在意识障碍和瞳孔改变之后。幕下血肿者可直接发生枕骨大孔疝，瞳孔改变、呼吸骤停几乎同时发生。

（2）硬脑膜下血肿：硬脑膜下血肿是指出血积聚在硬脑膜下腔，是最常见的颅内血肿。急性硬脑膜下血肿症状类似硬脑膜外血肿，脑实质损伤较重，原发性昏迷时间长，中间清醒期不明显，颅内压增高与脑疝的其他征象多在伤后 1～3 天内进行性加重。由于病情发展急重，一经确诊应尽早手术治疗。慢性硬脑膜下血肿好发于老年人，大多有轻微头部外伤史，有的患者伴有脑萎缩、血管性或出血性疾病。由于致伤外力小，出血缓慢，患者可有慢性颅内压增高表现，如头痛、恶心、呕吐和视神经盘水肿等，血肿压迫症状，如偏瘫、失语和局限性癫痫等，有时可有智力下降、记忆力减退和精神失常。

（3）脑内血肿：有两种类型。①浅部血肿，出血均来自脑挫裂伤灶，少数与颅骨凹陷性骨折部位相应，好发于额叶和颞叶，常与硬脑膜下和硬膜外血肿并存。②深部血肿，多见于老年人，血肿位于白质深部，脑表面可无明显挫伤。临床表现以进行性意识障碍为主，若血肿累及重要脑功能区，可出现偏瘫、失语、癫痫等局灶症状。

（三）辅助检查

一般采用 CT、MRI 检查。脑震荡无阳性发现，可显示脑挫裂伤的部位、范围、脑水肿的程度及有无脑室受压及中线结构移位等；弥散性轴索损伤 CT 扫描可见大脑皮质与髓质交界处、胼胝体、脑干、内囊区域或三脑室周围有多个点状或小片状出血灶；MRI 能提高小出血灶的检出率；硬脑膜外血肿 CT 检查表现为颅骨内板与脑表面之间有双凸镜形或弓形密度增高影，常伴颅骨骨折和颅内积气；硬脑膜下血肿 CT 检查示颅骨内板下低密度的新月形、半月形或双凸镜形影；脑内血肿 CT 检查在脑挫裂伤灶附近或脑深部白质内见到圆形或不规则高密度血肿影，周围有低密度水肿区。

（四）诊断要点

患者外伤史、意识改变、瞳孔的变化、锥体束征，以及 CT、MRI 检查可明确诊断。

1.非手术治疗

（1）脑震荡：通常无须特殊治疗。一般卧床休息 1～2 周，可完全恢复。适当给予镇痛、镇静等对症处理，禁用吗啡及哌替啶。

（2）脑挫裂伤以非手术治疗为主。①一般处理：静卧、休息，床头抬高，宜取侧卧位；保持呼吸道通畅；维持水、电解质、酸碱平衡；应用抗生素预防感染；对症处理；严密观察病情变化。②防治脑水肿：是治疗脑挫裂伤的关键。可采用脱水、激素或过度换气等治疗对抗脑水肿、降低颅内压；吸氧、限制液体入量；冬眠低温疗法降低脑代谢率等。③促进脑功能恢复：应用营养神经药物，如 ATP、辅酶 A、细胞色素 C 等，以供应能量，改善细胞代谢，促进脑细胞功能恢复。

2.手术治疗

（1）重度脑挫裂伤：经非手术治疗无效，颅内压增高明显甚至出现脑疝迹象时，应做脑减压术或局部病灶清除术。

（2）硬脑膜外血肿：一经确诊，立即手术，清除血肿。

（3）硬脑膜下血肿：多采用颅骨钻孔冲洗引流术，术后引流 48～72 小时。

（4）脑内血肿：一般经手术清除血肿。

（5）常见手术方式：开颅血肿清除术、去骨瓣减压术、钻孔探查术、脑室引流术、钻孔引流术。

(五)护理评估

1.健康史

详细了解受伤过程,如暴力大小、方向、性质、速度,患者当时有无意识障碍,其程度及持续时间,有无中间清醒期、逆行性遗忘,受伤当时有无口鼻、外耳道出血或脑脊液外漏发生,是否出现头痛、恶心、呕吐等情况;初步判断是颅伤、脑伤或是复合损伤;同时应了解现场急救情况;了解患者既往健康状况。

2.目前身体状况

评估患者的症状和体征,了解有无神经系统病征及颅内压增高征象;根据观察患者意识、瞳孔、生命体征及神经系统体征的动态变化,区分脑损伤是原发的还是继发的;结合 X 线、CT 以及 MRI 检查结果判断损伤的严重程度。

3.心理、社会状况

了解患者及家属对颅脑损伤及其术后功能恢复的心理反应,常见心理反应有焦虑、恐惧等;了解家属对患者的支持能力和程度。

(六)常见护理诊断/问题

1.清理呼吸道无效

清理呼吸道无效与脑损伤后意识障碍有关。

2.疼痛

疼痛与颅内压增高和手术切口有关。

3.营养失调/低于机体需要量

其与脑损伤后高代谢、呕吐、高热、不能进食等有关。

4.体温过高

体温过高与脑干损伤有关。

5.潜在并发症

潜在并发症为颅内压增高、脑疝及癫痫发作。

(七)护理目标

(1)患者意识逐渐恢复,生命体征平稳,呼吸道通畅。

(2)患者的疼痛减轻,舒适感增加。

(3)患者营养状态能够维持或接近正常水平。

(4)患者体温维持正常。

(5)患者颅内压增高、脑疝的早期迹象及癫痫发作能够得到及时预防、发现和处理。

(八)护理措施

1.现场急救

及时而有效的现场急救,在缓解致命性危险因素的同时(如窒息、大出血、休克等)为进一步治疗创造了有利条件,如预防或减少感染机会,提供确切的受伤经过。

(1)维持呼吸道通畅:颅脑损伤患者常有不同程度的意识障碍,失去正常的咳嗽反射和吞咽功能,呼吸道分泌物不能有效排除,舌根后坠可引起严重呼吸道梗阻。应及时清除口咽部分泌物、呕吐物,将患者侧卧或放置口咽通气道,必要时行气管切开,保持呼吸道畅通。

（2）伤口处理：单纯头皮出血，清创后加压包扎止血；开放性颅脑损伤应剪短伤口周围头发，伤口局部不冲洗、不用药；外露的脑组织周围可用消毒纱布卷保护，外加干纱布适当包扎，避免局部受压。若伤情许可宜将头部抬高以减少出血。尽早进行全身抗感染治疗及破伤风预防注射。

（3）防治休克：有休克征象者，应查明有无颅外部位损伤，如多发性骨折、内脏破裂等。患者平卧，注意保暖，及时补充血容量。

（4）做好护理记录：准确记录受伤经过、初期检查发现、急救处理经过及生命体征、意识、瞳孔、肢体活动等病情，为进一步处理提供依据。

2.病情观察

动态的病情观察是鉴别原发性与继发性脑损伤的重要手段。观察内容包括意识、瞳孔、生命体征、神经系统体征等。

（1）意识状态：意识障碍是脑损伤患者最常见的变化之一。通过意识障碍的程度可判断颅脑损伤的轻重；意识障碍出现的迟早和有无继续加重，可作为区别原发性和继发性脑损伤的重要依据。

传统意识分法：分为清醒、模糊、浅昏迷、昏迷和深昏迷五级。①意识清醒：正确回答问题，判断力和定向力正确。②意识模糊：为最轻或最早出现的意识障碍，因而也是最需要关注的，能简单回答问题，但不确切，判断力和定向力差，呈嗜睡状。③浅昏迷：意识丧失，对疼痛刺激有反应，角膜、吞咽反射和病理反射尚存在，重度的意识模糊与浅昏迷的区别仅在于前者尚能保持呼之能应或呼之能睁眼这种最低限度的合作。④昏迷：指痛觉反应已经迟钝、随意运动已完全丧失的意识障碍阶段，可有鼾声、尿潴留等表现，瞳孔对光反应与角膜反射尚存在。⑤深昏迷：对痛刺激无反应，各种反射消失，呈去皮质强直状态。

Glasgow 昏迷评分法：评定睁眼、语言及运动反应，以三者积分表示意识障碍程度，最高15 分，表示意识清醒，8 分以下为昏迷，最低 3 分（表 5-1）。

表 5-1　Glasgow 昏迷评分法

睁眼反应		语言反应		运动反应	
能自行睁眼	4	回答正确	5	遵嘱活动	6
呼之能睁眼	3	回答错误	4	刺痛定位	5
刺痛能睁眼	2	语无伦次	3	躲避刺痛	4
不能睁眼	1	只能发声	2	刺痛肢屈	3
		不能发声	1	刺痛肢伸	2
				无反应	1

（2）生命体征：生命体征紊乱是脑干受损征象。为避免患者躁动影响准确性，应先测呼吸，再测脉搏，最后测血压。颅脑损伤患者以呼吸变化最为敏感和多变，注意节律、深浅。若伤后血压上升，脉搏缓慢有力，呼吸深慢，提示颅内压升高，应警惕颅内血肿或脑疝发生；伤后，与意识障碍和瞳孔变化同时出现心率减慢和血压升高，为小脑幕切迹疝；枕骨大孔疝患者可未经明显的意识障碍和瞳孔变化阶段而突然发生呼吸停止。伤后早期，由于组织创伤反应，可出现中

等程度发热;若累及间脑或脑干可导致体温调节紊乱,出现体温不升或中枢性高热。

(3)瞳孔变化:可因动眼神经、视神经以及脑干部位的损伤引起。正常瞳孔等大、圆形,在自然光线下直径 3～4 mm,直接、间接对光反应灵敏。伤后一侧瞳孔进行性散大,对侧肢体瘫痪伴意识障碍加重,提示脑受压或脑疝;伤侧瞳孔先短暂缩小继之散大,伴对侧肢体运动障碍,提示伤侧颅内血肿;双侧瞳孔散大、对光反应消失、眼球固定伴深昏迷或去皮质强直,多为原发性脑干损伤或临终表现。观察瞳孔时应排除某些药物、剧痛、惊骇等对瞳孔变化的影响。

(4)其他:观察有无脑脊液外漏、呕吐,有无剧烈头痛或烦躁不安等颅内压增高的表现或脑疝先兆。注意 CT 和 MRI 扫描结果及颅内压监测情况。

3.一般护理

(1)体位:抬高床头 15°～30°,以利脑静脉回流,减轻脑水肿。深昏迷患者取侧卧位或侧俯卧位,以利于口腔内分泌物排出。保持头与脊柱在同一直线上,头部过伸或过屈均会影响呼吸道通畅以及颈静脉回流,不利于降低颅内压。氧气吸入,做好气管插管、气管切开准备。

(2)营养与补液:及时、有效补充能量和蛋白质以减轻机体损耗。不能进食者在伤后 48 小时后可行全胃肠外营养。评估患者营养状况,如体重、氮平衡、血浆蛋白、血糖、血电解质等,以便及时调整营养素供给量和配方。

(3)卧床患者基础护理:加强皮肤护理、口腔护理、排尿排便等生活护理,尤其是意识不清昏迷患者预防各种并发症的发生。

(4)根据病情做好康复护理:重型颅脑损伤患者生命体征平稳后要及早进行功能锻炼,可减少日后的并发症和后遗症,主要通过姿势治疗、按摩、被动运动、主动运动等。

4.高热患者的护理

高热可造成脑组织相对缺氧,加重脑损害,故须采取积极降温措施。常用物理降温法有冰帽,或头、颈、腋、腹股沟等处放置冰袋或冰水毛巾等。如体温过高物理降温无效或引起寒战时,需采用冬眠疗法。常用氯丙嗪、异丙嗪各 25 mg 或 50 mg 肌内注射或静脉滴注,用药 20 分钟后开始物理降温。降温速度以每小时下降 1 ℃为宜,降至肛温为 32～34 ℃较为理想。可每 4～6 小时重复用药,一般维持 3～5 天。低温期间应密切观察生命体征并记录,若收缩压低于 13.3 kPa(100 mmHg),呼吸次数减少或不规则时,应及时通知医师停止冬眠疗法或更换冬眠药物。观察局部皮肤、肢体末端和耳郭处血液循环情况,以免冻伤,并防止肺炎、压疮的发生。停用冬眠疗法时,应先停物理降温,再逐渐停冬眠药物。

5.脑室引流管的护理

对有脑室引流管患者护理时应注意:①应严格无菌操作。②引流袋最高处距侧脑室的距离为10～15 cm。③注意引流速度,禁忌流速过快,避免颅内压骤降造成危险。④控制脑脊液引流量,每天不超过500 mL为宜。⑤注意观察脑脊液性状,若有大量鲜血提示脑室内出血,若为混浊则提示有感染。

(九)护理评价

(1)患者意识状态是否逐渐恢复,患者呼吸是否平稳,有无误吸发生。

(2)患者疼痛是否减轻。

(3)患者的营养状态如何,营养素供给是否得到保证。

（4）患者体温是否恢复正常。

（5）患者是否出现颅内压增高、脑疝以及癫痫发作等并发症，若出现是否得到及时发现和处理。

（十）健康指导

（1）康复训练：根据脑损伤遗留的语言、运动或智力障碍程度，制订康复训练计划，以改善患者生活自理能力以及社会适应能力。

（2）外伤性癫痫患者应定期服用抗癫痫药物，不能单独外出，以防发生意外。

（3）骨瓣去除患者应做好自我保护，防止因重物或尖锐物品碰撞患处而发生意外，尽可能取健侧卧位以防止膨出的脑组织受到压迫。3～6个月后视情况可作颅骨修补术。

第二节 颅内压增高症的护理

颅内压增高是神经外科常见临床病理综合征，是颅脑损伤、脑肿瘤、脑出血、脑积水和颅内炎症等疾病引起颅腔内容物体积增加，导致颅内压持续在 2.0 kPa 以上，并发头痛、呕吐、视神经盘水肿等相应的综合征时，称为颅内压增高。如不及时诊断和解除引起颅内压增高的病因，或采取相应的缓解措施，患者将因意识丧失、呼吸抑制等脑疝综合征而死亡。

成人颅腔是由颅骨构成的半封闭体腔，颅腔内容纳脑组织、脑脊液和血液三种内容物，当儿童颅缝闭合后或成人颅腔的容积是固定不变的，为 1400～1500 mL。颅腔内的上述三种内容物，使颅内保持一定的压力，称为颅内压。由于颅内的脑脊液介于颅腔壁和脑组织之间，一般以脑脊液的静水压代表颅内压力，通过侧卧位腰椎穿刺或直接脑室穿刺测量来获得该压力数值，成人的正常颅内压为 0.7～2.0 kPa，儿童的正常颅内压为 0.5～1.0 kPa。临床上颅内压还可以通过采用颅内压监护装置，进行持续地动态观察。

正常颅内压可有小范围的波动，它与血压和呼吸关系密切。在血压收缩期颅内压略有增高，舒张期颅内压稍下降；呼气时压力略增，吸气时压力稍降。颅内压的调节除部分依靠颅内的静脉血被排挤到颅外血液循环外，主要是通过脑脊液量的增减来调节。当颅内压降低时，脑脊液的分泌则增加，而吸收减少，使颅内脑脊液量增多，以维持颅内压不变。相反，当颅内压增高时，脑脊液的分泌减少而吸收增多，使颅内脑脊液量减少，从而代偿增加的颅内压。脑脊液的总量占颅腔总容积的 10%，一般允许颅内增加的临界容积约为 5%，以应付正常生理状态下颅内空间的变化；如果超过此范围，颅内压则开始增高。当颅腔内容物体积增大或颅腔容量缩减超过颅腔容积的 8%～10%，生理调节能力失调，则会产生严重的颅内压增高。

一、病因与发病机制

（一）病因

（1）颅内占位性病变：如颅内肿瘤、血肿、脓肿等，使颅内空间相对变小。

（2）脑积水：交通性或非交通性的脑积水造成脑脊液过多，是形成颅内压增高的原因。

（3）脑水肿：脑组织损伤、炎症、缺血缺氧及中毒，均可引起严重脑水肿，导致颅内压增高。

（4）脑循环血量的异常：血液中 $PaCO_2$ 上升，脑血管扩张，脑循环血量增多，导致颅内压增高。

(5)先天性畸形:如颅底凹陷征、狭颅征,使颅腔容积变小。

(6)大片凹陷性骨折:使颅腔变小。

(二)发病机制

1.影响颅内压增高的因素

(1)年龄:婴幼儿及小儿的颅缝未闭合或尚未牢固融合,或老年人由于脑萎缩,使颅内的代偿空间增多,均可使颅腔的代偿能力增加,从而缓和或延迟了病情的进展。

(2)病变的进展速度:Langlitt 1965 年用狗做颅腔内容物的体积与颅内压之间的关系的实验,得出颅内压力与体积之间的关系是指数关系,两者之间的关系可以说明一些临床现象。如当颅内占位性病变时,随着病变的缓慢增长,可以长期不出现颅内压增高症状;一旦由于代偿功能失调,颅内压急剧上升,则病情将迅速发展,往往在短期内即出现颅内高压危象或脑疝。

(3)病变部位:在颅脑中线或颅后窝的占位性病变,容易阻塞脑脊液循环通路导致颅内压增高症状;颅内大静脉窦附近的占位性病变,由于早期即可压迫静脉窦,引起颅内静脉血液的回流或脑脊液的吸收障碍,使颅内压增高症状亦可早期出现。

(4)伴发脑水肿的程度:脑寄生虫病、脑脓肿、脑结核、脑肉芽肿等由于炎症性反应均可伴有明显的脑水肿,早期即可出现颅内压增高的症状。

(5)全身系统性疾病:其他系统的严重病变如尿毒症、肝昏迷、毒血症、肺部感染、酸碱平衡失调等都可引起继发性脑水肿致颅内压增高。高热可加重颅内压增高的程度。

2.颅内压增高的后果

颅内压持续增高,可引起一系列中枢神经系统功能紊乱和病理变化。主要病理改变如下。

(1)脑血流量的降低:正常成人每分钟约有 1 200 mL 血液进入颅内,并能自动调节。其公式为:

$$脑血流量(CBF)=\frac{脑灌注压(CPP)}{脑血管阻力(CVP)}$$

脑的灌注压(CPP)=平均动脉压(MAP)-颅内压(ICP),正常值为 9.3～12 kPa(70～90 mmHg);脑血管阻力为 0.16～0.33 kPa(1.2～2.5 mmHg);此时脑血管的自动调节功能良好。如因颅内压增高而引起的脑灌注压下降,可通过血管扩张,以降低血管阻力的自动调节反应,维持脑血流量的稳定。如果颅内压不断增高使脑灌注压低于 5.3 kPa(40 mmHg)时,脑血管自动调节功能失效,脑血流量随之急剧下降,就会造成脑缺血缺氧。当颅内压升至接近平均动脉压水平时,颅内血流几乎完全停止,患者就会处于严重的脑缺血缺氧状态,最终出现脑死亡。

(2)脑水肿:颅内压增高可直接影响脑的代谢和血流量,从而产生脑水肿,使脑的体积增大,进而加重颅内压增高。颅内压增高使脑血流量降低,造成脑组织缺血缺氧,加重脑水肿,进而加重颅内压增高,引发脑疝,使脑组织移位,压迫脑干,导致脑干功能衰竭(呼吸、循环衰竭)。

(3)库欣综合征:颅内压急剧升高时,患者出现血压升高(全身血管加压反应)、心跳和脉搏减慢、呼吸节律紊乱及体温升高等各项生命体征发生变化,这种变化即称库欣反应。多见于急性颅内压增高病例。

（4）胃肠功能紊乱：部分颅内压增高患者，可首先表现为胃肠功能紊乱，出现呕吐，胃、十二指肠溃疡、出血和穿孔等，这与颅内压增高引起下丘脑自主神经中枢功能紊乱有关。

（5）神经性肺水肿：有 5%～10% 的急性颅内压增高病例出现，表现为呼吸急促、痰鸣，并有大量泡沫状血性痰。这与下丘脑、延髓受压导致 α-肾上腺能神经活性增强有关。

二、临床表现

（一）头痛

头痛是颅内压增高最常见的症状之一，以早晨或晚间较重，部位多位于额部及颞部，可从颈枕部向前放射至眼眶。头痛程度可随颅内压的增高而进行性加重。当用力、咳嗽、喷嚏、弯腰或低头活动时常使头痛加重。头痛性质以胀痛和撕裂痛为多见。

（二）恶心、呕吐

头痛剧烈时，可伴有恶心和呕吐。呕吐呈喷射性，易发生于饭后。呕吐后头痛可有所缓解，患者常因此而拒食，反复呕吐可导致水、电解质紊乱和体重减轻。

（三）视神经盘水肿

视神经盘水肿因视神经受压、眼底静脉回流受阻引起，这是颅内压增高的重要客观体征之一。表现为视神经盘充血，边缘模糊不清，中央凹陷消失，视网膜静脉怒张。若视神经盘水肿长期存在，则视盘颜色苍白，视力减退，视野向心缩小，称为视神经继发性萎缩。患者常有一过性的视力模糊，即使此时颅内压增高得以解除，往往视力的恢复也并不理想，甚至继续恶化直至失明。

以上三者是颅内压增高的典型表现，称之为颅内压增高"三主征"。其中视神经盘水肿是诊断颅内压增高的重要客观体征。

（四）意识障碍及生命体征变化

颅内压增高的初期意识障碍可出现嗜睡、反应迟钝等。持续及严重的颅内压增高，会出现昏睡、昏迷，伴有瞳孔散大、对光反应消失、脑疝、去皮质强直。患者可伴有典型的生命体征变化：血压升高，尤其是收缩压升高，脉压增大；脉搏缓慢，洪大有力；呼吸深慢等。

（五）其他症状和体征

颅内压增高还可引起一侧或双侧外展神经麻痹或复视、头晕、猝倒等。小儿颅内压增高时可有头皮静脉怒张、头颅增大、颅缝增宽或分离、前囟饱满。

三、实验室及其他检查

（一）头颅 X 线断层扫描（CT）及磁共振成像（MRI）

目前 CT 是诊断颅内占位性病变的首选辅助检查措施。在 CT 不能确诊的情况下，可进一步行 MRI 检查，以利于确诊。可见脑沟变浅，脑室、脑池缩小或脑结构变形等，通常能显示病变的位置、大小和形态。

（二）脑血管造影或数字减影血管造影

脑血管造影或数字减影血管造影主要用于疑有脑血管畸形或动脉瘤等疾病的检查。

（三）头颅 X 线摄片

颅内压增高时，可见脑回压迹增多、加深，鞍背骨质稀疏及蝶鞍扩大，颅骨的局部破坏或增生等，小儿可见颅骨骨缝分离。X 线片对于诊断颅骨骨折、垂体瘤所致蝶鞍扩大以及听神经瘤引起内听道孔扩大等具有重要价值。

(四)腰椎穿刺

腰穿可在取脑脊液检查的同时测量颅内压力。但对有明显颅内压增高症状和体征的患者禁忌腰穿,因腰穿时可能引发脑疝。

四、治疗要点

根本的治疗方法是去除颅内压增高的病因,如切除颅内肿瘤、清除血肿、控制颅内感染等。如病因未查明或一时不能解除病因者可作对症治疗。

(一)非手术治疗

1.脱水治疗

使用脱水药物以减少脑组织中的水分,从而缩小脑体积,同时限制水、钠的输入量,降低颅内压。

2.激素治疗

肾上腺皮质激素能改善毛细血管通透性,防治脑水肿。

3.冬眠低温治疗

冬眠低温治疗法可以降低脑的代谢及脑组织耗氧量,减少脑水肿的发生和发展,从而降低颅内压。

4.辅助过度换气

辅助过度换气的目的是使体内的 CO_2 排出,增加血氧分压,减少脑血流量,使颅内压相应下降。

(二)手术治疗

主要施行手术减压。

(1)开颅切除病变组织。

(2)颅骨切除术。

(3)建立脑脊液引流系统。①内引流:脑室心房分流及脑室腹腔分流。②外引流:脑室引流,脑室穿刺引流脑脊液至体外,可以暂时降低颅内压,以便进一步施行手术治疗。

五、护理评估

(一)健康史

了解有无脑外伤、颅内炎症、脑肿瘤及高血压、脑动脉硬化病史,初步判断颅内压增高的病因;评估患者有无合并其他系统疾病,有无呼吸道梗阻、便秘、剧烈咳嗽、癫痫等导致颅内压骤升的因素。

(二)目前身体状况

1.症状和体征

患者头痛的性质、程度、持续时间;有无喷射性呕吐;患者有无意识障碍、视力障碍;患者的生命体征的变化等。

2.辅助检查

CT 及 MRI 检查结果;监测患者的电解质、血气分析,评估患者有无水、电解质、酸碱平衡紊乱。

3.心理、社会状况

评估颅内压增高患者有无因头痛、呕吐等不适引起的烦躁不安、焦虑、紧张等心理反应,同时要了解患者及家属对疾病的认知程度、家庭经济状况和社会支持情况。

六、常见护理诊断/问题

(一)疼痛

疼痛与颅内压增高有关。

(二)脑组织灌注量改变

脑组织灌注量改变与颅内压增高有关。

(三)体液不足

体液不足与颅内压增高引起剧烈呕吐及应用脱水剂有关。

(四)有受伤的危险

受伤与意识障碍、视力障碍有关。

(五)潜在并发症

潜在并发症为脑疝。

七、护理目标

(1)患者主诉头痛减轻,舒适感增加。

(2)脑组织灌注正常,去除引起颅内压骤增的因素。

(3)体液保持平衡,生命体征平稳,尿比重在正常范围,无脱水症状和体征。

(4)患者无意外受伤情况的发生。

(5)患者发生脑疝征象能够被及时发现和处理。

八、护理措施

(一)一般护理

1.体位

抬高头部 15°～30°,即使患者有休克情况也不可采取垂头仰卧式。头、颈应呈一直线,利于颅内静脉回流,减轻脑水肿。

2.吸氧

持续或间断吸氧,改善脑缺氧,使脑血管收缩,降低脑血流量,减轻脑水肿。

3.控制液体摄入量

补液量应以能维持出入量的平衡为度,一般每天不超过 2000 mL,且保持尿量在 600 mL以上。注意补充电解质并调节酸碱平衡,防止水电解质紊乱。

4.病情观察

密切观察患者的意识状态、生命体征、瞳孔等变化,持续监测颅内压及其波型变化,警惕脑疝的发生。

5.生活护理

做好口腔、皮肤的护理工作,注意饮食调整,适当限制钠盐,保护患者,防止受伤。

(二)防止颅内压骤然升高的护理

1.保持安静

绝对卧床休息,尽量减少搬运患者次数,急需搬运时,动作要轻,头部相对固定,坐起时勿用力过猛。限制患者家属探视,避免情绪激动,以免颅内压骤然升高。

2.避免胸膜腔内压或腹内压上升

胸膜腔内压或腹内压上升会间接导致脑血液回流受阻而产生颅内压增高。

(1)尽可能地预防患者的屏气动作,保持大便通畅。颅内压增高引起的头痛致自主神经功能紊乱,抑制规律性排便活动;恶心、呕吐及脱水药物的应用,导致患者不同程度的脱水,引起便秘。鼓励患者多吃蔬菜与水果预防便秘,对已形成便秘者可用开塞露 1～2 支,或用少量高渗液(如 500 g/L 甘油盐水 50 mL)行低位、低压灌肠,禁止大量灌肠,以免颅内压骤然增高。

(2)保持呼吸道通畅:及时清除呼吸道分泌物和呕吐物;舌根后坠者可托起下颌或放置口咽通气道;对意识不清的患者及排痰困难者,行气管切开术。

(3)避免剧烈咳嗽:避免并及时治疗感冒、咳嗽。

(4)避免髋关节长期屈曲。

(5)指导患者翻身时行呼气动作。

(6)及时控制癫痫发作:癫痫发作可加重脑缺氧及脑水肿,应遵医嘱定时定量给予抗癫痫药物,一旦发作应及时给予抗癫痫及降颅内压处理。

(三)症状护理

1.高热

高热可使机体代谢率增高,加重脑缺氧。应采取一些降低体温的护理措施。

(1)定时测量体温。

(2)减少盖被。

(3)按医嘱给予退热药。

(4)在表浅的大血管处直接用冷敷可加速降温,可在腋下及腹股沟使用冰袋。

(5)必要时给予冬眠疗法。

2.头痛

头痛适当应用止痛剂,但禁用吗啡、哌替啶(杜冷丁),以免抑制呼吸中枢。

3.躁动

寻找原因给予及时处理,切忌强制约束,以免患者挣扎使颅内压增高。

(四)脱水治疗的护理

应用高渗性和利尿性脱水剂,增加水分的排除,达到降低颅内压的目的。如高渗性脱水剂 20% 甘露醇 250 mL,快速静脉滴注,每天 2～4 次;50% 葡萄糖 60～100 mL,静脉推注,每天 4～6 次;同时使用利尿脱水剂,如呋塞米(速尿)20～40 mg,静脉推注。过多应用呋塞米可引起电解质紊乱、血糖升高;甘露醇最好在颅内压监测指标指导下应用,防止发生低颅压。用药期间注意观察用药反应和效果,并及时记录。

(五)激素治疗的护理

肾上腺皮质激素通过稳定血脑屏障,可预防和缓解脑水肿。常选用地塞米松 5～10 mg,静脉注射或静脉滴注,每天 1～2 次;氢化可的松 100 mg,静脉滴注,每天 1～2 次。由于激素有引起消化道应激性溃疡出血、增加感染机会等不良反应,按医嘱用药时注意观察。

九、护理评估

(1)患者是否主诉疼痛减轻。

(2)患者颅内压增高症状是否得到缓解,头痛是否减轻,意识状态是否改善。

(3)患者生命体征是否平稳,水、电解质是否平衡,尿量及尿比重是否正常。

(4)患者是否发生外伤。

(5)患者是否出现脑疝迹象,如果出现是否得到及时发现和处理。

十、健康指导

(1)饮食应清淡,不宜过多摄入钠盐。

(2)保持乐观情绪,维持稳定血压。

(3)保持大便通畅,防止便秘,避免用力排便。

(4)防止呼吸道感染,避免剧烈咳嗽。

(5)癫痫小发作时应积极治疗,防止癫痫大发作。

第三节 脑动脉瘤的护理

脑动脉瘤是局部动静脉异常改变产生的脑动静脉瘤样突起,好发于组成脑底动脉环(Willis 动脉环)的大动脉分支或分叉部。因为这些动脉位于脑底的脑池中,所以动脉瘤破裂出血引起动脉痉挛、栓塞及蛛网膜下隙出血(SAH)等症状。主要见于中年人。脑动脉瘤的病因尚未完全明了,但目前多认为与先天性缺陷、动脉粥样硬化、高血压、感染、外伤有关。临床表现为突然头痛、呕吐、意识障碍、癫痫样发作、脑膜刺激征等。以手术治疗为主,常采用动脉瘤栓塞术、开颅动脉瘤夹闭术及穿刺栓塞动脉瘤。

一、护理措施

(一)术前护理

(1)一旦确诊,患者需绝对卧床,暗化病室,减少探视,避免一切外来刺激。情绪激动、躁动不安可使血压上升,增加再出血的可能,适当给予镇静剂。

(2)密切观察生命体征及意识变化,每天监测血压 2 次,及早发现出血情况,尽早采取相应的治疗措施。

(3)胃肠道的管理:合理饮食,勿食用易导致便秘的食物;常规给予口服缓泻剂如酚酞、麻仁润肠丸,保持排便通畅,必要时给予低压缓慢灌肠。

(4)尿失禁的患者,应留置导尿管。

(5)患者避免用力打喷嚏或咳嗽,以免增加腹压,反射性地增加颅内压,引起脑动脉瘤破裂。

(6)伴发癫痫者,要注意安全,防止发作时受外伤;保持呼吸道通畅,同时给予吸氧,记录抽搐时间,遵医嘱给予抗癫痫药。

(二)术后护理

(1)监测患者生命体征,特别是意识、瞳孔的变化,尽量使血压维持在一个个体化的稳定水平,避免血压过高引起脑出血或血压过低致脑供血不足。

(2)持续低流量给氧,保持脑细胞的供氧。观察肢体活动及感觉情况,与术前对比有无改变。

(3)遵医嘱给予甘露醇及甲强龙泵入,减轻脑水肿;或泵入尼莫地平,减轻脑血管痉挛。

(4)保持引流通畅,观察引流液的色、量及性质,如短时间内出血过多,应通知医师及时处理。

(5)保持呼吸道通畅,防止肺部感染及压力性损伤的发生。

(6)避免情绪激动及剧烈活动。

(7)手术恢复期应多进高蛋白食物,加强营养,增强机体的抵抗力。

(8)减少刺激,防止癫痫发作,尽量将癫痫发作时的损伤减到最小,装好床挡,备好抢救用品,防止意外发生。

(9)清醒患者床头抬高 30°,利于减轻脑水肿。

(10)准确记录出入量,保证出入量平衡。

(11)减轻患者心理负担,加强沟通。

(三)健康指导

(1)定期测量血压,复查病情,及时治疗可能并存的血管病变。

(2)保持大小便通畅。

(3)其他指导。①应规律生活,避免劳累、熬夜、暴饮暴食等不利因素,保持心情舒畅,注意劳逸结合。②坚持适当锻炼。康复训练过程艰苦而漫长(一般为 1～3 年,长者需终生训练),需要信心、耐心、恒心,在康复医师指导下,循序渐进、持之以恒。

二、主要护理问题

(1)脑出血:与手术创伤有关。

(2)脑组织灌注异常:与脑水肿有关。

(3)有感染的危险:与手术创伤有关。

(4)睡眠形态紊乱:与疾病创伤有关。

(5)便秘:与手术后卧床有关。

(6)疼痛:与手术损伤有关。

(7)有受伤的危险:与手术可能诱发癫痫有关。

(8)活动无耐力:与术后卧床时间长有关。

第四节　脑膜瘤的护理

一、疾病概述

脑膜瘤占颅内肿瘤的 19.2%,男：女为 1：2。一般为单发,多发脑膜瘤偶尔可见,好发部位依次为矢状窦旁、大脑镰、大脑凸面,其次为蝶骨嵴、鞍结节、嗅沟、小脑脑桥角与小脑幕等部位,生长在脑室内者很少,也可见于硬膜外。其他部位偶见。依肿瘤组织学特征,将脑膜瘤分为 5 种类型,即内皮细胞型、成纤维细胞型、血管瘤型、化生型和恶性型。

(一)临床表现

1.慢性颅压增高症状

因肿瘤生长较慢,当肿瘤达到一定体积时才引起头痛、呕吐及视力减退等,少数呈急性发病。

2.局灶性体征

因肿瘤呈膨胀性生长,患者往往以头疼和癫痫为首发症状。根据肿瘤位置不同,还可以出现视力、视野、嗅觉或听觉障碍及肢体运动障碍等。老年患者尤以癫痫发作为首发症状多见,颅压增高症状多不明显。

(二)辅助检查

1.头颅 CT 扫描

典型的脑膜瘤,显示脑实质外圆形或类圆形高密度,或等密度肿块,边界清楚,含类脂细胞者呈低密度,周围水肿带较轻或中度,且有明显对比增强效应。瘤内可见钙化、出血或囊变,瘤基多较宽,并多与大脑镰、小脑幕或颅骨内板相连,其基底较宽,密度均匀一致,边缘清晰,瘤内可见钙化。增强后可见肿瘤明显增强,可见脑膜尾征。

2.MRI 扫描

同时进行 CT 和 MRI 的对比分析,方可得到较正确的定性诊断。

3.脑血管造影

脑血管造影可显示瘤周呈抱球状供应血管和肿瘤染色。同时造影技术也为术前栓塞供应动脉,减少术中出血提供了帮助。

(三)鉴别诊断

需同脑膜瘤鉴别的肿瘤因部位而异,幕上脑膜瘤应与胶质瘤、转移瘤鉴别,鞍区脑膜瘤应与垂体瘤鉴别,桥小脑角脑膜瘤应与听神经瘤鉴别。

(四)治疗

1.手术治疗

手术切除脑膜瘤是最有效的治疗手段,应力争全切除,对受肿瘤侵犯的脑膜和颅骨,亦应切除之,以求达到根治。

(1)手术原则:控制出血,保护脑功能,争取全切除。对无法全切除的患者,则可行肿瘤次全切除或分次手术,以免造成严重残疾或死亡。

(2)术前准备:①肿瘤血运极丰富者可术前行肿瘤供应血管栓塞以减少术中出血。②充分备血,手术开始时做好快速输血准备。③鞍区肿瘤和颅压增高明显者,术前数日酌用肾上腺皮质激素和脱水治疗。④有癫痫发作史者,需术前应用抗癫痫药物、预防癫痫发作。

(3)术后并发症。①术后再出血:术后密切观察神志瞳孔变化,定期复查头部 CT 早期处理。②术后脑水肿加重:对于影响静脉窦和粗大引流静脉的肿瘤切除后应用脱水药物和激素预防脑水肿加重。③术后肿瘤残余和复发:需定期复查并辅以立体定向放射外科治疗等防止肿瘤复发。

2.立体定向放射外科治疗

因其生长位置,约有 17%～50% 的脑膜瘤做不到全切,另外还有少数恶性脑膜瘤也无法全切。肿瘤位于脑深部重要结构难以全切除者,如斜坡、海绵窦区、视丘下部或小脑幕裂孔区脑膜瘤,应同时行减压性手术,以缓冲颅压力,剩余的瘤体可采用 γ 刀或 X 刀治疗,亦可达到很好效果。

3.放疗或化疗

恶性脑膜瘤在手术切除后,需辅以化疗或放疗,防止肿瘤复发。

4.其他治疗

其他治疗包括激素治疗、分子生物学治疗、中医治疗等。

二、护理

(一)入院护理

(1)入院常规护理;常规安全防护教育;常规健康指导。

(2)指导患者合理饮食,保持大便通畅。

(3)指导患者肢体功能锻炼;指导患者语言功能锻炼。

(4)结合患者的个体情况,每 1～2 小时协助患者翻身,保护受压部位皮肤;如局部皮肤有压红,可缩短翻身的间隔时间,受压部位应予软枕垫高减压。

(二)术前护理

(1)每 1～2 小时巡视患者,观察患者的生命体征、意识、瞳孔、肢体活动,如有异常及时通知医生。

(2)了解患者的心理状态,向患者讲解疾病的相关知识,介绍同种疾病手术成功的例子,增强患者治疗信心,减轻焦虑、恐惧心理。

(3)根据医嘱正确采集标本,进行相关检查。

(4)术前落实相关化验、检查报告的情况,如有异常立即通知医生。

(5)根据医嘱进行治疗、处置,注意观察用药后反应。

(6)注意并发症的观察和处理。

(7)指导患者练习深呼吸及有效咳嗽;指导患者练习床上大小便。

(8)指导患者修剪指(趾)甲、剃胡须,女性患者勿化妆及涂染指(趾)甲。

(9)指导患者戒烟、戒酒。

(10)根据医嘱正确备血(复查血型),行药物过敏试验。

(11)指导患者术前 12 小时禁食,8 小时禁饮水,防止术中呕吐导致窒息;术前晚进半流食,如米粥、面条等。

(12)指导患者保证良好的睡眠,必要时遵医嘱使用镇静催眠药。

(三)手术当日护理

1.送手术前

(1)术晨为患者测量体温、脉搏、呼吸、血压;如有发热、血压过高、女性月经来潮等情况均应及时报告医生,以确定是否延期手术。

(2)协助患者取下义齿、项链、耳钉、手链、发夹等物品,并交给家属妥善保管。

(3)皮肤准备(剃除全部头发及颈部毛发、保留眉毛)后,更换清洁的病员服。

(4)遵医嘱术前用药,携带术中用物,平车护送患者入手术室。

2.术后回病房

(1)每15~30分钟巡视患者,注意观察患者的生命体征、意识、瞳孔、肢体活动等,如异常及时通知医生。

(2)注意观察切口敷料有无渗血。

(3)密切观察引流液的颜色、性状、量等情况并记录。妥善固定引流管,引流袋置于头旁枕上或枕边,高度与头部创腔保持一致;保持引流管引流通畅,活动时注意引流管不要扭曲、受压,防止脱管。

(4)观察留置导尿患者尿液的颜色、性状、量,会阴护理每天2次。

(5)术后6小时内给予去枕平卧位,6小时后可床头抬高,麻醉清醒的患者可以协助床上活动,保证患者舒适。

(6)保持呼吸道通畅。

(7)若患者出现不能耐受的头痛,及时通知医生,遵医嘱给予止痛药物,并密切观察患者的生命体征、意识、瞳孔等变化。

(8)精神症状患者的护理:加强患者安全防护,上床挡;需使用约束带的患者,应告知家属并取得同意,定时松解约束带,按摩受约束的部位;24小时有家属陪护,预防自杀倾向,同时做好记录。

(9)术后24小时内禁食水,可行口腔护理,每天2次。清醒患者可口唇覆盖湿纱布,保持口腔湿润。

(10)结合患者的个体情况,每1~2小时协助患者翻身,保护受压部位皮肤;如局部皮肤有压红,可缩短翻身的间隔时间,受压部位应予软枕垫高减压。

(四)术后护理

1.术后第1日~第3日

(1)每1~2小时巡视患者,注意观察患者的生命体征、意识、瞳孔、肢体活动等,如发现有头痛、恶心、呕吐等颅内压增高症状及时通知医生。

(2)注意观察切口敷料有无渗血。

(3)密切观察引流液的颜色、性状、量等情况并记录,妥善固定引流管,并保持引流管引流通畅,不可随意放低引流袋,以保证创腔内有一定的液体压力。若引流袋放低,会导致创腔内液体引出过多,创腔内压力下降,脑组织迅速移位,撕破大脑上静脉,从而引发颅内血肿。医生根据每天引流液的量调节引流袋的高度。

(4)观察留置导尿患者尿液的颜色、性状、量,会阴护理每天2次。

(5)术后引流管放置3~4天,引流液由血性脑脊液转为澄清脑脊液时,即可拔管,避免长时间带管形成脑脊液漏。拔除引流管后,注意观察患者的生命体征、意识、瞳孔等变化,切口敷料有无渗血、渗液及皮下积液等,如有异常及时通知医生。

（6）加强呼吸道的管理,鼓励深呼吸及有效咳嗽、咳痰,如痰液黏稠不易咳出可遵医嘱予雾化吸入,必要时吸痰。

（7）术后 24 小时如无恶心、呕吐等麻醉后反应,可遵医嘱进食,由流食逐步过渡到普食,积极预防便秘的发生。

（8）指导患者床上活动,床头摇高,逐渐坐起,逐渐过渡到床边活动（做好跌倒风险评估）,家属陪同。活动时以不疲劳为宜。

（9）指导患者进行肢体功能锻炼;进行语言功能锻炼。

（10）做好生活护理,如洗脸、刷牙、喂饭、大小便等,定时协助患者翻身,保护受压部位皮肤,预防压疮的发生。

2.术后第 4 日～出院日

（1）每 1～2 小时巡视患者,注意观察患者的生命体征、意识、瞳孔、肢体活动等,如发现有头痛、恶心、呕吐等颅内压增高症状及时通知医生;注意观察切口敷料有无渗血。

（2）指导患者注意休息,病室内活动,活动时以不疲劳为宜。对高龄、活动不便、体质虚弱等可能发生跌倒的患者及时做好跌倒或坠床风险评估。

（五）出院指导

1.饮食指导

指导患者进食高热量、高蛋白、富含纤维素、维生素丰富、低脂肪、低胆固醇食物,如蛋、牛奶、瘦肉、鲜鱼、蔬菜、水果等。

2.用药指导

有癫痫病史者遵医嘱按时、定量口服抗癫痫药物。不可突然停药、改药及增减药量,以避免加重病情。

3.康复指导

对肢体活动障碍者,户外活动须有专人陪护,防止意外发生;鼓励患者对功能障碍的肢体需经常做主动和被动运动,防止肌肉萎缩。

第五节　垂体腺瘤的护理

垂体腺瘤系发生于腺垂体的良性肿瘤。如果肿瘤增大,压迫周围组织,则出现头痛、视力减退、视野缺损、上睑下垂及眼球运动功能障碍等压迫症状。治疗一般以手术为主,也可行药物和放射治疗。手术治疗包括开颅垂体瘤切除术和经口鼻或经单鼻蝶窦垂体瘤切除术。垂体瘤患者有发生垂体卒中的可能。垂体卒中为垂体肿瘤内突然发生出血性坏死或新鲜出血。典型症状:突然头痛,在1～2 天内眼外肌麻痹、视觉障碍、视野缺损及进行性意识障碍等。如发生上述情况应按抢救程序及时进行抢救。

一、护理措施

(一) 术前护理

1. 预防手术切口感染

为预防手术切口感染,经蝶窦垂体腺瘤切除术患者应在术前 3 日常规口服抗生素,用复方硼酸溶液漱口,用呋麻液滴鼻,每天 4 次,每次双侧鼻腔各 2～3 滴,滴药时采用平卧仰头位,使药液充分进入鼻腔。

2. 皮肤准备

经蝶窦手术患者需剪鼻毛,应动作轻稳,防止损伤鼻黏膜致鼻腔感染。近来多采用电动鼻毛修剪器,嘱患者自行予以清理,再由护士检查有无残留鼻毛,此法提高了患者的舒适度,更易于接受,亦便于护士操作。观察有无口鼻疾患,如牙龈炎、鼻腔疖肿等。如有感染存在,则改期手术。

3. 物品准备

备好牛奶(有刻度标记,并预先在奶嘴上剪好"十"字开口,以准确记录入量,便于患者吸吮)、咸菜、纯橙汁、香蕉、猕猴桃等含钾、钠多的食物。

4. 术前宣教

向患者讲解有关注意事项,消除恐惧,取得配合。

(二) 术后护理

(1) 卧位未清醒时,取平卧位,头偏向一侧,清醒后拔除气管插管。无脑脊液鼻漏应抬高床头15°～30°。有脑脊液鼻渗/漏者,一般去枕平卧 3～7 天,具体时间由手术医师决定;床头悬挂"平卧"提示牌。

(2) 患者术后返回病室时,需经口吸氧。先将氧流量调至 2～3 L/min,再将吸氧管轻轻放入患者口腔中并用胶布将管路固定于面部,防止不慎脱落。及时吸除口腔及气管插管的内分泌物,维持呼吸道通畅。

(3) 生命体征的监测:麻醉清醒前后应定时测量生命体征,特别注意观察瞳孔的对光反射是否恢复。

(4) 拔除气管插管指征及方法:①双侧瞳孔等大(或与术前大小相同);②瞳孔对光反射敏感;③呼之能应、可遵医嘱做简单动作;④将口腔内分泌物吸除干净;⑤术中无特殊情况;⑥拔除气管插管时,患者应取平卧位头偏向一侧,抽出气囊中的空气,嘱患者做吐物动作,顺势将插管迅速拔出(目前此项操作多在手术室恢复室完成)。

(5) 伤口护理:如无脑脊液鼻漏者,术后 3 天左右拔除鼻腔引流条,用呋麻液滴鼻,每天 4 次,每次2～3 滴,防止感染。如有鼻漏,术后 5～7 天拔除鼻腔引流条。拔除鼻腔引流条后勿用棉球或纱布堵塞鼻腔。

(6) 口腔护理:如经口鼻蝶窦入路手术,口腔内有伤口,应每天做口腔护理,保持口腔内的清洁。由于术后用纱条填塞鼻腔止血,患者只能张口呼吸,易造成口腔干燥、咽部疼痛不适,此时,应用湿纱布盖于口唇外,保持口腔湿润,减轻不适,必要时可遵医嘱予以雾化吸入或用金喉健喷咽部。

（7）术后并发症的护理。

脑出血：常在术后 24～48 小时内发生，当患者出现意识障碍（昏睡或烦躁）、瞳孔不等大或外形不规则、视物不清、视野缺损、血压进行性升高等症状时，提示有颅内出血可能，应及时通知医师，必要时做急诊 CT 或行急诊手术。如未及时发现或采取有效措施，将出现颅内血肿、脑疝甚至危及患者生命。

尿崩症和（或）水电解质紊乱：由于手术对神经垂体及垂体柄有影响，术后一过性尿崩发生率较高，表现为大量排尿，每小时尿量 200 mL 以上，连续 2 小时以上，此即为尿崩症。需监测每小时尿量，准确记录出入量，合理经口、经静脉补液，必要时口服抗利尿剂如醋酸去氨升压素（弥凝），或静脉泵入垂体后叶素控制尿量，保持出入量平衡。水电解质紊乱则可由手术损伤下丘脑或尿崩症致大量排尿引起，易造成低血钾等水、电解质紊乱，临床上每天晨监测血电解质情况，及时给予补充。

脑脊液鼻漏：由于术中损伤鞍隔所致，常发生于术后 3～7 天，尤其是拔除鼻腔填塞纱条后，观察患者鼻腔中有无清亮液体流出。因脑脊液含有葡萄糖，可用尿糖试纸粉色指示端检测，阳性则提示有脑脊液鼻漏（如混有血液时，也可呈现假阳性，需注意区分）。此时，患者应绝对卧床，去枕平卧 2～3 周。禁止用棉球、纱条、卫生纸填塞鼻腔，以防逆行感染。

垂体功能低下：由机体不适应激素的变化引起，常发生于术后 3～5 天。患者可出现头晕、恶心、呕吐、血压下降等症状。此时，应先查血钾浓度，与低血钾相鉴别。一般用生理盐水 100 mL＋琥珀酸氢化可的松 100 mg 静脉滴注后可缓解。

（三）健康指导

（1）出院后患者可以正常进食，勿食刺激性强的食物及咖啡、可乐、茶类。

（2）患者应适当休息，通常 1～3 个月后即可正常工作。

（3）出现味觉、嗅觉减退多为暂时的，无须特殊处理，一般自行恢复。痰中仍可能带有血丝，如果量不多，属于正常情况，不需处理。

（4）注意避免感冒，尽量少到人员密集的公共场所，如超市、电影院。

（5）如果出现下列情况要考虑肿瘤复发，及时复查。一度改善的视力视野再次障碍；肢端肥大症患者血压、血糖再次升高；库欣病或者脸色发红，皮肤紫纹不消退或者消退后再次出现，血压升高。

（6）如出院后仍需继续服用激素，应遵医嘱逐渐减少激素用量，如出现厌食、恶心、乏力等感觉，可遵医嘱酌情增加药量。甲状腺激素可遵医嘱每 2 周减量一次，在减量过程中，如果出现畏寒、心悸、心率缓慢等情况，可根据医嘱，酌情增加药量。

（7）如果出现厌食、恶心、乏力、畏寒、心悸等症状，应考虑到垂体功能低下，应及时到当地医院就诊或回手术医院复查。

（8）如果每天尿量超过 3000 mL，应考虑多尿甚至尿崩症可能。应及时去当地医院诊疗或回手术医院复查。

（9）出院后应定期复查，复查时间为术后 3 个月、6 个月和 1 年。

二、主要护理问题

（一）潜在并发症

（1）窒息：与术后麻醉未醒，带有气管插管有关。

（2）出血：与手术伤口有关。

（3）脑脊液鼻漏：与手术损伤鞍隔有关。

（4）垂体功能低下：与手术后一过性的激素减低有关。

（二）有体液不足的危险

与一过性尿崩有关。

（三）生活自理能力部分缺陷

与卧床及补液有关。

（四）有皮肤完整性受损的危险

与长期平卧有关。

第六章　普外科护理

第一节　甲状腺疾病

甲状腺分左右两叶,覆盖并附着于甲状软骨下方的器官两侧。中间以峡部相连,有内外两侧被膜包裹。手术时分离甲状腺即在此两层被膜之间进行。

甲状腺的血液供应非常丰富,主要来自两侧的甲状腺上、下动脉。甲状腺有 3 条主要静脉,即甲状腺上、中、下静脉。甲状腺的神经支配来自迷走神经,其中喉返神经穿行于甲状腺下动脉的分支之间,支配声带运动。喉上神经的内支(感觉支)分布于喉黏膜,外支(运动支)支配环甲肌,与甲状腺上动脉贴近走行,使声带紧张。

甲状腺有合成、贮存和分泌甲状腺素的功能。其主要作用是加快全身细胞利用氧的效能,加速蛋白质、糖类和脂肪的分解,全面增加人体代谢热量的产生,来促进人体的生长发育;在出生后影响脑与长骨的生长、发育。

一、评估

1.一般评估

生命体征,有无家族史、既往史。

2.专科评估

甲状腺肿物的生长速度、活动度及质地,有无压迫症状;患者是否有情绪急躁,容易激动、失眠、两手颤动、怕热、多汗、食欲亢进,进而体重减轻、消瘦、心悸、胸闷、月经失调等症状。

二、护理要点

1.术前护理

(1)饮食护理:进食高热量、高蛋白、高维生素食物,禁止饮用对中枢神经有兴奋作用的浓茶、咖啡等刺激性饮料。

(2)皮肤的准备:男性患者刮胡须,女性患者头发剪短。

(3)胃肠道的准备:术前禁食 8～12 小时,禁水 4～6 小时。

(4)体位:术前指导患者进行头颈过伸拉的训练,用软枕垫高肩部保持头低位,以适应术中体位。

(5)心理护理。

讲解手术的必要性,讲解手术的类型及麻醉方式。

加强与患者的沟通,了解患者的动态心理变化。多关心患者,耐心聆听患者的主诉,耐心解答患者的问题,建立良好的护患关系,消除紧张情绪打消顾虑,调动社会支持体系,给患者予以协助和鼓励。

对于精神过度紧张或失眠者,遵医嘱适当应用镇静药或安眠药。

2.术后护理

1)甲状腺腺瘤患者的术后护理

护士在重视术后患者主诉的同时,密切观察生命体征、呼吸、发音和吞咽状况及早发现甲状腺术后的并发症,及时通知医生并配合抢救。呼吸困难和窒息的预防和急救措施具体如下。

体位:患者回病室后取平卧位,待血压平稳或全麻清醒后去枕平卧位,以利于呼吸和引流。

引流:对手术野放置橡胶片引流管者,护士应告知患者一般引流会持续24～48小时,引流的目的是便于观察切口内出血情况,及时引流切口内的积血,预防术后气管受压。

保持呼吸道通畅:避免引流管阻塞导致颈部积血、积液、压迫气管而引起呼吸不畅,鼓励和协助患者进行深呼吸和有效咳嗽,必要时行雾化吸入,以利于痰液及时排出。

急救准备:常规在床旁准备气管切开包和手套,以备急用。

急救配合:对因血肿压迫所致呼吸困难或窒息者,须立即配合进行床边抢救,即剪开缝线,敞开伤口,迅速取去血肿,结扎出血的血管。若患者呼吸仍无改善则需行气管切开、吸氧;待病情好转,再送手术室做进一步检查、止血和其他处理。对喉头水肿所致的呼吸困难或窒息者,应即刻遵医嘱应用大剂量激素,如地塞米松 30 mg 静脉滴入;若呼吸困难无好转,可行环甲膜穿刺或气管切开。

喉返和喉上神经损伤:鼓励术后患者发音,注意有无声调降低或声音嘶哑,以及早发现喉返神经损伤的征象,及早护理。喉上神经内支受损者,因喉部黏膜感觉丧失所导致反射性咳嗽消失,患者在进食尤其是饮水的时候易发生误咽和呛咳,故要加强对该类患者饮食过程中的观察和护理。

2)甲状腺危象患者的急救护理

甲状腺危象表现为术后 12～36 小时内出现高热(高于 39℃),脉快且弱(高于 120 次/min),烦躁、谵妄,甚至昏迷,常伴有恶心、呕吐。急救护理具体如下。

物理或药物降温,必要时可用冬眠药,使其体温维持在 37℃左右。

吸氧,持续低流量吸氧减轻组织缺氧。

静脉输入大量葡萄糖溶液,降低循环血液中甲状腺素水平。

烦躁不安,谵妄者注意患者安全,适当防护,防止外伤。

遵医嘱用药,口服复方碘化钾溶液 3～5 mL,紧急时用 10％碘化钠溶液 5～10 mL 加入 10％葡萄糖 500 mL 中静脉滴入,氢化可的松每日 200～400 mg 分次静脉滴注。拮抗应激:利舍平 1～2 mg 肌内注射或普萘洛尔 5 mg 加入 10％葡萄糖 100 mL 中滴注以降低周围组织对儿茶酚胺的反应;镇静药常用苯巴比妥钠 100 mg 或冬眠合剂Ⅱ号半量肌内注射 6～8 小时一次,有心衰的患者加用洋地黄制剂。

手足抽搐:补钙,指导患者口服补钙;症状较重长期不能恢复者,可加服维生素 D_3,以促进钙在肠道内的吸收。抽搐发作时,立即遵医嘱静脉注射 10％葡萄糖酸钙或氯化钙 10～20 mL。

提供心理支持减轻恐惧和焦虑促进症状缓解。

3)甲状腺癌的术后并发症护理

出血:术后 48 小时内出现,表现颈部迅速肿大、呼吸困难、烦躁不安,甚至窒息;伤口渗血或出血。

预防术后出血:适当加压包扎伤口敷料,予以半坐卧位,减轻术后颈部切口张力,避免大声说话剧烈咳嗽,以免伤口裂开出血。术后 6 小时内进食温凉流质、半流质饮食,避免进过热饮食,减少伤口部位充血,并观察患者吞咽过程中有无呛咳、说话有无嘶哑。

观察伤口渗血情况及颈部有无渗血,观察患者呼吸情况,有无呼吸困难。观察患者颈部情况,有无颈部肿大,床旁备气切包,如发生出血应立即剪开缝线,消除积血,必要时送往手术室止血。

观察伤口引流管,颜色、性状、量,并准确记录。

呼吸困难和窒息:表现为颈部压迫感、紧缩感或梗阻感。还可以表现为进行性呼吸困难、呼吸费力、烦躁、发绀及气管内痰鸣音。

术后 24~48 小时内严密观察病情变化,每小时监测生命体征,并记录,观察伤口敷料及引流管引流液的情况,尤其注意颈部有无渗血。护士通过密切观察生命体征、呼吸、发音和吞咽状况及早发现有无呼吸困难,及时通知医师、配合抢救。

保持呼吸道通畅,指导患者有效咳嗽、排痰,具体方法:先深吸一口气,然后用手按压伤口处,快速用力将痰咳出,避免剧烈咳嗽致伤口裂开。如痰液黏稠不易排出时给予雾化吸入,协助患者翻身叩背。若发现患者颈部紧缩感和压迫感、呼吸困难、烦躁不安、心动加速、发绀时应立即检查伤口,并及时通知医师;如果是出血引起立即就地松开敷料,剪开缝线,敞开切口,迅速除去血肿;如血肿清除后患者呼吸无改善则应立即实施气管切口,并予以吸氧,待患者情况好转后,再送手术室进一步检查止血和其他处理。

术前常规在床旁准备气管切开包和抢救药品。

手术后如近期出现呼吸困难,宜先试行插管,插管失败后再做气管切开。

喉返神经损伤:可分为暂时性(2/3 的患者)和持久性损伤两种。评估患者有无声音嘶哑、失声,如果症状出现注意给予安慰和解释,减轻其恐惧和焦虑,使其积极配合治疗。

喉上神经损伤:可引起环甲肌瘫痪,使声带松弛。患者发音变化,常感到发音弱、音调低、无力、缺乏共振,最大音量降低,尤其是喝水时出现呛咳。

甲状旁腺功能减退:注意患者安全,医护人员不要用手强力按压患者制止抽搐发作,避免受伤。可出现低血钙,表现为面部、口唇周围及手、足如针刺样感及麻木感或强直感,还可以表现为畏光、复视、焦虑、烦躁不安。严重地手足抽搐。

限制含磷较高的食物,如牛奶、瘦肉、蛋类和鱼类等。

症状轻者可口服葡萄糖酸钙 2~4 g,每日 3 次。

抽搐发作时,注意患者安全,医护人员不要用手强力按压患者制止抽搐发作,避免受伤。

三、健康教育

(1)在甲状腺流行的地区推广加碘盐,告知患者碘是甲状腺素合成的必需成分,鼓励进食海带、紫菜等含碘丰富的海产品。

(2)用药教育:告知患者甲亢术后继续服药的重要性并督促执行,保证剂量准确。若出现心悸、手足震颤、抽搐等情况及时就诊。

(3)伤口拆线后适当进行颈部运动,防止瘢痕挛缩。

(4)甲状腺全切除患者需终身服用甲状腺制剂以满足机体对甲状腺素的需要,不能随意自行停药或变更剂量。

(5)保持心情舒畅,建立合理的生活作息制度,促进充足睡眠时间,做到劳逸结合及合理搭配饮食。

(6)嘱咐患者定时门诊复查。

第二节 肺 癌

肺癌多数起源于支气管黏膜上皮,因此也称支气管肺癌。近 50 年来,全世界肺癌的发病率明显增高,发病年龄大多在 40 岁以上,以男性多见,男女之比为(3～5)∶1。但近年来,女性肺癌的发病率也明显增加。

一、评估

1.一般评估

吸烟状况,家庭史、既往史,心理和社会支持状况等。

2.专科评估

有无咳嗽、是否为刺激性;有无咳痰,痰量及性状;有无痰中带血、咯血,咯血的量、次数;有无疼痛,部位和性质,如有无放射痛、牵扯痛;有无呼吸困难;营养状况。有无发绀、贫血;有无杵状指。

二、非手术治疗的护理要点

1.一般护理

(1)环境:保持室内空气的流通与新鲜,并维持适宜的温度与湿度,避免花粉、螨虫导致的过敏,尤其在化疗期间。必要时用紫外线消毒,以避免感染的发生。

(2)休息:由于患者疼痛、焦虑、害怕,无法获得足够的休息与睡眠,应为患者创造安静、舒适、清洁、整齐的良好休息和睡眠环境。必要时遵医嘱用镇静药。

(3)饮食护理:向患者提供营养丰富、易消化的食物,鼓励进食。一般每天需要蛋白质 100～150 g,总热量 20 920～25 104 kJ(5000～6000 kcal),注意调整食物的色、香、味,配制患者喜爱的食物,以适口、清淡为原则,少量多餐。有恶心、呕吐者饭前给予口腔护理。若无法进食时,则应肠道外营养或鼻饲,补充足够热量和营养。

2.戒烟

指导并劝告患者停止抽烟。因为吸烟会刺激肺、气管及支气管,使气管、支气管分泌物增加,妨碍纤毛的清洁功能,使支气管上皮活动减少或丧失活力而致肺部感染。

3.用药护理

(1)伴有慢性支气管炎、肺内感染、肺气肿的患者,结合痰液及咽部分泌物细菌培养,应用抗生素、支气管扩张药、祛痰药等药物。

(2)化学治疗。

化疗指征:①辅助手术治疗,以消灭残存的或亚临床癌灶,防止复发和转移;②手术或放疗后出现局部复发或转移;③小细胞肺癌、暂时不能手术或放疗者,先用化疗使肿瘤缩小,症状缓解,为手术或放疗创造条件;④配合放疗以提高放疗敏感性,消灭亚临床病灶;⑤不宜手术或放疗的中晚期肺癌或伴有远处转移者;⑥具有肿瘤压迫症状或癌性心包炎、胸腔积液的晚期患者。

常用药物:环磷酰胺、氮芥、表柔比星、长春新碱、卡铂、顺铂、氟尿嘧啶等。

4.稳定情绪

随时观察患者的情绪变化,多与患者交流,给予发问的机会和心理上的支持,以减轻其焦虑情绪和对手术的担心。

5.腹式呼吸与有效咳嗽训练

(1)腹式呼吸是以膈肌运动为主的呼吸。患者采用鼻吸气,吸气时将腹部向外膨起,屏气1～2秒,以使肺泡张开,呼气时让气体从口中慢慢呼出。开始训练时,护理人员可协助同患者一起练习:将双手放在患者腹部肋弓之下,患者吸气时将双手顶起,呼气时双手轻轻施加压力,使膈肌尽量上升,以后让患者自行练习,并逐渐除去手的辅助作用,术前每天均应坚持训练数次。

(2)咳嗽训练时,患者尽可能坐直,进行深而慢的腹式呼吸;咳嗽时口型呈半开状态,吸气后屏气3～5秒后用力从肺部深部咳嗽,不要从口腔后面或咽喉部咳嗽,用两次短而有力的咳嗽将痰咳出;对术后胸痛、呼吸肌疲劳的患者,可先轻轻地进行肺深部咳嗽,将痰引至大气管时,再用力咳出,咳嗽后要休息片刻以恢复体力。

6.机械辅助的呼吸功能训练

吹气球或应用呼吸训练器。

三、术后护理要点

1.观察生命体征

术后密切监测血压、心率、呼吸等变化,注意有无血容量不足和心功能不全的发生。

2.安排合适体位

麻醉清醒、血压平稳后改为半坐卧位。

(1)肺叶切除患者可取侧卧位。

(2)一侧全肺切除患者,避免完全侧卧,以防止纵隔移位压迫健侧肺,可采取25°侧卧位。

(3)肺段切除术或楔形切除术者,健侧卧位,促进术侧肺组织扩张。

(4)全肺切除术,避免过度侧卧,25°侧卧位,预防纵隔移位和压迫健侧肺。

(5)若有血痰或支气管瘘管,取患侧卧位。

(6)避免采用垂头仰卧式,以免横膈上升妨碍通气。

3.呼吸道护理

(1)术后带气管插管返回病房的患者,应严密观察导管的位置,防止滑出或移向一侧支气管,造成通气量不足。观察呼吸深度、频率、动脉血氧饱和度是否正常。

(2)对于术前心肺功能差,术后动脉血氧饱和度过低者,术后早期可短时间使用呼吸机辅助呼吸;机械通气时,应及时清除呼吸道分泌物。吸痰操作宜轻柔敏捷,每次吸痰不超过15秒,吸痰前吸氧浓度调至70%以上。

(3)鼓励并协助深呼吸及咳嗽,每1～2小时叩背排痰1次,实施方法如下。

护士站在患者健侧,双手环抱住伤口部位以支托固定胸部伤口。固定胸部时,手掌张开,手指并拢。指导患者先慢慢轻咳,再用力将痰咳出。

护士站在患者患侧,一手放在术侧肩膀上并向下压,另一手置于伤口下支托胸部协助。当患者咳嗽时,护士的头在患者身后,可保护自己避免被咳出的分泌物溅到。

4.闭式胸腔引流护理(八字原则:观察、密封、无菌、通畅)

(1)保持管道的密闭:定时观察胸腔引流是否通畅,术后早期特别注意观察引流量。当患者翻身时,注意保持引流管避免牵拉、受压或脱出。

随时检查装置的密闭及引流管有无脱落。

水封瓶长玻璃管没入水中 3～4 cm。

引流管周围用油纱布包盖严密。

搬动患者或更换引流瓶时,需双重夹闭。

若引流管连接处脱落或引流瓶损坏,立即双钳夹闭并更换引流装置。

若引流管从胸腔滑脱,立即用手捏闭伤口处皮肤,消毒处理后,用凡士林纱布封闭伤口。

(2)严格无菌操作,防止逆行感染。

引流装置保持无菌。

保持胸壁引流口处敷料清洁干燥。

引流瓶应低于胸壁引流口平面 60～100 cm。

每日更换引流瓶,严格遵守无菌操作规程。

(3)保持引流管通畅。

患者取半坐卧位。

定时挤压引流管,防止引流管阻塞、扭曲、受压。

做咳嗽、深呼吸运动及变换体位,以利胸腔内液体、气体排出,促进肺扩张。

(4)观察记录引流液的量及色。

5.术后上肢功能康复训练

适时早期活动可促进呼吸运动,防止肺不张、肩关节僵硬及手臂挛缩。

6.术后并发症预防及护理

(1)肺不张与肺部感染:大多发生于手术后 48 小时内。预防的主要措施是术后早期协助患者深呼吸、咳痰及床上运动,避免限制呼吸的胸廓固定和绑扎。发生肺不张或感染后,协助患者排痰,雾化吸入,或用支气管镜吸痰。

(2)急性肺水肿:肺切除术后特别是伴有心、肾功能不全的患者,避免补液过多、过快,以减少急性肺水肿的发生。一旦出现急性肺水肿,应立即减慢输液速度,迅速采取利尿、强心等治疗措施。

四、健康教育

(1)术后需要化疗或放疗时,应使患者理解治疗意义,并按时接受治疗检查血常规。

(2)出院返家后数周内,进行呼吸运动及有效咳嗽,活动量逐渐增加,以不出现心悸、气短、乏力等症状为标准。

(3)预防呼吸道感染。术后一段时间内避免出入公共场所或与上呼吸道感染者接触,避免与烟雾、化学刺激物接触;万一发生呼吸道感染,应尽早返院就医;讲解吸烟的危害,鼓励戒烟。

(4)若出现伤口疼痛、剧烈咳嗽及咯血等症状时,应返院治疗。

第三节　胃癌术后

一、概述

胃癌系位于上皮的恶性肿瘤,发病率在男性恶性肿瘤中仅次于肺癌,占第二位,在女性恶性肿瘤中居第四位。胃癌在我国各种恶性肿瘤中居首位,年死亡率为 25.23/10 万;好发年龄在 50 岁以上,男性发病率明显高于女性,男女比例约为 2∶1。

二、评估

1.一般评估

饮食喜好、生活习惯、生活与工作环境,吸烟史、家族史、既往史,心理和社会支持状况等。

2.专科评估

(1)局部身体状况:有无上腹或胸骨后疼痛,腹部有无肿块,肿块大小、质地、是否活动;有无腹胀或腹水征;有无反酸、嗳气、食欲缺乏;有无呕血和黑粪等。

(2)全身状况:有无消瘦和体重下降,有无胃癌远处转移的迹象,如左锁骨上淋巴结肿大或黄疸;有无消瘦、贫血、营养不良和体重下降,甚至恶病质的表现等。

三、术前护理要点

1.一般护理

(1)患者应少量多餐,进食高蛋白、高热量、富含维生素、易消化的食物。

(2)对于营养状态差的患者,术前应予以纠正,必要时静脉补充蛋白、血浆或全血,以提高手术耐受力。

(3)术前一日进流食,晚间及术晨肥皂水灌肠。

(4)合并幽门梗阻者,注意纠正水、电解质及酸碱失衡;术前 3 天每晚用 300～500 mL 温生理盐水洗胃,以减轻胃黏膜水肿,有利于吻合口愈合。

(5)贲门癌有开胸可能的同时按开胸护理准备。

2.术前准备

(1)术前 1 天皮肤准备:备皮的范围是上至剑突、下至大腿上 1/3(包括会阴,洁净脐部)、两侧至腋中线。

(2)术前 1 天根据医嘱交叉配血,根据手术大小,备血 600～1000 mL;做好药物过敏试验。

(3)术前禁食 12 小时,禁水 6 小时。

(4)术前晚保持充足的睡眠,必要时口服镇静药物。

(5)术日晨留置胃管(根据医嘱留置营养管)及尿管;术前半小时肌内注射苯巴比妥钠 0.1 g、阿托品 0.5 mg。

3.心理护理

根据患者情况做好安慰工作,消除患者心理负担,增强对手术的信心。

四、术后护理要点

1.一般护理

(1)体位与活动:术后回病房一般取平卧位,头偏向一侧。待患者全麻清醒,血压平稳后取半卧位。患者卧床期间,协助患者翻身。如病情允许,鼓励患者早期活动。

(2)禁食与营养。

术后暂禁食,禁食期间,遵医嘱静脉补充液体,维持水、电解质平衡并补充必要营养素。

准确记录 24 小时出入量,以保证合理补液。

静脉补液,维持水和电解质平衡。若患者营养状况差或贫血,遵医嘱补充蛋白、血浆或全血。

一般在术后 3~4 天胃肠道功能恢复后,试验饮水或米汤,拔除胃管后进流食,逐渐过渡到半量流食、全量流食、半流食、软食至正常饮食。

2.病情观察

监测生命体征,每 30 分钟 1 次,病情平稳后 1~2 小时测量 1 次。应定时观察患者神志、体温、尿量、出汗,伤口的渗血、渗液和引流液的情况等。

3.胃肠减压

胃肠减压可减轻胃肠道的张力,促进吻合口的愈合,应注意妥善固定,保持胃管通畅,观察并记录引流液的色、质、量。注意口腔护理。

4.引流管的护理

引流管标识明确,保持管道引流通畅,妥善固定引流管,防止脱出,观察并记录引流液的颜色、性状和量。

5.疼痛护理

根据患者疼痛情况,适当应用止痛药物。

6.鼓励患者早期活动

除年老体弱或病情较重者,术后第 1 天坐起做轻微活动,第 2 天协助患者下地、床边活动,第 3 天可在病室内活动。患者活动量应根据个体差异而定,早期活动可促进肠蠕动,预防术后肠粘连和下肢静脉血栓等并发症。

7.并发症的观察和护理

(1)术后胃出血:手术后 24 小时内因术中残留或缝合创面少量渗血,可从胃管内流出少量暗红或咖啡色胃液,一般不超过100~300 mL,以后胃液逐渐转清,属于术后正常现象。若术后短期内从胃管引流出大量鲜红色血液,持续不止,应警惕有术后出血,需及时报告医师处理。出血原因:主要是术中止血不彻底或结扎线脱落。处理方法:绝大多数可经非手术治疗(包括禁食、止血药物、输鲜血)而停止。

(2)十二指肠残端破裂:是毕Ⅱ式胃大部切除术后的早期并发症,一般多发生于术后 3~6 天,表现为右上腹突发剧痛、发热和腹膜刺激征;白细胞计数增加;腹腔穿刺可抽得胆汁样液体。原因:十二指肠溃疡局部瘢痕水肿,残端关闭困难;手术技术缺陷,缝合不严;因输入段肠梗阻致十二指肠内张力过高。处理方法:需立即进行手术治疗,术后持续负压吸引,积极纠正水、电解质紊乱、经静脉或空肠造口管提供营养支持,给予抗生素抗感染,用氧化锌软膏保护引流管周围皮肤。

（3）胃肠吻合口破裂或瘘：少见，多发生于术后 3～7 天。原因：组织愈合不良，缝合不够紧密，吻合处张力过大或低蛋白血症，组织水肿等。处理方法：早期引起明显腹膜炎症状和体征，须立即手术处理；后期形成脓肿或腹外漏，行局部引流、胃肠减压和积极支持治疗。

（4）残胃蠕动无力或称胃排空障碍：常发生于术后 7～10 天。原因：含胆汁的十二指肠液进入残胃，干扰胃功能；输出襻空肠麻痹，功能紊乱；与变态反应有关。处理方法：禁食、胃肠减压、肠外营养支持，纠正低蛋白，维持水、电解质和酸碱平衡，应用促胃动力药物。

（5）倾倒综合征。

早期倾倒综合征：多发生于餐后 30 分钟内，以循环和胃肠道症状为主。原因：多因餐后大量高渗性食物快速进入肠道所致肠道内分泌细胞大量分泌肠源性血管活性物质，加上渗透作用使细胞外液大量进入肠腔，而引起血管舒缩功能紊乱和胃肠道症状。此症状于术后半年至 1 年可自愈。餐后应平卧 30 分钟后活动。

晚期倾倒综合征：餐后 2～4 小时患者出现低血糖反应。原因：进食后胃排空过快，含糖食物迅速进入小肠而刺激胰岛素大量释放。出现症状时稍进食，尤其是糖类，即可缓解。

（6）术后梗阻：分为输入襻梗阻、吻合口梗阻和输出襻梗阻三类。共同症状是大量呕吐、不能进食。临床表现为进食后 15～30 分钟，上腹突感胀痛，一阵恶心后，大量喷射状呕出含胆汁液体，呕吐后症状消失。可手术解除梗阻。

五、健康教育

（1）向患者及家属讲解有关疾病康复知识，学会自我调节情绪，保持乐观态度，坚持综合治疗。

（2）指导患者饮食应定时定量，少量多餐，营养丰富，逐步过渡为正常饮食。少食腌、熏制食品，避免进食过冷、过硬、过烫、过辣及油煎炸的食物。

（3）告知患者注意休息、避免过劳，同时劝告患者放弃喝酒、吸烟等对身体有危害的不良习惯。

（4）告知患者及家属有关手术后期可能出现的并发症的表现和预防措施。

（5）定期门诊随访（胃癌术后 1 年内，每隔 3 个月来门诊复查，第 2 年每隔半年 1 次，以后每年 1 次），若有不适及时就诊。

（6）保持大便通畅，养成定时大便的习惯。活动过多、进食粗糙、大便秘结均可使焦痂过早脱落、损伤创面而出血。

（7）保持心情舒畅、忌怒，如发生腹痛、黑粪等症状应立即复诊。

第四节　乳腺癌

一、概述

乳腺癌是女性最常见的恶性肿瘤之一。在我国占全身各种恶性肿瘤的 7%～10%，仅次于子宫颈癌，但近年来乳腺癌的发病率呈上升趋势，有超过子宫颈癌的倾向。部分大城市报告乳腺癌占女性恶性肿瘤之首位。

二、评估

1.一般评估

月经史、孕育史、哺乳情况、饮食习惯、生活环境、既往史、家族史、心理和社会支持状况等。

2.专科评估

(1)局部身体状况:乳房外形和外表,有无肿块及肿块大小、质地、活动度,肿块与深部组织的关系,表面是否光滑、边界是否清楚,有无局限性隆起或凹陷等改变。

(2)全身状况:有无癌症远处转移的征象,如锁骨上、腋窝淋巴结和其他部位有无肿大淋巴结,淋巴结的位置、大小、数目、质地及活动性;有无肺、骨和肝转移的征象;全身的营养状况等。

三、术前护理要点

1.心理护理

乳房是女性性征之一,因术前患者对癌症有恐惧感、对手术害怕、对预后恐惧及对根治术后胸部形态改变存在担忧,故应多了解和关心患者,倾听患者的想法和要求,加强心理疏导,向患者和家属解释手术的必要性和重要性,解除其思想顾虑。介绍患者与曾接受过类似手术且已痊愈的妇女联系,通过成功者的现身说法使其相信一侧乳房切除将不影响正常的家庭生活、工作和社交;告知患者今后行乳房重建的可能,鼓励其树立战胜疾病的信心、以良好的心态面对疾病和治疗。

2.术前常规准备

(1)术前1天皮肤准备:备皮范围是上自锁骨上部、下至髂嵴,自健侧腋前线或乳头线、后过背正中线,包括患侧上臂和腋下。若手术时需要植皮,应同时做好供皮区的皮肤准备;由于乳头、乳晕部位皮肤不甚平滑,更要注意清洁,并避免割伤皮肤。操作时动作要轻柔,以免疼痛。

(2)术前1天根据医嘱交叉配血,做好药物过敏试验。

(3)术前禁食12小时,禁水4小时;术前晚保持充足的睡眠,必要时口服镇静药物。

(4)术前半小时肌内注射苯巴比妥钠0.1 g,阿托品0.5 mg。

3.术前适应性训练

(1)术前3日指导患者进行腹式呼吸的锻炼。具体方法:患者取立位、平卧位或半坐卧位,两手分别放于前胸部和上腹部。用鼻缓慢吸气时,令膈肌最大限度地下降,腹肌松弛,膈肌随腹腔内压增加而上抬,推动腹部气体排出,手感到腹部向上抬起。呼气时用口呼出,腹肌收缩,膈肌松弛,膈肌随腹腔内压增加而上抬,推动肺部气体排出,手感到腹部下降。

(2)指导患者掌握在床上使用大、小便器的方法。

4.注意事项

(1)在健侧行 PICC 穿刺置管术,上肢在24小时内应限制剧烈活动,指导患者做握拳运动。

(2)如病情允许,术前晚上可进行个人卫生清洁。

四、术后护理要点

1.全麻苏醒期的护理

(1)清醒前:①采取去枕平卧位,头偏向一侧;②清除口咽内分泌物,保持呼吸道通畅,防止呕吐误吸引起窒息;③注意观察瞳孔的对光反射是否恢复,以判断患者麻醉清醒的状况。

(2)清醒后:①血压平稳后改为半卧位,利于呼吸和引流;②评估疼痛程度,必要时遵医嘱给予镇痛药;③心理护理,主动到床前关心患者、细心照顾患者,通过亲切的语言、行为来表达对患者的同情、关怀和问候,有的放矢地进行心理疏导。

2.病情观察

(1)密切监测患者生命体征的变化。

(2)扩大根治术注意患者的呼吸情况,及时发现有无气胸,鼓励患者做深呼吸,防止肺部并发症。

3.饮食护理

术后 6 小时,若无恶心、呕吐等麻醉反应,可给予流质饮食,如豆浆、米汤、面汤、牛奶等;术后第 1 天可给予半流质饮食,如八宝粥、豆腐脑、鸡蛋羹、烂面条等,以后渐恢复正常饮食;应给予高热量、高蛋白质、高维生素饮食,以促进伤口愈合,身体康复。

4.疼痛的护理

为使患者不被疼痛困扰,有良好的休息和睡眠,术后短时间内适当应用哌替啶,必要时可重复给药。另外,可使用分散患者注意力的方法减轻患者疼痛。

5.胸部锻炼的指导

鼓励患者深呼吸,并使用有效咳嗽排痰的方法,必要时更换体位。对于痰液黏稠者给予雾化吸入;也可使用电振动叩击排痰。

6.患肢的护理

(1)观察皮瓣颜色及创面愈合情况并记录。注意伤口敷料,用胸带或弹力绷带加压包扎,保持患侧手臂血液循环通畅及淋巴回流通畅。平卧时用软枕抬高患侧上肢 20°~30°;半卧时屈肘 90°放于胸腹部,以预防或减轻上肢水肿。同时,注意患者卧位舒适。

(2)严密观察患侧上肢皮肤颜色、温度、脉搏等。

(3)避免在患肢手臂测血压、输液、注射及抽血。

(4)嘱患者术后 3 周内患侧不要承担 1 kg 以上重物,伤口愈合后也应避免患侧肩部承担超过体重 1/4 的重物。

(5)在护士的指导下循序渐进地实施功能锻炼。

术后 24 小时开始,指导患者伸指握拳动作,以活动腕关节。每天 4 次,每次 10 下。

术后 2~3 天,做前臂伸屈运动,前伸小于 30°,后伸小于 15°,坐位练习屈肘屈腕。每天 4 次,每次 10 下。

术后 4~5 天,练习患侧上肢摸同侧耳郭、对侧肩。

术后 5~7 天,患侧上肢慢慢伸直、内收、屈曲肩关节,抬高 90°。

术后 7~10 天,练习手指"爬墙"运动,直至患侧手指能高举过头,自行梳理头发,功能锻炼应循序渐进,并避免用患肢搬动、提拉重物。

7.引流管的护理

(1)观察引流液色、质、量并记录,注意有无出血。

(2)妥善固定引流管,患者卧床时固定于床旁,起床时固定于上衣。

（3）保证引流通畅和有效的负压吸引，连接固定，定时挤压引流管或负压吸引器。

（4）引流过程中若有局部积液、皮瓣不能紧贴胸壁且有波动感，应报告医生，及时处理。

（5）一般术后 1～2 天，每日引流血性液体 50～100 mL，并逐日减少。术后 3～5 天，皮瓣下无积液、创面与皮肤紧贴，引流量小于 10～15 mL 即可拔管。若拔管后仍有皮下积液，可在严格消毒后抽液并局部加压包扎。

8.并发症的护理

（1）患侧上肢肿胀：为乳腺癌根治术后患侧腋窝淋巴结切除后上肢淋巴回流不畅或头静脉被结扎、腋静脉栓塞、局部积液或感染等因素导致回流障碍所致。

指导患者平卧时用软枕抬高患侧上肢 20°～30°，下床活动时用上肢吊带托扶上肢。

需他人扶持时应扶健侧，以防腋窝皮瓣滑动而影响创面愈合。

患侧上肢间断向心性按摩可减轻或防止上肢水肿。

肢体肿胀严重者，可戴弹力袖或使用弹力绷带以利于回流。

（2）皮下积液。

严密观察引流管有无堵塞、受压、扭曲、脱出。

观察引流液的性状、颜色和量并记录。

一般情况术后 20 小时内引流液量不超过 150 mL；若术后 8 小时内引流液量超过 100 mL，为红色血性液体，提示有内出血；若引流液量突然减少，提示引流管不通畅。

术后伤口加压包扎，可帮助排出伤口内的积血、积液，包扎松紧要适宜，不影响患者呼吸为度。

（3）皮瓣坏死：最严重的并发症。

严密观察皮瓣的血供情况：皮瓣缺血时，温度低于健侧，颜色苍白；皮瓣坏死时，颜色呈黑色，皮瓣下有脓性分泌物。

告知患者及家属严格按照护士的指导进行上肢活动。

五、健康教育

1.活动

术后近期避免用患侧上肢搬动、提取重物。

2.避孕

术后 5 年内应避免妊娠，以免促使乳腺癌的复发。

3.义乳或假体

出院时暂佩戴无重量的义乳，有重量的义乳在治愈后佩戴。根治术后 3 个月行乳房再造术。

4.自我检查

定期乳房自查有助于及早发现乳房的病变，检查最好在月经后的 7～10 天。自查方法如下。

（1）站在镜前以各种姿势（两臂放松垂于身体两侧、双手撑腰、向前弯腰或双手高举枕于头后）比较两侧乳房大小、形状是否对称、轮廓有无改变、乳头有无内陷及皮肤颜色的改变。

（2）于不同体位（平卧或侧卧），将手指平放于乳房，从外向乳头环形触摸，检查有无肿块。

（3）检查两侧腋窝有无肿大淋巴结。

（4）用拇指及示指轻轻挤压乳头查有无溢液。

疑有异常应及时就医。

5.其他

根据雌激素、孕激素受体情况,按医生意见是否服用三苯氧胺等药物。

第五节　大肠癌

大肠癌包括结肠癌及直肠癌,是常见的消化道恶性肿瘤之一。

一、评估

1.一般评估

饮食习惯,有无烟酒、饮茶嗜好,家族史、既往史,心理及社会支持状况等。

2.专科评估

(1)局部身体状况:排便习惯有无改变,是否出现肠梗阻症状,有无粪便表面带血、黏液和脓液的情况;腹部有无肿块及肿块大小、部位、硬度、活动度,有无局部压痛。

(2)全身状况:全身营养状况,有无肝大、腹水、黄疸、消瘦或贫血等。

二、术前护理要点

1.心理护理

(1)关心和安慰患者,向患者介绍手术的目的、注意事项及结肠造口术等知识。

(2)介绍治疗成功的病例,增强患者战胜疾病的信心。

2.一般护理

(1)给予高蛋白、高热量、高维生素、易于消化的少渣饮食,对有不全肠梗阻患者,给予流质、少渣不产气的饮食,静脉补液,纠正体液失衡和补充营养。

(2)必要时少量多次输入新鲜血,以增强手术耐受力。

(3)协助患者做好必要的术前检查,如心、肺、肝、肾功能等,密切观察脓血便情况,便血严重者,肌内注射止血药物,如维生素 K_1 等。

3.肠道准备

目的是避免术中污染腹腔,减少切口感染和吻合口瘘。

(1)控制饮食:手术前 1 周开始进少渣饮食,手术前 3～5 日开始进无渣半流质饮食,术前 2～3 日始改流质饮食,以减少粪便的产生,有利于清洁肠道。

(2)使用肠道抗菌药物:术前 3 天口服链霉素、庆大霉素、甲硝唑片等。

(3)清洁肠道:术前 1 日晚及术日晨用 1%～2%肥皂水或生理盐水行清洁灌肠。首次灌肠时,肛管插入肠道约 15 cm,灌肠液滴速宜慢,以便使灌肠液与肠道充分接触,更好地软化大便;以后可将肛管适当插深,滴速加快;每次灌入一定液体后,患者明显便意时,便嘱患者排便,直到排出的液体无粪便残渣为止。

(4)有肠梗阻时禁食水,术前灌肠、胃肠减压。

4.术前常规准备

(1)术前 1 天皮肤准备:备皮的范围是上至剑突、下至大腿上(包括会阴及肛门部位,洁净脐部)、两侧至腋中线。

(2)术前 1 天根据医嘱交叉配血,做好药物过敏试验。

(3)术前禁食 12 小时,禁水 4 小时;术前晚保持充足的睡眠,必要时口服镇静药物。

(4)术日晨留置胃管及尿管;术前半小时肌内注射苯巴比妥钠 0.1 g 及阿托品 0.5 mg。

(5)女性直肠癌患者,术前 3 日每晚应冲洗阴道。

三、术后护理要点

1.全麻苏醒期的护理

(1)清醒前:①采取去枕平卧位,头偏向一侧;②清除口咽内分泌物,保持呼吸道的通畅,防止呕吐误吸引起窒息;③注意观察瞳孔的对光反射是否恢复,以判断患者麻醉清醒的状况。

(2)清醒后:①血压平稳后改为半卧位,利于呼吸和引流;②评估疼痛,必要时遵医嘱给予镇痛药;③心理护理,主动到床前关心患者、细心地照顾患者,通过亲切的语言、行为来表达对患者的同情、关怀和问候,有的放矢地进行心理疏导。

2.一般护理

(1)体位:生命体征平稳后,给予半坐卧位。

(2)饮食护理:禁食水,静脉输液补充营养,维持体液平衡。2～3 日后肛门排气或造瘘口开放后,拔出胃管,开始进流食,1 周后改为少渣饮食,2 周左右方可进普食。

3.病情观察

(1)如出现脉搏快、血压下降,应注意有无内出血发生,发现问题报告医生及时处理。

(2)术后 3 日内体温升高,一般 38℃左右,是外科吸收热;若 3 日体温仍高,且诉切口疼痛加重,应警惕切口感染及吻合口瘘,应及时报告医生检查切口,妥善处理,按医嘱应用抗生素并继续加强营养支持疗法。

(3)观察造瘘口处肠黏膜的血供情况,如发现异常(变黑)时应及时报告医生并协助处理。

4.疼痛的护理

术后 1～2 日切口疼痛难免,若影响休息和睡眠,应给予止痛,如肌内注射布桂嗪或哌替啶,以减轻患者的不适。

5.引流管的护理

(1)胃管:保持胃管有效的负压吸引,并观察胃液的量、色、质;待肠蠕动恢复、肛门或结肠造口处排气后,可拔除胃管。

(2)腹腔及骶前引流管:保持各管道通畅,防止引流管堵塞,并注意观察引流液的量和性状;骶前引流管在术后 1 周可逐渐拔除,拔管后要填塞纱条,防止伤口封闭形成无效腔。

(3)尿管。

保留肛门:按术后常规尿道护理。

不保留肛门:留置导尿管 2 周,每日 2 次进行尿道口护理,术后 5～7 天起开始夹闭导尿管,每 4～6 小时开放 1 次,训练膀胱收缩功能。

6.术后活动的指导

术后 6 小时如血压平稳,可改半坐卧位,以利于呼吸、引流和创口愈合,鼓励患者床上翻身,活动下肢,以防压疮和下肢静脉血栓形成。保肛手术 3 日后可下床活动,以防止肠粘连、坠积性肺炎等;经腹会阴联合直肠癌根治术者,视病情而定,尽量争取早日下床活动。

7.人工肛门的护理

(1)观察造口情况:开放造口前用凡士林或生理盐水纱布外敷结肠造口,敷料浸湿后应及时更换。观察造口肠段的血液循环和张力情况,若发现有出血、坏死和回缩等异常,应及时报告医生并协助处理。

(2)保护腹部切口:人工肛门于术后 2～3 日肠蠕动恢复后开放,为防止流出稀薄的粪便污染腹部切口,取左侧卧位,并用塑料薄膜将腹部切口与造瘘口隔开。

(3)保护造瘘口周围皮肤:经常清洗消毒造口周围皮肤,并以复方氧化锌软膏涂抹周围皮肤,以免浸渍糜烂。造口每次排便后,以凡士林纱布覆盖外翻的肠黏膜,外盖厚敷料保护。

(4)正确使用人工肛门袋:根据造口大小选择合适造口袋,造口袋内充满 1/3 排泄物,应更换造口袋。人工肛门袋不宜长期持续使用,以防止瘘口黏膜及周围皮肤糜烂。

(5)并发症的预防。

造口狭窄:为防止造口狭窄,待造口处拆线后每日进行肛门扩张 1 次,同时观察患者有无恶心、呕吐、腹痛、腹胀、停止排气排便等肠梗阻症状。

切口感染:保持切口周围清洁干燥,及时应用抗生素,会阴部切口于术后 4～7 天开始给予 1：5000 的高锰酸钾溶液坐浴,每天 2 次,以促进局部伤口愈合。

吻合口瘘:术后 7～10 天不可灌肠,以免影响吻合口愈合。

四、健康教育

(1)预防大肠癌的知识。

摄入低脂肪、适量蛋白及富含纤维素食物的均衡饮食,不吃发霉变质的食物,少吃腌、熏、烧烤和油煎炸的食品,多吃新鲜蔬菜。

防止慢性肠道疾病,如肠息肉、慢性结肠炎等。

高危人群应定期行内镜检查,以便早期发现,早期诊断,早期治疗。

(2)教会患者自我护理人工肛门。

介绍造口护理方法和护理用品。

指导患者每 1～2 周扩张造口 1 次,持续 3 个月,以防人工肛门狭窄。

训练患者每日定时结肠灌洗,可以训练有规则的肠蠕动,养成定时排便习惯,保持每天排便 1～2 次,最好选择清晨或患者原来习惯排便的时间。

(3)术后 1～3 个月勿参加重体力劳动,适当掌握活动强度。

(4)坚持术后化疗,3～6 个月门诊复查 1 次。

第六节　全身麻醉

全身麻醉是麻醉药作用于中枢神经系统并抑制其功能,以使患者全身疼痛消失的麻醉方法。全身麻醉是目前临床麻醉最常用的方法,因麻醉药物对中枢神经的控制可控、可逆、也无时间限制,患者清醒后不留任何后遗症,且较局部和阻滞麻醉更舒适和安全,故适用于身体各部位手术。

一、评估

1.一般评估

吸烟饮酒史、药物成瘾史、既往病史、既往手术史、麻醉史、家族史,心理—社会支持状况等。

2.专科评估

局部(有无牙齿缺少或松动、是否安有义齿)和全身(意识、生命体征、营养状况、皮肤情况等)的身体状况,辅助检查(血常规、尿常规、便常规、血生化检查、血气分析、心电图及影像学等检查结果;有无重要脏器功能不全、凝血机制障碍及贫血、低蛋白血症等)等。

二、麻醉前护理要点

1.缓解焦虑和恐惧

予以适当的心理护理。在访视和日常、护理过程中关心患者。向患者及家属介绍麻醉师情况、麻醉方法、术中可能出现的意外、急救准备情况,术中可能出现的不适感及麻醉后常见的并发症的原因、临床表现和预防、护理措施和配合方法等;并针对其顾虑的问题作耐心解释。

2.禁食

成人择期手术前常规禁食 12 小时、禁饮 4 小时;小儿择期手术前常规禁食(奶)4~8 小时、禁水 2~3 小时,以保证胃排空,避免术中发生胃内容物反流、呕吐或误吸。

3.术前用药

(1)镇静催眠药:巴比妥类和地西泮类,根据医嘱,多在术前 30~60 分钟应用,如苯巴比妥钠 0.1 g 肌内注射。

(2)抗胆碱能药:主要作用为抑制涎腺、呼吸道腺体分泌,有利于保持呼吸道通畅,如阿托品 0.5 mg 术前 30 分钟肌内注射。

4.其他

麻醉前应改善患者的全身状况,纠正生理功能的紊乱和治疗身体其他系统的疾病,以增强身体对麻醉和手术的耐受力。

三、麻醉后护理要点

1.体位

麻醉未清醒时取平卧位,头偏向一侧;麻醉清醒后,若无禁忌,可取斜坡卧位。

2.生命体征

密切监测血压、脉搏、呼吸,防止麻醉后并发症的发生。

3.保持呼吸道的通畅

在药物未完全代谢之前,随时可出现循环、呼吸等方面的异常,特别是苏醒前患者易发生舌后坠、喉痉挛、呼吸道黏膜阻塞、呕吐物窒息等,引起呼吸道梗阻。各种呼吸道梗阻均需紧急处理。

4.防止意外发生

患者苏醒过程中常出现躁动不安和幻觉,应加以保护,必要时加以约束,防止患者不自觉地拔出静脉输液管和各种引流导管,造成意外。

5.常见并发症的防治及护理

(1)呼吸系统。

呼吸暂停：多见于未行气管插管的静脉全身麻醉者。一旦发生，务必立即实行人工呼吸，必要时可在肌松药辅助下气管内插管行人工呼吸。预防：麻醉中加强监测，备好各项急救物品；麻醉中用药尽可能采用注射泵缓慢推注。

上呼吸道梗阻：见于气管内插管失败、极度肥胖、静脉麻醉未行气管内插管、胃内容物误吸及喉痉挛者。一旦发生应立即处理，置入口咽或鼻咽通气道或立即人工呼吸。舌后坠至梗阻者托起下颌，喉痉挛或反流物所致者，注射肌松药同时行气管内插管。

急性支气管痉挛：好发于既往有哮喘或对某些麻醉药过敏者，气管内导管插入过深或诱导期麻醉过浅也可诱发。处理：在保证循环稳定的情况下，快速加深麻醉，松弛支气管平滑肌；经气管或静脉注入利多卡因、氨茶碱、平喘气雾药等。预防：避免使用易诱发支气管痉挛的药物；选用较细的气管导管及避免插管过深，或在插管后经气管导管注入利多卡因，均有良好的预防和治疗作用。

肺不张：多见于胸腔及上腹部术后患者。治疗：在完善镇痛的基础上，做深呼吸和用力咳痰。预防：术前禁烟2～3周，避免支气管插管，术后有效镇痛，鼓励患者咳痰和深呼吸。

肺梗死：多见于骨盆、下肢骨折后长期卧床的老年患者。抢救极为困难，应及时开胸心脏按压，并行肺动脉切开取栓。预防：对原有血脂高、血液黏稠度大的老年患者，术前口服阿司匹林；麻醉诱导后翻身时动作宜轻柔。

脂肪栓塞：多见于老年长管骨骨折行髓内钉固定或关节置换术患者。抢救以循环、呼吸支持和纠正低氧血症为主。麻醉后适当扩容和血液稀释有助于预防。

(2)循环系统。

高血压：是全身麻醉中最常见的并发症。术中应加强观察、记录，当患者血压高于140/90 mmHg时，即应处理；包括加深麻醉，应用降压药和其他心血管药物。

低血压：应根据手术刺激强度，调整麻醉状态；根据失血量，快速输注晶体和胶体液，酌情输血。预防：施行全麻前后应给予一定量的容量负荷，并采用联合诱导、复合麻醉，避免大剂量、长时间使用单一麻醉药。

室性心律失常：对频发室性期前收缩及室颤者，应予药物治疗同时电击除颤。预防：术前纠正电解质紊乱，特别是严重低钾者；麻醉诱导气管插管过程中，注意维持血流动力学平稳，避免插管操作所致心血管反应引起的心肌负荷过度；对术前偶有或频发室性期前收缩者，可于诱导同时静脉注射利多卡因1 mg/kg；麻醉中避免缺氧、过度通气或通气不足。

心搏停止：是全身麻醉中最严重的并发症。需立即施行心肺复苏。预防：严格遵守操作流程，杜绝因差错而引起的意外；严密监测，建立预警概念。

(3)术后恶心、呕吐：为最常见的并发症，发生率自26%～70%不等。多见于上消化道手术、年轻女性、吸入麻醉及术后以吗啡为主要镇痛药物的患者。全麻术后发生的恶心、呕吐，可用昂丹司琼、甲氧氯普胺治疗。预防：术前经肌内或静脉注射甲氧氯普胺、昂丹司琼等均有一定效果。

(4)术后苏醒延迟与躁动：常见原因为吸入麻醉药洗出不彻底及低体温。苏醒期躁动与苏醒延迟有关,多与苏醒不完全和镇痛不足有关。预防:正确施行苏醒期操作,并于拔管前应用肌松药拮抗药,补充镇痛药及避免低体温。

第七节　急性胰腺炎

急性胰腺炎是常见的急腹症之一。一般认为该病是由胰腺分泌的胰酶在胰腺内被激活,对胰腺自身"消化"而引起的急性化学性炎症。按病理分类可分为单纯性(水肿性)和出血坏死性(重症)胰腺炎。前者病情轻,预后好;后者病情发展快,并发症多,死亡率高。

一、评估

1.一般评估

生命体征、精神状态、饮食习惯、既往健康状况及患者的心理状况。

2.专科评估

呕吐的次数、呕吐物的量及性状;腹痛的程度、性质及伴随体征;有无休克的征象;辅助检查结果。

二、非手术治疗的护理要点

1.用药护理

(1)解痉止痛:哌替啶、阿托品肌内注射。在腹痛剧烈、诊断明确时予以应用。不宜单独使用吗啡止痛,因其导致 Oddi 括约肌痉挛,合用阿托品可对抗其所引起的痉挛,效果好;盐酸山莨菪碱、东莨菪碱抑制胰液分泌,宜早期反复应用;同时应给予制酸药西咪替丁 200 mg、每日 4 次,氢氧化铝、碳酸氢钠口服以中和胃酸,抑制胰液分泌。

(2)应用抗生素:一般常用青霉素、链霉素、庆大霉素、氨苄西林、磺苄西林、先锋霉素等,为控制厌氧菌感染,可同时使用甲硝唑。由于胰腺出血坏死、组织蛋白分解产物常是细菌繁殖的良好培养基,故在重型病例中尤应尽早使用,可起到预防继发感染及防止并发症等作用。

(3)减少胰液分泌:生长抑素具有抑制胰液和胰酶的分泌,抑制胰酶合成的作用。生长抑素和其类似物八肽(奥曲肽)疗效较好,还能减轻腹痛,减少局部并发症,缩短住院时间。首剂 0.1 g 静脉注射,以后生长抑素/奥曲肽每小时 0.25 g/25～50 μg 持续静脉滴注,持续 3～7 天。

(4)中药:对急性胰腺炎有一定疗效。主要有柴胡、黄芩、芒硝、黄连、厚朴、木香、白芍、大黄(后下)等,随症状加减。

(5)辅助治疗补钙:表现有低血钙时可静脉补葡萄糖酸钙。其他如 H_2 受体阻断药西咪替丁 300 mg,每日 4 次,静脉滴入,可抑制胃酸分泌,减少对胰腺的刺激。

2.一般护理

(1)饮食和胃肠减压:轻症者可进少量清淡流食,忌食脂肪、刺激性食物,重症者需严格禁饮食,以减少或抑制胰液分泌。病情重或腹胀明显者,应行胃肠减压,可抽出胃液,减少胃酸刺激十二指肠产生促胰液素、胆囊收缩素等,使胰液分泌减少,并可防治麻痹性肠梗阻。禁食期间应予输液、补充热量、营养支持。维持水电解质平衡,纠正低血钙、低镁、酸中毒和高血糖等。

必要时可给予全胃肠外营养(TPN)以维持水电解质和热卡供应。优点是可减少胰液分泌,使消化道休息,代偿机体分解代谢。

(2)补液护理:发病早期应迅速建立两条静脉通路,必要时留置尿管,准确记录 24 小时出入水量、电解质失衡情况,密切观察有无休克征象。

(3)呼吸道护理:保持呼吸道通畅,氧气吸入,指导深呼吸、有效咳嗽,协助翻身拍背,预防呼吸道感染;因腹腔高压导致呼吸困难时给予呼吸机辅助呼吸。

3.并发症的观察和护理

(1)多器官功能障碍:急性胰腺炎常引起全身炎症反应综合征,若不及时有效地治疗,可引发多器官功能障碍(MODS)。护理上应严密观察生命体征变化,保证中心静脉管道通畅,每 30 分钟记录患者呼吸频率、血压、心率、尿量,定时测中心静脉压,及时调整输液速度,保持水电解质平衡,早期肠内营养支持,判断患者整体病情变化,保持氧气供应。

(2)感染:急性胰腺炎患者的感染发生率高达 40%,病死率为 20%,其死亡原因中 80% 是感染所致,故工作中需认真执行无菌操作,处置前后认真洗手,每日雾化吸入 2 或 3 次,合理使用抗生素,定时取血、尿、痰、引流液、咽拭子等送检并监测;手术患者则于术中常规取腹水或坏死组织行细菌学检查。

(3)腹腔内出血:急性胰腺炎并发腹腔内大出血可发生在病程的任何阶段,无论什么原因引起的大出血,迅速恢复血容量和尽快止血是抢救生命的关键。腹腔内出血还包括感染性出血、合并消化道出血、术中及术后出血、凝血功能异常引起的出血等。护理:①注意严密观察生命体征变化,每小时测脉搏、呼吸、血压 1 次;②加强巡视,出血量小者可出现血压下降、脉搏增快等改变;而出血量大者可出现出血性休克,重点观察相关的腹部表现,有无腹膜刺激征等,当出现十分剧烈的腹痛时,应迅速恢复血容量和尽快止血;③密切观察切口敷料是否干燥及引流管中引流液的颜色和量,如有异常及时报告。

4.心理护理

患者由于发病突然,病情进展迅速,常会产生恐惧心理。此外,由于病程长,治疗期间病情反复,患者易产生悲观消极情绪。护士应为患者提供安全舒适的环境,了解患者的感受,耐心解答患者的问题,讲解有关疾病治疗和康复的知识,配合患者家属,帮助患者树立战胜疾病的信心。

三、逆行胰胆管造影(ERCP)及十二指肠乳头切开取石术(EST)的护理要点

1.术前护理

(1)心理护理:告诉患者术中配合要点,要求患者配合好,做好吞咽动作及深呼吸。医生和护士严密观察患者的病情变化,解除患者恐惧,缓解紧张的心理压力。

(2)术前准备:术前充分评估病情和患者的心肺功能,查血常规、凝血时间、血淀粉酶、尿淀粉酶、肝功能、结石大小等。

(3)做碘过敏试验及抗生素过敏试验,备好造影剂:碘过敏试验阳性者可选用碘海醇。告诉患者术前禁食水 8 小时,患者穿着要符合拍片要求,不能太厚,并去除金属物品(如皮带、首饰、钥匙)及义齿等。

（4）体位练习：术前 2 天指导患者进行体位练习，以提高对手术中体位改变的适应性，增加舒适度。

（5）根据情况决定是否建立静脉通道。

（6）术前用药：术前 20～30 分钟，肌内注射 654-2、地西泮 10 mg 和（或）哌替啶 50 mg；术前 10～15 分钟，用 2 g/L 丁卡因做咽部喷雾麻醉。

2.术后护理

（1）病情观察：严密观察患者面色、体温、脉搏、呼吸、血压等变化，如患者出现血压下降、脉搏细数、面色苍白等症状应立即报告医生处理。注意患者大便情况，有无黑粪，便中有无碎石排出。术后患者均有不同程度的腹痛，一般不需特殊处理。术后 2 小时和第 2 天抽血测血淀粉酶，若高于 200 U/L，同时伴腹痛、发热，应积极按急性胰腺炎处理。

（2）用药护理：术中使用碘剂或镇静药可能发生皮疹、心慌等过敏反应，特别是老年患者和心血管、呼吸系统疾病患者，应注意观察药物反应，术后常规静脉滴注抗生素、止血药及生长抑素（奥宁/善宁）以预防胰腺炎。

（3）饮食与休息护理：术后禁食 12～24 小时，如无不适，可由清流食过渡到低脂流食，再到低脂半流食，避免粗纤维食物的摄入，防止对术后十二指肠乳头的摩擦而导致渗血。1 周后可进普食。术后卧床休息 24 小时，以免切开处出血，鼓励患者取坐位，以利排石。

（4）鼻胆管引流护理：留置鼻胆管要妥善固定，末端接一次性引流袋，定时检查引流管是否通畅、引流液的量及颜色并准确记录，对引流欠通畅者可遵医嘱用 0.9％氯化钠 20 mL、庆大霉素 8 万 U 或 0.2％甲硝唑溶液 20 mL，6～8 小时冲洗 1 次，连续 2～3 次，冲洗时严格无菌操作，控制压力，压力一般为每分钟 10 滴，防止将胆总管的泥沙样结石冲入肝总管。

3.并发症的护理

（1）术后胰腺炎：临床症状为左上腹痛，一般解痉镇痛药难以缓解，血淀粉酶明显升高，恶心、呕吐、体温升高等，胰腺炎的发生常与术中胰管直接损伤及胰管内压力升高有关。

（2）胃肠道大出血、穿孔：术后给予常规禁食、输液、应用止血药物。如患者出现腹痛但不能用胰腺炎及胆管炎解释，应考虑穿孔可能，及时报告医生，行详细检查。

（3）胆道感染：由于绝大多数胆总管结石患者的胆管内都有细菌生长，在胆道压力升高的条件下，感染胆汁中的细菌可以进入血循环引起菌血症，或胆道内操作损伤胆管黏膜，都是胆汁中细菌进入血液循环的主要原因。表现为高热、可达 39℃ 以上，寒战，黄疸，恶心、呕吐，白细胞、中性粒细胞增高。因此 ERCP 及 EST 术前、术后都应预防性经静脉给予抗生素，一般 3 天；造影剂中也可加入广谱抗生素，如庆大霉素，术中严格无菌操作；营养缺乏者，可采用胃肠外营养供给能量，增强机体抵抗力；做好基础护理，保持皮肤、口腔清洁；高热时行物理降温、药物退热，必要时抽血做血培养及药敏试验，选择有效的抗生素。

四、健康教育

（1）告知患者及家属饮食管理的重要性，宜采用低脂易消化饮食，忌食刺激性食物，如油炸食品，多食纤维素性食物，少食过甜的食物，睡前不宜进食。

（2）饮食要适量、有规律,绝对禁酒、戒烟。

（3）心情舒畅,避免情绪过于激动。

（4）治疗原有疾病:如胆石症、胆道炎症等胆道疾病或蛔虫症。

（5）定期门诊随访。

第八节　急性腹膜炎的护理

一、概念

急性化脓性腹膜炎是指由化脓性细菌,包括需氧菌和厌氧菌或两者混合所引起的腹膜腔急性感染。急性化脓性腹膜炎累及整个腹腔称为急性弥漫性腹膜炎;腹膜腔炎症仅局限于病灶局部称为局限性腹膜炎,并可形成脓肿。根据腹腔内有无病变又分为原发性腹膜炎和继发性腹膜炎。腹腔内无原发病灶,而是血源性引起的,称为原发性腹膜炎,占2％。继发于腹腔内空腔脏器穿孔、损伤破裂、炎症扩散和手术污染等所引起的腹膜炎,称之为继发性腹膜炎,是急性化脓性腹膜炎中最常见的一种占98％。

二、临床表现

（一）腹痛

腹痛是最主要的症状,一般都很剧烈,不能忍受,且呈持续性,当患者深呼吸、咳嗽、转动体位时加重,故患者多不愿意改变体位。疼痛先以原发病灶处最明显,随炎症扩散可波及全腹。

（二）恶心、呕吐

恶心、呕吐为早期出现胃肠道症状。腹膜受到刺激,引起反射性恶心、呕吐,呕吐物为胃内容物。当出现麻痹性肠梗阻时,可吐出黄绿色胆汁,甚至粪质样内容物。

（三）全身症状

随着炎症发展,患者出现高热、大汗、口干、脉速、呼吸浅快等全身中毒症状,后期出现眼窝凹陷、四肢发冷、呼吸急促、脉搏细弱、血压下降、严重缺水、代谢性酸中毒及感染性休克的表现。但年老体衰或病情晚期者体温不一定升高,如脉搏加快,体温反而下降,提示病情恶化。

（四）腹部体征

腹胀明显,腹式呼吸减弱或消失。腹部有压痛、反跳痛、肌紧张,是腹膜炎的重要体征,称为腹膜刺激征。腹肌呈"木板样"多为胃十二指肠穿孔的临床表现,而老年、幼儿或极度虚弱的患者腹肌紧张可不明显,易被忽视。胃十二指肠穿孔时,腹腔可有游离气体,叩诊肝浊音界缩小或消失。腹腔内有较多积液时,移动性浊音呈阳性。

三、辅助检查

（一）血液检查

白细胞总数及中性粒细胞升高,可出现中毒性颗粒。病情危重或机体反应低下时,白细胞计数可不增高。

（二）腹部 X 线检查

立位平片,可见膈下游离气体;卧位片,在腹膜炎有肠麻痹时可见肠襻普遍胀气,肠间隙增宽及腹膜外脂肪线模糊以至消失。

（三）直肠指检

有无直肠前壁触痛、饱满,可判断有无盆腔感染或盆腔脓肿形成。

（四）B 超检查

可帮助判断腹腔病变部位。

（五）腹腔穿刺

可根据抽出液性状、气味、浑浊度做细菌培养、涂片,及淀粉酶测定来帮助诊断及确定病变部位和性质。

四、护理措施

急性腹膜炎的治疗分为非手术和手术两种方法。非手术疗法主要适用于:原发性腹膜炎;急性腹膜炎原因不明,病情不重,全身情况较好;炎症已有局限化趋势,症状有所好转。手术疗法主要适用于:腹腔内病变严重;腹膜炎重或腹膜炎原因不明,无局限趋势;患者一般情况差,腹腔积液多,肠麻痹重或中毒症状明显,甚至出现休克者;经短期(一般不超过 12 小时)非手术治疗症状及体征不缓解反而加重者。其治疗原则是处理原发病灶,消除引起腹膜炎的病因,清理或引流腹腔,促使腹腔脓性渗出液尽早局限、吸收。

（一）术前护理

（1）病情观察:定时监测体温、脉搏、呼吸、血压,准确记录 24 小时出入量。观察腹部体征变化,对休克患者应监测中心静脉压及血气分析数值。

（2）禁食:尤其是胃肠道穿孔者,可减少胃肠道内容物继续溢入腹腔。

（3）胃肠减压:可减轻胃肠道内积气、积液,减少胃肠内容物继续溢入腹腔,有利或减轻腹膜的疼痛刺激,减少毒素吸收,降低肠壁张力,改善肠壁血液供给,利于炎症局限,并促进胃肠道蠕动恢复。

（4）保持水、电解质平衡:腹膜炎时,腹腔内有大量液体渗出,加之呕吐,患者不仅丧失水、电解质,也丧失了大量的血浆,应根据患者的临床表现和血生化测定、中心静脉压等监测,输入适量的晶体液和胶体液,纠正水、电解质和酸碱失衡,保持尿量每小时 30 mL 以上。

（5）抗感染:继发性腹膜炎常为混合感染,因此需针对性地、大剂量联合应用抗生素。

（6）对诊断不明确者,应严禁使用止痛剂,以免掩盖病情,贻误诊断和治疗。

（7）积极做好手术准备,做好患者及家属的工作,解除思想顾虑,积极配合治疗。

（二）术后护理

（1）定时监测体温、脉搏、呼吸、血压及尿量的变化。

（2）患者血压平稳后,应取半坐卧位,以利于腹腔引流,减轻腹胀,改善呼吸。

（3）补液与营养:由于术前大量体液丧失,患者术后又需禁食,故要注意水、电解质平衡,酸碱平衡和营养的补充。

（4）继续胃肠减压：腹膜炎患者虽经手术治疗，但腹膜的炎症尚未清除，肠蠕动尚未恢复，故应禁食，同时采用有效的胃肠减压，直至肠蠕动恢复，肛门排气后，方可拔除胃管，开始进食。

（5）引流的护理：妥善固定引流管，避免受压、扭曲，保持通畅，观察并记录引流量、颜色、气味等。如需用负压吸引者应注意负压大小，如用双套管引流者，常需用抗生素盐水冲洗；冲洗时应注意无菌操作，记录冲洗量、引流量及性状。冲洗时注意保持床铺的干燥。

（6）应用抗生素以减轻和防治腹腔残余感染。

（7）为了减少患者的不适，酌情使用止痛剂。

（8）鼓励患者早期活动，防止肠粘连。

（9）观察有无腹腔残余脓肿，如患者体温持续不退或下降后又有升高，白细胞计数升高，全身有中毒症状，及腹部局部体征的变化、大便次数增多等提示有残余脓肿，应及时报告医师处理。

（三）健康教育

（1）术后肠功能恢复后的饮食要根据不同疾病具体计划，先吃流质饮食，再过渡到半流饮食。应指导和鼓励患者吃易消化、高蛋白、高热量、高维生素的食物。

（2）向患者解释术后半卧位的意义。在病情允许的情况下，应鼓励患者尽早下床活动。

（3）出院后如突然出现腹痛加重，应及时到医院就诊。

第九节　腹股沟疝的护理

发生在腹股沟区的腹外疝统称为腹股沟疝。腹股沟疝可分为腹股沟斜疝和腹股沟直疝，以斜疝最常见，占全部腹外疝的 $75\%\sim90\%$。疝囊经腹壁下动脉外侧的腹股沟管内环（深环）突出，向内、向下、向前斜行经过腹股沟管，再穿出腹股沟管外环（皮下环、浅环）进入阴囊者，称为腹股沟斜疝。疝囊经腹壁下动脉内侧的直疝三角直接突出，不经内环，也不进入阴囊，称为腹股沟直疝。

腹股沟区位于下腹部前外侧壁，为左右各一的三角形区域，其上界为髂前上棘至腹直肌外侧缘的水平线，下界为腹股沟韧带，内界为腹直肌外缘。成人腹股沟管长 $4\sim5$ cm，位于腹前壁、腹股沟韧带的内上方，相当于腹内斜肌、腹横肌弓状下缘与腹股沟韧带之间的斜行裂隙，其走向由外向内、由上向下、由深向浅斜行。有两口和四壁。内口即深环，是腹横筋膜中卵圆形的裂隙；外口即浅环，是腹外斜肌腱膜下方的三角形裂隙。腹股沟管的前壁有皮肤、皮下组织和腹外斜肌筋膜，但外侧1/3部分尚有腹内斜肌覆盖；后壁有腹横筋膜和腹膜，内侧 1/3 尚有腹股沟镰；上壁有腹内斜肌、腹横肌的弓状下缘；下壁有腹股沟韧带和腔隙韧带。女性腹股沟管内有子宫圆韧带通过，男性则有精索通过。

直疝三角（Hesselbach 三角）的外侧边为腹壁下动脉，内侧边为腹直肌外侧缘，底边为腹股沟韧带。此处腹壁缺乏完整的腹肌覆盖，且腹横筋膜比周围部分薄，因此易发生疝。腹股沟直疝在此由后向前突出。

一、病因及发病机制

(一)腹股沟斜疝

有先天性和后天性因素。

(1)先天性因素:婴儿出生后,若鞘突不闭锁或闭锁不全,则与腹腔相通,当小儿啼哭、排便等腹内压力增加时,鞘突则成为先天性斜疝的疝囊。因右侧睾丸下降比左侧略晚,鞘突闭锁也较迟,故右侧斜疝多于左侧。

(2)后天性因素:腹股沟区解剖缺损、腹壁肌或筋膜发育不全,腹内压力增加时,内环处的腹膜自腹壁薄弱处向外突出形成疝囊,腹腔内器官、组织也随之进入疝囊。

(二)腹股沟直疝

直疝三角处腹壁缺乏完整的腹肌覆盖,且腹横筋膜比周围部分薄,故易发生疝。

二、临床表现

(一)腹股沟斜疝

1.易复性斜疝

腹股沟区有肿块,偶有胀痛感。肿块多呈带蒂柄的梨形,可降至阴囊或大阴唇。常在站立、行走、咳嗽或用力时出现,平卧休息或用手将肿块向腹腔内推送,肿块可向腹腔回纳并消失。以手指通过阴囊皮肤伸入外环,可感外环扩大,嘱患者咳嗽时,手指有冲击感。用手指紧压腹股沟深环,让患者起立并咳嗽等腹压增高时,疝块不再出现,移去手指,则可见疝块由外上方向内下突出。疝内容物若为肠襻,肿块柔软光滑,叩之呈鼓音,并常在肠襻回纳入腹腔时发出咕噜声;若为大网膜,则肿块坚韧叩呈浊音,回纳缓慢。

2.难复性斜疝

除胀痛稍重外,主要特点是疝块不能完全回纳。

3.嵌顿性疝

发生于强体力劳动或用力排便等腹内压骤增时。疝块突然增大,伴有明显疼痛,平卧或用手推送不能使之回纳。肿块张力高且硬度大,有明显触痛。若嵌顿内容物为肠襻,可伴有机械性肠梗阻的临床表现。疝一旦嵌顿,自行回纳的机会较少,如不及时处理,多数患者的症状逐步加重,最后发展成为绞窄性疝。

4.绞窄性疝

临床症状多且较严重。肠襻坏死穿孔时,疼痛可因疝内压力骤降而暂时有所缓解。因此,疼痛减轻而肿块仍存在时,不可误认为是病情好转。绞窄时间较长者,可因疝内容物继发感染,侵及周围组织而引起疝外被盖组织的急性炎症,严重者可发生脓毒血症。

(二)腹股沟直疝

多见于老年人。站立时,在腹股沟内侧端、耻骨结节外上方见一半球形肿块由直疝三角突出,不进入阴囊,且无疼痛及其他症状,疝基底较宽,平卧后肿块多能自行回纳腹腔而消失,极少发生嵌顿。腹股沟直疝与腹股沟斜疝的鉴别如下(见表8-1)。

表 8-1　腹股沟斜疝与腹股沟直疝的鉴别

鉴别点	斜疝	直疝
发病年龄	多见于儿童及青壮年	多见于老年
突出途径	经腹股沟管突出，可进阴囊	由直疝三角突出，不进阴囊
疝块外形	椭圆或梨形，上部呈蒂柄状	半球形，基地较宽
回纳疝块后压住深环	疝块不再突出	疝块仍可突出
精索与疝囊的关系	精索在疝囊后方	精索在疝囊前外方
疝囊颈与腹壁下动脉的关系	疝囊颈在腹壁下动脉外侧	疝囊颈在腹壁下动脉内侧
嵌顿机会	较多	极少

三、处理原则

根据病史、典型临床表现，一般可明确诊断。除少数特殊情况外，腹股沟疝一般均应尽早施行手术治疗。

（一）非手术治疗

半岁以下婴幼儿可暂不手术，用绷带压住腹股沟管深环，防止疝块突出。对年老体弱或有严重疾病不能耐受手术者，可用疝带压住内环，防止腹腔内容物突出。

（二）手术治疗

手术的基本原则是关闭疝门即内环口，加强或修补腹股沟管管壁。手术方法：①疝囊高位结扎术；②疝修补术：包括传统的疝修补术、无张力疝修补术和经腹腔镜疝修补术。

（三）嵌顿性疝和绞窄性疝的处理

嵌顿性疝原则上需紧急手术治疗，但下列情况可试行手法复位：①嵌顿时间在 3~4 小时以内，局部压痛不明显且无腹膜刺激征者；②年老体弱或伴有较严重疾病而肠襻未绞窄坏死者。绞窄性疝的内容物已坏死，应及时手术。

四、护理诊断及医护合作性问题

（一）疼痛

这与疝块突出、嵌顿或绞窄及术后切口张力较大有关。

（二）体液不足

这与嵌顿疝或绞窄性疝引起的机械性肠梗阻有关。

（三）潜在并发症

术后阴囊水肿、切口感染、复发。

五、护理措施

（一）非手术治疗患者的护理

卧床休息，下床活动时应压住疝环口；对引起腹内压力升高的因素，如咳嗽、便秘、排尿困难等，应给予相应处理；指导患者合理饮食，保持排便通畅；吸烟者应戒烟；密切观察腹部情况，若发生明显腹痛，伴疝块突然增大，应注意是否有嵌顿疝的可能，应立即通知医师，并做好紧急手术准备。

(二)手术治疗患者的护理

1.术前护理

做好心理护理；备皮，术前晚灌肠，以防术后腹胀及排便困难；嵌顿疝伴有肠梗阻者，应禁食、胃肠减压，纠正水、电解质及酸碱平衡失调，尽早应用抗生素抗感染等。其他同非手术治疗患者的护理。

2.术后护理

(1)体位与活动：术后平卧3天，膝下垫一软枕，使髋关节微屈，以降低腹内压力和切口张力，有利于切口愈合和减轻切口疼痛；一般术后3～5天可离床活动。

(2)饮食：术后6～12小时，患者若无恶心、呕吐，可进流质，次日可进软食或普食。肠切除吻合术后应禁食、胃肠减压，肠功能恢复后可进流质，逐渐过渡为半流质、普食。

(3)防止腹内压力升高：避免受凉引起咳嗽，指导患者咳嗽时用手按压保护切口；鼓励患者多饮水、多吃粗纤维食物，保持大便通畅，便秘时给予通便药物。

(4)减轻疼痛：取舒适体位；必要时遵医嘱应用止痛药。

(5)并发症的预防：为避免阴囊内积血、积液及阴囊水肿，术后可用丁字带将阴囊托起，并密切观察阴囊肿胀情况；预防切口感染，合理应用抗生素；及时更换并保持切口敷料干燥；密切观察切口愈合情况，一旦发现感染征象，应尽早处理。

(三)健康教育

告知患者预防和及时治疗使腹内压升高的各种疾病，如剧烈咳嗽、便秘等；出院后应逐渐增加活动量，3个月内避免重体力劳动或提举重物；定期随诊，若有疝复发，应及早诊治。

第十节　急性阑尾炎的护理

一、概念

急性阑尾炎是外科最常见的急腹症之一，多发生于青壮年，以20～30岁为多，男性比女性发病率高。若能正确处理，绝大多数患者可以治愈，但如延误诊断治疗，可引起严重并发症，甚至造成死亡。

根据急性阑尾炎发病过程的病理解剖学变化，分为4种类型。

(一)急性单纯性阑尾炎

炎症主要侵及黏膜和黏膜下层，渐向肌层和浆膜层扩散。阑尾外观轻度肿胀，黏膜和黏膜下层充血、水肿，黏膜表面有小溃疡和出血点。浆膜轻度充血，表面可有少量纤维素性渗出物。

(二)急性化脓性阑尾炎

炎症主要侵及肌层和浆膜层。此时阑尾明显肿胀，阑尾黏膜的溃疡面加大，阑尾腔内有积脓。浆膜高度充血，有脓性渗出物。阑尾周围的腹腔内有少量混浊液。

(三)坏疽性及穿孔性阑尾炎

阑尾管壁坏死或部分坏死，呈暗紫色或黑色。如管腔梗阻又合并管壁坏死时，2/3病例可发生穿孔，穿孔后可引起急性弥漫性腹膜炎。

（四）阑尾周围脓肿

急性阑尾炎化脓坏疽时，大网膜将坏疽阑尾包裹或将穿孔后形成的弥漫性腹膜炎局限，出现炎性肿块或形成阑尾周围脓肿。急性阑尾炎与阑尾管腔堵塞、胃肠道疾病影响、细菌入侵等因素有关。

二、临床表现

（一）腹痛

典型的急性阑尾炎多起于中上腹和脐周，数小时后腹痛转移并固定于右下腹，腹痛为持续性，阵发性加剧。早期阶段是由于管腔扩张和管壁肌收缩引起的内脏神经反射性疼痛，常不能确切定位。当阑尾炎症波及浆膜层和壁层腹膜时，因后者受体神经支配，痛觉敏感，定位确切，疼痛即固定于右下腹。转移性右下腹痛是阑尾炎特征性的症状。据统计70％～80％急性阑尾炎患者具有这种典型的转移性腹痛的特点。不同病理类型阑尾炎的腹痛有差异。如单纯性阑尾炎是轻度隐痛；化脓性阑尾炎呈阵发性胀痛和剧痛；坏疽性阑尾炎呈持续性剧烈腹痛；穿孔性阑尾炎因阑尾管腔压力骤减，腹痛可暂时减轻，但出现腹膜炎后，腹痛呈持续性加剧。

（二）胃肠道症状

食欲缺乏、恶心、呕吐常很早发生，但多不严重，一部分患者可有腹泻（青年人多见）或便秘（老年人多见）等。盆腔位阑尾炎时，炎症刺激直肠和膀胱，可引起里急后重和排尿痛。并发弥漫性腹膜炎时，可出现腹胀。

（三）全身症状

早期体温多正常或低热，体温在38 ℃以下，患者有乏力、头痛等。化脓性阑尾炎坏疽穿孔后，体温明显升高，全身中毒症状重。如有寒战、高热、黄疸，应考虑为化脓性门静脉炎。

（四）体征

1.右下腹压痛

右下腹压痛是急性阑尾炎最重要的体征。压痛点常在脐与右髂前上棘连线中、外1/3交界处，也称为麦氏（Mcburney）点。随阑尾解剖位置的变异，压痛点可改变，但压痛点始终在一个固定的位置上，右下腹固定压痛是早期阑尾炎诊断的重要依据。

2.反跳痛（Blumberg 征）

用手指深压阑尾部位后迅速抬起手指，患者感到剧烈腹痛为反跳痛，表明炎症已经波及壁层腹膜。

3.腹肌紧张

化脓性阑尾炎时，可出现腹肌紧张，阑尾炎坏疽穿孔时则更为明显。检查腹肌时，腹部两侧及上下应对比触诊，可准确判断有无腹肌紧张及其紧张程度。

4.结肠充气试验

用一手压住左下腹降结肠部，再用另一手反复压迫近侧结肠部，结肠内积气即可传至盲肠和阑尾部位，引起右下腹痛感者为阳性。

5.腰大肌试验

患者取左侧卧位，将右下肢向后过伸，引起右下腹痛者为阳性。提示阑尾位置靠后，炎症波及腰大肌（即后位阑尾炎）。

6.闭孔肌试验

患者取仰卧位,右髋和右膝均屈曲 90°,并将右股向内旋转,引起右下腹痛者为阳性,说明阑尾位置较低,炎症已波及闭孔肌(即低位性阑尾炎)。

7.直肠指诊

盆腔阑尾炎,直肠右前方可有触痛;盆腔脓肿者,可触及有弹性感的压缩包块。

三、辅助检查

(一)实验室检查

多数急性阑尾炎患者的白细胞数及中性粒细胞比例增高;尿常规检查可见有少量红细胞及白细胞。

(二)腹部 X 线片检查

少数患者可发现阑尾粪石。

四、护理措施

急性阑尾炎诊断明确后,如无手术禁忌,原则上应早期手术治疗,既安全,又可防止并发症的发生。非手术治疗仅适用于早期单纯性阑尾炎或有手术禁忌证者。

(一)非手术治疗的护理

(1)体位:取半坐卧位卧床休息。

(2)禁食:减少肠蠕动,利于炎症局限,禁食期间给静脉补液。

(3)密切观察病情变化。①腹部症状和体征的变化:观察期间如腹痛突然减轻,并有明显的腹膜刺激征,且范围扩大,提示阑尾已穿孔,应立即手术治疗。②全身情况:观察精神状态,每4~6 小时测量体温、脉搏、呼吸 1 次,若出现寒战、高热、黄疸,可能为门静脉炎,应及时通知医师处理。③观察期间每 6~12 小时查血常规 1 次。

(4)非手术治疗期间禁用吗啡类镇痛剂,以免掩盖病情。同时禁服泻药及灌肠,以免肠蠕动加快,肠内压增高,导致阑尾穿孔或炎症扩散。

(5)使用有效的抗生素抗感染。

(6)做好术前准备:非手术治疗期间如确定患者需手术治疗,应做好术前准备。

(二)术后护理

(1)卧位:术后血压平稳后,取半卧位,使炎性液体流至盆腔,防止膈下感染。

(2)饮食:通常在排气后进食。

(3)早期活动:术后 24 小时可起床活动,促进肠蠕动恢复,防止肠粘连,增进血液循环,促进伤口愈合。

(4)应用抗生素:化脓性或坏疽穿孔性阑尾炎术后应选用有效抗生素。

(5)做好腹腔引流管护理:保持引流通畅,并做好观察记录。根据病情变化,可在术后48~72 小时酌情拔除。

(6)术后并发症的观察与护理。①切口感染:多因手术时污染伤口、腹腔引流不畅所致,阑尾坏疽或穿孔者尤易发生。术后 3~5 天体温逐渐升高,患者感觉伤口疼痛,切口周围皮肤有红肿、触痛,应及时发现并报告医师进行处理。②腹腔脓肿:由于腹腔残余感染或阑尾残端处理不当所致。常发生于术后 5~7 天。表现为体温持续升高或下降后又上升,有腹痛、腹胀、腹部包块,及里急后重感。应采取半坐卧位,使脓液流入盆腔,减少中毒反应。同时使用抗生素,未见好转者,应及时行手术切开引流。③腹腔出血:少见,但很严重。由阑尾动脉结扎线脱落所致。常发生于术后几小时至数日内。患者有腹痛、腹胀,并伴有面色苍白、脉速、出冷汗、血压下降等出血性休克症状。必须立即平卧,氧气吸入,并与医师联系,静脉输血、输液,必要时手术止血。④粪瘘:少见。由于阑尾残端结扎线脱落或手术时误伤肠管所致。感染较局限,患者表现为持续低热、腹痛、切口不能愈合且有粪水不断地从肠腔流至腹腔或腹壁外。应及时更换伤口敷料,应用抗生素治疗后大多能治愈。如长期不能愈合,则需手术修补。

第十一节　急性肠梗阻的护理

肠腔内容物不能正常运行或通过肠道发生障碍时,称为肠梗阻,是外科常见的急腹症之一。

一、病因和分类

(一)按梗阻发生的原因分类

(1)机械性肠梗阻:最常见,是由各种原因引起的肠腔变窄、肠内容物通过障碍。主要原因:①肠腔堵塞,如寄生虫、粪块、异物等。②肠管受压,如粘连带压迫、肠扭转、嵌顿性疝等。③肠壁病变,如先天性肠道闭锁、狭窄、肿瘤等。

(2)动力性肠梗阻:较机械性肠梗阻少见。肠管本身无病变,梗阻原因是神经反射和毒素刺激引起肠壁功能紊乱,致肠内容物不能正常运行。可分为:①麻痹性肠梗阻,常见于急性弥漫性腹膜炎、腹部大手术、腹膜后血肿或感染等。②痉挛性肠梗阻,由于肠壁肌肉异常收缩所致,常见于急性肠炎或慢性铅中毒。

(3)血运性肠梗阻:较少见。由于肠系膜血管栓塞或血栓形成,使肠管血运障碍,继而发生肠麻痹,肠内容物不能通过。

(二)按肠管血运有无障碍分类

(1)单纯性肠梗阻:无肠管血运障碍。

(2)绞窄性肠梗阻:有肠管血运障碍。

(三)按梗阻发生的部位分类

高位性肠梗阻(空肠上段)和低位性肠梗阻(回肠末段和结肠)。

(四)按梗阻的程度分类

完全性肠梗阻(肠内容物完全不能通过)和不完全性肠梗阻(肠内容物部分可通过)。

(五)按梗阻病情的缓急分类

急性肠梗阻和慢性肠梗阻。

二、病理生理

(一)肠管局部的病理生理变化

(1)肠蠕动增强:单纯性机械性肠梗阻,梗阻以上的肠蠕动增强,以克服肠内容物通过的障碍。

(2)肠管膨胀:肠腔内积气、积液所致,

(3)肠壁充血水肿、血运障碍,严重时可导致坏死和穿孔。

(二)全身性病理生理变化

(1)体液丢失和电解质、酸碱平衡失调。

(2)全身性感染和毒血症,甚至发生感染中毒性休克。

(3)呼吸和循环功能障碍。

三、临床表现

(一)症状

1.腹痛

单纯性机械性肠梗阻的特点是阵发性腹部绞痛;绞窄性肠梗阻表现为持续性剧烈腹痛伴阵发性加剧;麻痹性肠梗阻呈持续性胀痛。

2.呕吐

早期常为反射性,呕吐胃内容物;随后因梗阻部位不同,呕吐的性质各异。高位肠梗阻呕吐出现早且频繁,呕吐物主要为胃液、十二指肠液、胆汁;低位肠梗阻呕吐出现晚,呕吐物常为粪样物;若呕吐物为血性或棕褐色,常提示肠管有血运障碍;麻痹性肠梗阻呕吐多为溢出性。

3.腹胀

高位肠梗阻,腹胀不明显;低位肠梗阻及麻痹性肠梗阻则腹胀明显。

4.停止肛门排气排便

完全性肠梗阻时,患者多停止排气、排便,但在梗阻早期,梗阻以下肠管内尚存的气体或粪便仍可排出。

(二)体征

1.腹部

(1)视诊:单纯性机械性肠梗阻可见腹胀、肠型和异常蠕动波,肠扭转时腹胀多不对称。

(2)触诊:单纯性肠梗阻可有轻度压痛但无腹膜刺激征,绞窄性肠梗阻可有固定压痛和腹膜刺激征。

(3)叩诊:绞窄性肠梗阻时腹腔有渗液,可有移动性浊音。

(4)听诊:机械性肠梗阻肠鸣音亢进,可闻及气过水声或金属音,麻痹性肠梗阻肠鸣音减弱或消失。

2.全身

单纯性肠梗阻早期多无明显全身性改变,梗阻晚期可有口唇干燥、眼窝凹陷、皮肤弹性差、尿少等脱水征。严重脱水或绞窄性肠梗阻时,可出现脉搏细速、血压下降、面色苍白、四肢发冷等中毒和休克征象。

(三)辅助检查

(1)实验室检查:肠梗阻晚期,血红蛋白和血细胞比容升高,并有水、电解质及酸碱平衡失调。绞窄性肠梗阻时,白细胞计数和中性粒细胞比例明显升高。

(2)X线检查:一般在肠梗阻发生4~6小时后,立位或侧卧位X线片可见肠胀气及多个液气平面。

四、治疗原则

(一)一般治疗

(1)禁食。

(2)胃肠减压：是治疗肠梗阻的重要措施之一。通过胃肠减压,吸出胃肠道内的气体和液体,从而减轻腹胀、降低肠腔内压力,改善肠壁血运,减少肠腔内的细菌和毒素。

(3)纠正水、电解质及酸碱平衡失调。

(4)防治感染和中毒。

(5)其他：对症治疗。

(二)解除梗阻

解除梗阻分为非手术治疗和手术治疗两大类。

五、常见几种肠梗阻

(一)粘连性肠梗阻

粘连性肠梗阻是肠粘连或肠管被粘连带压迫所致的肠梗阻,较为常见。主要由于腹部手术、炎症、创伤、出血、异物等所致。以小肠梗阻为多见,多为单纯性不完全性梗阻。粘连性肠梗阻多采取非手术治疗,如无效或发生绞窄性肠梗阻时应及时手术治疗。

(二)肠扭转

指一段肠管沿其系膜长轴旋转而形成的闭襻性肠梗阻,常发生于小肠,其次是乙状结肠。①小肠扭转：多见于青壮年,常在饱餐后立即进行剧烈活动时发病。表现为突发腹部绞痛,呈持续性伴阵发性加剧,呕吐频繁,腹胀不明显。②乙状结肠扭转：多见于老年人,常有便秘习惯,表现为腹部绞痛,明显腹胀,呕吐不明显。肠扭转是较严重的机械性肠梗阻,可在短时间内发生肠绞窄、坏死,一经诊断,应急症手术治疗。

(三)肠套叠

指一段肠管套入与其相连的肠管内,以回结肠型(回肠末端套入结肠)最多见。肠套叠多见于2岁以下婴幼儿。典型表现为阵发性腹痛、果酱样血便和腊肠样肿块(多位于右上腹),右下腹触诊有空虚感。X线空气或钡剂灌肠显示空气或钡剂在结肠内受阻,梗阻端的钡剂影像呈"杯口状"或"弹簧状"阴影。早期肠套叠可试行空气灌肠复位,无效者或病期超过48小时,怀疑有肠坏死或肠穿孔者,应行手术治疗。

(四)蛔虫性肠梗阻

由于蛔虫聚集成团并刺激肠管痉挛致肠腔堵塞,多见于2~10岁儿童,驱虫不当常为诱因。主要表现为阵发性脐部周围腹痛,伴呕吐,腹胀不明显。部分患者腹部可触及变形、变位的条索状团块。少数患者可并发肠扭转或肠壁坏死穿孔,蛔虫进入腹腔引起腹膜炎。单纯性蛔虫堵塞多采用非手术治疗,包括解痉挛止痛、禁食、酌情胃肠减压、输液、口服植物油驱虫等;若无效或并发肠扭转、腹膜炎时,应行手术取虫。

六、护理

(一)护理诊断/问题

1.疼痛

与肠内容物不能正常运行或通过障碍有关。

2.体液不足

与呕吐、禁食、胃肠减压、肠腔积液有关。

3.潜在并发症

肠坏死、腹腔感染、休克。

(二)护理措施

1.非手术治疗的护理

(1)饮食:禁食,梗阻缓解 12 小时后可进少量流质饮食,忌甜食和牛奶;48 小时后可进半流食。

(2)胃肠减压,做好相关护理。

(3)体位:生命体征稳定者可取半坐卧位。

(4)解痉挛、止痛:若无肠绞窄或肠麻痹,可用阿托品解除痉挛、缓解疼痛,禁用吗啡类止痛药,以免掩盖病情。

(5)输液:纠正水、电解质和酸碱失衡,记录 24 小时出入液量。

(6)防治感染和中毒:遵照医嘱应用抗生素。

(7)严密观察病情变化:出现下列情况时应考虑有绞窄性肠梗阻的可能,应及早采取手术治疗:①腹痛发作急骤,为持续性剧烈疼痛,或在阵发性加重之间仍有持续性腹痛,肠鸣音可不亢进;②早期出现休克;③呕吐早、剧烈而频繁;④腹胀不对称,腹部有局部隆起或触及有压痛的包块;⑤明显的腹膜刺激征,体温升高、脉快、白细胞计数和中性粒细胞比例增高;⑥呕吐物、胃肠减压抽出液、肛门排出物为血性或腹腔穿刺抽出血性液;⑦腹部 X 线检查可见孤立、固定的肠襻;⑧经积极非手术治疗后症状、体征无明显改善者。

2.手术前后的护理

(1)术前准备:除上述非手术护理措施外,按腹部外科常规行术前准备。

(2)术后护理:①病情观察,观察患者生命体征、腹部症状和体征的变化,伤口敷料及引流情况,及早发现术后并发症;②卧位,麻醉清醒、血压平稳后取半坐卧位;③禁食、胃肠减压,待排气后,逐步恢复饮食;④防止感染,遵照医嘱应用抗生素;⑤鼓励患者早期活动。

第十二节　肝脓肿的护理

一、细菌性肝脓肿患者的护理

当全身性细菌感染,特别是腹腔内感染时,细菌侵入肝脏,如果患者抵抗力弱,可发生细菌性肝脓肿。细菌可以从下列途径进入肝脏。①胆道:细菌沿着胆管上行,是引起细菌性肝脓肿的主要原因。包括胆石、胆囊炎、胆道蛔虫、其他原因所致胆管狭窄与阻塞等。②肝动脉:体内任何部位的化脓性病变,细菌可经肝动脉进入肝脏。如败血症、化脓性骨髓炎、痈、疖等。③门静脉:已较少见,如坏疽性阑尾炎、细菌性痢疾等,细菌可经门静脉入肝。④肝开放性损伤:细菌可直接经伤口进入肝,引起感染而形成脓肿。细菌性肝脓肿的致病菌多为大肠埃希菌、金黄色葡萄球菌、厌氧链球菌等。肝脓肿可以是单个脓肿,也可以是多个小脓肿,数个小脓肿可以融合成为一个大脓肿。

(一)护理评估

1.健康史

注意询问有无胆道感染和胆道疾病、全身其他部位的化脓性感染特别是肠道的化脓性感染、肝脏外伤病史。是否有肝脓肿病史,是否进行过系统治疗。

2.身体状况

通常继发于某种感染性先驱疾病,起病急,主要症状为骤起寒战、高热、肝区疼痛和肝大。体温可高达 39～40 ℃,多表现为弛张热,伴有大汗、恶心、呕吐、食欲缺乏。肝区疼痛多为持续性钝痛或胀痛,有时可伴有右肩牵涉痛,右下胸及肝区叩击痛,增大的肝有压痛。肝前下缘比较表浅的脓肿,可有右上腹肌紧张和局部明显触痛。巨大的肝脓肿可使右季肋区呈饱满状态,甚至可见局限性隆起,局部皮肤可出现凹陷性水肿。严重时或并发胆道梗阻者,可出现黄疸。

3.心理-社会状况

细菌性肝脓肿起病急剧,症状重,如果治疗不彻底容易反复发作转为慢性,并且细菌性肝脓肿极易引起严重的全身性感染,导致感染性休克,患者产生焦虑。

4.辅助检查

(1)血液检查:化验检查白细胞计数及中性粒细胞增多,有时出现贫血。肝功能检查可出现不同程度的损害和低蛋白血症。

(2)X 线胸腹部检查:右叶脓肿可见右膈肌升高,运动受限;肝影增大或局限性隆起;有时伴有反应性胸膜炎或胸腔积液。

(3)B 超:在肝内可显示液平段,可明确其部位和大小,阳性诊断率在 96% 以上,为首选的检查方法。必要时可作 CT 检查。

(4)诊断性穿刺:抽出脓液即可证实本病。

(5)细菌培养:脓液细菌培养有助于明确致病菌,选择敏感的抗生素,并与阿米巴性肝脓肿相鉴别。

5.治疗要点

(1)全身支持疗法:给予充分营养,纠正水和电解质及酸碱平衡失调,必要时少量多次输血和血浆以纠正低蛋白血症,增强机体抵抗力。

(2)抗生素治疗:应使用大剂量抗生素。由于肝脓肿的致病菌以大肠杆菌、金黄色葡萄球菌和厌氧性细菌最为常见,在未确定病原菌之前,可首选对此类细菌有效的抗生素,然后根据细菌培养和抗生素敏感试验结果选用有效的抗生素。

(3)经皮肝穿刺脓肿置管引流术:适用于单个较大的脓肿。在 B 型超声引导下进行穿刺。

(4)手术治疗:对于较大的单个脓肿,估计有穿破可能,或已经穿破胸腹腔;胆源性肝脓肿;位于肝左外叶脓肿,穿刺易污染腹腔;慢性肝脓肿,应施行经腹切开引流。病程长的慢性局限性厚壁脓肿,也可行肝叶切除或部分肝切除术。多发性小脓肿不宜行手术治疗,但对其中较大的脓肿,也可行切开引流。

（二）护理诊断及合作性问题

1.营养失调

低于机体需要量，与高代谢消耗或慢性消耗病程有关。

2.体温过高

其与感染有关。

3.急性疼痛

其与感染及脓肿内压力过高有关。

4.潜在并发症

急性腹膜炎、上消化道出血、感染性休克。

（三）护理目标

患者能维持适当营养，维持体温正常，疼痛减轻；无急性腹膜炎休克等并发症发生。

（四）护理措施

1.术前护理

（1）病情观察，配合抢救中毒性休克。

（2）高热护理：保持病室空气新鲜、通风、温湿度合适，物理降温。衣着适量，及时更换汗湿衣。

（3）维持适当营养：对于非手术治疗和术前的患者，给予高蛋白、高热量饮食，纠正水、电解质平衡失调和低蛋白血症。

（4）遵医嘱正确应用抗生素。

2.术后护理

（1）经皮肝穿刺脓肿置管引流术术后护理：术前做术区皮肤准备，协助医师进行穿刺部位的准确定位。术后向医师询问术中情况及术后有无特殊观察和护理要求。患者返回病房后，观察引流管固定是否牢固，引流液性状，引流管道是否密闭。术后第 2 天或数天开始进行脓腔冲洗，冲洗液选用等渗盐水（或遵医嘱加用抗生素）。冲洗时速度缓慢，压力不宜过高，估算注入液与引出液的量。每次冲洗结束后，可遵医嘱向脓腔内注入抗生素。待到引流出或冲洗出的液体变清澈，B 型超声检查脓腔直径小于 2 cm 即可拔管。

（2）切开引流术术后护理：切开引流术术后护理遵循腹部手术术后护理的一般要求。除此之外，每天用生理盐水冲洗脓腔，记录引流液量，少于 10 mL 或脓腔容积小于 15 mL，即考虑拔除引流管，改凡士林纱布引流，致脓腔闭合。

3.健康指导

为了预防肝脓肿疾病的发生，应教育人们积极预防和治疗胆道疾病，及时处理身体其他部位的化脓性感染。告知患者应用抗生素和放置引流管的目的和注意事项，取得患者的信任和配合。术后患者应加强营养和提高抵抗力，定期复查。

（五）护理评价

患者是否能维持适当营养，体温是否正常，疼痛是否减轻，有无急性腹膜炎、上消化道出血、感染性休克等并发症发生。

二、阿米巴性肝脓肿患者的护理

阿米巴性肝脓肿是阿米巴肠病的并发症,阿米巴原虫从结肠溃疡处经门静脉血液或淋巴管侵入肝内并发脓肿。常见于肝右叶顶部,多数为单发性。原虫产生溶组织酶,导致肝细胞坏死、液化组织和血液、渗液组成脓肿。

(一)护理评估

1.健康史

注意询问有无阿米巴痢疾病史。

2.身体状况

阿米巴性肝脓肿有着跟细菌性肝脓肿相似的表现,两者的区别详见表 8-2。

表 8-2　细菌性肝脓肿与阿米巴性肝脓肿的鉴别

鉴别要点	细菌性肝脓肿	阿米巴性肝脓肿
病史	继发于胆道感染或其他化脓性疾病	继发于阿米巴痢疾后
症状	病情急骤严重,全身中毒症状明显,有寒战、高热	起病较缓慢,病程较长,可有高热,或不规则发热、盗汗
血液化验	白细胞计数及中性粒细胞可明显增加。血液细菌培养可阳性	白细胞计数可增加,如无继发细菌感染液细菌培养阴性。血清学阿米巴抗体检查阳性
粪便检查	无特殊表现	部分患者可找到阿米巴滋养体或结肠溃面(乙状结肠镜检)黏液或刮取涂片可找阿米巴滋养体或包囊
脓液	多为黄白色脓液,涂片和培养可发现细菌	大多为棕褐色脓液,无臭味,镜检有时可到阿米巴滋养体。若无混合感染,涂片和培养无细菌
诊断性治疗	抗阿米巴药物治疗无效	抗阿米巴药物治疗有好转
脓肿	较小,常为多发性	较大,多为单发,多见于肝右叶

3.心理-社会状况

由于病程长,忍受较重的痛苦,担忧预后或经济拮据等原因,患者常有焦虑、悲伤或恐惧反应。

4.辅助检查

基本同细菌性肝脓肿。

5.治疗要点

阿米巴性肝脓肿以非手术治疗为主。应用抗阿米巴药物,加强支持疗法纠正低蛋白、贫血等,无效者穿刺置管闭式引流或手术切开引流,多可获得良好的疗效。

(二)护理诊断及合作性问题

(1)营养失调:低于机体需要量,与高代谢消耗或慢性消耗病程有关。

(2)急性疼痛:与脓肿内压力过高有关。

(3)潜在并发症:合并细菌感染。

(三)护理措施

1.非手术疗法和术前护理

(1)加强支持疗法:给予高蛋白、高热量和高维生素饮食,必要时少量多次输新鲜血、补充丙种球蛋白,增强抵抗力。

(2)正确使用抗阿米巴药物,注意观察药物的不良反应。

2.术后护理

除继续做好非手术疗法护理外,重点做好引流的护理。宜用无菌水封瓶闭式引流,每天更换消毒瓶,接口处保持无菌,防止继发细菌感染。如继发细菌感染需使用抗生素。

第十三节　胆囊结石的护理

一、概述

胆囊结石是指原发于胆囊的结石,是胆石症中最多的一种疾病。近年来随着卫生条件的改善及饮食结构的变化,胆囊结石的发病率呈升高趋势,已高于胆管结石。胆囊结石以女性多见,男女之比为 1∶4～1∶3;其以胆固醇结石或以胆固醇为主要成分的混合性结石为主。少数结石可经胆囊管排入胆总管,大多数存留于胆囊内,且结石越聚越大,可呈多颗小米粒状,在胆囊内可存在数百粒小结石,也可呈单个巨大结石;有些终身无症状而在尸检中发现(静止性胆囊结石),大多数反复发作腹痛症状,一般小结石容易嵌入胆囊管发生阻塞引起胆绞痛症状,发生急性胆囊炎。

二、诊断

(一)症状

1.胆绞痛

胆绞痛是胆囊结石并发急性胆囊炎时的典型表现,多在进油腻食物后胆囊收缩,结合移位并嵌顿于胆囊颈部,胆囊压力升高后强力收缩而发生绞痛。小结石通过胆囊管或胆总管时可发生典型的胆绞痛,疼痛位于右上腹,呈阵发性,可向右肩背部放射,伴恶心、呕吐,呕吐物为胃内容物,吐后症状并不减轻。存留在胆囊内的大结石堵塞胆囊腔时并不引起典型的胆绞痛,故胆绞痛常反映结石在胆管内的移动。急性发作特别是坏疽性胆囊炎时还可出现高热、畏寒等显著的感染症状,严重病例由于炎性渗出或胆囊穿孔可引起局限性腹膜炎,从而出现腹膜刺激症状。胆囊结石一般无黄疸,但 30％的患者因伴有胆管炎或肿大的胆囊压迫胆管,肝细胞损害时也可有一过性黄疸。

2.胃肠道症状

大多数慢性胆囊炎患者有不同程度的胃肠道功能紊乱,表现为右上腹隐痛不适、厌油、进食后上腹饱胀感,常被误认为"胃病"。有近半数的患者早期无症状,称为静止性胆囊结石,此类患者在长期随访中仍有部分出现腹痛等症状。

(二)体征

1.一般情况

无症状期间患者大多一般情况良好,少数急性胆囊炎患者在发作期可有黄疸,症状重时可有感染中毒症状。

2.腹部情况

如无急性发作,患者腹部常无明显异常体征,部分患者右上腹可有深压痛;急性胆囊炎患者可有右上腹饱满、呼吸运动受限、右上腹触痛及肌紧张等局限性腹膜炎体征,Murphy 征阳性。有 1/3～1/2 的急性胆囊炎患者,在右上腹可扪及肿大的胆囊或由胆囊与大网膜粘连形成的炎性肿块。

(三)检查

1.化验检查

胆囊结石合并急性胆囊炎有血液白细胞升高,少数患者丙氨酸转氨酶也升高。

2.B 超检查

B 超检查简单易行,价格低廉,且不受胆囊大小、功能、胆管梗阻或结石含钙多少的影响,诊断正确率可达 96% 以上,是首选的检查手段。典型声像特征是胆囊腔内有强回声光团并伴声影,改变体位时光团可移动。

3.胆囊造影

能显示胆囊的大小及形态并了解胆囊收缩功能,但易受胃肠道功能、肝功能及胆囊管梗阻的影响,应用很少。

4.X 线检查

腹部 X 线片对胆囊结石的显示率为 10%～15%。

5.十二指肠引流

有无胆汁可确定是否有胆囊管梗阻,胆汁中出现胆固醇结晶提示结石存在,但此项检查目前已很少用。

6.CT、MRI、ERCP、PTC 检查

在 B 超不能确诊或者怀疑有肝内胆管、肝外胆管结石或胆囊结石术后多年复发又疑有胆管结石者,可酌情选用其中某一项或几项诊断方法。

(四)诊断要点

1.症状

20%～40% 的胆囊结石可终生无症状,称"静止性胆囊结石"。有症状的胆囊结石的主要临床表现:进食后,特别是进油腻食物后,出现上腹部或右上腹部隐痛不适、饱胀,伴嗳气、呃逆等。

2.胆绞痛

胆囊结石的典型表现,疼痛位于上腹部或右上腹部,呈阵发性,可向肩胛部和背部放射,多伴恶心、呕吐。

3.米里齐(Mirizzi)综合征

持续嵌顿和压迫胆囊壶腹部和颈部的较大结石,可引起肝总管狭窄或胆囊管瘘,及反复发作的胆囊炎、胆管炎及梗阻性黄疸,称"Mirizzi 综合征"。

4.墨菲(Murphy)征

右上腹部局限性压痛、肌紧张,阳性。

5.B超检查

胆囊暗区有一个或多个强回声光团，并伴声影。

(五)鉴别诊断

1.肾绞痛

胆绞痛需与肾绞痛相鉴别，后者疼痛部位在腰部，疼痛向外生殖器放射，伴有血尿，可有尿路刺激症状。

2.胆囊非结石性疾病

胆囊良、恶性肿瘤、胆囊息肉样病变等，B超、CT等影像学检查可提供鉴别线索。

3.胆总管结石

可表现为高热、黄疸、腹痛，超声等影像学检查可以鉴别，但有时胆囊结石可与胆总管结石并存。

4.消化性溃疡性穿孔

多有溃疡病史，腹痛发作突然并很快波及全腹，腹壁呈板状强直，腹部X线片可见膈下游离气体。较小的十二指肠穿孔，或穿孔后很快被网膜包裹，形成一个局限性炎性病灶时，易与急性胆囊炎混淆。

5.内科疾患

一些内科疾病如肾盂肾炎、右侧胸膜炎、肺炎等，亦可发生右上腹疼痛症状，若注意分析不难获得正确的诊断。

三、治疗

(一)一般治疗

饮食宜清淡，防止急性发作，对无症状的胆囊结石应定期B超随诊；伴急性炎症者宜进食，注意维持水、电解质平衡，并静脉应用抗生素。

(二)药物治疗

溶石疗法服用鹅去氧胆酸或熊去氧胆酸对胆固醇结石有一定溶解效果，主要用于胆固醇结石。但此种药物有肝毒性，服药时间长，反应大，价格贵，停药后结石易复发。其适应证：胆囊结石直径在2 cm以下；结石为含钙少的X线能够透过的结石；胆囊管通畅；患者的肝脏功能正常，无明显的慢性腹泻史。目前多主张采取熊去氧胆酸单用或与鹅去氧胆酸合用，不主张单用鹅去氧胆酸。鹅去氧胆酸总量为15 mg/(kg·d)，分次口服。熊去氧胆酸为8～10 mg/(kg·d)，分餐后或晚餐后2次口服。疗程1～2年。

(三)手术治疗

对于无症状的静止胆囊结石，一般认为无须施行手术切除胆囊。但有下列情况时，应进行手术治疗：①胆囊造影胆囊不显影；②结石直径超过2～3 cm；③并发糖尿病且在糖尿病已控制时；④老年人或有心肺功能障碍者。

腹腔镜胆囊切除术适于无上腹创伤及手术史者，无急性胆管炎、胰腺炎和腹膜炎及腹腔脓肿的患者。对并发胆总管结石的患者应同时行胆总管探查术。

1.术前准备

择期胆囊切除术后引起死亡的最常见原因是心血管疾病。这强调了详细询问病史发现心绞痛和仔细进行心电图检查注意有无心肌缺血或以往心肌梗死证据的重要性。此外还应寻找脑血管疾病特别是一过性缺血发作的症状。若病史阳性或有问题时应做非侵入性颈动脉血流检查。此时对择期胆囊切除术应当延期，按照指征在冠状动脉架桥或颈动脉重新恢复血管流通后施行。除心血管病外，引起择期胆囊切除术后第2位的死亡原因是肝胆疾病，主要是肝硬化。除术中出血外，还可发生肝功能衰竭和败血症。自从在特别挑选的患者中应用预防性措施以来，择期胆囊切除术后感染中毒性并发症的发生率已有显著下降。慢性胆囊炎患者胆汁内的细菌滋生率占10%～15%；而在急性胆囊炎消退期患者中则高达50%。细菌菌种为肠道菌如大肠杆菌、产气克雷伯杆菌和粪链球菌，其次也可见到产气荚膜杆菌、类杆菌和变形杆菌等。胆管内细菌的发生率随年龄而增长，故主张年龄在60岁以上、曾有过急性胆囊炎发作刚恢复的患者，术前应预防性使用抗生素。

2.手术治疗

对有症状胆石症已成定论的治疗是腹腔镜胆囊切除术。虽然此技术的常规应用时间尚短，但是其结果十分突出，以致仅在不能施行腹腔镜手术或手术不安全时，才选用开腹胆囊切除术，包括无法安全地进入腹腔完成气腹，或者由于腹内粘连，或者解剖异常不能安全地暴露胆囊等。外科医师在遇到胆囊和胆管解剖不清及遇到止血或胆汁渗漏而不能满意地控制时，应当及时中转开腹。目前，中转开腹率在5%以下。

（四）其他治疗

体外震波碎石适用于胆囊内胆固醇结石，直径不超过3 cm，且胆囊具收缩功能。治疗后部分患者可发生急性胆囊炎或结石碎片进入胆总管而引起胆绞痛和急性胆管炎，此外碎石后仍不能防止结石的复发。因并发症多，疗效差，现已基本不用。

四、护理措施

（一）术前护理

1.饮食

指导患者选用低脂肪、高蛋白质、高糖饮食。因为脂肪饮食可促进胆囊收缩排出胆汁，加剧疼痛。

2.术前用药

严重的胆石症发作性疼痛可使用镇痛剂和解痉剂，但应避免使用吗啡，因吗啡有收缩胆总管的作用，可加重病情。

3.病情观察

应注意观察胆石症急性发作患者的体温、脉搏、呼吸、血压、尿量及腹痛情况，及时发现有无感染性休克征兆。注意患者皮肤有无黄染及粪便颜色变化，以确定有无胆管梗阻。

（二）术后护理

1.症状观察及护理

定时监测患者生命体征的变化，注意有无血压下降、体温升高及尿量减少等全身中毒症状，及时补充液体，保持出入量平衡。

2.T形管护理

胆总管切开放置T形管的目的是引流胆汁，使胆管减压：①T形管应妥善固定，防止扭曲、脱落;②保持 T 形管无菌,每天更换引流袋,下地活动时引流袋应低于胆囊水平,避免胆汁回流。③观察并记录每天胆汁引流量、颜色及性质,防止胆汁淤积引起感染。④拔管。如果 T形管引流通畅,胆汁色淡黄、清澄、无沉渣且无腹痛无发热等症状,术后 10～14 天可夹闭管道。开始每天夹闭 2～3 小时,无不适可逐渐延长时间,直至全日夹管。在此过程中要观察患者有无体温增高、腹痛、恶心、呕吐及黄疸等。经 T 形管造影显示胆管通畅后,再引流 2～3 天,及时排出造影剂。经观察无特殊反应,可拔除 T 形管。

3.健康指导

进少油腻、高维生素、低脂饮食。烹调方式以蒸煮为宜,少吃油炸类的食物。适当体育锻炼,提高机体抵抗力。

第十四节　胆囊炎的护理

胆囊炎是最常见的胆囊疾病,常与胆石症同时存在。女性多于男性。胆囊炎分为急性和慢性两种。

一、临床表现

急性胆囊炎可出现右上腹撑胀疼痛,体位改变和呼吸时疼痛加剧,右肩或后背部放射性疼痛,高热,寒战,并可有恶心、呕吐。慢性胆囊炎,常出现消化不良,上腹不适或钝疼,可有恶心,腹胀及嗳气,进食油腻食物后加剧。

胆囊炎并发胆石症者,结石嵌顿时,可引起穿孔,导致腹膜炎,疼痛加重,甚至出现中毒性休克或衰竭。胆囊炎胆石症可加重或诱发冠心病,引起心肌缺血性改变。专家认为:胆囊结石是诱发胆囊癌的重要因素之一。胆囊炎胆石症常可引起胰腺炎,由胆管疾病引起的急性胰腺炎约占 50%。

二、治疗原则

(1)无症状的胆囊结石根据结石大小数目,胆囊壁病变确定是否手术及手术时机。应择期行胆囊切除术,有条件医院应用腹腔镜行胆囊切除术。

(2)有症状的胆囊结石用开放法或腹腔镜方法。

(3)胆囊结石伴有并发症时,如急性胆囊积液或积脓,急性胆石性胰腺炎胆管结石或胆管炎,应即刻行胆囊切除术。

三、护理措施

(一)术前护理

(1)按一般外科术前常规护理。

(2)低脂饮食。

(3)急性期应给予静脉输液,以纠正电解质紊乱,输血或血浆,以改善全身情况。

(4)患者如有中毒性休克表现,应先补足血容量,用升压药等纠正休克,待病情好转后手术治疗。

(5)黄疸严重者,有皮肤瘙痒,做好皮肤护理,防止瘙痒时皮肤破损,出现皮肤感染;同时注意黄疸患者,由于胆管内胆盐缺乏,维生素 K 吸收障碍,容易引起凝血功能障碍,术前应注射维生素 K。出现高热者,按高热护理常规护理。

(6)协助医师做好各项检查,如肝功能、心电图、凝血酶原时间测定、超声波、胆囊造影等,肝功能损害严重者应给予保肝治疗。

(7)需做胆总管与胆管吻合术时,应做胆管准备。

(8)手术前一日晚餐禁食,术晨按医嘱留置胃管,抽尽胃液。

(二)术后护理

(1)按一般外科手术后护理常规及麻醉后护理常规护理。

(2)血压平稳后改为半坐卧位,以利于引流。

(3)禁食期间,给予静脉输液。维持水电解质平衡。

(4)停留胃管,保持胃管通畅,观察引流液性质并记录量;术后 2~3 天肠蠕动恢复正常,可拔除胃管,进食流质,以后逐渐改为低脂半流;注意患者进食后反应。

(5)注意腹部伤口渗液,如渗液多应及时更换敷料。

(6)停留 T 管引流,保持胆管引流管通畅,并记录 24 小时引流量及性质。

(7)引流管停留时间长,引流量多者,要注意患者饮食及消化功能,食欲差者,可口服去氧胆酸、胰酶片或中药。

(8)胆总管内有残存结石或泥沙样结石,术后两周可行 T 管冲洗。

(9)防止 T 管脱落,除手术时要固定牢靠外,应将 T 管用别针固定于腹带上。

(10)防止逆行感染。T 管引流所接的消毒引流瓶(袋)每周更换 2 次,更换引流袋要在无菌操作下进行。腹壁引流伤口每天更换敷料 1 次。

(11)注意水电解质平衡,注意有无低钾、低钠症状出现,注意黄疸消退情况。

(12)拔 T 管指征及注意事项:一般术后 10~14 天,患者无发热、无腹痛、大便颜色正常,黄疸消退,胆汁引流量逐日减少至 50 mL 以下。胆汁颜色正常,呈金黄色、澄清时,用低浓度的胆影葡胺作 T 管造影,以了解胆管远端是否通畅。如通畅可试行钳夹 T 管或提高 T 管距离腋后线 10~20 mL;如有上腹胀痛、发热、黄疸加深等情况出现,说明胆管下端仍有梗阻,应即开放引流管,继续引流;如钳夹 T 管 48 小时后无任何不适,方可拔管。拔管后 1~2 天可有少量胆汁溢出,应及时更换敷料,如有大量胆汁外溢应报告医师处理。拔管后还应观察患者食欲及腹胀、腹痛、黄疸、体温和大便情况。

第七章 泌尿外科护理

第一节 肾损伤的护理

一、概述

肾脏隐藏于腹膜后,一般受损伤机会很少,但肾脏为一实质性器官,结构比较脆弱,外力强度稍大即可造成肾脏的创伤。肾损伤大多为闭合性损伤,占 60%～70%。可由直接暴力,如腰、腹部受硬物撞击或车辆撞击,肾受到沉重打击或被推向肋缘而发生损伤;肋骨和腰椎骨折时,骨折片可刺伤肾,间接暴力,如从高处落下、足跟或臀部着地时发生对冲力,可引起肾或肾蒂伤。开放性损伤多见于战时和意外事故,常伴有胸腹部创伤,在临床上按其损伤的严重程度可分为肾挫伤、肾部分裂伤、肾全层裂伤、肾蒂损伤、病理性肾破裂等类型。

二、诊断

(一)症状

1.血尿

损伤后血尿是肾损伤的重要表现,多为肉眼血尿,血尿的轻重程度与肾脏损伤严重程度不一定一致。

2.疼痛

局限于上腹部及腰部,若血块阻塞输尿管,则可引起绞痛。

3.肿块

因出血和尿外渗引起腰部不规则的弥散性胀大的肿块,常伴肌强直。

4.休克

面色苍白,心率加快,血压降低,烦躁不安等。

5.高热

由血、尿外渗后引起肾周感染所致。

(二)体征

1.一般情况

患者可有腰痛或上腹部疼痛、发热。大出血时可有血流动力学不稳定的表现,如面色苍白、四肢发凉等。

2.专科体检

上腹部及腰部压痛,腹部包块。刀伤或穿透伤累及肾脏时,伤口可流出大量鲜血。出血量与肾脏损伤程度以及是否伴有其他脏器或血管损伤有关。

(三)检查

1.实验室检查

尿中含大量红细胞。血红蛋白与血细胞比容持续降低提示有活动性出血。血白细胞数增多应注意是否存在感染灶。

2.特殊检查

早期积极的影像学检查可以发现肾损伤部位、程度、有无尿外渗或肾血管损伤以及对侧肾情况。根据病情轻重，除需紧急手术外，有选择地应用以下检查。

（1）B型超声检查：能提示肾损害的程度，包膜下和肾周血肿及尿外渗情况。为无创检查，病情重时更有实用意义，并有助于了解对侧肾情况。

（2）CT扫描：可清晰显示肾皮质裂伤、尿外渗和血肿范围，显示无活力的肾组织，并可了解与周围组织和腹腔内其他脏器的关系，为首选检查。

（3）排泄性尿路造影：使用大剂量造影剂行静脉推注造影，可发现造影剂排泄减少，肾、腰大肌影消失，脊柱侧凸以及造影剂外渗等。可评价肾损伤的范围和程度。

（4）动脉造影：适宜于尿路造影未能提供肾损伤的部位和程度，尤其是伤侧肾未显影，选择性肾动脉造影可显示肾动脉和肾实质损伤情况。若伤侧肾动脉完全梗阻，表示为创伤性血栓形成，宜紧急施行手术。有持久性血尿者，动脉造影可以了解有无肾动静脉瘘或创伤性肾动脉瘤，但系有创检查，已少用。

（5）逆行肾盂造影：易招致感染，不宜应用。

（四）诊断要点

一般都有创伤史，可有腰痛、血尿、腰部肿块等症状体征，出血严重时出现休克。定时查血、尿常规，根据血、尿指标，血红蛋白变化评估伤情。检查首选。肾脏超声，快速并且无创伤，对于评价肾脏损伤程度有意义，CT检查可以进一步显示肾实质损伤、肾脏出血及肾蒂损伤情况。条件允许时行静脉肾盂造影检查。

（五）鉴别诊断

1.腹腔脏器损伤

主要为肝、脾损伤，有时可与肾损伤同时发生。表现为出血、休克等危急症状，有明显的腹膜刺激症状。腹腔穿刺可抽出血性液体。尿液检查无红细胞；超声检查肾脏无异常发现；静脉尿路造影（IVU）示肾盂、肾盏形态正常，无造影剂外溢情况。

2.肾梗死

表现为突发性腰痛、血尿、血压升高；IVU示肾显影迟缓或不显影。逆行肾盂造影可发现肾被膜下血肿征象。肾梗死患者往往有心血管疾患或肾动脉硬化病史，血清乳酸脱氢酶及碱性磷酸酶升高。

3.自发性肾破裂

突然出现腰痛及血尿病状。体检示腰腹部有明显压痛及肌紧张，可触及边缘不清的囊性肿块。IVU检查示肾盂、肾盏变形和造影剂外溢。B超检查示肾集合系统紊乱，肾周围有液性暗区。一般无明显的创伤史，既往多有肾肿瘤、肾结核、肾积水等病史。

三、治疗

肾损伤的处理与损伤程度直接相关。轻微肾挫伤经短期休息可以康复，多数肾挫裂伤可用保守治疗，仅少数需手术治疗。

(一)紧急治疗

有大出血、休克的患者需迅速给以抢救措施,观察生命体征,进行输血、复苏,同时明确有无并发其他器官损伤,做好手术探查的准备。

(二)保守治疗

(1)绝对卧床休息2~4周,病情稳定,血尿消失后才可以允许患者离床活动。通常损伤后4~6周肾挫裂伤才趋于愈合,过早过多离床活动,有可能再度出血。恢复后2~3个月不宜参加体力劳动或竞技运动。

(2)密切观察,定时测量血压、脉搏、呼吸、体温,注意腰、腹部肿块范围有无增大。观察每次排出的尿液颜色深浅的变化。定期检测血红蛋白和血细胞比容。

(3)及时补充血容量和热量,维持水、电解质平衡,保持足够尿量。必要时输血。

(4)应用广谱抗生素以预防感染。

(5)使用止痛剂、镇静剂和止血药物。

(三)手术治疗

1.开放性肾损伤

几乎所有这类损伤的患者都要施行手术探查,特别是枪伤或从前面腹壁进入的锐器伤,需经腹部切口进行手术、清创、缝合及引流并探查腹部脏器有无损伤。

2.闭合性肾损伤

一旦确定为严重肾裂伤、肾碎裂及肾蒂损伤需尽早经腹入路施行手术。若肾损伤患者在保守治疗期间发生以下情况,需施行手术治疗:①经积极抗休克后生命体征仍未见改善,提示有内出血;②血尿逐渐加重,血红蛋白和血细胞比容继续降低;③腰、腹部肿块明显增大;④有腹腔脏器损伤可能。

手术方法:经腹部切口施行手术,先探查并处理腹腔损伤脏器,再切开后腹膜,显露肾静脉、肾动脉,并阻断之,而后切开肾周围筋膜和肾脂肪囊,探查患肾。先阻断肾蒂血管,并切开肾周围筋膜,快速清除血肿,依具体情况决定做肾修补、部分肾切除术或肾切除。必须注意,在未控制肾动脉之前切开肾周围筋膜,往往难以控制出血,而被迫施行肾切除。只有在肾严重碎裂或肾血管撕裂,无法修复,而对侧肾良好时,才施行肾切除。肾实质破损不大时,可在清创与止血后,用脂肪或网膜组织填入肾包膜缝合处,完成一期缝合,既消除了无效腔,又减少了血肿引起继发性感染的机会。肾动脉损伤性血栓形成一旦被确诊即应手术取栓,并可行血管置换术,以挽救肾功能。

(四)并发症及其处理

常由血或尿外渗以及继发性感染等引起。腹膜后囊肿或肾周脓肿可切开引流。输尿管狭窄、肾积水需施行成形术或肾切除术。恶性高血压要做血管修复或肾切除术。动静脉瘘和假性肾动脉瘤应予以修补,如在肾实质内则可行部分肾切除术。持久性血尿可施行选择性肾动脉造影及栓塞术。

四、病情观察

(1)观察生命体征,如:体温、血压、脉搏、呼吸、神智反应。

(2)专科变化,腹部或腰腹部有无肿块及大小变化,血尿程度。

（3）重要生命脏器，心、肺、肝、脾等脏器及骨骼系统有无合并伤。

五、注意事项

（一）医患沟通

（1）如拟保守治疗，应告知患者及家属仍有做手术的可能性及肾损伤后的远期并发症。

（2）做开放手术，应告知可能切肾的方案，如做保肾手术，则有继续出血、尿外渗的可能。

（3）手术探查决定做肾切除时，应再一次告知家属，并告知术后肾功能失代偿或需做肾代替治疗的可能。如合并腹腔或其他部位脏器损伤，手术时要一期处理，亦应告知家属并签字。

（4）交代病情时要立足于当前患者病情，对于病情变化不做肯定与否定的预测。

（二）经验指导

（1）对于肾损伤的患者应留院观察或住院 1 天，必须每半小时至 1 小时监测 1 次血压、心率、呼吸，记录每小时尿量。并做好血型分析及备血。

（2）对于肾损伤病情明确者，生命体征不稳时，可重复做腹腔穿刺及 CT、B 超影像学检查。

（3）手术后要观察腹部情况，伤口有无渗血，敷料有无潮湿，为防止切口裂开，可使用腹带保护。

（4）肾切除患者要计算每天出入量，了解肾功能变化。

（5）确保引流管无扭曲，密切观察引流量、颜色的变化。

（6）腹部创伤合并。肾损伤的比例不是很高，临床工作中易忽视。血尿是肾创伤的重要表现，但与病情严重程度不成比例；输尿管有血块堵塞、肾蒂损伤或低血压休克时可无血尿出现。

六、护理

（一）护理评估

1.健康史

详细了解受伤的原因、部位、受伤的经过，以往的健康状况等。

2.身体状况

（1）血尿：是肾损伤的主要症状。肾挫伤时血尿轻微，肾部分裂伤或肾全层裂伤时，可出现大量肉眼血尿。当血块堵塞输尿管、肾盂或输尿管断裂、肾蒂血管断裂时，血尿可不明显，甚至无血尿。

（2）疼痛：肾包膜张力增加、肾周围软组织损伤，可引起患侧腰、腹部疼痛；血液、尿液渗入腹腔或伴有腹部器官损伤时，可出现全腹痛和腹膜刺激征；血块通过输尿管时，可发生肾绞痛。

（3）腰、腹部包块：血液、尿液渗入肾周围组织，可使局部肿胀形成包块，可有触痛。

（4）休克：严重的肾损伤，尤其是合并其他器官损伤时，易引起休克。

（5）发热：肾损伤后，由于创伤性炎症反应，伤区血液、渗出液及其他组织的分解产物吸收引起发热，多为低热；由于血肿、尿外渗继发感染引起的发热多为高热。

3.心理状况

由于突发的暴力致伤，或因损伤出现大量肉眼血尿、疼痛、腰腹部包块等表现时，患者常有恐惧、焦虑等心理状态的改变。

4.辅助检查

（1）尿常规检查：了解尿中有无大量红细胞。

(2)B 型超声检查:能提示肾损害的程度,包膜下和肾周血肿及尿外渗情况。

(3)X 线片检查:肾区阴影增大,提示有肾周围血肿的可能。

(4)CT 检查:可清晰显示肾皮质裂伤、尿外渗和血肿范围。

(5)排泄性尿路造影:可评价肾损伤的范围和程度。

(6)肾动脉造影:可显示肾动脉和肾实质损伤的情况。

(二)护理诊断及相关合作性问题

1.不舒适

其与疼痛等有关。

2.恐惧/焦虑

其与损伤后出现血尿等有关。

3.有感染的危险

其与损伤后免疫力降低有关。

4.体温过高

其与损伤后的组织产物吸收和血肿、尿外渗继发感染等有关。

(三)护理目标

(1)疼痛不适感减轻或消失。

(2)情绪稳定,能安静休息。

(3)患者发生感染和休克的危险性降低,未发生感染和休克。

(4)体温正常。

(四)护理措施

1.非手术治疗及手术前患者的护理

(1)嘱患者绝对卧床休息 2～4 周,待伤情稳定、血尿消失 1 周后方可离床活动,以防再出血。

(2)迅速建立静脉输液通路,及时输血、输液,维持水、电解质及酸碱平衡,防治休克。

(3)急救护理:有大出血、休克的患者需配合医生迅速进行抢救及护理。

(4)心理护理:对恐惧不安的患者,给予心理疏导、安慰、体贴和关怀。

(5)伤情观察:患者的生命体征;血尿的变化;腰、腹部包块大小的变化;腹膜刺激征的变化。

(6)配合医生做好影像学检查前的准备工作。

(7)做好必要的术前常规准备,以便随时中转手术。

2.手术后患者的护理

(1)卧床休息:肾切除术后需卧床休息 2～3 天,肾修补术、肾部分切除术或肾周引流术后需卧床休息2～4 周。

(2)饮食:禁食 24 小时,适当补液,肠功能恢复后进流质饮食,并逐渐过渡到普通饮食,但要注意少食易胀气的食物,以减轻腹胀。鼓励患者适当多饮水。

(3)伤口护理:保持伤口清洁干燥,注意无菌操作,注意观察有无渗血、渗尿,应用抗菌药物,预防感染。

3.健康指导

(1)向患者介绍康复的基本知识,卧床的意义以及观察血尿、腰腹部包块的意义。

(2)告诉患者恢复后 3 个月内不宜参加重体力劳动或竞技运动;肾切除术后患者,应注意保护对侧肾,尽量不要应用对肾有损害的药物。

(3)定期到医院复诊。

第二节　膀胱损伤的护理

膀胱空虚时位于骨盆深处,不易受损,膀胱充盈延伸至下腹部,且壁薄,在外力作用下可发生膀胱损伤。

一、病因及病理

(一)根据病因分三大类

1.开放性损伤

由弹片、子弹或其锐器贯通所致,易合并有其他脏器损伤,如直肠、阴道损伤,形成腹壁尿瘘、膀胱直肠瘘或膀胱阴道瘘。

2.闭合性挫伤

当膀胱充盈时,腹部受撞击、挤压、骨盆骨折片刺破膀胱壁等。

3.医源性膀胱损伤

见于经尿道作膀胱器械检查或治疗下腹部手术等。

(二)根据损伤程度可将膀胱损伤分为两大病理类型

1.膀胱挫伤

膀胱挫伤仅伤及黏膜或肌层,膀胱壁未穿破,局部出血或形成血肿,可出现血尿。

2.膀胱破裂

分腹膜内型与腹膜外型两类。

(1)腹膜内型:膀胱壁破裂伴腹膜破裂,与腹腔相通,尿液流入腹腔,引起腹膜炎。多见于膀胱后壁和顶部损伤。有病变的膀胱(如膀胱结核)过度膨胀,可发生自发性破裂。

(2)腹膜外型:膀胱壁破裂,但所覆盖的腹膜完整。尿液外渗到膀胱周围组织及耻骨后间隙,沿骨盆筋膜到盆底或沿输尿管周围疏松组织蔓延到肾区。

二、临床表现

膀胱壁轻度挫伤仅有下腹部疼痛和少量终末血尿,短期自行消失;膀胱破裂时,不同病理类型而有其特殊临床表现。

(一)休克

骨盆骨折所致剧痛、大出血,膀胱破裂引起尿外渗及腹膜炎,伤势严重者常发生休克。

(二)腹痛

腹膜外破裂时,尿外渗及血肿引起下腹部疼痛、压痛及肌紧张,直肠指检可触及肿物和触痛;腹膜内破裂时,引起急性腹膜炎症状,并有移动性浊音。

（三）血尿和排尿困难

有尿意，但不能排尿或仅排出少量血尿。当血块堵塞尿道或尿外渗到膀胱周围、腹腔内，则无尿液自尿道排出。

（四）尿瘘

开放性损伤，可引起体表伤口漏尿；如与直肠、阴道相通，则经肛门、阴道漏尿。闭合性损伤在尿外渗感染后破溃，可形成尿瘘。

三、诊断

（一）病史及体格检查

有明显外伤史及上述典型的临床表现。

（二）导尿试验

导尿管能顺利插入膀胱，但只能引流出少量尿液；经导尿管注入生理盐水 200 mL，5 分钟后吸出，如液体进出量差异很大，提示膀胱破裂。

（三）X 线检查

腹部 X 线片可发现骨盆或其他骨折。膀胱造影自导尿管注入造影剂 300 mL，拍摄注入造影剂和排出造影剂后膀胱造影片，如造影剂有外漏，则为膀胱破裂。

（四）B 超

可观察到膀胱壁连续性是否中断，在超声监视下经导尿管注入生理盐水，有时可见膀胱破裂口有液体流动征象。

四、治疗

膀胱破裂的处理原则：①完全的尿路改道；②膀胱周围及其他尿外渗部位充分引流；③关闭膀胱壁缺损。

（一）紧急处理

对严重损伤、出血导致休克者，积极抗休克治疗如输血、输液、镇静、止痛、止血。膀胱破裂时尽早应用抗生素预防感染。

（二）保守治疗

膀胱挫伤或早期较小的膀胱破裂，膀胱造影仅有少量造影剂外漏，可留置导尿管 7～10 天，保持导尿管通畅，应用抗生素预防感染，破口可自愈。

（三）手术治疗

较重的膀胱破裂，需尽早手术清除外渗尿液，修补膀胱裂口，在腹膜外做耻骨上膀胱造瘘，充分引流膀胱内尿液。

五、护理

（一）护理评估

1. 健康史

主要是详细了解受伤的原因、部位和受伤的经过，致伤物的性质，受伤当时膀胱是否充盈等。

2. 身体状况

（1）血尿和排尿困难：膀胱轻度挫伤时，患者仅有少量血尿，短期内即可自行消失；损伤严重时,可有大量血尿;当有血块堵塞尿道或尿外渗到膀胱周围和(或)腹腔内时,则出现排尿困难或仅流出少量血尿。

(2)腹部疼痛:腹膜外型膀胱破裂时,下腹部疼痛,耻骨上有压痛和腹肌紧张;腹膜内型膀胱破裂时,疼痛由下腹部扩展至全腹部,可出现急性腹膜炎的症状。

(3)休克:骨盆骨折所致的疼痛、大出血、膀胱破裂引起的尿外渗和急性腹膜炎,可导致休克。

(4)尿瘘:膀胱破裂与体表伤口相通时,可引起伤口漏尿;与直肠、阴道相通时,则可引起膀胱直肠瘘、膀胱阴道瘘。闭合性损伤在尿外渗感染后破溃,也可以形成尿瘘。

3.心理状况

因损伤后出现血尿、排尿困难,患者常有恐惧、焦虑等心理反应。

4.辅助检查

(1)导尿试验:导尿管虽可以顺利插入膀胱,但仅能引流出少量血尿,甚至无尿液流出。为鉴别是否尿道损伤,此时经导尿管注入无菌等渗盐水 200 mL,片刻后吸出。若液体进出量差异很大,则提示膀胱破裂。

(2)X 线检查。①腹部 X 线片:可以发现骨盆或其他部位骨折。②膀胱造影:自导尿管注入 15%泛影葡胺 300 mL。摄片,可以发现造影剂漏至膀胱外,排出造影剂后再摄片,更能显示遗留于膀胱外的造影剂。腹膜内型膀胱破裂时,可注入空气造影,若空气进入腹膜腔,于膈下见到游离气体,则为腹膜内破裂。同时,空气造影还可减少造影剂对腹膜的刺激,减少并发症的发生。

(二)护理诊断及相关合作性问题

1.疼痛

其与局部组织损伤、血肿、尿液外渗等有关。

2.恐惧/焦虑

其与损伤后出现血尿和(或)排尿困难有关。

3.排尿异常

其与膀胱破裂、尿液外渗等有关。

4.有感染的危险

其与损伤后出现血尿、尿液外渗、留置各种引流管等有关。

(三)护理目标

(1)疼痛减轻或消失。

(2)情绪稳定,能安静休息。

(3)恢复正常排尿。

(4)使患者发生感染的危险性降低或未发生感染。

(四)护理措施

1.非手术治疗及手术前患者的护理

(1)解除疼痛:按医嘱给予镇静止痛治疗。

(2)心理护理:主动与患者交谈,帮助患者解除恐惧、焦虑,使患者能安静休息。

（3）观察有无休克。

（4）保持导尿管引流通畅,观察并记录引流液的量和性状。

（5）按医嘱及早应用抗生素,防治感染。

2.手术后患者的护理

（1）体位:麻醉作用消失且血压平稳后,可取半坐卧位,以利于呼吸和引流。

（2）观察伤情:①生命体征;②腹部症状和体征;③各种引流管的引流情况;④手术切口及创面愈合情况。

（3）预防感染:严格无菌操作,用消毒棉球擦拭尿道口及导尿管周围,合理应用抗生素等。

（4）留置导尿管的护理:妥善固定导尿管及连接管,冲洗膀胱,并保持导尿管的通畅;观察引流液的量和性状;每天用消毒棉球擦洗尿道外口及尿道外口处的导尿管2次。

（5）耻骨上膀胱造口管的护理:①保持造口管引流通畅,避免引流管扭曲、受压或堵塞。②保护造口周围皮肤,保持清洁干燥。③暂时性膀胱造口,一般留置1～2周,拔管前须先夹管,观察能否自行排尿,排尿通畅方可拔除造口管;若同时留置的有导尿管,应先拔除导尿管,然后再考虑拔除膀胱造口管。

（6）尿外渗切开引流的护理:对有尿外渗多处切开引流的患者,应观察引流液的量和性状,敷料浸湿或污染应及时更换。

（7）鼓励患者适当多饮水。

3.健康指导

（1）向患者介绍本病康复的基本知识。

（2）向患者解释适当多饮水的意义。

（3）向戴有膀胱造口管的患者介绍其护理知识。

第三节　尿道损伤的护理

较为常见,多发生在男性。男性尿道较长,以尿生殖膈为界,分为前后两部分,前尿道包括球部和阴茎部,后尿道包括前列腺部和膜部。前尿道损伤多发生在球部,后尿道损伤多在膜部。

一、病因及病理

(一)根据损伤病因分两类

（1）开放性损伤:因子弹、弹片、锐器伤所致,常伴有阴茎、阴囊、会阴部贯通伤。

（2）闭合性损伤:会阴部骑跨伤,将尿道挤向耻骨联合下方,引起尿道球部损伤。骨盆骨折可引起尿生殖膈移位,产生剪力,使膜部尿道撕裂或撕断。经尿道器械操作不当可引起球部膜部交界处尿道损伤。

(二)根据损伤程度病理可分为下列 3 种类型

（1）尿道挫伤:尿道内层损伤,阴茎筋膜完整,仅有水肿和出血,可以自愈。

（2）尿道裂伤:尿道壁部分全层断裂,引起尿道周围血肿和尿外渗,愈合后可引起尿道狭窄。

(3)尿道断裂:尿道完全断裂时,断部退缩、分离,血肿和尿外渗明显,可发生尿潴留。

尿外渗的范围以生殖膈为分界。前尿道损伤时,尿外渗范围在阴茎、会阴、下腹壁和阴囊的皮下;后尿道前列腺部损伤时,尿外渗主要在前列腺和膀胱周围,外阴部不明显。

二、临床表现

(一)休克

骨盆骨折所致尿道损伤,一般较严重,常因合并大出血,引起创伤性、失血性休克。

(二)疼痛

尿道球部损伤时会阴部肿胀、疼痛、排尿时加重。后尿道损伤时,下腹部疼痛、局部压痛、肌紧张,伴骨盆骨折者,移动时加剧。

(三)排尿困难

尿道挫伤时因局部水肿或疼痛性括约肌痉挛,出现排尿困难。尿道断裂时,不能排尿,发生急性尿潴留。

(四)尿道出血

前尿道损伤即使不排尿时尿道外口也可见血液滴出;后尿道损伤尿道口无流血或仅少量血液流出。

(五)尿外渗及血肿

尿生殖膈撕裂时,会阴、阴囊部出现血肿及尿外渗,并发感染时则出现全身中毒症状。

三、诊断

(一)病史及体格检查

有明显外伤史及上述典型的临床表现。

(二)导尿

轻缓插入导尿管,如顺利进入膀胱,说明尿道是连续而完整的。若一次插入困难,不应勉强反复试插,以免加重损伤及感染;尿道损伤并骨盆骨折时一般不易插入导尿管。

(三)X 线片检查

可显示骨盆骨折情况,必要时从尿道注入造影剂 20 mL,确定尿道损伤部位、程度及造影剂有无外渗,了解尿液外渗情况。

四、治疗

(一)紧急处理

损伤严重伴失血性休克者,及时采取输血、输液等抗休克措施。骨盆骨折患者须平卧,勿随意搬动,以免加重损伤。尿潴留不宜导尿或未能立即手术者,可行耻骨上膀胱穿刺,吸出膀胱内尿液。

(二)保守治疗

尿道挫伤及轻度损伤,症状较轻、尿道连续性存在而无排尿困难者;排尿困难或不能排尿、插入导尿管成功者,留置尿管1~2周。使用抗生素预防感染,一般无须特殊处理。

(三)手术治疗

1.前尿道裂伤导尿失败或尿道断裂

行经会阴尿道修补或断端吻合术,并留置导尿管2~3周。病情严重、会阴或阴囊形成大血肿及尿外渗者,施行耻骨上膀胱穿刺造瘘术;3个月后再修补尿道,并在尿外渗区做多个皮肤切口,深达浅筋膜下,以引流外渗尿液。

2.骨盆骨折致后尿道损伤

病情稳定后,作耻骨上高位膀胱造瘘术。一般在3周内能恢复排尿;如不能恢复排尿,则留置造瘘管3个月,二期施行解除尿道狭窄的手术。

3.并发症处理

为预防尿道狭窄,待患者拔除导尿管后,需定期做尿道扩张术。对于晚期发生的尿道狭窄,可用腔内技术行经尿道切开或切除狭窄部的瘢痕组织,或于伤后3个月经会阴部切口切除瘢痕组织,做尿道端端吻合术。后尿道合并肠损伤,应立即修补,并作暂时性结肠造瘘。如并发尿道直肠瘘,应待3～6个月后再施行修补手术。

五、护理

(一)护理评估

1.健康史

搜集病史资料时,要注意询问受伤的原因、受伤时的姿势,是否有骑跨伤、骨盆骨折或经尿道的器械检查治疗史。

2.身体状况

(1)尿道出血:前尿道损伤后,即使在不排尿时也可见尿道外口滴血或流血;后尿道损伤后,尿道外口不流血或仅流出少量血液;排尿时,可出现血尿。

(2)疼痛:前尿道损伤时,受伤处疼痛,有时可放射到尿道外口,排尿时疼痛加重;后尿道损伤时,疼痛位于下腹部,在移动时出现或加重。

(3)排尿困难与尿潴留:尿道挫裂伤时,因损伤和疼痛导致尿道括约肌痉挛,发生排尿困难;尿道断裂时,可引起尿潴留。

(4)局部血肿和瘀斑:骑跨伤或骨盆骨折造成尿生殖膈撕裂时,可发生会阴、阴囊部肿胀、瘀斑和血肿。

(5)尿液外渗:前尿道损伤时,尿液外渗至会阴、阴囊、阴茎部位,有时向上扩展至腹壁,造成这些部位肿胀;后尿道损伤时,尿液外渗至耻骨后间隙和膀胱周围。

(6)直肠指检:尿道膜部完全断裂后,可触及前列腺尖端浮动;若指套上染有血迹,提示可能合并直肠损伤。

(7)休克:骨盆骨折合并后尿道损伤,常有休克表现。

3.心理状况

可因尿道出血、疼痛、排尿困难等而出现焦虑,有的患者担心发生性功能障碍而加重焦虑,甚至出现恐惧。

4.辅助检查

(1)尿常规检查:了解有无血尿和脓尿。

(2)试插导尿管:若导尿管插入顺利,说明尿道连续,提示可能为尿道部分挫裂伤;一旦插入导尿管,即应留置导尿1周,以引流尿液并支撑尿道;若插入困难,多提示尿道严重断裂伤,不能反复试插,以免加重损伤和导致感染。

(3)X 线片检查:平片可了解骨盆骨折情况;尿道造影可显示尿道损伤的部位和程度。

(4)B 型超声检查:可了解尿液外渗情况。

(二)护理诊断及相关合作性问题

1.疼痛

其与损伤、尿液外渗等有关。

2.焦虑

其与尿道出血、排尿障碍以及担心预后等有关。

3.排尿异常

其与创伤、疼痛、尿道损伤等有关。

4.有感染的危险

其与尿道损伤、尿外渗等有关。

(三)护理目标

(1)疼痛减轻或缓解。

(2)解除焦虑,稳定情绪。

(3)解除尿潴留,恢复正常排尿。

(4)降低感染发生率或防止发生感染。

(四)护理措施

1.轻症患者的护理

主要是多饮水及预防感染。

2.急重症患者的护理

(1)抗休克:安置患者于平卧位,尽快建立静脉输液通路,及时输液,严密观察生命征。

(2)解除尿潴留:配合医生试插导尿管,若能插入,即应留置导尿管;若导尿管插入困难,应配合医生于耻骨上行膀胱穿刺排尿或做膀胱造口术。

3.饮食护理

能经口进食的患者,鼓励其适当多饮水,进高热量、高蛋白、富含维生素的饮食。

4.心理护理

对有心理问题的患者,进行心理疏导,帮助其树立战胜疾病的信心。

5.留置导尿管的护理

同膀胱损伤的护理。

6.耻骨上膀胱造口管的护理

同膀胱损伤的护理。

7.尿液外渗切开引流的护理

同膀胱损伤的护理。

8.健康指导

(1)向患者及其亲属介绍康复的有关知识。

(2)嘱患者适当多饮水,以增加尿量,稀释尿液,预防泌尿系统感染和结石的形成。

(3)嘱尿道狭窄患者,出院后仍应坚持定期到医院行尿道扩张术。

第四节 泌尿系结石的护理

泌尿系结石又称尿石症,是泌尿外科的最常见疾病之一。男性多于女性,约 3∶1。由于结石形成机制未完全阐明,有多种学说,肾钙化斑、过饱和结晶、结石基质、晶体抑制物质、异质促进成核学说是结石形成的基本学说,常常是多种因素相互作用所致。目前仍没有十分理想的预防方法,故复发率高。我国尿石症多见于南方地区,北方相对少见。上尿路结石发病率明显高于下尿路结石。近 10 多年来尿路结石的治疗方法有很大改进,90%左右结石可采用非手术治疗。

一、临床表现

(一)肾及输尿管结石

肾及输尿管结石好发于男性青壮年。多在肾盂内形成,少数形成于梗阻的输尿管内,亦称上尿路结石。主要表现为与结石活动有关的血尿和疼痛,其表现与结石的大小、部位、损伤、感染及梗阻程度有关。

1.疼痛

较大的结石不易活动,则引起腰腹部无痛或钝痛;较小的结石,易于活动,刺激肾盂、输尿管,引起平滑肌痉挛,出现剧烈的肾绞痛,表现为突然发作的腰部剧烈绞痛,向同侧下腹部、外阴及大腿内侧放射,伴恶心、呕吐,肾区叩击痛明显;输尿管末端结石常引起膀胱刺激症状。

2.血尿

患者常在活动或肾绞痛后出现血尿,表现轻重不一,多为镜下血尿。部分上尿路结石者以活动后镜下血尿为唯一症状。如果结石引起尿路完全性梗阻或固定不动,则可能不出现血尿。

3.其他

结石梗阻引起肾积水时,可触及增大的肾脏,双侧梗阻,引起肾功能慢性损害,重者可导致慢性肾衰竭。当结石并发急性尿路感染时,腰痛加重,伴寒战、发热和尿路刺激症状。

(二)膀胱结石

膀胱结石有原发性与继发性两种。原发性膀胱结石较多见于男孩,与营养不良和低蛋白饮食有关;继发性膀胱结石常见于良性前列腺增生,膀胱憩室,神经源性膀胱,异物或肾、输尿管结石排入膀胱。

1.尿流中断

为膀胱结石的典型表现。排尿过程中因结石阻塞尿道内口而产生尿流中断,可出现向阴茎头放射性疼痛,小儿常出现搓揉阴茎的现象。改变体位后结石退出尿道内口,尿液又可继续排出。

2.尿痛

结石较大或合并感染时可出现尿痛,以排尿终末期明显。

3.膀胱刺激症

继发感染时可出现膀胱刺激症状。

4.血尿

结石与膀胱黏膜发生摩擦可导致血尿,以终末血尿最明显。

(三)尿道结石

绝大多数尿道结石来自肾和膀胱。有尿道狭窄、尿道憩室及异物存在时亦可引起尿道结石。常见于男性,多数尿道结石位于前尿道。

典型症状为排尿困难,点滴状排尿,伴尿痛,严重者可发生急性尿潴留及会阴部剧烈疼痛。

二、诊断

(一)肾及输尿管结石

1.病史及体格检查

出现疼痛、血尿等典型临床表现,查体肾区有叩击痛,应首先考虑尿路结石。

2.实验室检查

尿常规检查可见有镜下血尿,有时可见较多的白细胞、脓球或结晶,感染性尿结石患者尿细菌培养呈阳性。当怀疑患者尿路结石与代谢状态有关时,应测定血、尿的钙、磷、尿酸、草酸等检查,必要时作钙负荷试验,此外,还应行肾功能检查。

3.影像学检查

(1)B型超声检查:能发现平片不显影的小结石和透 X 线结石,还能显示肾结构改变和肾积水程度,了解肾实质厚度及肾功能等情况。

(2)X 线检查。①X 线片:95%以上结石能在尿路平片中显影,但应与胆囊结石、肠系膜淋巴结钙化、静脉结石相鉴别,需加拍侧位片。结石过小、钙化程度不高或相对纯的尿酸结石,常不显影。②排泄性尿路造影:显示结石所致的尿路形态和肾功能改变,有无引起结石的尿路局部因素,发现 X 线片下不显影的尿酸结石。③逆行肾盂造影:当其他方法不能确诊时行逆行肾盂造影帮助诊断。④CT扫描可发现尿路平片、排泄性尿路造影、超声不能显示的或较小的输尿管中下段结石。此外,疑有甲状旁腺功能亢进者,应作骨摄片。

(3)反射性核素肾显影:判断泌尿系梗阻程度和双肾功能受损情况;评价患肾治疗前后肾功能恢复情况。

4.内镜检查

包括肾镜、输尿管镜和膀胱镜检查。当 B 超、影像学检查均不能确诊或需在内镜下直接治疗时,采用该方法。

(二)膀胱结石

(1)有排尿过程中尿流中断、血尿等典型临床表现,应首先考虑膀胱结石。

(2)X 线片能显示绝大多数结石。

(3)B 型超声检查能显示结石声影。

(4)膀胱镜检查用于 X 线片、B 超不能确诊时,可直接观察结石及膀胱病变,并能为治疗方法的选择提供依据。

(三)尿道结石

前尿道结石可沿尿道扪及。后尿道结石经直肠指检可触及。B 超和 X 线检查有助于明确诊断。

三、治疗

(一)肾及输尿管结石

根据结石的大小、数目、位置、肾功能和全身情况,结合不同的病因、有无梗阻和感染的程度综合考虑治疗方案。

1.保守治疗

适用于肾绞痛,结石直径<0.6 cm、表面光滑、无尿路梗阻的患者,主要应用止痛、抗感染、扩张输尿管、利尿、调节饮食及中草药等综合治疗措施,促使结石排出。

(1)解痉、止痛:发生肾绞痛时采用阿托品、哌替啶(度冷丁)肌内注射。还可给予山莨菪碱(654-2)、硝苯地平、吲哚美辛、黄体酮、双氯芬酸钠栓剂塞肛,针刺和耳针等方法缓解疼痛。

(2)大量饮水:增加尿量,促进结石排出,减少晶体沉积,保持每天尿量在 2000 mL 以上,尤其是睡前饮水,保持夜间尿液呈稀释状态。

(3)饮食调节:少食含钙及草酸成分丰富的食物,多吃含纤维素丰富的食物。

(4)控制感染:可根据尿细菌培养结果选用敏感性强的抗菌药物。

(5)调节尿液 pH:对尿酸和胱氨酸结石可以服用碱化尿液药物,如枸橼酸钾、重碳酸氢钠。口服氯化铵使尿液酸化,有利于防止感染性结石生长。

(6)中西医结合治疗:包括中药排石治疗,多饮水,西药解痉止痛和利尿,采用针刺疗法止痛。

2.体外冲击波碎石

体外冲击波碎石是将冲击波在体外聚焦后,作用于经 X 线片或 B 超定位的结石,将其击碎排出,最适宜于直径小于2.5 cm的结石。除结石远端尿路有狭窄、结石诱发癌变、非结石梗阻引起的肾损害、急性尿路感染、严重心脑血管疾病、安置心脏起搏器者、血肌酐≥265 μmol/L、肺功能不全、出血性疾病或妊娠等以外,均可采用此方法治疗。但结石直径>3 cm 者不宜首选此方法。应限制每次冲击波的能量和冲击波次数,以减少副损伤,2 次碎石的间隔最短不少于 7 天。

3.手术治疗

随着腔内泌尿外科和 ESWL 的迅猛发展,绝大多数上尿路结石不必行开放性手术,手术治疗前必须作排泄性尿路造影以了解肾功能,合并感染者先行抗感染治疗。同时合并梗阻因素时需在取石的同时解除梗阻,输尿管结石手术前需再做尿路平片做最后定位。

(1)非开放手术治疗。①输尿管镜取石或碎石术(URL):适用于输尿管中下段结石、X 线片不显影结石及因肥胖、结石硬、在同一部位停留时间过长而不适宜用 ESWL 治疗者,可应用输尿管镜在直视下取出、套出或经超声、液电、激光、气压弹道等将结石击碎后取出。②经皮肾镜取石或碎石术(PCNL):适用于直径大于 2.5 cm 的肾盂结石及部分肾盏结石,可多次进行取石,还可与 ESWL 联合治疗复杂性肾结石。先用细针由腰部穿刺至肾盂,经反复扩张皮肤至肾内通道,插入肾镜,在直视下取出肾及输尿管上段结石。凝血机制障碍、脊柱畸形者等为禁忌证。

(2)腹腔镜输尿管切开取石术:20 世纪 90 年代,微创技术迅速发展,腹腔镜施行输尿管切开取石术得到迅速推广应用,包括经腹腔和经后腹腔两种手术途径。适用于输尿管结石>2 cm,

原考虑开放手术或经 ESWL、输尿管镜手术治疗失败者。

（3）开放手术治疗：过去大多数尿石症采用开放手术取石，但是手术给患者造成的创伤较大，尤其是有的复杂性肾结石一次不易取净，有的复发率高，重复取石的手术难度较大，危险性增加，甚至有发生肾衰竭和失肾的可能。由于腔内泌尿外科及 ESWL 技术的普遍开展，大多数上尿路结石不需应用开放手术。目前开放手术适用于结石直径大于 1 cm，经非手术治疗无效，合并梗阻和感染，甚至癌变者。手术方法有输尿管切开取石、肾盂切开取石、肾窦肾盂切开取石、肾实质切开取石、无萎缩性肾切开取石、肾部分切除术。如肾结石引起癌变、并发严重感染积脓，肾功能丧失，而对侧肾功能正常者可行肾切除术。

双侧上尿路结石手术治疗原则如下。①双侧输尿管结石：一般先处理梗阻严重侧，若患者一般情况好，可同时行双侧输尿管取石。②一侧肾结石而对侧输尿管结石：先处理输尿管结石。③双侧肾结石：在尽可能保留肾的前提下，先处理安全易取出的一侧，若梗阻严重，全身情况差可以先行肾造瘘，待病情改善后再处理结石。④双侧上尿路结石或孤立肾上尿路结石引起梗阻导致无尿时，诊断明确，若全身情况允许，应及时手术；若病情严重不能耐受手术，也可先行输尿管插管引流，如插管引流失败，则改行经皮肾造瘘。目的是引流尿液，改善肾功能，待病情好转再选择合适的治疗方法。

（二）膀胱结石

一般采用手术治疗。膀胱感染严重时，应抗感染治疗；若排尿困难，则先留置导尿管，以利于引流尿液及控制感染，并同时治疗病因。

1.经尿道膀胱镜取石或碎石

大多数结石应用碎石钳机械碎石，并将碎石取出，适用于直径＜3 cm 的膀胱结石者。较大结石需采用液电、超声激光或气压弹道碎石。

2.耻骨上膀胱切开取石术

结石过大、过硬采用液电、超声激光或气压弹道碎石失败者或合并膀胱憩室病变，小儿及膀胱感染严重者，应施行耻骨上膀胱切开取石。

（三）尿道结石

结石位于尿道舟状窝，可向尿道注入无菌石蜡油，尔后用力排尿、轻轻推压挤出或用小钳子取出。前尿道结石采用阴茎根部阻滞麻醉下，压迫结石近端尿道，防止结石后退，注入无菌石蜡油，再向尿道远端轻轻挤出，尽量不作尿道切开取石。后尿道结石可用尿道探子将结石轻轻推入膀胱后，按膀胱结石处理，尽量不作尿道切开取石以防止尿道狭窄。

四、护理

（一）护理评估

1.健康史

主要是了解有无泌尿系梗阻、感染和异物史，有无肾绞痛史、血尿史、排石史，有无甲状旁腺功能亢进、痛风、遗传性疾病或长期卧床等病史。

2.身体状况

（1）肾和输尿管结石。①疼痛：肾盂内的大结石和肾盏内结石比较固定，往往无明显症状，仅在人体活动后出现上腹或腰部钝痛。较小的肾盂结石及输尿管结石活动度大，并易嵌顿于输尿管狭窄处,引起平滑肌痉挛,以致发生剧烈的肾绞痛。其表现为阵发性剧痛,可放射至同侧下腹部、外生殖器及大腿内侧,疼痛持续的时间长短不等,可伴有面色苍白、出冷汗、恶心和呕吐等。发作期间肾区叩击痛明显,沿输尿管走行部位可有深压痛。②血尿:患者活动或绞痛发作后可出现血尿,多为镜下血尿。③感染:合并急性感染时,腰痛加重,并可出现寒战、高热、膀胱刺激征和脓尿等表现。④肾积水严重时,可在上腹部扪及包块。⑤双侧或孤立肾结石可造成肾功能损害,完全性梗阻时可出现肾衰竭的表现。⑥输尿管末端结石可出现膀胱刺激症状。

(2)膀胱结石:可出现膀胱刺激症状和排尿困难。典型表现是排尿突然中断,蹦跳或改变体位后又能继续排尿,可出现血尿,并发感染时可有脓尿。

(3)尿道结石:典型表现为排尿困难,尿液呈点滴状排出,常伴尿痛。严重者可发生急性尿潴留及会阴部剧痛。前尿道结石沿尿道可扪及,后尿道结石经直肠指检可扪及。

3.心理状况

因疼痛和排尿异常引起患者烦躁、焦虑等。

4.辅助检查

(1)实验室检查:尿常规检查可见镜下或肉眼血尿,有时可见较多的白细胞或结晶。当怀疑结石的形成与代谢有关时,应测定血、尿中的钙、磷、尿酸、草酸、肌酐水平等,另外还应做肾功能检查。

(2)影像学检查。①X线检查:是评估泌尿系统结石最重要的方法,不仅可明确临床诊断,而且还有助于确定治疗方法。常用的X线检查方法如下。泌尿系平片,可显示绝大多数泌尿系结石,但结石过小或钙化程度不高等情况下,X线片不显示或显示不清楚;排泄性尿路造影,可进一步了解结石所处的位置,并可评价有无因结石所致的尿路形态和肾的形态改变及其改变程度,了解平片上的阴影是否在泌尿系统内,还可查出透X线的结石;逆行肾盂造影仅在其他方法不能确定结石的部位或结石以下尿路病变不明时被采用。②B型超声检查:能发现泌尿系X线片不能显示的小结石和透X线的结石,还能显示肾积水及肾积水引起的肾结构改变,如肾影增大、肾实质萎缩等。③放射性核素检查:可用于评价治疗前、后肾功能改变的情况及单双侧肾功能情况,若双侧尿路梗阻,可了解哪一侧肾功能较好。

(3)内镜检查:包括肾镜、输尿管镜和膀胱镜检查,多在X线检查不能明确诊断时,通过内镜既可明确诊断又可进行治疗。

(二)护理诊断及相关合作性问题

1.疼痛

与结石刺激输尿管、感染、梗阻等有关。

2.排尿异常

与结石梗阻、感染有关。

3.有感染的危险

与尿路梗阻、黏膜损伤、术后伤口及各种引流管的污染等有关。

4.知识缺乏

缺乏有关病因、治疗及预防的相关知识。

5.焦虑

与疼痛和排尿异常有关。

(三)护理目标

(1)疼痛减轻或消失。

(2)恢复正常排尿。

(3)感染的危险性下降或不发生感染。

(4)患者能说出泌尿系结石的病因、治疗措施和预防结石复发的方法。

(5)烦躁、焦虑解除,情绪稳定。

(四)护理措施

1.非手术治疗患者的护理

(1)疼痛的护理:肾绞痛发作期间应卧床休息,安排适当卧位,可给予软枕支托,局部热敷,有利于缓解疼痛;疼痛较重者,可遵医嘱注射哌替啶、阿托品、黄体酮等解痉止痛,也可应用吲哚美辛栓剂塞入肛门内(纳肛)止痛;疼痛严重者,可给予静脉滴注解痉止痛药。膀胱结石患者排尿困难合并疼痛时,可指导患者变换体位,如侧卧排尿,可缓解病情。

(2)促进排石的护理:①鼓励患者多饮水,保持每天尿量在 2000～3000 mL 以上,可减少泌尿系结石形成的机会,并可促进小结石排出,还可预防或有助于治疗泌尿系感染。②指导患者适当运动,在患者能承受的情况下适当做一些跳跃式的活动,促进输尿管蠕动和结石下移。③遵医嘱使用利尿药、解痉药和排石药。④观察排石效果,告诉患者每次排尿时均要注意有无结石排出,最好过滤尿液,若有结石排出应予以保留,以便分析其成分。

(3)饮食调节:根据结石成分、饮食习惯和生活条件适当调整饮食。如草酸盐结石,不宜进食马铃薯、菠菜等含草酸丰富的食物;尿酸盐结石不宜食用动物内脏及豆类等高嘌呤类食物;含钙结石应限制含钙丰富的食物,多食含纤维素丰富的食物。

(4)预防或控制感染:遵医嘱正确使用抗生素,注意在各项护理操作中严格遵守无菌操作原则。

2.体外冲击波碎石患者的护理

(1)碎石前患者的护理:①心理护理,向患者介绍碎石过程,说明该方法具有简单、安全、有效、可重复治疗等优点,但在碎石过程中有一定的噪声,不必紧张和恐慌。②说明定位的重要性,争取患者的主动配合,避免碎石过程中随意移动或改变体位。③应告诉患者碎石后可能会出现局部疼痛、血尿等,届时不要惊慌。④检查心、肝、肾等重要器官功能和凝血功能。⑤胃肠道准备。碎石前 3 天内禁食肉、蛋、奶、麦乳精等易产气的食物;碎石前 1 天服缓泻药或灌肠;碎石日晨禁饮食。

(2)碎石后患者的护理:①饮食。若患者无异常反应可正常饮食,鼓励患者多饮水,以增加尿量促进结石排出。必要时,遵医嘱应用排石药物。②体位。若患者无异常情况,可适当活动,以增加输尿管蠕动,促进结石排出,仅少数有并发症的患者需卧床休息;肾下盏结石可采取头低脚高位,并叩击背部,以促进排石。巨大肾结石碎石后因短时间内大量碎石充填输尿管而发生堵塞,可形成所谓的"石街",进一步发展可影响肾功能。因此,较大结石应分次碎石。另外,碎石后可采取患侧在下的侧卧位,并适当活动,以利结石随尿流排出。③观察并记录排尿情况,评估尿路有否梗阻,并观察尿液中碎石排出情况。一般碎石颗粒需 4～6 周才能排完。

④碎石后出现常见并发症患者的护理。常见的并发症有肾绞痛、血尿等,一般无须特殊处理。必要时,遵医嘱应用解痉止痛药、止血药等;若血尿很严重,应及时向医师反映,并协助处理。若出现"石街"梗阻的表现,在预防感染的同时,应协助医师进行经直肠或阴道按摩。必要时,配合医师做好再次碎石、输尿管镜取石或开放性手术取石的有关护理。⑤两次体外冲击波碎石治疗的间隔时间不得少于1周。⑥定期进行X线检查,以了解结石排出情况。

3.手术治疗患者的护理

(1)手术前患者的护理:①心理护理。向患者及亲属介绍手术的相关知识,多关心、体贴患者,以消除患者的恐惧心理。②协助检查患者重要器官功能和凝血功能。③做好手术前其他各项常规准备。

(2)手术后患者的护理。①开放性手术后患者的护理:应注意维持呼吸道通畅,因为肾和上段输尿管手术常取12肋缘下切口或经11肋床切口,当深呼吸时,切口处疼痛加重,以至于影响呼吸状态,可导致肺不张或呼吸系统其他并发症。术后可适当给予止痛药,鼓励和指导患者做深呼吸运动和有效咳嗽,帮助患者翻身、叩背等。观察尿液排出情况,术后每小时尿量应在50 mL以上,若少于30 mL,注意是否发生了肾功能障碍,应及时向医师反映。但应注意,尿量是包括由肾造口管、输尿管支架引流管、膀胱造口管、导尿管等引流管引流出的尿液和渗湿敷料估计量的总和。观察尿液的颜色,刚刚手术后患者的尿液可带有血色,但应逐渐变浅。若未变浅反而加深,甚至呈鲜红色血尿时,应及时向医师反映,并协助处理。护士要注意维持各引流管通畅。施行肾和上段输尿管切开取石术,往往需要安放肾周引流管、肾造口管或输尿管支架引流管,施行膀胱切开取石术往往需要安放膀胱造口管、留置气囊导尿管等,护士必须了解各引流管安放的部位及目的,保持各引流管的通畅和适当的固定。引流袋的放置要低于肾或膀胱,直立位时应低于髋部,以免逆流。肾盂造口管一般需置管10天以上。拔管前应先夹管1~2天,无异常表现后再经造口管行肾盂造影,证实上尿路通畅后方可拔管。拔管后,瘘口用凡士林纱条填塞,外盖敷料并固定。患者应向健侧卧位,瘘口向上,以防漏尿。膀胱切开取石术后的护理,基本上同膀胱损伤手术后患者的护理。②非开放性手术后患者的护理:经内镜取石或碎石术后,患者几乎都有血尿,应卧床休息,多饮水,遵医嘱适当应用止血药、抗生素等药物;做好各种引流管的护理;观察病情,除术后常规观察的项目外,还应注意有无出血、穿孔、感染、输尿管狭窄等并发症的发生。

4.健康指导

(1)向患者及其亲属讲解泌尿系结石的相关知识,使患者了解泌尿系结石的病因、病理、身体表现、诊治原则及预防知识,增强患者康复的信心,在诊治和护理过程中得到患者的主动配合。

(2)鼓励和指导患者多饮水,以增加尿量,稀释尿液,预防结石形成,应保持每天尿量在2000 mL以上。

(3)预防骨质脱钙,有甲状旁腺功能亢进者应积极治疗;注意适当活动,长期卧床的患者可进行床上活动,以减少尿钙排出。

(4)指导患者根据结石的成分合理安排饮食。

(5)告诉患者出院后还应定期到医院复查,以了解排石治疗后的结石碎块排出情况,或治疗后有无复发。

第五节 肾癌的护理

肾肿瘤多为恶性:成人以肾癌多见,男比女为 2∶1,高发年龄为 50～70 岁。小儿以肾母细胞瘤最常见,占小儿恶性实体肿瘤的 8%～24%,也是最常见的小儿腹部肿瘤。

一、病因

肾肿瘤的病因至今不明。肾癌有一定的家族遗传倾向,与吸烟量及开始吸烟的年龄相关,研究认为男性吸烟相对危险性增加 1.1～2.3 倍。喝咖啡会增加女性患肾癌的机会。

二、病理生理

肾癌来自于肾小管上皮细胞,呈圆形,外有假包膜,切面黄色。有时呈多囊性,可有出血、坏死和钙化。肾癌局限时恶性程度低,穿破假包膜后经血液或淋巴转移。癌细胞可直接侵入肾静脉、腔静脉形成癌栓,也可转移到肺、脑、骨、肝等。

三、临床表现

(一)血尿

无明显原因的间歇性、无痛性肉眼血尿是常见症状,提示肿瘤已侵入肾盏、肾盂。肾盂癌早期出现血尿。肾母细胞瘤血尿不明显。

(二)疼痛

腰部钝痛或隐痛,血块堵塞输尿管时发生绞痛。

(三)肿块

肾癌常在腹部或腰部发现肿块,质地较硬,活动度较差。发生于体弱婴幼儿的腹部巨大肿块是肾母细胞瘤的特点。

(四)肾外表现

常见的有低热、高血压、高血钙、血沉快、贫血、消瘦等。

四、辅助检查

(一)实验室检查

镜下或肉眼血尿,尿三杯试验有助于确定出血部位。

(二)影像学检查

(1)X 线:可见不规则增大的肾形。造影可见肾盏、肾盂呈不规则变形、狭窄。

(2)B 超:可发现早期无症状癌性肿块,可鉴别占位病变的性质。

(3)CT、MRI、肾动脉造影:有助于早期诊断和鉴别诊断。

五、诊断要点

(一)临床表现

出现血尿、疼痛、肿块三大症状表明肾癌进入晚期,一旦出现无痛肉眼血尿就应想到肾癌。婴幼儿腹部进行性增大肿块应高度怀疑肾母细胞瘤。

(二)辅助检查

对高度可疑患者,酌情选择影像学检查,如 X 线、B 超、CT、MRI 等以确定诊断。

六、治疗要点

(一)手术治疗

肾癌行根治性肾切除,包括患侧肾、肾周围筋膜及脂肪和肾门淋巴结。肾盂癌切除患肾、患侧输尿管及输尿管开口部位的膀胱。肾母细胞瘤经腹部行患肾切除术。

(二)术后辅助治疗

放疗和化疗对肾癌效果不佳,免疫疗法对肾转移癌有一定效果。肾母细胞瘤术后配合化疗和放疗可显著提高生存率。

七、护理评估

(一)健康史

评估年龄、性别与职业,有无长期吸烟史,有无家族遗传史。

(二)目前的身体状况

(1)症状体征:有无间歇性无痛性全程肉眼血尿,有无腹部进行性增大的肿块,有无腰部疼痛。

(2)辅助检查:包括特殊检查结果及有关手术耐受性检查。

(三)心理、社会状况

了解患者和家属对病情严重程度、对拟行手术方式的认知程度和心理承受能力。对预后的担心程度,家庭和社会对患者的心理和经济上的支持程度。

八、常见的护理诊断/问题

(一)恐惧/焦虑

恐惧/焦虑与对癌症的惧怕,对手术及并发症的担忧有关。

(二)疼痛

疼痛与肾包膜张力增大、血块堵塞输尿管有关。

(三)营养失调:低于机体需要量

营养失调与长期血尿、癌肿消耗、手术创伤有关。

(四)有感染的危险

感染与手术切口、置管引流有关。

(五)潜在并发症

潜在并发症为出血。

九、护理目标

(1)患者恐惧/焦虑感减轻。

(2)患者的疼痛被有效控制。

(3)患者营养状况得到改善。

(4)患者感染的危险性下降或未感染。

(5)患者术后未出血。

十、护理措施

(一)术前护理

(1)病情观察:癌症晚期,卧床休息,观察记录排尿情况、血尿情况。观察疼痛性质,出现绞痛时,有效止痛处理。

(2)饮食护理:鼓励多饮水,以稀释尿液。给予高热量、高蛋白易消化饮食,纠正贫血。

(3)术前准备:常规术前准备,了解重要脏器功能。

(4)心理护理:肾癌一旦出现典型表现多已进入晚期,患者绝望、恐惧,对治疗失去信心。耐心解释,细心护理,精心疏导,消除不良心理或行为。

(二)术后护理

(1)一般护理:取半坐卧位,卧床 5～7 天,防止过早活动导致出血。肛门排气后进食,鼓励多饮水,静脉营养。切口疼痛者酌情止痛。

(2)术后观察:观察血压、脉搏和呼吸。记录 24 小时尿量、颜色。检测尿常规,了解健侧肾功能。

(3)预防感染:遵医嘱应用抗生素。保持敷料干燥,及时换药。定时翻身、叩背、雾化稀释痰液以利于咳痰,防止肺部感染。

(4)引流管护理:监测引流液的性质、颜色和量。常规引流管的护理,避免压迫、折叠。一般术后2～3 天无引流物排出时拔除。

十一、护理评价

(1)患者恐惧/焦虑是否减轻。

(2)患者的疼痛是否有效控制。

(3)患者营养状况是否得到改善。

(4)患者有无感染征象,切口有无感染。

(5)患者术后是否发生出血。

十二、健康指导

(1)指导患者及时进行化疗、放疗,定期查血、尿常规,出现骨髓抑制,暂停治疗。

(2)指导患者定期复查肺、肝、肾等易转移脏器。

第六节　膀胱癌的护理

膀胱癌在我国发病率居泌尿系统肿瘤首位。本病男多于女,约为 4：1,平均发病年龄为65 岁。大多数患者的肿瘤仅局限于膀胱,只有少于 15% 的病例出现远处转移。

一、病因及病理

膀胱癌病因复杂,真正的发病原因尚不完全清楚,可能与下列因素有关。①外源性致癌物质:β-萘胺和联苯胺类化合物对致癌有关,吸烟也是导致膀胱癌的重要因素之一。②内源性致癌物质:色胺酸和烟酸代谢异常,其中间产物邻羟氨基酚类物质,能直接影响细胞的 RNA 和DNA 的合成,具有致癌性能。③其他致癌因素:埃及血吸虫病、膀胱黏膜白斑病、腺性膀胱炎、结石、长期尿潴留、某些病毒感染等也是诱发膀胱癌的病因之一。

膀胱癌大多来源于上皮细胞,占 95% 以上,而其中 90% 以上为移行细胞癌。膀胱癌在病理改变上根据细胞大小、形态、染色深浅、核改变、分裂象等分为三级。Ⅰ级为高分化乳头状癌,低度恶性;Ⅱ级为中分化乳头状癌,中度恶性;Ⅲ级为低分化乳头状癌,属高度恶性。

膀胱癌最多分布在膀胱侧壁及后壁,其次为三角区和顶部。膀胱癌的扩散主要是向深部浸润,继则发生远处转移。转移途径以髂淋巴结、腹主动脉淋巴结为主,晚期少数患者可经血流转移至肺、骨、肝等器官。膀胱癌的转移发生较晚、扩散较慢。

二、临床表现

(一)血尿

绝大多数膀胱癌患者的首发症状是间歇性无痛性肉眼血尿;若肿瘤位于三角区或其附近,血尿常为终末出现。

(二)膀胱刺激症状

肿瘤坏死、溃疡、合并炎症以及形成感染时,患者可出现尿频、尿急、尿痛等膀胱刺激症状。

(三)其他

肿瘤较大影响膀胱容量、肿瘤发生在膀胱颈部、出血严重形成血凝块等影响尿流排出时,可引起排尿困难甚至尿潴留。膀胱肿瘤位于输尿管口附近,影响上尿路尿液排空时,可造成患侧肾积水。晚期膀胱肿瘤患者有贫血、水肿、下腹部肿块等症状。

三、辅助检查

(一)实验室检查

尿液脱落细胞检查,可查见肿瘤细胞,该检查方法简便,可做血尿患者的初步筛选。但如果肿瘤细胞分化良好者,常难与正常移行细胞相鉴别,故检出的阳性率不高。

(二)影像学检查

B超、CT扫描、静脉肾盂造影等对全面了解本病及排除上尿路有无肿瘤等都有一定价值。

(三)膀胱镜检查

对本病临床诊断具有决定性意义,绝大多数病例通过该项检查,可直接看到肿瘤生长的部位、大小、数目,并可根据肿瘤表面形态,初步估计其恶性程度,进行活检以明确诊断。

四、处理原则

出现无痛性肉眼血尿,特别是终末血尿者,首先应考虑膀胱肿瘤的可能。经膀胱镜活检可进行病理分级和分期,以决定手术方式选择。治疗原则是以手术治疗为主的综合治疗。

(一)手术治疗

根据肿瘤的病理并结合肿瘤生长部位、患者全身情况选择手术方法。常用的手术有经尿道肿瘤切除术、膀胱部分切除术、根治性膀胱全切除术等。其中,膀胱全切除术是膀胱浸润性癌的基本治疗方法,膀胱切除后需进行尿流改道。一般采用非可控性回肠膀胱术或结肠膀胱术等;对年轻患者可选择可控性尿流改道术,以提高术后患者生活质量。

(二)非手术治疗

1.放射治疗

用^{60}Co或电子加速器治疗,对肿瘤切除后预防复发及晚期癌肿控制病情发展有一定帮助。

2.化疗

化疗分全身化疗和局部化疗两种,局部化疗又有经髂内动脉内灌注和经膀胱内灌注等方法。目前较普遍的化疗用药还是多经膀胱内灌注。

3.免疫治疗

卡介苗（BCG）膀胱内灌注对预防肿瘤复发有明显疗效,干扰素、白介素等全身应用及膀胱内灌注对预防肿瘤术后复发亦有较好作用。

五、护理评估

（一）健康史

了解患者年龄、性别、职业,有无其他伴随疾病。

（二）身体状况

了解血尿程度,肿瘤的位置、大小、数量及浸润程度,癌细胞分化程度;了解重要器官功能状况,有无转移灶的表现及恶性病质;了解术后引流及切口愈合情况,了解膀胱全切后输尿管皮肤造口、回肠膀胱或可控膀胱术后有无尿瘘、感染。

（三）心理-社会状况

了解患者及家属对病情、拟采取的手术方式、手术并发症、排尿形态改变的认知程度,心理和家庭经济承受能力等。了解患者及家属对健康教育等知识的掌握情况。

六、护理诊断及医护合作性问题

（1）恐惧或焦虑:与对癌症的恐惧、害怕手术有关。

（2）营养失调,低于机体需要量:与长期血尿、癌肿消耗、手术创伤有关。

（3）自我形象紊乱:与膀胱全切除尿流改道、造瘘口或引流装置的存在、不能主动排尿有关。

（4）潜在并发症:出血、感染。

七、护理目标

（1）患者恐惧或焦虑减轻。

（2）患者保持良好的营养状态。

（3）患者能接受自我形象改变的现实。

（4）患者未发生出血、感染等并发症。

八、护理措施

（一）减轻焦虑和恐惧

根据患者的具体情况,做耐心的心理疏导,以消除其恐惧、焦虑、绝望的心理。膀胱癌属中等恶性,一般出现血尿立即就诊的大多数尚属早期,及时手术疗效较好,5年生存率非常高。

（二）改善营养状态

病程长、体质差、晚期肿瘤出现明显血尿者,应卧床休息。给予易消化、营养丰富的饮食,纠正贫血、改善全身营养状况。

（三）帮助患者接受自我形象改变

向患者解释尿流改道的必要性:全膀胱癌切除术虽然改变了正常的排尿生理,但是可避免复发,延长寿命而且有助于治疗的彻底性。

（四）并发症的预防和护理

1.预防感染

准备做膀胱全切除、肠道代膀胱术的患者,按肠切除术准备,以减少术中污染。术后定时测体温及血白细胞变化,保持切口清洁干燥;定时翻身、叩背咳痰,若痰液黏稠给予雾化吸入;预防感染发生。

2.出血

全膀胱切除手术创伤大,应严密观察生命体征及引流物性状。若血压下降、脉搏加快、引流管内引出鲜血,则提示有出血,及时通知医师并保证输血、输液通畅。

(五)尿流改道护理

输尿管末端皮肤造口和回肠膀胱腹壁造口应保持造口处清洁,敷料渗湿后应及时更换,保证内支撑引流管固定牢靠且引流通畅。回肠膀胱或可控膀胱因肠黏膜分泌黏液,易堵塞引流管,注意及时挤压将黏液排出,有储尿囊者可用生理盐水每 4 小时冲洗 1 次。

(六)健康教育

1.康复指导

适当锻炼,加强营养;禁止吸烟,避免接触联苯胺类致癌物质。

2.自我护理

尿流改道术后腹部佩戴接尿器者,注意避免集尿器的边缘压迫造瘘口。保持清洁,定时更换尿袋。可控膀胱术后,开始每 2～3 小时导尿1 次,逐渐延长间隔时间至每 3～4 小时导尿 1 次,定期用生理盐水或开水冲洗储尿囊,清除黏液及沉淀物。

3.术后坚持膀胱内灌注化疗药物

膀胱保留术后患者能憋尿者,遵医嘱行膀胱灌注免疫抑制剂 BCG(卡介苗)或抗癌药,可预防或推迟肿瘤复发。每周灌注 1 次,共 6 次,以后每 2 周 1 次、每月 1 次、每 2 月 1 次,持续终身。灌注方法:插导尿管排空膀胱尿,将用蒸馏水或等渗盐水稀释的药液灌入膀胱后,取俯、仰、左、右侧卧位,每 30 分钟轮换体位 1 次,共 2 小时。

4.定期复查

浸润性膀胱癌术后定期全身各系统检查,及早发现转移病灶;放疗、化疗期间,定期常规查血、尿,一旦出现骨髓抑制,应暂停治疗;膀胱癌保留膀胱的术后患者,定期膀胱镜复查。

九、护理评价

(1)患者的恐惧或焦虑是否减轻。

(2)患者营养状况有无改善,体重有无增加。

(3)患者能否接受自我形象紊乱的现实,主动配合治疗和护理。

(4)患者有无血尿、感染并发症;若发生,是否得到及时发现和处理。

第八章　骨外科护理

第一节　骨与关节感染的护理

一、化脓性骨髓炎

化脓性骨髓炎是骨膜、骨密质、骨松质及骨髓受到化脓性细菌感染而引起的炎症。是一种常见病,好发于儿童,有急性和慢性之分。

(一)急性骨髓炎

急性骨髓炎是由化脓性致病菌引起的骨膜、骨、骨髓的急性化脓性感染,好发于儿童。最常见的致病菌是金黄色葡萄球菌,其次为乙型溶血性链球菌。其感染途径:身体其他部位的化脓性病灶中的细菌经血液循环播散至骨骼,称急性血源性骨髓炎;开放性骨折伤口发生感染,致病菌直接侵入骨髓,称为外源性急性骨髓炎。以急性血源性骨髓炎最常见。

1.护理评估

(1)健康史。

病因:急性骨髓炎发病前大多有身体其他部位的原发性感染病灶,如痈、扁桃体炎、咽喉炎等。当原发性病灶处理不当或不及时,加上机体抵抗力下降,化脓性致病菌即可侵入血液循环引发本病。

病理:骨质破坏、坏死和骨修复反应同时并存是其特点。早期以骨质破坏和坏死为主,晚期以新生骨形成为主。长管状骨的干骺端是骨髓炎的好发部位,因此处血供丰富且血流缓慢,大量致病菌随血流侵入骨组织后首先滞留于此,生长繁殖产生毒素引起炎性反应导致骨组织发生坏死,进而形成局限性骨脓肿。脓肿形成后的张力可使脓液沿哈佛管蔓延进入骨膜下间隙将骨膜掀起形成骨膜下脓肿,致外层骨密质失去骨膜血供而缺血坏死,脓液穿破骨膜流向软组织筋膜间隙则形成深部脓肿。脓肿也可穿破皮肤排出体外,形成窦道。脓液尚可进入骨髓腔,破坏骨髓组织、骨松质及内层骨密质的血液供应,形成大片死骨。在死骨形成的同时,病灶周围的骨膜因炎性充血和脓液刺激而产生新骨,包围在骨干外周,成为"骨性包壳",将死骨、脓液和炎性肉芽组织包裹,形成感染的骨性无效腔,此时病程转为慢性骨髓炎。

(2)身体状况。

症状:起病急骤,有寒战、高热,体温可达39℃以上,脉搏加快,患肢有持续性、进行性加重的疼痛。儿童可表现为烦躁不安、呕吐与惊厥,重者可发生昏迷及感染性休克。

体征:患肢主动与被动活动受限。局部皮肤温度升高、发红、肿胀、干骺端有局限性深压痛。数天后若肿胀疼痛加剧,提示该处形成骨膜下脓肿。当脓肿穿破骨膜,形成软组织深部脓肿时,骨髓腔内压力减低,疼痛反而减轻,但局部皮肤红、肿、热、压痛更为明显。当脓肿穿破皮肤脓液排出体外时,疼痛可进一步减轻或消失,体温亦逐渐下降,随后局部逐渐瘢痕愈合,或形成窦道经久不愈转为慢性骨髓炎。发病1～2周后，由于骨骼破坏，有发生病理性骨折的可能。

辅助检查：①实验室检查。白细胞计数和中性粒细胞比例增高；红细胞沉降率加快；血细菌培养可为阳性。②影像学检查。早期 X 射线无特殊表现。发病 2 周后，可见干骺区散在性虫蛀样破坏，并向髓腔扩散，可有死骨形成，CT 检查可较早发现骨膜下脓肿；发病 48 小时后，核素骨显像可有阳性结果；MRI 检查对早期诊断有重要意义，可在病变早期发现小于 1 cm 的骨骺内脓肿。③局部分层穿刺可抽得脓液，行涂片检查、细菌培养及药物过敏试验，有助于明确诊断。

（3）心理及社会状况：急性骨髓炎患者大多起病较急，病情重，患者和家属常有焦虑、恐惧等心理反应，缺乏有关疾病的知识和认知，故应了解他们的心理状况，评估患者对疾病、拟治疗方案和预后的认识，以及患者对医院环境的适应情况。

（4）治疗与效果：早期诊断、早期治疗对及时控制感染、防止死骨形成及转为慢性骨髓炎具有重要意义。可局部理疗热敷，全身性使用抗生素，必要时手术钻孔开窗减压。

2.护理诊断及合作性问题

（1）体温过高：与急性感染有关。

（2）疼痛：与局部炎症有关。

（3）自理缺陷：与肢体肿胀、疼痛及功能障碍有关。

（4）皮肤完整性受损：与脓肿穿透皮肤，形成窦道有关。

（5）营养失调：摄入量低于机体需要量与体温过高，能量消耗增加有关。

（6）有外伤的危险：与发生病理性骨折有关。

（7）焦虑：与起病突然、疼痛、担心功能障碍等有关。

3.护理目标

（1）维持体温正常。

（2）减轻疼痛。

（3）协助患者做好生活护理。

（4）保持引流通畅，促进窦道愈合。

（5）维持营养及体液平衡，满足机体需要量。

（6）避免病理性骨折发生。

（7）患者焦虑心情缓解或消失。

4.护理措施

（1）病情观察：①急性骨髓炎易出现脓毒症和感染性休克，对危重患者应密切注意神志、体温、心率、呼吸、脉搏、血压、尿量等生命体征变化。②注意病变局部炎症变化，明显加重或有骨膜下积脓时应及时钻孔或开窗引流。③注意邻近关节有无红、肿、热、痛、积液或其他感染扩散的迹象出现。④大剂量联合应用抗生素时应注意药物的配伍禁忌、药物的浓度和静脉滴注的速度，以及药物的毒副作用。

（2）对症护理：①患者应卧床休息，鼓励多饮水，给予高能量、高蛋白、富含维生素的流质或半流饮食。②发热患者给予补液，维持水、电解质和酸碱平衡。③高热患者及时应用物理方法或药物降温。④疼痛患者遵医嘱给予药物止痛。⑤遵照医嘱合理使用抗生素。⑥给予心理支持,减轻患者焦虑心情。

(3)局部护理:①抬高患肢以利静脉回流,减轻肿胀和疼痛。②限制患肢活动,局部用石膏托或皮牵引妥善固定,以减轻疼痛和预防病理性骨折。③保护患肢,尽量减少物理刺激,搬运时动作要轻,以免诱发病理性骨折。

(4)术后护理:①密切观察生命体征变化。②做好引流管持续冲洗及负压引流,保持引流通畅。冲洗期间,密切观察并记录冲洗液的量,引流物的颜色、量及性状等。③及时更换敷料,促进切口或创面愈合。④练习肌肉的等长收缩,预防肢体畸形。

5.效果评价

(1)体温是否维持在正常范围,疼痛是否减轻,感染是否得到控制。

(2)营养状况是否良好,水电解质及酸碱平衡是否正常。

(3)骨质是否完好,有无病理性骨折发生。

(4)引流是否通畅,手术切口或创面是否得到修复。

(5)患肢功能是否正常。

(6)基本生活需要是否得到满足。

(7)焦虑、恐惧程度是否减轻。

6.健康教育

(1)向患者及家属解释长期彻底治疗的必要性,并强调出院后继续服用抗生素的重要性,保证出院后的继续抗感染治疗。

(2)指导伤口的护理及饮食调节,注意高蛋白、高热量、高维生素、易消化食物的摄入,以增强机体免疫力,促进伤口愈合。

(3)指导患者有计划地进行功能锻炼,日常活动时注意预防意外伤害及病理性骨折的发生。

(二)慢性骨髓炎

1.护理评估

(1)健康史。

病因:慢性骨髓炎大多数因急性骨髓炎治疗不及时、不彻底发展而来,少数患者因致病菌毒性低,发病时即表现为慢性骨髓炎。

病理:急性骨髓炎感染期可因血运障碍有死骨形成,同时骨膜受炎症刺激又生成大量新骨,将死骨、脓液及坏死组织完全包围形成无效腔,从而使感染局限和慢性化。无效腔内的死骨、脓液和坏死组织可陆续经窦道排出。由于炎症的反复刺激,窦道周围的组织呈瘢痕增生,局部血液循环障碍,使窦道经久不愈。有时小块死骨自行吸收消散或经窦道排出后,窦道可暂时闭合;但若慢性炎症未彻底控制,当机体抵抗力下降或局部受伤时,急性炎症可再次发作,常有多次反复。窦道口周围皮肤长期受炎性分泌物的刺激可发生癌变。

(2)身体状况。

症状和体征:静止期可无症状。患肢局部增粗、变形。幼年发作者,由于骨骺破坏,生长发育受影响,肢体呈现短缩或内、外翻畸形。周围皮肤菲薄,色泽较暗,稍有损伤即易形成慢性溃疡。患处常可见到窦道,窦道口肉芽组织增生,常有少量臭味脓液断续流出,有时有死骨排出。

死骨排净后,窦道可暂时闭合,周围皮肤有紫褐色样色素沉着或湿疹样皮炎。急性发作时,局部皮肤有红、肿、热及明显压痛,原已闭合的窦道口开放,排出大量脓液和死骨。全身可出现衰弱、贫血等慢性中毒表现。

辅助检查:①X线检查。可见骨骼失去正常形态,骨膜下有新生骨形成,骨质硬化,骨髓腔不规则,大小不等的死骨形成,周围有空隙。②CT及MRI检查。可显示出脓腔与小型死骨。③窦道造影。有窦道的患者可经窦道插管注入造影剂以显示脓腔。

(3)心理及社会状况:慢性骨髓炎患者因病程长,反复发作,加上疼痛,行动不便或遗留有残疾等而感到失望、悲观,故应评估患者及其家属对疾病的认识以及对患者的支持程度。

(4)治疗与效果:以手术治疗为主。原则是清除死骨、炎性肉芽组织和消灭无效腔。手术方法较多,常用的术式是病灶清除术及无效腔灭除术,可根据病情加以选择。急性发作期和手术前后可酌情使用抗生素。

2.护理诊断及合作性问题

(1)营养失调:摄入量低于机体需要量:与慢性消耗有关。

(2)体温过高:与炎症急性发作有关。

(3)皮肤完整性受损:与炎症、窦道、溃疡有关。

(4)有废用综合征的危险:与炎症反复发作、活动受限、患肢功能障碍有关。

(5)有外伤的危险:与骨质破坏,疏松容易发生病理性骨折有关。

(6)焦虑:与炎症迁延不愈,引起功能障碍有关。

(7)知识缺乏:对疾病的治疗、预后及自我康复的锻炼方法缺乏相应的知识。

3.护理目标

(1)支持疗法,纠正患者营养状况。

(2)维持正常体温。

(3)保持窦道以及周围皮肤清洁,促进创面愈合。

(4)协助患者活动,防止肌肉萎缩。

(5)避免患处产生应力,防止病理性骨折。

(6)心理安慰,消除患者焦虑。

(7)使患者了解疾病的有关知识,掌握自我康复锻炼的方法。

4.护理措施

(1)改善营养状况,鼓励患者进食高蛋白、高热量、高维生素饮食,如牛奶、鸡蛋、肉类等。

(2)合理应用抗生素,注意浓度和滴注速度,观察用药后的不良反应和毒性反应,及时做窦道分泌物培养、血培养及药物过敏试验,选用有效的抗生素。

(3)患者应卧床休息,抬高患肢,肢体置于功能位,限制活动,以减轻疼痛,防止关节畸形及病理性骨折,必须移动患肢时,应给予协助,避免患处产生应力。

(4)术前护理:①解释病情,讲明手术的目的、方式及术后注意事项,使患者配合好手术治疗。②常规皮肤准备,窦道口周围皮肤要保持清洁,手术区备皮要彻底。

(5)术后护理:①患者采取患肢抬高的卧位。②术后注意伤口的护理,及时更换敷料。③做好伤口药物灌注、冲洗、负压引流,并注意观察引流液的量、颜色、性质等。④保持引流通畅,防止引流液逆流,这是保证手术成功的关键。多采取输液器滴入冲洗液和负压引流。术后24小时内,渗血较多,应快速滴入冲洗液,以免血块堵塞冲洗管。冲洗液一般选用细菌敏感的抗生素配制而成,每天用量依病情而定。⑤伤口行药物灌注,持续冲洗时间根据无效腔的大小而异,一般为2～4周。当体温正常,伤口无炎症现象,引流出的液体清晰时应考虑拔管。先拔除滴入管,引流管继续引流1～2天后再拔除。

5.效果评价

(1)患者营养状况是否良好。

(2)体温是否维持正常。

(3)局部皮肤创面、窦道及手术切口是否愈合良好。

(4)患肢功能是否得到完全恢复。

(5)有无病理性骨折发生。

(6)患者是否对慢性骨髓炎的有关知识有所了解。

(7)焦虑情绪是否消除。

6.健康教育

(1)加强患肢功能锻炼,最大限度恢复肢体功能。

(2)提醒患者加强自我保护意识,避免康复期意外伤害及病理性骨折。

(3)定期复查,病情变化时及时就诊。

二、化脓性关节炎

关节的化脓性感染称为化脓性关节炎。好发于髋关节和膝关节,常为单发。多见于小儿,尤其是营养不良的小儿更易发病。男性多于女性。

(一)护理评估

1.健康史

化脓性关节炎患者在发病前大多有身体其他部位的化脓性感染病史,或者有骨关节损伤史,尤其是开放性损伤,或者因某些治疗(如局部封闭疗法)进行关节穿刺时无菌操作不当而引发此病。

(1)病因:多由身体其他部位或临近关节部位化脓性病灶的细菌通过血液循环播散或直接蔓延至关节腔。此外,开放性关节损伤后继发感染也是致病因素之一。约85%的致病菌为金黄色葡萄球菌,其次分别为白色葡萄球菌、肺炎球菌及大肠埃希菌等。

(2)病理:根据病变的发展过程一般可分为3个阶段。

浆液性渗出期:滑膜呈炎性充血、水肿,关节腔有白细胞浸润及浆液渗出物,内含大量白细胞。此期关节软骨尚未被破坏,其病理改变呈可逆性,若能及时正确治疗,渗出物可完全消散吸收,关节功能可完全恢复正常。

浆液纤维素性渗出期:随炎症逐渐加重,渗出物增多、浑浊,内含大量白细胞及纤维蛋白。白细胞释放溶酶体类物质破坏软骨基质;纤维蛋白的沉积造成关节粘连和软骨破坏,此期治疗后关节功能不能完全恢复,可遗留不同程度的关节功能障碍。

脓性渗出期:关节腔内的渗出液转为脓性,炎症侵入软骨下骨质,滑膜和关节软骨被破坏。关节囊和关节周围组织发生蜂窝织炎,最终导致关节重度粘连和挛缩,甚至呈纤维化或骨性强直,即使治愈也将遗留重度关节功能障碍。

2.身体状况

(1)症状:起病急骤,全身不适,乏力,食欲不振,寒战高热,体温可达 39 ℃以上。可出现谵妄与昏迷,小儿多见惊厥。病变关节处疼痛剧烈。

(2)体征:病变关节功能障碍。浅表关节可见红、肿、热、痛及关节积液表现。浮髌试验可为阳性。关节常自发处于半屈曲位,以松弛关节囊,增大关节腔的容量,缓解疼痛。深部关节,如髋关节,因周围肌肉、皮下组织较厚,局部红、肿、热不明显,关节常处于屈曲、外展、外旋位。患者可因疼痛拒绝对患肢进行检查。

(3)辅助检查。①实验室检查:血白细胞计数和中性粒细胞计数比例增高。红细胞沉降增快,关节腔穿刺可抽得渗出液,浆液性渗出较清亮,纤维蛋白性渗出较浑浊,黄白色的浑浊液体为脓液,镜下可见大量脓细胞。抽出液细菌培养可获阳性结果,寒战高热抽血培养亦可检出致病菌。②X 线检查:早期可见关节周围软组织肿胀、关节间隙增宽,继之见骨质疏松,后期关节间隙变窄或消失,关节面毛糙,可见骨质破坏或增生,甚至出现关节挛缩畸形或骨性强直。

3.心理及社会状况

化脓性关节炎病情急重,有遗留残疾的可能,患者及家属往往感到焦虑、恐惧,故应了解患者及家属对本病治疗、护理及预后的了解及认知程度,评估其心理承受能力及对医院环境的适应情况。

4.治疗与效果

早期诊断、早期治疗,可避免遗留严重并发症。治疗原则:①早期、联合、足量、全身性应用抗生素,可结合关节腔内穿刺给药。②表浅关节如膝关节可穿刺置管冲洗引流。③关节腔内有脓性渗出时应适当牵引、固定及适度舒张运动,防止发生关节粘连或挛缩影响功能。④必要时手术治疗,常用术式为关节引流术和关节矫形术。

(二)护理诊断及合作性问题

(1)疼痛:与炎症有关。

(2)体温过高:与局部感染或有细菌、毒素进入血液有关。

(3)有关节功能丧失的危险:与关节粘连、骨性强直有关。

(4)自理缺陷:与关节肿胀、疼痛有关。

(5)焦虑:与疼痛、担心遗留关节功能障碍等有关。

(6)知识缺乏:缺乏对本病治疗、护理及预后的有关知识。

(三)护理目标

(1)疼痛与不适得到缓解。

(2)体温维持在正常范围。

(3)最大限度恢复肢体功能。

(4)根据自理缺陷程度,协助患者做好生活护理。

(5)心理支持,消除患者焦虑情绪。

(6)使患者获得对本病治疗、护理及预后的有关知识。

（四）护理措施

（1）卧床休息：急性期患者应适当抬高患肢，保持患肢于功能位，以减轻疼痛，并可预防关节畸形及病理性脱位。

（2）功能锻炼：为防止肌肉萎缩或减轻关节内的粘连，急性期患肢可做等长收缩和舒张运动，炎症消退后关节未明显破坏者，可进行关节伸屈功能锻炼。

（3）注意牵引或石膏固定患者的护理。

（4）关节内置管冲洗引流时，应记录每天的冲洗量、引流量，引流液的色泽及浑浊程度。

（5）遵医嘱合理使用抗生素。

（6）给予患者心理安慰，协助其做好生活护理，并向其宣教对本病治疗、护理及预后的有关知识。

（五）效果评价

（1）疼痛是否缓解。

（2）体温是否正常。

（3）关节功能是否恢复，有无关节畸形。

（4）基本生活需求是否得到满足。

（5）焦虑是否得到缓解或消除。

（6）患者是否获得了有关本病的相关知识。

（六）健康教育

（1）鼓励患者出院后坚持关节功能锻炼，最大限度恢复关节功能。

（2）指导患者合理进行关节功能锻炼，避免关节损伤及遗留功能障碍。

（3）康复期内提高自我保护意识，防止意外伤害。

三、骨与关节结核

骨与关节结核属于继发病变，绝大多数继发于呼吸系统结核，少数继发于其他系统的原发结核病灶。近年来发病率有上升趋势，男性稍多于女性，发病年龄以青壮年居多，30岁以下患者占80％以上。

（一）护理评估

1.健康史

（1）病因：骨与关节结核是一种继发病变，发病前90％的患者有患肺结核的病史，其他少数患者患有消化道或淋巴结核。当患者抵抗力低下时，结核杆菌即可由原发病灶进入血流，经血液循环侵入骨质、骨膜而发生骨与关节结核。发病部位以脊柱最多见，约占发病率的50％，以腰椎结核居多，其次是膝关节、髋关节、肘关节和肩关节。

（2）病理：骨关节结核有3种类型，即单纯骨结核、单纯关节结核和全关节结核。早期病灶多为单纯骨结核或单纯关节结核，经治疗后病灶可消失，关节功能可部分或全部得到恢复。全关节结核多由前二者未经治疗转变而来，此时局部症状及全身表现均较前明显，虽经治疗，亦常遗留关节纤维或骨性强直，丧失关节功能。骨与关节结核的组织病理学变化可分为三期。①渗出期：渗出物中有巨噬细胞、纤维蛋白或多形核白细胞。常以其中一种为主，亦可三者同时存在，巨噬细胞及多形核白细胞内常可找到结核杆菌。②增生期：巨噬细胞吞噬结核杆菌后转变为上皮样细胞,再经增殖及相互融合成为郎格罕细胞,最后形成外周有成纤维细胞包绕的结核结节。③干酪样变性期:组织发生干酪样坏死,原有细胞结构消失,呈现均匀一致无结构的片状坏死区。三期可移行交界存在,并无明确界限。

上述病理变化可有 3 种转归:①病灶经纤维化、钙化或骨化而愈。②纤维组织包围局限病灶,呈长期静止状态。③病灶发展扩大,形成寒性脓肿或播散至其他组织器官。

2.身体状况

(1)症状。

全身症状:一般不很明显,多有盗汗、低热、乏力、食欲减退、消瘦、贫血等慢性结核中毒症状,在病变活动期表现明显。

疼痛:早期病变部位有轻度疼痛,随病情发展逐渐加重,活动时疼痛更明显。脊柱结核多为钝痛,咳嗽、打喷嚏、持重物时疼痛加重。髋关节结核早期即有髋部疼痛,由于闭孔神经的反射作用,疼痛常放射到大腿上部及膝内侧。儿童常诉说同侧膝部疼痛。膝关节结核在全关节结核早期疼痛较明显,单纯滑膜和骨结核疼痛较轻。在儿童的髋关节和膝关节结核常有"夜哭",原因是患儿在夜间熟睡时,肌肉自然放松,关节失去控制,若稍有肢体活动,放松的关节即发生剧痛,患儿惊醒而哭喊。肩关节结核早期有酸痛感,以肩关节前侧为主,有时可放射到肘部及前臂。

(2)体征。

局部体征。①脊柱结核:脊柱生理弯曲改变,胸腰段椎体结核可明显后突成角畸形,呈"驼背"状。局部软组织可有压痛及叩击痛。②髋关节结核:早期患肢外展、外旋、屈曲、相对变长。后期由于关节面软骨破坏,患肢出现内旋、内收、屈曲畸形、相对变短。髋关节前后方有压痛,粗隆部有叩击痛,关节运动障碍。③膝关节结核:局部肿胀,由于膝关节上下肌肉因废用而萎缩,肿胀可呈梭形。晚期全关节结核时,膝关节处于屈曲位,当十字韧带被破坏时,发生膝关节脱位,小腿向后方移位,并出现膝外翻畸形。④肩关节结核:肩关节外展、外旋受限,三角肌萎缩,关节肿胀不明显。

寒性脓肿和窦道:脊柱结核脓肿可沿肌肉及筋膜间隙向远处流动形成椎旁软组织间隙脓肿,如颈椎结核的咽后壁脓肿,胸腰椎结核的腰大肌间隙脓肿等。髋关节结核脓肿多在股三角区或臀部。膝关节和肩关节结核脓肿形成后一般局限在病灶附近。寒性脓肿破溃后形成经久不愈的窦道,易并发混合性感染。

功能障碍:骨与关节结核由于病变部位疼痛及周围肌肉的保护性痉挛,常有活动受限或者姿势异常。如腰椎结核的患者,腰椎活动受限,当拾捡地上物品时,常需要屈膝下蹲,此征称为拾物试验阳性。髋关节结核早期就有跛行。当让患者平卧两下肢伸平时,见腰部生理性前屈加大,让患者全手抱紧健侧屈曲的膝下蹲时,骨盆平置,则患侧髋与膝关节呈屈曲状态,此为托马斯(Thomas)征阳性,说明患髋有屈曲畸形存在。另外,干酪样坏死物、死骨和坏死的椎间盘压迫脊髓时,可出现肢体感觉、运动及括约肌功能障碍,严重时甚至完全瘫痪。

(3)辅助检查。

X 线检查:X 线片是骨与关节结核诊断检查的主要手段。①脊柱结核:可见骨质破坏,椎间隙变窄,椎体楔状改变或有压缩性骨折,椎旁可有软组织脓肿影像。②髋关节结核:单纯滑膜结核时,可见关节囊肿胀,关节间隙增宽;单纯骨结核时有骨质破坏及死骨或空洞形成;全关节结核时,可见关节软骨破坏,病理性关节脱位或纤维性强直。③膝关节结核:早期可见关节囊及软组织肿胀,骨质疏松;中晚期则有死骨或空洞形成,关节间隙变窄或消失,严重者可有关节畸形。

CT、MRI 检查:多用于比较隐蔽或难以诊断和定位的脊柱结核和髋关节结核,可以发现椎体、附件病变和腰大肌脓肿,明确椎管内或椎管外病变。也可早期发现髋关节内结核病灶的位置和破坏范围。

3.心理及社会状况

结核病病情多较缓慢,需要较长时间的持续治疗,病情严重者遗留功能障碍,故患者和家属常有不同程度的焦虑、恐惧、悲观等不良情绪及心态,影响疾病的治疗和康复。因此需了解患者及家属对疾病的认知和态度。

4.治疗与效果

(1)非手术治疗:包括制动、固定、卧床休息,加强营养及应用抗结核药物。常用的抗结核药物有异烟肼、利福平、链霉素、对乙酰水杨酸钠、乙胺丁醇和阿米卡星,一般主张 2～3 种药物联合应用,持续 2 年。

(2)手术治疗:包括切开排脓、病灶清除术及矫形手术。术前服用抗结核药物至少 2 周,术后卧床休息 3～6 个月,继续服用抗结核药物直至治愈。

(二)护理诊断及合作性问题

(1)营养失调:摄入量低于机体需要量与结核病慢性消耗有关。

(2)疼痛:与局部病灶有关。

(3)有废用综合征的危险:与疼痛、骨与关节结构破坏及肢体功能障碍有关。

(4)皮肤完整性受损:与寒性脓肿破溃形成窦道有关。

(5)有受伤的危险:与病理性骨折及关节脱位有关。

(6)知识缺乏:对疾病的治疗、护理及康复缺乏应有的知识。

(7)焦虑:与病期较长,担心遗留后遗症等有关。

(三)护理目标

(1)改善营养状况。

(2)减少疼痛与不适。

(3)协助患者活动,防止肌肉萎缩。

(4)促进创面及窦道愈合,维持皮肤完整。

(5)无病理性骨折发生。

(6)使患者了解疾病治疗、护理的有关知识,掌握自我康复锻炼的方法。

(7)给予心理支持,减轻患者焦虑心理。

(四)护理措施

1.注重心理护理

结核的病程较长,尤其是青少年患者正处于学习或工作的年龄,常因病情致使肢体活动受限、畸形甚至残疾,故患者有不同程度的焦虑、悲观情绪,对生活失去信心。因此,对骨与关节结核的患者应重视心理护理。保持病室整洁、安静、舒适、空气流通、阳光充足。多与患者沟通交流,减轻患者的心理负担。

2.改善营养状态,提高抵抗力

给予高蛋白、高热量、高维生素易消化的饮食,保证充足的营养供给。

3.注意卧床休息,适当限制活动

一般采取石膏托或石膏管型及皮肤牵引做患肢制动,有利于缓解疼痛,预防病理性脱位或骨折。注意保持肢体的功能位,防止关节畸形。

4.活动时注意防跌倒

避免关节脱位或骨折等意外的发生。

5.按医嘱合理应用抗结核药物

注意药物毒性反应及不良反应的发生。

6.生活护理

长期卧床的患者,加强皮肤护理及生活照顾。窦道换药时,应严格无菌操作,注意消毒隔离措施,避免混合感染的发生。

7.手术治疗的护理

(1)术前护理:除一般常规术前护理外,主要是纠正患者的营养状况,提高对手术的耐受力,调节患者的心理素质,解除患者对手术的顾虑。遵照医嘱,术前应用抗结核药物至少2周,有窦道合并感染者用广谱抗生素至少1周。

(2)术后护理:应了解手术的种类及预后,应根据不同的手术治疗采取相应的护理措施。①严密观察病情,按时监测生命体征,注意观察肢端的颜色、温度、感觉及毛细血管充盈反应等,发现异常及时报告医生并协助处理。②脊柱结核术后脊柱很不稳定,尤其脊柱融合术后,必须局部确切制动,避免继发损伤及植骨脱落等。合并截瘫的患者,按截瘫的护理常规护理。③关节结核行滑膜切除术的患者,术后多采取皮肤牵引,注意保证牵引有效。关节融合术后,多采用石膏固定,注意石膏固定的护理。④鼓励患者适当主动活动病变关节以外的关节,防止关节僵直。活动量应根据患者的病情而定,原则是循序渐进,持之以恒,以达到最大限度地恢复肢体的功能。⑤术后继续应用抗结核药物3~6个月。

(五)效果评价

(1)营养状况是否得到改善,能够满足机体需要。

(2)疼痛是否减轻或消失。

(3)肢体功能是否最大限度得到恢复。

(4)皮肤创面、窦道或手术切口是否愈合良好。

(5)有无病理性骨折或关节脱位发生。

(6)患者是否了解有关本病治疗、护理的知识及掌握自我康复锻炼的方法。

(六)健康教育

(1)预防骨与关节结核应积极有效地治疗原发结核病灶。

(2)介绍骨与关节结核的治疗原则及方法,使患者积极有效地配合治疗。

(3)结核病疗程长,易复发,告诉患者要坚持全程、足量、联合用药,以免复发。

（4）讲明抗结核药物使用的剂量和方法。告知患者注意药物的毒副反应，如出现耳鸣、听力异常应立即停药，同时注意肝、肾功能受损及多发性神经炎的发生。

（5）病情变化，及时复诊。

第二节　骨肿瘤的护理

一、骨软骨瘤

骨软骨瘤是指骨表面被覆软骨帽的骨性突起物，来源于软骨，是常见的良性骨肿瘤。多发生于青少年，随人体发育增大，当骨骺线闭合后，其生长也停止。多见于 $10\sim20$ 岁青少年，男性多于女性。骨软骨瘤可分为单发性与多发性两种。以单发性骨软骨瘤多见，也叫外生骨疣，约有 1% 的单发性骨软骨瘤可恶变；多发性骨软骨瘤也叫骨软骨瘤病，多数有家族遗传病史，具有恶变倾向。多见于长骨干骺端，如股骨远端、胫骨近端和肱骨近端。

（一）护理评估

1.一般评估

（1）健康史。①一般情况：了解患者的职业、工作环境和生活习惯，有无外伤史和骨折史。②既往史：既往有无其他部位肿瘤史，家中有无类似病史者。

（2）生命体征（T、P、R、BP）：按护理常规监测生命体征。

（3）患者主诉：发现局部包块。

（4）相关记录：包块部位、大小、质地、皮温、边界、有无压痛、与周围组织有无粘连、关节活动度等。X线拍片及实验室检查等结果记录。

2.身体评估

（1）术前评估。①视诊：包块部位、肢体有无畸形。②触诊：包块质地、皮温、边界、有无压痛、与周围组织有无粘连。③动诊：关节活动度。④量诊：包块周径大小，肢体周径大小。

（2）术后评估。①视诊：伤口愈合情况、局部有无突起。②触诊：局部皮温、有无压痛。③动诊：关节活动度。④量诊：肢体周径大小。

3.治疗效果的评估

（1）非手术治疗评估要点：定期复查，严密观察肿块有无增大，有无影响相关部位生理功能。

（2）手术治疗评估要点：肿块的部位、大小及其与周围组织的关系。

（二）护理措施

1.休息

以卧床休息为主，避免患肢负重，防止病理性骨折。

2.饮食

鼓励患者进食高热量、高蛋白、富含维生素食物。

3.心理护理

患者一旦被诊断为患了肿瘤，心理会受到严重的刺激，常表现为焦虑、恐惧、悲观的心理，故应主动与患者沟通,了解其产生焦虑、恐惧的具体原因。解释骨软骨瘤属良性骨肿瘤,无症状者,无须治疗;有症状者,可手术切除,向患者介绍治疗方法。

4.缓解疼痛

为患者提供安全舒适的环境,并与其讨论疼痛的原因和缓解方法。指导患者应用非药物方法缓解疼痛;若疼痛不能控制,可遵医嘱应用镇痛药物;观察镇痛药物的效果,注意其不良反应。

5.提供术后康复的相关知识

术后抬高患肢,预防肿胀,观察敷料有无渗血,肢体远端有无感觉和运动异常,若发现异常,应立即配合医生处理并采取相应护理措施。骨软骨瘤手术一般对关节功能的影响较小,术后伤口愈合后即可下地开始功能锻炼。

6.并发症护理

(1)预防病理性骨折:提供无障碍环境,教会患者正确使用拐杖等助行器,避免肢体负重,预防病理性骨折。

(2)防止医源性神经损伤:肿瘤分离和切除时易损伤神经,麻醉清醒后密切观察神经症状和体征,下肢手术者,注意观察小腿处有无疼痛、麻木,嘱咐患者活动足趾及踝关节,以观察踝关节的背伸、跖屈、伸趾功能并与术前比较。上肢手术者,观察手指及腕关节活动、麻木情况。尽早发现医源性神经损伤的表现,及时处理。

7.健康教育

(1)功能锻炼:上肢手术者,可行用力握拳、伸指运动。下肢手术者,指导行踝关节背伸、股四头肌等长收缩活动及主动伸屈各关节。

(2)出院指导:讲解康复期功能锻炼的重要性,避免摔倒,术后定期复查 X 线片,以了解肿瘤切除部位的骨修复及早期发现有无肿瘤原位局部复发。

(三)护理效果评估

(1)患者伤口恢复良好,未影响生活质量及生理功能。

(2)患者未发生相关并发症。

二、骨巨细胞瘤

骨巨细胞瘤是较常见的原发性骨肿瘤,以往认为骨巨细胞瘤是介于良、恶性之间的溶骨性肿瘤,后来发现其复发率较高且有低转移率,故认为本病属于潜在恶性或低度恶性肿瘤。发病年龄多在 20~40 岁,女性多于男性,好发部位为股骨远端和胫骨近端,其次为肱骨近端和桡骨远端。

(一)护理评估

1.一般评估

(1)健康史。①一般情况:了解患者的职业、工作环境和生活习惯,特别注意有无长期接触化学致癌物质、放射线等,有无外伤史和骨折史。评估患者的肢体疼痛的性质、程度。②既往史:既往有无其他部位肿瘤史,家中有无类似病史者。

(2)生命体征(T、P、R、BP):按护理常规监测生命体征。

(3)患者主诉:局部疼痛、肿胀,关节活动受限。

(4)相关记录:疼痛的部位及性质、持续时间,肿块部位、大小、质地、皮温、边界、有无压痛、与周围组织有无粘连、关节活动度等。X线拍片及实验室检查等结果记录。

2.身体评估

(1)术前评估。①视诊:肢体的肿胀部位及程度、肢体有无畸形。②触诊:包块质地、皮温、边界、有无压痛、与周围组织有无粘连。③动诊:关节活动度。④量诊:包块周径大小,肢体周径大小。

(2)术后评估。①视诊:伤口愈合情况、肢体肿胀程度。②触诊:局部皮温、有无压痛。③动诊:关节活动度。④量诊:肢体周径大小。

3.治疗效果的评估

(1)非手术治疗评估要点:定期复查,严密观察肿块有无增大、恶变,有无影响相关部位生理功能。

(2)手术治疗评估要点:肿块的部位、大小及其与周围组织的关系,有无转移。

(二)护理措施

1.心理护理

骨巨细胞瘤为潜在恶性肿瘤,患者担心手术和预后。多与患者沟通,建立良好的护患关系,了解患者的问题所在,有针对性地予以指导,耐心解答问题,消除其不良心理,使患者保持情绪稳定,能接受并配合治疗。

2.减轻疼痛

保持病房安静,指导患者保持舒适体位,转移患者的注意力。疼痛较轻者可采用放松疗法、理疗等;对疼痛严重者,可遵医嘱应用芬太尼、哌替啶等止痛药物,以减轻疼痛。尽量减少护理操作中的疼痛,避免不必要的搬动。

3.增强舒适感

抬高患肢 $20°\sim30°$,避免腘窝受压。鼓励患者进行功能锻炼,预防肌萎缩和关节僵硬。协助生活护理。

4.并发症的护理

防止病理性骨折,对骨破坏严重者,应用小夹板或石膏固定患肢;对股骨近端骨质破坏严重者,除固定外,还应同时牵引,以免关节畸形。为避免骨折的发生,需告知患者避免跑、跳等剧烈运动,护理上要求搬运患者要轻柔,避免暴力,活动不便者应协助翻身。一旦发生骨折,应按骨折患者进行护理。

5.健康教育

(1)功能锻炼:鼓励患者进行功能锻炼,预防肌萎缩和关节僵硬。术后病情平稳即可开始患肢肌的等长收缩和足趾活动;术后1~2周逐渐开始关节活动。人工髋关节置换者练习外展运动,术后2周扶拐下地,训练站立负重;人工膝关节置换者练习伸屈运动;异体骨与关节移植者,根据愈合程度,逐渐增加活动量,以防异体骨发生骨折。

(2)出院指导:讲解康复期功能锻炼的重要性及意义,使患者出院后能自觉地坚持功能锻炼。除住院期间注意的问题外,出院后还要注意在练习行走时不可跌倒;术后定期复查X线片,以了解肿瘤切除部位的骨修复及早期发现有无肿瘤复发。

（三）护理效果评估

（1）患者情绪稳定，积极乐观地配合治疗。

（2）患者疼痛减轻或消失。

（3）肢体的活动功能得到最大程度的促进，以及在此期间无病理性骨折发生。

（4）患者能复述患肢功能锻炼和放疗的相关知识。

三、骨肉瘤

骨肉瘤是最常见的原发性恶性骨肿瘤，其组织学特点是瘤细胞直接形成骨样组织或未成熟骨。瘤体一般呈梭形，恶性程度高，预后差。可累及骨膜、骨皮质及髓腔，病灶切面呈鱼肉状，棕红或灰白色。骨肉瘤最多发于10～20岁青少年，40岁以上发病多为继发性，男性多于女性。好发部位为股骨远端、胫骨近端和肱骨的干骺端。病因不明，研究显示与遗传学因素、病毒感染、放射线损伤相关。

（一）护理评估

1.一般评估

（1）健康史。①一般情况：了解患者的职业、工作环境和生活习惯，特别注意有无长期接触化学致癌物质、放射线等，有无外伤史和骨折史。评估患者的肢体疼痛的性质、程度。②既往史：既往有无其他部位肿瘤史，家中有无类似病史者。

（2）生命体征（T、P、R、BP）：按护理常规监测生命体征。

（3）患者主诉：呈进行性加重的疼痛，局部可触及肿块。

（4）相关记录：疼痛的部位及性质、持续时间，肿块部位、大小、质地、皮温、边界、有无压痛、与周围组织有无粘连、表浅静脉怒张等。肢体有无畸形，关节活动是否受限。患者有无消瘦、体重下降、营养不良等恶病质表现，重要脏器功能是否正常，能否耐受手术和化疗。

2.身体评估

（1）术前评估。①视诊：肢体的肿胀部位及程度、肢体有无畸形。②触诊：包块质地、皮温、边界、有无压痛、与周围组织有无粘连。③动诊：关节活动度。④量诊：包块周径大小，肢体周径大小。

（2）术后评估。①视诊：伤口愈合情况、肢体肿胀程度。②触诊：局部皮温、有无压痛。③动诊：关节活动度。④量诊：肢体周径大小。

3.治疗效果的评估

（1）非手术治疗评估要点。①化疗前评估：做好解释工作，了解患者的心理承受能力；测量体重，由于化疗药物大多是按体重计算，应严格准确测量体重。②化疗中评估：评估化疗所带给患者的不良反应，如胃肠道反应、心脏毒性、肾脏毒性、骨髓抑制、皮肤毒性、脱发等。③化疗后评估：严密观察白细胞、血小板及肝肾功能的变化，做好防护措施。

（2）手术治疗评估要点。①影像资料评估：观察肿块的大小、了解肿瘤有无与周围组织粘连、了解有无肿瘤转移。②病理检查评估：确认肿瘤穿刺活检结果。

（二）护理措施

1.休息

肿瘤对骨质的破坏大，易发生病理性骨折，故应卧硬板床，避免下地负重等。

2.疼痛护理

卧床休息,采取舒适的体位。观察疼痛的程度、性质、时间,并进行疼痛评分,指导患者采用转移注意力、听音乐等放松技巧,操作时动作轻柔,按医嘱予止痛药。可采用三阶梯止痛法。

3.改善营养状况

鼓励患者进食高蛋白、高热量、高维生素、易消化饮食,多饮水,饮食应清淡,避免进食辛辣、煎炸、腌制食品,多吃水果蔬菜。必要时可遵医嘱提供肠内或肠外营养。

4.增强舒适感

观察患肢肢端感觉、活动、血液循环情况,抬高患肢20°～30°,避免腘窝受压,协助患者每2小时轴线翻身。鼓励患者进行功能锻炼,预防肌萎缩和关节僵硬。协助生活护理,满足患者日常生活需要。

5.促进患者对自我形象的认可

向患者解释脱发只是暂时现象,停药后再生,也可以戴假发或帽子修饰。

6.化疗护理

(1)化疗前:向患者解释化疗的目的、可能出现的反应及预防措施,取得患者的配合。

(2)化疗中:了解患者检验、检查结果,如血常规、血生化、胸片等;观察化疗药物的不良反应,如骨髓抑制、胃肠道反应、口腔溃疡、心脏毒性、肾脏毒性、皮肤毒性、脱发等。如白细胞<4×10^9/L或血小板<6×10^9/L应暂停化疗。观察尿量,24小时尿量>3500 mL。观察体温的变化,病房每天紫外线灯消毒,减少探视。

(3)化疗后:定时检查血常规及血生化的变化,避免去人多聚集的地方。进食清淡、富有营养的饮食,增强体质。

7.并发症的护理

(1)**防止病理性骨折**:骨肉瘤患者多伴患处局部肿块,关节功能活动受限等,使患者行走不便,易造成病理性骨折。为避免骨折的发生,需告知患者避免跑、跳等剧烈运动,护理上要求搬运患者要轻柔,避免暴力,活动不便者应协助翻身,对已有骨折的患者在给予石膏固定或牵引后按常规护理。

(2)**防止深静脉血栓**:深静脉血栓形成是下肢手术常见的并发症,由于术后卧床、肢体制动,使下肢静脉血流缓慢,应密切观察患肢皮肤的颜色、温度、活动、感觉、肿胀、疼痛等情况。抬高患肢,早期指导患者行踝泵运动、股四头肌等长收缩,并采用气压治疗、穿抗血栓压力袜或使用抗凝剂,可有效地防止深静脉血栓。

(3)**防止医源性神经损伤**:肿瘤分离和切除时易损伤神经,麻醉清醒后密切观察神经症状和体征。下肢手术者,注意观察小腿处有无疼痛、麻木,嘱咐患者活动足趾及踝关节,以观察踝关节的背伸、跖屈、伸趾功能并与术前比较。上肢手术者,观察手指及腕关节活动、麻木情况。尽早发现医源性神经损伤的表现,及时处理。

8.截肢术后护理

(1)**体位**:术后24～48小时应抬高患肢,预防肿胀。下肢截肢者,每3～4小时俯卧20～30分钟,并将残肢予枕头支托,压迫向下;仰卧位时,不可抬高患肢,以免造成膝关节的屈曲挛缩。

(2)观察和预防术后出血：由于术中止血不彻底，组织处理不妥当，血管断端结扎线脱落，残端受到意外创伤，均可造成残端大出血。注意观察截肢术后肢体残端的渗血情况，创口引流液的性质和量。对于渗血较多者，可用棉垫加弹性绷带加压包扎；若出血量较大，应立即扎止血带止血，并告知医生，配合处理。故截肢术后患者床边应常规放置止血带，以备急用。

(3)幻肢痛：绝大多数截肢患者在术后相当长的一段时间内感到已切除的肢体仍然在疼痛或其他异常感觉，称为幻肢痛。这是由于术前肿瘤侵袭压迫附近组织造成剧烈的疼痛，对皮层中枢刺激形成兴奋灶，术后未能一时消失，疼痛多为持续性，尤以夜间为甚，属精神因素性疼痛。引导患者注视残肢，接受截肢的现实。应用放松疗法等心理治疗手段逐渐消除幻肢感。对于持续时间长的患者，可轻叩残端，或用理疗、封闭、神经阻断的方法消除幻肢痛。

(4)残端护理：观察残端伤口的皮肤愈合情况，注意有无压痛。术后 2 周开始用弹性绷带每天反复包扎，均匀压迫残端，促进软组织收缩；残端按摩、拍打及蹬踩，增加残端的负重能力。指导患者每天用中性肥皂清洗残端，但不能浸泡或在残端上涂擦冷霜或油，以免软化残端的皮肤，也不可擦酒精，以免皮肤干裂。制作临时义肢，鼓励患者拆线后尽早使用，可消除水肿，促进残端成熟，为安装义肢做准备。

9.心理护理

护士理解患者的心理变化，给予心理安慰和支持，消除害怕和焦虑，使患者情绪稳定，耐心向患者解释病情，根据患者的心理状态，注意保护性医疗措施。解释治疗措施尤其是手术治疗对于挽救生命、防止复发和转移的重要性。通过语言、表情、举止和态度给患者良性刺激，使患者乐观地对待疾病和人生。

10.健康教育

(1)功能锻炼。主、被动功能锻炼是改善重建关节功能的关键。保肢术后的患者，主动进行踝泵运动、肌肉收缩、直腿抬高运动等。置入人工关节患者术后 2 周开始练习主动关节活动及 CPM 功能锻炼；截肢术后的患者，护士主动向患者介绍功能锻炼的方法，使他们能积极地面对残缺的身体。①日常功能训练：术后残端应给予均匀压迫，以促进残端软组织收缩。术后 1 天抬高患肢，促进静脉回流，防止肿胀。②关节活动训练：指导关节活动的原则是从被动活动到主动辅助活动，再过渡到主动活动，活动时速度要缓慢，动作要轻柔。具体方法是术后第 2 天起在能耐受疼痛情况下，进行最大限度的髋关节屈、伸、外展、内收等活动，当患者疼痛减轻后逐渐过渡为主动辅助运动，最后由患者进行主动运动，每天 2~3 次，每次10~15 分钟。③增加肌力与耐受训练：持续加强髋关节的屈、伸、外展、内收等运动，运动量由少到多。

(2)指导患者制订活动计划：逐步达到生活自立，提高生活质量，如安装义肢等。

(3)出院指导。①预防骨折：保肢治疗者，植入骨骨折多发生于死骨替代的早中期，即术后 1 年半至 3 年，此时骨牢固度仅为正常骨的 50％ 左右，由于骨的连结端往往已愈合，多数患者已恢复行走，易产生麻痹思想。因此要了解肿瘤切除部位骨修复情况，严防过早负重导致病理性骨折。②用药指导：遵医嘱隔2~3 天查血常规，根据检查结果使用升白细胞药物，如出现发热并伴有白细胞、血小板、血红蛋白不升等现象，应及时到医院就诊。

(4)家庭康复指导。①保持适当的体重：现代义肢接受腔形状、容量十分精确，一般体重增减超过了3 kg 就会引起接受腔的过紧过松，所以保持适当的体重很重要。②防止残肢肌肉萎缩:残肢肌肉训练防止萎缩是非常重要的,如小腿截肢要做幻足训练,即残留的肌肉训练。

(5)定期复查:术后1年内每月复查1次患肢局部正侧位片和胸片,术后1~2年每2个月复查1次,以后每3个月复查1次,发现异常及时就诊。对需要继续放疗、化疗者,不要轻易终止疗程。

(三)护理效果评估

(1)患者安全度过化疗期。

(2)患者疼痛缓解,无疼痛症状和体征。

(3)患者肌肉、关节功能得以恢复,能满足日常活动需要。

(4)患者能正确面对自我形象改变。

(5)保肢治疗患者,假体关节活动良好,患者可下床活动。

(6)截肢治疗患者,残端愈合塑形好,利于安装义肢。

第三节 四肢骨折的护理

一、概述

四肢骨折包括上肢骨折、下肢骨折,常见的有锁骨骨折、肱骨干骨折、肱骨髁上骨折、尺桡骨骨折、股骨颈骨折、股骨干骨折、胫腓骨骨折等。

(一)护理评估

1.术前评估

(1)健康史。①一般情况:患者的年龄、职业特点、运动爱好、日常饮食结构、有无酗酒等。②受伤情况:了解患者受伤的原因、部位和时间、受伤时的体位和环境、外力作用的方式、方向和性质、伤后患者功能障碍及伤情发展情况、急救处理经过等。③既往史:重点了解与骨折愈合有关的因素,如患者有无骨质疏松、骨折、骨肿瘤病史或手术史。④服药史:患者近期有无服用激素类药物及药物过敏史等。

(2)身体状况。①全身:评估患者有无威胁生命的严重并发症;观察意识和生命体征;观察有无低血容量性休克的症状。②局部:评估患者骨折部位活动及关节活动范围,有无骨折局部特有特征和一般表现;皮肤是否完整,开放性损伤的范围、程度和污染情况;有无其他并发症。

(3)心理及社会因素:患者的心理状态取决于损伤的范围和程度。多发性损伤患者多寻住院和手术治疗,由此形成的压力影响患者和家庭成员的心理状态和相互关系。故应评估患者和家属的心理状态、家庭经济情况及社会支持系统。

(4)辅助检查:评估患者的影像学和实验室检查结果,以帮助判断病情和预后。

2.术后评估

(1)固定情况:评估切开复位固定术是否维持有效状态。

(2)并发症:评估术后是否出现并发症。

(3)康复程度:患者是否按照计划进行功能锻炼,功能恢复情况及有无活动功能障碍引起的并发症。

(4)心理状态和认知程度:评估患者对康复训练和早期活动是否配合,对出院后的继续治疗是否了解。

(二)常见护理诊断/问题

(1)有周围神经血管功能障碍的危险:与骨和软组织创伤、石膏固定不当有关。

(2)疼痛:与骨折、软组织损伤、肌痉挛和水肿有关。

(3)有感染的危险:与组织损伤、开放性骨折、牵引或应用外固定架有关。

(4)潜在并发症:休克、肌萎缩、关节僵硬、骨筋膜室综合征、深静脉血栓形成等。

(三)护理目标

(1)维持正常的组织灌注,皮肤温度和颜色保持正常,末梢动脉搏动有力。

(2)患者疼痛逐渐减轻直至消失,感觉舒适。

(3)患者未发生骨或软组织感染等并发症。

(4)患者能独立行走或借助助行器行走,能自我护理并掌握功能锻炼和康复知识。

(四)护理措施

1.现场急救

(1)抢救生命:骨折患者,尤其是严重骨折者,往往合并其他组织和器官的损伤。应检查患者全身情况,首先处理休克、昏迷、呼吸困难、窒息或大出血等可能威胁患者生命的紧急情况。

(2)包扎止血:绝大多数伤口出血可用加压包扎止血。大出血出血时可用止血带止血,最好使用充气止血带,并应记录所用压力和时间。止血带应每 40~60 分钟放松 1 次,放松时间以局部血流恢复、组织略有新鲜渗血为宜。若骨折端已戳出伤口并已污染,又未压迫重要血管或神经,则不应现场复位,以免将污染物带到伤口深处。若在包扎时骨折端自行滑入伤口内,应做好记录,以便入院后清创时进一步处理。

(3)妥善固定:凡疑有骨折者均应按骨折处理。对闭合性骨折者在急救时不必脱去患肢的衣裤和鞋袜,肿胀严重者可用剪刀剪开衣袖和裤脚。骨折有明显畸形,并有穿破软组织或损伤附近重要血管、神经的危险时,可适当牵引患肢,使之变直后再行固定。

(4)迅速转运:患者经初步处理后,应尽快转运至就近医院进行治疗。

2.一般护理

(1)疼痛护理:根据疼痛原因进行对症处理。若因创伤骨折引起的疼痛,现场急救中给予临时固定可缓解疼痛。若因伤口感染引起,应及时清创并应用抗生素治疗。疼痛较轻时可鼓励患者听音乐或看电视转移注意力。疼痛严重时遵医嘱给予止痛药。

(2)患肢缺血护理:骨折局部内出血、包扎过紧、不正确使用止血带或患肢严重肿胀等原因均可导致患肢血液循环障碍。应严密观察肢端有无剧痛、麻木、皮温降低、皮肤苍白或青紫、脉搏减弱或消失等血液灌注不足的表现。一旦出现应对因对症处理。

(3)并发症的观察和预防:观察患者意识和生命体征、患肢远端感觉、运动和末梢血液循环等,若发现骨折早期和晚期并发症,应及时报告医师,采取相应处理措施。

(4)心理护理:向患者及家属解释骨折的愈合是一个循序渐进的过程,充分固定能为骨折断端连接提供良好的条件,正确的功能锻炼可以促进断端生长愈合和患肢功能恢复。对骨折可能遗留残疾的患者,应鼓励患者表达自己的思想,减轻患者及家属的心理负担。

（5）生活护理：指导患者在患肢固定期间进行力所能及的活动，为其提供必要的帮助，如协助进食、进水和翻身等。

（6）加强营养：指导患者进食高蛋白、高维生素、高热量的食物，多饮水。

（五）健康教育

1.安全指导

指导患者及家属评估家庭环境的安全，妥善放置可能影响患者活动的障碍物，如散放的家具。指导患者安全使用步行辅助器械或轮椅。行走练习时需有人陪伴，以防跌倒。

2.功能锻炼

告知患者出院后坚持功能锻炼的意义和方法。指导家属如何协助患者完成各种活动。

3.复查

告知患者若骨折远端肢体肿胀或疼痛明显加重，肢体感觉麻木、肢端发凉，夹板、石膏或外固定器松动等，立即到医院复查并评估功能恢复情况。

（六）护理评价

（1）主诉骨折部位疼痛减轻或消失，感觉舒适。

（2）肢端维持正常的组织灌注，皮肤温度和颜色正常，末梢动脉搏动有力。

（3）出现并发症时被及时发现和处理。

二、锁骨骨折

锁骨是上肢与躯干的连接和支撑装置，呈 S 形。中外 1/3 是锁骨的力学薄弱部，骨折时容易受损。锁骨后方有锁骨下血管、臂丛神经，骨折可损伤这些血管、神经。

（一）病因与发病机制

锁骨骨折多数病例由间接暴力引起。多见于侧方摔倒时，肩、手或肘部着地。力传导至锁骨，发生斜行或横行骨折。直接暴力可由胸上方撞击锁骨，导致粉碎性骨折，较少见。骨折后若移位明显，可引起臂丛神经及锁骨下血管的损伤。

（二）临床表现

锁骨骨折后，出现肿胀、瘀斑和局部压痛，为减少肩部活动导致的疼痛，患者常用健手托住肘部，头部偏向患侧，以减轻胸锁乳突肌牵拉骨折近端而导致疼痛。查体时，常有局限性压痛和骨摩擦感。

（三）实验室及其他检查

上胸部的正位和 45°斜位 X 线检查可发现骨折移位情况。CT 扫描可查锁骨外端关节面。

（四）诊断

根据物理学检查和临床症状，可对锁骨骨折做出诊断。在无移位或儿童的青枝骨折时，单靠物理检查有时难以做出正确诊断，须经 X 线片或 CT 进一步检查。

（五）治疗

1.非手术治疗

儿童的青枝骨折及成人的无移位骨折可不作特殊治疗。采用三角巾悬吊患肢 3～6 周。成人有移位的中段骨折，采用手法复位后横形"8"字绷带固定 6～8 周。

2.手术治疗

当骨折移位明显,手法复位困难,有骨片刺入深部组织手法复位可能造成严重后果,手法复位失败,对肩部活动要求高者,多采取手术治疗。切开复位时,根据骨折部位、类型及移位情况选择钢板、螺钉或克氏针进行固定。

(六)护理

1.保持有效的护理

横形"8"字绷带或锁骨带固定者,宜睡硬板床,采取平卧或半坐卧位,使两肩外展后伸。同时要观察皮肤的颜色,如皮肤苍白发紫,温度降低,感觉麻木,提示绷带固定较紧。要尽量使双肩后伸外展,并双手叉腰,症状一般能缓解,不缓解,调整绷带。

2.健康指导

(1)功能锻炼:骨折复位2～3天后可开始做掌指关节、腕肘关节的旋转舒缩等主动活动。受伤4周后,外固定被解除,此期功能锻炼的常用方法有关节牵伸活动,肩的内外摆动,手握小杠铃做肩部的前上举、侧后举和体后上举。

(2)出院指导:告知患者有效固定的重要意义,横行"8"字绷带或锁骨带固定后,经常做挺胸、提肩、双手叉腰动作,缓解对腋下神经、血管的压迫。强调坚持功能锻炼的重要性,循序渐进地进行肩关节的锻炼。定期复查、监测骨折愈合情况。

三、肱骨干骨折

肱骨外科颈下1～2 cm至肱骨髁上2 cm段内的骨折称为肱骨干骨折。常见于青年和中年人。

(一)病因与发病机制

肱骨干骨折可由直接暴力或间接暴力所致。直接暴力指暴力从外侧肱骨干中段打击,至横形或粉碎性骨折,多为开放骨折。间接暴力多见于手或肘部着地,向上传导的力,加上身体倾倒时产生的剪式应力,可致肱骨中下1/3的斜形或螺旋形骨折。骨折后是否移位取决于外力作用的大小、方向、骨折的部位和肌肉牵拉方向等。可引起骨折端分离或旋转畸形。大多数有成角、短缩及旋转畸形。

(二)临床表现

骨折后,出现上臂疼痛、肿胀、畸形、皮下瘀斑和功能障碍。肱骨干可有假关节活动、骨摩擦感、骨传导音减弱或消失和患肢缩短。合并桡神经损伤时,可出现垂腕、拇指不能外展、手指掌指关节不能背伸、前臂不能旋后、手背桡侧皮肤感觉障碍等。

(三)实验室及其他检查

正、侧位X线片可确定骨折类型、移位方向。应包括骨折的近端及肩关节,或远端及肘关节。

(四)诊断

根据伤后患者的症状和体征,及X线正侧位片可明确骨折的类型和移位方向。

(五)治疗

1.手法复位外固定

在局麻或臂丛神经阻滞麻醉的基础上,沿肱骨干纵轴持续牵引,按骨折移位的相反方向,行手法复位;X线摄片确认复位成功后,减少牵引力,小夹板或石膏固定维持复位。成人固定6～8周,儿童固定4～6周。

2.切开复位内固定

手术可以在臂丛阻滞麻醉或高位硬膜外麻醉下进行。在直视下达到解剖对位后,并用加压钢板螺钉内固定。也可用带锁髓内针或 Ender 针固定。

3.康复治疗

复位后均应早期进行功能锻炼。术后抬高患肢,进行手指主动屈伸活动。2～3周后,即可做腕、肘、肩关节的主动活动。

(六)护理

1.固定的患者护理

可平卧,要保持固定不移位,悬垂石膏固定患者取坐位或半坐卧位,以保证下垂牵引作用。内固定术后宜取半坐卧位,患肢下垫枕,减轻肿胀。伴有桡神经损伤者,注意观察神经恢复情况。石膏或夹板固定者,密切观察患肢血运。术后观察伤口渗血情况。

2.功能锻炼

骨折1周内,做患侧上臂肌肉的主动舒缩活动,握拳、伸屈腕关节、小幅度耸肩。伴桡神经损伤者,可被动进行手指的屈曲活动。2～3周后可做肩关节内收外展活动。4周后可做肩部外展、外旋、内旋、后伸,手爬墙等运动以恢复患肢功能。

3.健康指导

向患者解释,肱骨干骨折复位后可遗留20°以内向前成角,30°以内向外成角,不影响功能。伴桡神经损伤者伸指伸腕功能障碍,要鼓励坚持功能锻炼。嘱其分别在术后第1、第3、第6个月复查X线,伴桡神经损伤者,应定期复查肌电图。

四、肱骨髁上骨折

肱骨髁上骨折指在肱骨干与肱骨髁交界处发生的骨折。多发生于10岁以下儿童。易损伤神经和血管,导致前臂缺血性肌挛缩,引起爪形手畸形。

(一)病因与发病机制

1.伸直型骨折

肘关节处于过伸位跌倒时,手掌着地,暴力经前臂向上,加上身体前倾,向下产生剪式应力,尺骨鹰嘴向前的杠杆力,使肱骨干与肱骨髁交界处发生骨折。骨折远端向后上移位,近折端向前下移位,尺神经、桡神经可因肱骨髁上骨折的侧方移位受伤。

2.屈曲型骨折

此型较少见,由间接暴力引起。跌倒时,肘关节屈曲,肘后方着地,暴力向上传导至肱骨下端,导致髁上屈曲型骨折。较少合并血管和神经损伤。

(二)临床表现

肘部明显疼痛、肿胀、皮下瘀斑和功能障碍,伸直型骨折肘部向后突出,近折端向前移,并处于半屈位。局部明显压痛,有骨摩擦音及假关节活动,与肘关节脱位相比较肘后三角关系正常。如果合并有正中神经、尺神经、桡神经、肱动脉损伤,则出现前臂和手相应的神经支配区的感觉减弱或消失,及相应的功能障碍。如复位不当可致肘内翻畸形。

(三)实验室及其他检查

肘部正、侧位 X 线摄片可以明确骨折部位、类型、移位方向,为选择治疗方法提供依据。

(四)诊断

根据 X 线片和受伤病史可以明确诊断。

(五)治疗

1.手法复位外固定

若受伤时间短,血循环良好,局部肿胀不明显者,可行手法复位后外固定。给予局部麻醉或臂丛神经阻滞麻醉。在持续牵引下,行手法复位,使患肢肘关节屈曲 60°～90°给予后侧石膏托固定 4～5 周,X 线摄片证实骨折愈合良好,即可拆除石膏。

2.持续牵引

对于手法复位不成功,受伤时间较长,肢体肿胀明显者,可行尺骨鹰嘴牵引,牵引重量 1～2 kg,牵引时间控制在 4～6 周。

3.手术复位

对于骨折移位严重,手法复位失败,有神经、血管损伤者,采取手术复位。复位方法有经皮穿针内固定、切开复位内固定。

(六)护理

1.保持有效的固定

观察固定的屈曲角度,离床活动时要用三角巾悬吊患肢于胸前。发现固定体位改变时,要及时给予纠正。

2.严密观察

重点观察患肢的血液循环、感觉、活动情况,以利于及时发现外伤后肱动脉、正中神经、尺桡神经的损伤。

3.康复锻炼

复位固定后当日可作握拳、屈伸手指练习。1 周后可作肩部主动活动,并逐渐加大运动幅度。3 周后去除外固定,可作腕、肘、肩部的屈伸练习。伸直型骨折注意恢复屈曲活动,屈曲型骨折注意恢复增加伸展活动。

五、尺桡骨干双骨折

尺、桡骨干骨折可由直接暴力、间接暴力、扭转暴力引起,青少年多见,占各类骨折的 6%。

(一)病因与发病机制

1.直接暴力

由重物打击、机器或车轮的直接碾压,导致同一平面的横形或粉碎性骨折。

2.间接暴力

跌倒时手掌着地,暴力通过腕关节向上传导,暴力作用首先使桡骨骨折。若暴力较强,则通过骨间膜向内下方传导,可引起低位尺骨斜形骨折。

3.扭转暴力

跌倒时前臂旋转、手掌着地,或手遭受机器扭转暴力,导致不同平面的尺桡骨螺旋形骨折或斜行骨折。可并发软组织撕裂、神经血管损伤,或合并他处骨折。

（二）临床表现

伤侧前臂出现疼痛、肿胀、成角畸形及功能障碍，主要不能进行旋转活动。局部明显压痛，严重者出现剧痛、患肢肿胀、手指屈曲。可扪及骨折端、骨摩擦感及假关节活动。听诊骨传导音减弱或消失。严重者可发生骨筋膜室综合征。

（三）实验室及其他检查

正位及侧位 X 线片可见骨折的部位、类型及移位方向，及是否合并有桡骨头脱位或尺骨小头脱位。

（四）诊断

可依据临床检查、X 线正侧位片确诊。

（五）治疗

1.手法复位外固定

可在局部麻醉或臂丛神经阻滞麻醉下进行，重点是矫正旋转移位，恢复骨膜紧张度，紧张的骨间膜牵动骨折端复位。复位成功后，用小夹板或石膏托固定。

2.切开复位内固定

不稳定骨折或手法复位失败者倾向于切开复位，螺钉钢板或髓内针内固定术治疗。

（六）护理

1.保持有效的固定

注意观察石膏或夹板是否有松动和移位。

2.维持患肢良好血液循环

术后抬高患肢，观察患肢皮肤的颜色、温度、有无肿胀及桡动脉搏动情况。如出现剧痛，手部皮肤苍白、发凉、麻木，被动伸指疼痛，桡动脉搏动减弱或消失等表现时，提示骨筋膜室综合征的发生。如有缺血表现，立即通知医生处理。

3.康复锻炼

术后 2 周开始练习手指屈伸活动和腕关节活动。4 周后开始练习肘、肩关节活动。8～10 周后 X 线片证实骨折愈合后，可进行前臂旋转活动。

六、桡骨远端骨折

桡骨远端骨折（Colles 骨折）指距桡骨远端关节面 3 cm 内的骨折，约占全身骨折的6.7％～11％，多见于有骨质疏松的中老年人。

（一）病因与发病机制

多由间接暴力引起，通常跌倒时腕关节处于背伸位、手掌着地、前臂旋前，应力由手掌传导到桡骨下端发生骨折。骨折远端向背侧及桡侧移位。

（二）临床表现

骨折部疼痛、肿胀，可出现典型畸形。由于骨折远端向背侧移位，侧面看呈"银叉"畸形；骨折远端向桡侧移位，并有缩短桡骨茎突上移畸形，正面看呈"枪刺刀样"畸形。检查局部压痛明显，腕关节活动障碍，皮下出现瘀斑。

（三）实验室及其他检查

X 线片可见骨折端移位表现有桡骨远骨折端向背侧移位，远端向桡侧移位，骨折端向掌侧成角。可同时有下尺桡关节脱位及尺骨茎突撕脱骨折。

(四)诊断

根据 X 线检查结果和受伤史可明确诊断。

(五)治疗

1.手法复位外固定

局部麻醉下手法复位后,用超过腕关节的小夹板固定或石膏夹板在屈腕、尺偏位固定2 周,消肿后,腕关节中立位继续用小夹板或改用前臂管型石膏固定。

2.切开复位内固定

严重粉碎性骨折有明显移位者,桡骨下端关节面破坏;手法复位失败,或复位后不能维持固定者,应切开复位,用松质骨螺钉或钢针固定。

(六)护理

1.保持有效的固定

骨折复位固定后不可随意移动位置,注意维持骨折远端旋前、掌曲、尺偏位。避免腕关节旋后或旋前。肿胀消除后要及时调整石膏或夹板的松紧度。

2.密切观察患肢血液循环情况

如有无腕部肿胀、疼痛、颜色异常、皮温降低等。

3.康复锻炼

复位当天或手术后次日可做肩部的前后摆动练习,2～3 天后可做肩肘部的主动活动。2～3 周后可进行手和腕部的抗阻力练习。后期做腕部的主动屈伸练习和前臂的旋前、旋后牵引练习。

七、股骨颈骨折

股骨颈骨折指由股骨头下到股骨颈基底的骨折,多见于中、老年人,女性多于男性。由于局部血供特点,骨折治疗中易发生骨折不愈合,并且常出现股骨头坏死,老年易发生严重的全身并发症。

(一)病因与发病机制

股骨颈骨折是在站立或行走时跌倒发生,属间接暴力、低能损伤。因老年人多有骨质疏松,轻微扭转暴力即可造成骨折。青壮年在受到高能暴力时可发生股骨颈骨折。

1.按骨折线走行和部位分类

分为股骨头下骨折、股骨颈骨折、股骨颈基底骨折。

2.按骨折线的倾斜角分类

分为外展骨折、中间型骨折、内收型骨折。

3.按骨折移位程度分类

分为不完全骨折和完全骨折。不完全骨折是指骨的完整性有部分中断,股骨颈部分出现裂纹。完全骨折是指骨折线贯穿股骨颈,骨结构完全破坏,包括无移位的完全骨折、部分移位的完全骨折、完全移位的完全骨折,最后一型的关节囊和滑膜破坏严重。

(二)临床表现

患侧髋部疼痛,内收型疼痛更明显,不能站立。患肢成典型的外展、外旋、缩短畸形,大转子明显突出。嵌插骨折患者,有时仍能行走或骑自行车,易漏诊。

(三)实验室及其他检查

1.X 线检查

髋部正侧位 X 线摄片显示骨折的部位、类型和方向。

2.CT 或 MRI 检查

骨折线不清楚或隐匿时进行,或卧床休息 2 周后再行 X 线检查。

(四)诊断

有移位的股骨颈骨折诊断不难。外伤史不明显,仅有局部微痛或不适,而且髋关节可屈伸,甚至可以步行,X 线检查不易发现骨折线,应进一步进行 CT 或 MRI 检查,以明确诊断。

(五)治疗

1.非手术治疗

适用于年老体弱或外展、嵌插稳定型骨折。①持续皮牵引、骨牵引或石膏固定患肢于轻度外展位,牵引治疗后卧硬板床 6~8 周。②手法复位。

2.手术治疗

对于内收型骨折和有移位的骨折在给予皮牵引或骨牵引复位后,经皮多枚骨圆针或加压螺纹钉内固定术。内收型有移位的骨折,手法、牵引难以复位的,应采取切开复位内固定治疗。青少年股骨、颈骨折应尽量达到解剖复位,采用切开复位内固定治疗。

3.人工股骨头或全髋关节置换术

适用于 60 岁以上老年人,全身情况较好,有明显移位或股骨头旋转,陈旧性骨折股骨头缺血坏死者。

(六)护理

1.维持正确的体位

正确的体位是治疗股骨颈骨折的重要措施,应解释清楚,取得配合。平卧硬板床,保持患肢外展 30°中立位,并用牵引维持,防止外旋、内收。尽量避免搬动髋部。

2.保持确实有效的牵引

患肢做皮牵引或骨牵引时,应保持患肢和牵引力在同一轴线上。不能随意加减重量。牵引时间一般为 8~12 周。

3.密切观察病情变化

股骨头骨折患者多为老年人,要密切观察病情变化。

4.预防并发症

股骨头骨折患者行非手术治疗时需长期卧床,易发生坠积性肺炎、泌尿系统感染、压疮等。因此要鼓励深呼吸、有效咳嗽,嘱患者多喝水,骨隆突处垫软垫。

5.功能锻炼

非手术者早期可在床上做股四头肌的静力收缩,去掉牵引后,可做直腿抬高运动。3 个月后可依拐杖行走,6 个月后可不依靠拐杖行走。对于术后内固定者,2 天后可扶患者床上坐起,3~4 周后可扶拐行走,3 个月后可稍负重行走,6 个月后可负重行走。

八、股骨干骨折

股骨干骨折是指由小转子下至股骨髁上部位骨干的骨折。

(一)病因与发病机制

由强大的直接暴力或间接暴力所致,多见于30岁以下的男性。直接暴力可引起横行或粉碎性骨折,间接暴力多为坠落伤,可引起斜行骨折或螺旋形骨折。

(二)临床表现

股骨干骨折后出血多,当高能损伤时,软组织破坏,出血和液体外渗,肢体明显肿胀。常导致低血容量性休克。患侧肢体短缩、成角、旋转和功能障碍,可有骨擦感。如果损伤腘窝血管和神经,可出现远端肢体的血液循环、感觉、运动功能障碍。常见的并发症有低血容量性休克、脂肪栓塞综合征、深静脉血栓、创伤性关节炎等。

(三)实验室及其他检查

X线正侧位摄片应包括其近端的髋关节和远端的膝关节。骨折早期进行血气监测,可监测脂肪栓塞的发生。

(四)诊断

根据受伤史及受伤后患肢缩短、外旋畸形,X线正侧位片可明确骨折的部位和类型。

(五)治疗

1.儿童股骨干骨折的治疗

3岁以下儿童股骨干骨折常用Bryant架行双下肢垂直悬吊牵引。牵引重量以臀部稍悬空为宜。牵引时间为3～4周。由于儿童骨骼愈合塑形能力强,骨折断端即使重叠1～2 cm,轻度向前、外成角是可以自行纠正的。但不能有旋转畸形。

2.成人股骨干骨折的治疗

一般采用骨牵引,持续股骨髁上或胫骨结节骨牵引,直到骨折临床愈合,一般需6～8周。牵引过程中要复查X线,了解复位情况。非手术治疗失败或合并有神经、血管损伤或伴有多发性损伤不宜卧床过久的老年人可采用切开复位内固定,钢板、螺钉、带锁髓内针固定。

(六)护理

1.牵引的护理

小儿垂直悬吊牵引时,经常触摸患儿足部温度、颜色及足背动脉的搏动情况,以防血液循环障碍及皮肤破损。为有效产生反牵引力,注意牵引时臀部要离开床面,两腿牵引重量要相等。成人牵引时要抬高床尾,保持牵引力方向与股骨干纵轴成直线。定期测量下肢长度和力线以保持有效牵引。骨牵引针处每天消毒,严禁去除血痂。注意检查足背伸肌功能。腓骨头处加垫软垫,以防腓总神经受损伤。防止发生压疮。

2.功能锻炼

(1)小儿骨折:炎性期卧床进行股四头肌的静力收缩。骨痂形成期,患儿从不负重行走过渡到负重行走。骨痂成熟期,由部分负重行走过渡到完全负重行走。

(2)成人骨折:除疼痛减轻后进行股四头肌等长收缩外,还要练习踝关节、足关节等小关节的活动。去除外固定后,可进行行走训练;适应下床行走后,逐渐进行负重行走。

九、胫腓骨干骨折

胫腓骨干骨折指胫骨平台以下到踝上的部分发生的骨折。在长骨骨折中最多见,双骨折、粉碎性骨折及开放性骨折居多。

(一)病因与发病机制

1.直接暴力

主要的致病因素,如重物撞击、直接暴力打击、车轮碾轧等,胫腓骨骨折线在同一平面,呈横行、短斜行,高能损伤有严重肢体软组织损伤,骨高度粉碎。常见开放性骨折。

2.间接暴力

常见于弯曲和扭转暴力,如高处坠落足着地、滑倒等。局部软组织损伤轻,可发生长斜行、螺旋形骨折,双骨折时腓骨的骨折线高于胫骨骨折线,亦可造成开放性骨折。

3.胫骨骨折分类

胫骨骨折可分为三类。胫骨上 1/3 骨折,骨折远端向上移位,腘动脉分叉处受压,可造成小腿缺血或坏疽,易损伤腓总神经。胫骨中 1/3 骨折,可导致骨筋膜室综合征。胫骨下 1/3 骨折,由于血运差,软组织覆盖少,影响骨折愈合。

(二)临床表现

疼痛、肿胀、畸形和功能障碍。伴有腓总神经、胫神经损伤时,出现足下垂。如果继发有骨筋膜室综合征,远端肢体出现疼痛、肿胀、麻木、肢体苍白、感觉消失。但儿童青枝骨折及成人腓骨骨折后可负重行走。

(三)实验室及其他检查

正侧位的 X 线检查可明确骨折的部位、类型、移位情况。

(四)诊断

根据受伤史,膝、踝关节和胫腓骨 X 线片,对小腿肿胀明显者,警惕有无骨筋膜室综合征。

(五)治疗

1.非手术治疗

适合于稳定性骨折。熟悉骨折软组织损伤情况,包括可能的重要血管、神经损伤,可按逆创伤机制实施手法复位,复位后长腿石膏外固定,利用石膏塑形维持骨折的对位、对线。对于骨折手法复位失败,软组织损伤严重,合并骨筋膜室综合征者,可行跟骨骨牵引。

2.手术治疗

切开复位内固定适于不稳定骨折,多段骨折及污染不重、受伤时间较短的开放性骨折。切开复位后,螺丝钉或加压钢板、带锁髓内钉内固定。

(六)护理

1.牵引和固定的护理

石膏固定要密切观察患肢的疼痛程度和足趾背伸和跖屈及末梢循环情况。如怀疑神经受压,应立即减压。保持有效的牵引,做好皮肤护理,预防压疮。外固定后要把小腿抬高置于中立位。每天2次消毒固定针针眼周围皮肤,预防固定针感染。内固定时要观察伤口渗血渗液,以防感染。采用螺丝钉或钢板固定后,要注意预防关节僵硬。

2.功能锻炼

早期进行股四头肌的等长收缩,足趾和髌骨的被动及主动活动。跟骨牵引者,要进行髌骨被动活动和抬臀运动,以防跟腱挛缩。内固定早期做膝关节屈曲活动。除去外固定后,逐渐负重活动。

第四节 关节脱位的护理

一、概述

关节稳态结构受到损伤,使关节面失去正常的对合关系,称为关节脱位。除了骨端对合失常外,其病理表现还有相应的骨端骨折、关节周围软组织损伤、关节腔的血肿及后期关节粘连异位骨化,丧失功能,可并发神经血管损伤。创伤性脱位最多见,上肢脱位较下肢脱位常见。发生脱位的部位以肩关节、肘关节、髋关节多见。

(一)护理评估

1.健康史

(1)一般情况:如年龄、出生时的情况、对运动的喜好等。

(2)外伤史:评估患者有无突发外伤史,受伤后的症状和疼痛的特点、受伤后的处理方法。

(3)既往史:患者以前有无类似外伤病史、有无关节脱位的习惯、既往脱位后的治疗和恢复情况等。

2.身体状况

(1)局部情况:患肢疼痛程度。有无血管和神经受压的表现、皮肤有无受损。

(2)全身情况:生命体征、躯体活动能力、生活自理能力等。

(3)辅助检查:X线检查有无阳性结果发现。

3.心理-社会状况

患者的心理状态,对本次治疗有无信心。患者所具有的疾病知识和对治疗、护理的期望。

(二)常见护理诊断/问题

(1)疼痛:与关节脱位引起局部组织损伤及神经受压有关。

(2)躯体功能障碍:与关节脱位、疼痛、制动有关。

(3)有皮肤完整受损的危险:与外固定压迫局部皮肤有关。

(4)潜在并发症:血管、神经受损。

(三)护理目标

(1)患者疼痛逐渐减轻直至消失,感觉舒适。

(2)患者关节活动能力和舒适度得到改善。

(3)患者皮肤完整,未出现压疮。

(4)患者未出现血管、神经损伤,若发生能被及时发现和处理。

(四)护理措施

1.体位

抬高患肢并保持患肢处于关节的功能位,以利于回流,减轻肿胀。

2.缓解疼痛

(1)局部冷热敷:受伤 24 小时内局部冷敷,达到消肿止痛目的;受伤 24 小时后,局部热敷以减轻肌肉痉挛引起的疼痛。

(2)镇痛:应用心理暗示、转移注意力或放松治疗法等非药物镇痛方法缓解疼痛,必要时遵医嘱给予镇痛剂。

3.病情观察

定时观察患肢远端血运、皮肤颜色、温度、感觉和活动情况等,若发现患肢苍白、发冷、疼痛加剧、感觉麻木等,及时通知医生。

4.保持皮肤完整性

使用石膏固定或牵引的患者,避免因固定物压迫而损伤皮肤。对皮肤感觉功能障碍的肢体,防止烫伤和冻伤。

5.心理护理

关节脱位多由意外事故造成,患者常焦虑、恐惧。在生活上给予帮助,加强沟通,使之心情舒畅,从而愉快地接受并配合治疗。

(五)护理评价

(1)疼痛得到有效控制。

(2)关节功能得以恢复,满足日常活动需要。

(3)皮肤完整,无压疮或感染发生。

(4)若发生血管、神经损伤,能被及时发现和处理。

二、肩关节脱位

肩关节脱位最为常见,约占全身关节脱位的1/2。肩胛盂关节面小而浅,关节囊和韧带松大薄弱,有利于肩关节活动,但缺乏稳定性,容易脱位。

(一)病因与发病机制

肩关节脱位分为前脱位、后脱位、下脱位、盂上脱位,由于肩关节前下方组织薄弱,以前脱位最为多见,前脱位又分为喙突下脱位、盂下脱位、锁骨下脱位。

导致肩关节脱位最常见的暴力形式为间接外力。摔倒时肘或手撑地,肩关节处于外展、外旋和后伸位,肱骨头滑出肩胛盂窝,位于喙突的下方,发生最常见的喙突下脱位。当肩关节极度外展、外旋和后伸,以肩峰作为支点通过上肢的杠杆作用发生盂下脱位。前脱位除了前关节囊损伤外,可有前缘的盂缘软骨撕脱,称 Bankart 损伤。也可造成肩胛下肌近止点处肌腱损伤,造成关节不稳定,成为脱位复发的潜在因素。肱骨头后上骨软骨塌陷骨折称 Hill-Sachs 损伤。肩关节脱位还常合并肱骨大结节撕脱骨折和肩袖损伤。

(二)临床表现

1.一般表现

外伤性肩关节前脱位主要表现为肩关节疼痛、周围软组织肿胀、关节活动受限。健侧手常用以扶持患肢前臂,头倾向患肩,以减少活动及肌牵拉,减轻疼痛。

2.局部特异体征

(1)弹性固定:上臂保持固定在轻度外展前屈位,任何方向上的活动都导致疼痛。

（2）Dugas 征阳性：患肢肘部贴近胸壁，患手不能触及对侧肩部；反之，患手放到对侧肩，患肘不能贴近胸壁。

（3）畸形：从前方观察患者，患肩失去正常饱满圆钝的外形，呈"方肩"畸形，患肢较健侧长，是肱骨头脱出于喙突下所致。

（4）关节窝空虚：除方肩畸形外，触诊肩峰下有空虚感，可在肩关节盂外触到脱位肱骨头。

（三）诊断

结合外伤病史，如跌倒时手掌撑地，肩部出现外展外旋，或肩关节后方直接受到剧烈撞击，就诊时患者特有的体态和临床表现，及 X 线检查可以确诊。

（四）实验室及其他检查

影像学检查 X 线检查可以了解脱位的类型，还能明确是否合并骨折。必要时行 MRI 检查，可进一步了解关节囊、韧带及肩袖损伤。

（五）治疗

包括急性期的复位、固定和恢复期的功能锻炼。

1.复位

（1）手法复位：新鲜脱位应尽早进行复位，以便早期解除病痛。切忌暴力强行手法复位，以免损伤神经、血管、肌肉，甚至造成骨折。经典方法：①Hippocrates 法，医生站于患者的患侧，沿患肢畸形方向缓慢持续牵引的同时以足蹬于患侧腋窝，逐渐增加牵引力量，轻柔旋转上臂，借用足作为支点，内收上臂，完成复位。②Stimson 法，患者俯卧于床，患肢垂于床旁，用布带将 2.3～4.5 kg重物悬系患肢手腕自然牵拉约10～15 分钟，肱骨头可在持续牵引中自动复位。该法安全、有效。

（2）切开复位：如手法正确仍不能完成复位者，可采用切开复位。切开复位指征：软组织阻挡、肩胛盂骨折移位、合并大结节骨折、肱骨头移位明显，影响复位和稳定者。

2.固定

复位成功后，损伤的关节囊、韧带、肌腱、骨与软骨必须通过制动来修复。应使患肢内旋肘关节屈曲 90°于胸前，腋窝垫棉垫，以三角巾悬吊或将上肢以绷带与胸壁固定。关节囊破损明显或仍有肩关节半脱位者，将患侧手置于对侧肩上，上肢贴胸壁，腋窝垫棉垫，用绷带固定于胸壁前。40 岁以下患者宜制动3～4 周；40 岁以上患者，制动时间可相应缩短，因为年长者复发性肩关节脱位发生率相对较低，而肩关节僵硬却常有发生。

3.功能锻炼

肩关节的活动锻炼应开始于制动解除以后，而且应循序渐进，切忌操之过急。固定期间，活动腕部和手指，症状缓解后指导患者用健手被动外展和内收患肢。3 周后指导患者锻炼患肢。方法：弯腰 90°，患肢自然下垂，以肩为顶点做圆锥环转，范围逐渐增大。4 周后，指导患者手指爬墙外展、举手摸头顶、借力臂上举等，使肩关节功能恢复。

（六）护理

1.心理护理

给予患者生活上的照顾，及时解决困难，精神安慰，缓解其紧张心理。

2.病情观察

移位的骨端可压迫邻近的血管和神经,引起患肢缺血、感觉、运动障碍。对皮肤感觉功能障碍的肢体要防止烫伤。定时检查患肢末端的血液循环状况,若发现患肢苍白、发冷、大动脉搏动消失,提示有大动脉损伤的可能,应及时处理。动态观察患肢的感觉和运动,以了解患肢神经损伤的程度和恢复情况。

3.复位

做好复位前的身体与心理准备。复位前给予适当的麻醉,以减轻疼痛,同时使用肌肉松弛剂,利于复位。复位成功后被动活动。

4.固定

向患者及家属讲解复位后固定的目的、方法、意义、注意事项。使之充分了解关节脱位后复位固定的重要性。固定期间,要保持固定有效,经常观察患者肢体位置是否正确;固定时间不宜过长,固定时间过长易发生关节僵硬;固定时间过短,损伤得不到充分修复,易发生再脱位。一般固定3周左右,若合并骨折、陈旧性脱位、习惯性脱位,应适当延长固定的时间。由于肩关节脱位患肢固定于胸壁,注意腋窝下要垫棉垫以保护腋窝胸壁皮肤。40岁以上患者可适当缩短制动时间,注意肩关节僵硬的发生。

5.缓解疼痛

早期正确复位固定可使疼痛缓解或消失。移动患者时,帮患者托扶固定患肢,动作轻柔,避免因活动患肢加重疼痛。指导患者和家属应用心理暗示、松弛疗法等转移注意力而缓解疼痛。遵医嘱应用镇痛剂,促进患者舒适与睡眠。

6.健康指导

向患者及家属讲解关节脱位治疗和康复知识,讲述功能锻炼的重要性和必要性,指导并使患者能自觉地按计划进行正确的功能锻炼,减少盲目性。

三、肘关节脱位

全身大关节中,肘关节脱位的发生率相对低,约占总发病数的1/5。脱位后如不及时复位,容易导致前臂缺血性痉挛。

(一)病因与脱位机制

肘关节脱位可有后脱位、外侧方脱位、内侧方脱位和前脱位,其中后脱位最常见,多为间接暴力所致。摔倒时前臂旋后位手掌撑地,由于肱骨滑车横轴线向外倾斜,使所传达的暴力达到肘部时转成肘外翻及前臂旋后过伸的应力,尺骨鹰嘴突在鹰嘴窝内呈杠杆作用,导致尺桡骨近端同时被推向后外侧,产生后脱位。肘前关节囊及肱前肌撕裂,后关节囊及内侧副韧带损伤,可合并肱骨内上髁骨折、正中神经和尺神经损伤。晚期可发生骨化性肌炎。

(二)临床表现

1.一般表现

伤后局部疼痛、肿胀、功能和活动受限。

2.特异体征

(1)畸形:肘后突,前臂短缩,肘后三角相互关系改变,鹰嘴突出内外髁,肘前皮下可触及肱骨下端。

(2)弹性固定:肘处于半屈近于伸直位,屈伸活动有阻力。

(3)关节窝空虚:肘后侧可触及鹰嘴的半月切迹。

3.并发症

脱位后,由于肿胀而压迫周围神经血管。后脱位时可伤及正中神经、尺神经、肱动脉。

(1)正中神经损伤:成"猿手"畸形,拇指、示指、中指感觉迟钝或消失,不能屈曲,拇指不能外展和对掌。

(2)尺神经损伤:成"爪状手"畸形,表现为手部尺侧皮肤感觉消失,小鱼际及骨间肌萎缩,掌指关节过伸,拇指不能内收,其他四指不能外展及内收。

(3)动脉受压:患肢血循环障碍,表现为患肢苍白、发冷、大动脉搏动减弱或消失。

(三)实验室及其他检查

X线检查用以证实脱位及发现合并的骨折。

(四)诊断

有外伤史,以跌倒手掌撑地最常见,根据临床表现和X线检查可明确诊断。

(五)治疗

1.复位

一般均能通过闭合方法完成复位。助手沿畸形关节方向对前臂和上臂作牵引和反牵引,术者从肘后用双手握住肘关节,以指推压尺骨鹰嘴向前下,同时矫正侧方移位,助手在复位过程中配合维持牵引并逐渐屈肘,出现弹跳感则表示复位成功。

2.固定

用长臂石膏或超关节夹板固定肘关节于功能位,3周后去除固定。

3.功能锻炼

要求主动渐进活动关节,避免超限和被动牵拉关节。固定期间,可主动伸掌、握拳、屈伸手指等,去除固定后练习肘关节屈伸旋转以利功能恢复。

(六)护理

1.固定

注意观察固定的正确有效,固定期间保持肘关节的功能位,不可随意放松。

2.保持清洁、平整

肘关节周围皮肤保持清洁,石膏夹板内衬物保持平整。

3.指导活动

指导患者活动患侧掌指,按摩患肢,防止肌肉萎缩。

四、桡骨头半脱位

桡骨头半脱位是小儿多见的日常损伤,俗称牵拉肘。多发生在5岁以内,以2~3岁最常见。

(一)损伤机制与病理

患儿肘关节处于伸直位,前臂旋前时突然受到牵拉致伤。前臂旋前时,桡骨头容易从环状韧带的撕裂处脱出,使环状韧带嵌于肱桡关节间隙内。一般环状韧带滑脱不到桡骨头周径的一半,所以屈肘和前臂旋后容易复位。5岁以后,环状韧带增厚,附着力渐强,不易发生半脱位。

（二）临床表现

患儿被牵拉受伤后，因疼痛哭闹，不让触动患部，不肯使用患肢，特别是举起前臂。检查发现前臂多呈旋前位，半屈；桡骨头处可有压痛，但无肿胀和畸形；肘关节活动受限。

（三）辅助检查与诊断

X线检查无阳性发现。诊断主要依靠牵拉病史、症状和体征。

（四）治疗

1.复位

闭合复位多能成功。方法是一手握住患儿的前臂和腕部，另一手握住肘关节，拇指压住桡骨头，使前臂旋后多能获得复位。

2.固定

复位后无须特殊固定，用三角巾或布带悬吊患肢于功能位1周即可。

（五）护理

嘱患儿家属勿强力牵拉患儿手臂，复位后症状不能立即消除者，要密切观察一段时间来明确复位是否成功。

五、髋关节脱位

髋关节是身体最大的杵臼关节，结构稳固，周围有强大韧带和肌肉附着，只有高能暴力才能导致脱位，如车祸中高速暴力撞击。按股骨头的移位方向，髋关节脱位分为前脱位、后脱位和中心脱位，其中后脱位最多见，占85%～90%。以髋关节后脱位为例详细阐述。

（一）病因、病理与分类

1.脱位机制

髋关节后脱位一般发生于交通事故时，患者处于髋关节屈曲内收和屈膝体位，强力使大腿急剧内收、内旋时，迫使股骨颈前缘抵于髋臼前缘形成支点，因杠杆作用股骨头冲破后关节囊，滑向髋臼后方形成后脱位。如暴力自前方作用于屈曲的膝，沿股骨纵轴传达到髋，也可使股骨头向后方脱位。

2.分类

临床上按有无合并骨折分型。①Ⅰ型：无骨折伴发，复位后无临床不稳定。②Ⅱ型：闭合手法不可复位，无股骨头或髋臼骨折。③Ⅲ型：不稳定，合并关节面、软骨或骨碎片骨折。④Ⅳ型：脱位合并髋臼骨折，须重建，恢复稳定和外形。⑤Ⅴ型：合并股骨头或股骨颈骨折。

（二）临床表现

脱位后出现髋部疼痛，髋关节活动受限。患肢呈屈曲、内收、内旋及短缩畸形，臀部可触及向后上突出移位的股骨头。可合并坐骨神经损伤，表现为大腿后侧、小腿后侧及外侧和足部全部感觉消失，膝关节屈曲，小腿和足部全部肌瘫痪，足部出现神经营养性瘫痪。

（三）实验室及其他检查

X线检查X线正位、侧位和斜位像可明确诊断。应注意是否合并骨折，特别是容易漏诊的股骨干骨折。CT可清楚显示髋臼后缘及关节内骨折情况。

（四）诊断

根据明显暴力外伤史，临床表现有疼痛、髋关节不能活动等确定诊断。

（五）治疗

对于Ⅰ型损伤可采取24小时内闭合复位治疗。对于Ⅱ～Ⅴ型损伤,多主张早期切开复位和对并发的骨折进行内固定。

1.闭合复位方法

应充分麻醉,使肌肉松弛。

（1）Allis法:患者仰卧于地面垫上,助手双手向下按压两侧髂前上棘以固定骨盆。术者一手握住患肢踝部,另一前臂置于小腿上端近腘窝处,使髋、膝关节屈曲90°,再向上用力提拉持续牵引。待肌松弛后,再缓慢内旋、外旋,当听到或感到弹响,表示股骨头滑入髋臼,然后伸直患肢。若局部畸形消失、关节活动恢复,表示复位成功。

（2）Stimson法:患者俯卧于检查床上,患侧下肢悬空,髋及膝各屈曲90°。助手固定骨盆;术者一手握住患者的踝部,另一手置于小腿近侧,靠近腘窝部,沿股骨纵轴向下牵拉,即可复位。

2.切开复位术

当有梨状肌阻挡、关节囊嵌闭或骨软骨碎片卷入关节时,手法复位多失败。合并髋臼骨折片较大,影响关节稳定时,应手术切开复位,同时将骨折复位内固定。

3.固定

复位后患肢皮牵引3周。4周后可持腋杖下地活动,3个月后可负重活动。

4.功能锻炼

固定期间进行股四头肌收缩训练、未固定关节的活动。3周后,活动关节。4周后,皮牵引去除,指导患者挂双拐下地活动。3个月内患肢不负重,以防股骨头缺血坏死及受压变形。3个月后,经X线证实股骨头血供良好者,尝试去拐步行。

（六）护理

1.指导活动

髋关节脱位后常需皮牵引,牵引期间指导患者行股四头肌收缩训练,防止肌肉萎缩。

2.预防压疮

需长期卧床者注意做好皮肤护理预防压疮。

3.饮食护理

注意合理膳食,保持排便规律,预防便秘。

第九章 妇产科护理

第一节 女性生殖系统炎症

一、概述

(一)女性生殖器官的自然防御功能

女性生殖器官的解剖和生理特点使健康妇女具有比较完善的自然防御功能,一般不发生炎症。

1.解剖方面

双侧大阴唇自然合拢,遮掩阴道口和尿道口,盆底肌的作用使阴道口闭合,阴道前后壁紧贴,宫颈内口平时紧闭,同时宫颈管内膜分泌黏液形成"黏液栓"堵塞宫颈管,可以防止外界的污染及病原体的入侵。

2.生理方面

①阴道具有自净作用,阴道上皮在卵巢分泌的雌激素作用下增生变厚,可增强抵抗病原体入侵的能力,同时阴道上皮细胞含有的丰富糖原,被阴道杆菌分解为乳酸,从而维持阴道正常的酸性环境(pH 值为 3.8～4.4),可抑制不耐酸性病原体的生长繁殖。②子宫内膜周期性剥脱,可及时消除宫腔内的病原体。③宫颈黏液呈碱性,输卵管黏膜上皮细胞的纤毛向子宫腔方向摆动以及输卵管的蠕动,均有利于阻止病原体的侵入。

虽然女性生殖器官在解剖、生理方面具有较强的自然防御功能,但是由于外阴前邻尿道,后与肛门邻近,易受污染;同时外阴与阴道又是性交及各种宫腔操作的必经之道,容易受损伤及各种感染。此外,妇女在特殊生理时期如月经期、妊娠期、分娩期和产褥期,机体抵抗力下降,病原体容易侵入生殖道造成炎症。

(二)炎症的病原体

常见的病原体如下。

1.细菌

大多为化脓菌,如葡萄球菌、链球菌、大肠杆菌、厌氧菌、淋病奈瑟菌、结核杆菌等。

2.原虫

多见阴道毛滴虫。

3.真菌

以白色念珠菌为主。

4.病毒

以疱疹病毒、人乳头瘤病毒多见。

5.螺旋体

多见苍白密螺旋体。

6.衣原体

常见沙眼衣原体,感染症状不明显,但可引起炎症较严重的盆腔广泛粘连。

7.支原体

正常菌群的一种,在一定条件下可引起生殖道炎症。

(三)炎症的传染途径

1.沿生殖器黏膜上行蔓延

病原体侵入外阴、阴道后,沿黏膜经宫颈、子宫内膜、输卵管黏膜至卵巢及腹腔。葡萄球菌、淋病奈瑟菌及沙眼衣原体沿此途径扩散。

2.经血液循环播散

病原体从人体的其他系统经过血液循环感染生殖器官,此为结核杆菌的主要传播途径。

3.经淋巴系统蔓延

病原体经生殖器创伤处的淋巴管侵入扩散至盆腔结缔组织及内生殖器其他部分,此为产褥感染、流产后感染及放置宫内节育器后感染的主要传播途径。多见于链球菌、大肠杆菌、厌氧菌感染。

4.直接蔓延

腹腔脏器感染后,直接蔓延到内生殖器官,如患阑尾炎时可引起右侧输卵管炎。

(四)炎症的发展及转归

1.痊愈

痊愈是指当患者抵抗力强,病原体致病能力不强或治疗及时,抗生素使用恰当时,病原体完全被消灭,炎症很快消失,炎性渗出物完全被吸收。痊愈后,组织结构、功能都可以恢复正常,不留任何痕迹。但如果坏死组织及炎性渗出物发生机化,形成疤痕或粘连,组织结构和功能则不能完全恢复,而只是炎症消失。

2.转为慢性

炎症治疗不彻底、不及时或病原体对抗生素不敏感,身体防御功能和病原体的作用处于相持状态,炎症将长期存在。当身体抵抗力强时,炎症可以逐渐好转被控制;当机体抵抗力低下时,慢性炎症可急性发作。

3.扩散与蔓延

当患者抵抗力低下,病原体毒性作用强时,炎症可经淋巴和血行扩散或蔓延到邻近器官,严重时可形成败血症,危及生命。但随着各种广谱抗生素的问世,目前这种情况已不多见。

二、外阴炎症

外阴炎症包括外阴炎和前庭大腺炎。外阴炎是指外阴部的皮肤与黏膜的炎症。前庭大腺炎是病原体侵入前庭大腺引起的炎症,包括前庭大腺脓肿和前庭大腺囊肿。

(一)病因

1)外阴炎

阴道分泌物、产后恶露、月经血、尿液、粪便的刺激均可引起外阴不同程度的炎症。另外,尿瘘患者的尿液、粪瘘患者的粪便、糖尿病人糖尿的长期刺激,穿紧身化纤内裤、月经垫透气性差、局部经常潮湿、局部使用化学药物过敏等也可引起外阴部的炎症。

2)前庭大腺炎

前庭大腺开口于前庭后方的小阴唇与处女膜之间,因其结构、部位的特点,病原体葡萄球菌、链球菌、大肠杆菌等在性交、流产或其他情况污染外阴部时,容易侵入腺管开口和腺管而引起前庭大腺脓肿或囊肿等急、慢性炎症。

(二)护理评估

1.健康史

询问患者有无以下情况:①不洁性生活史;②月经、性交、流产、分娩与尿液、粪便刺激,穿紧身化纤内裤,使用化学药物等诱因;③与污染的公共浴池、浴盆、浴巾、游泳池、坐式便器、衣物及医疗器械等接触史;④妊娠、糖尿病及接受雌性激素或抗生素治疗史。

2.身体状况

1)外阴炎

外阴皮肤瘙痒、疼痛、灼热感,于性交、活动、排尿时加重。检查可见局部充血、肿胀、糜烂,严重者形成溃疡或外阴局部皮肤或黏膜增厚、粗糙等。

2)前庭大腺炎

多发生于一侧,初期局部肿胀、疼痛,行走不便,并出现发热等全身症状。检查发现局部皮肤红肿、发热、压痛明显。当脓肿形成时直径可达5～6cm,表面皮肤变薄、发红,可触及波动感。前庭大腺囊肿大者(直径＞6cm),外阴常有坠胀感或性交不适。

3.心理-社会状况

患者因外阴局部不适而影响生活、工作、睡眠和性生活,进而情绪低落、焦虑,还可能因易复发、久治不愈、担心被人歧视而忧心忡忡。未婚或绝经患者易因害羞而不愿就诊。

4.辅助检查

外阴炎患者可做外阴印片,必要时活检排除恶性疾病。

5.理要点

1)外阴炎

外阴炎保持外阴清洁、干燥。同时,应积极寻找病因,治疗原发病。可局部用药,还可选用微波或红外线物理治疗。

2)前庭大腺炎

前庭大腺炎急性期,须卧床休息,同时应取前庭大腺开口处分泌物作细菌培养和药敏试验,根据病原体选用抗生素;局部可用清热解毒的中药热敷或坐浴。脓肿形成后,可切开引流并行造口术。囊肿小可定期检查,囊肿大可行造口术。

(三)护理诊断

1.组织完整性受损

与炎症刺激、搔抓或用药不当有关。

2.疼痛

与局部炎症反应有关。

3.焦虑

与局部不适影响生活、工作、睡眠、性生活和担心治疗效果有关。

4.知识缺乏

缺乏外阴炎预防和治疗的相关知识。

(四)护理目标

(1)患者瘙痒减轻或消失,破损皮肤黏膜修复。

(2)患者疼痛减轻或消失,脓肿消退。

(3)患者情绪稳定,自述焦虑减轻或消失。

(4)患者能说出预防和治疗外阴炎的相关知识。

(五)护理措施

1.治疗指导

遵医嘱指导患者治疗,促进组织修复,减轻疼痛。

1)外阴炎

(1)保持外阴清洁、干燥:做到勤清洗、勤更换,选择吸水性好、透气性强的内裤及合格的卫生巾,勿搔抓外阴部,防止皮肤损伤。

(2)坐浴:指导患者配制坐浴液,包括温度、坐浴的时间及注意事项,坐浴时要使会阴部浸没于溶液中。每次坐浴15~30分钟,2次/d,5~10次为一疗程。坐浴后涂抗生素软膏或紫草油。月经期停止坐浴。

(3)治疗原发病:协助医生积极治疗患者的原发病。若采用微波及红外线治疗,则应告知患者相关注意事项。

2)前庭大腺炎

(1)卧床休息:急性期卧床休息,保持局部清洁,避免摩擦患处。

(2)治疗配合:按医嘱给予抗生素对症处理,局部可选用蒲公英、紫花地丁、连翘等清热解毒中药熏洗或坐浴。术后伤口愈合的患者,改用温水坐浴,每天2次。

(3)造口引流护理:对行脓肿或囊肿切开引流术后的患者,应每天更换局部引流条并疏通腺管,防止腺管粘连不通。同时,应用消毒液擦洗会阴,每天2次。

2.心理护理

关爱患者,理解患者的痛苦,及时发现患者的心理问题并给予帮助,及时满足患者所需,减轻其心理负担。

3.健康指导

指导患者保持外阴清洁、干燥,做好经期、孕期、分娩期及产褥期卫生;治疗期间避免饮酒及辛辣食物;外阴瘙痒时严禁搔抓,勿用刺激性药物或肥皂擦洗;用药前洗净双手及会阴,将外阴清洁专用盆、毛巾、内裤等煮沸消毒;穿透气性好的纯棉内裤,预防继发感染;避免到游泳池、浴池等公共场所,以防交叉感染。

(六)护理评价

(1)患者瘙痒是否减轻或消失,破损皮肤黏膜是否修复。

(2)患者疼痛是否减轻或消失,脓肿是否消退。

（3）患者情绪是否稳定，能否自述焦虑减轻或消失。

（4）患者能否说出预防和治疗外阴炎的相关知识。

三、阴道炎症

常见的阴道炎症有滴虫性阴道炎、外阴阴道假丝酵母菌病和老年性阴道炎。

（一）病因

1）滴虫性阴道炎

常由阴道毛滴虫引起。月经前后、妊娠期、产后等阴道 pH 发生变化，滴虫常在此期得以繁殖，引起炎症发作。同时，滴虫吞噬上皮内糖原，阻碍乳酸生成，降低阴道酸性，易于繁殖。

2）外阴阴道假丝酵母菌病

外阴阴道假丝酵母菌病又称外阴阴道念珠菌病，是一种常见的阴道炎，80％～90％的病原体为白色念珠菌。白色念珠菌对热的抵抗力不强，加热至 60℃ 时，1 小时即可死亡，但其对干燥、日光、紫外线及化学制剂的抵抗力较强。白念珠菌为条件致病菌，约 10％非孕妇女及 30％孕妇阴道中有此菌寄生，并不引起症状。

当阴道内糖原增加、酸度增高、局部细胞免疫力下降时，念珠菌易繁殖而引起炎症，故外阴阴道假丝酵母菌病多见于孕妇、糖尿病患者及接受大量雌激素治疗者。易使念珠菌得以繁殖而引起感染的情况还有：长期应用抗生素，改变了阴道内微生物之间的相互制约关系；类固醇皮质激素或免疫缺陷综合征，使机体的抵抗力降低；穿紧身化纤内裤、肥胖使会阴局部的温度及湿度增加。

3）老年性阴道炎

常见于绝经后妇女。绝经后卵巢功能衰退，雌激素水平降低，阴道壁萎缩，黏膜变薄，上皮细胞内糖原含量减少，阴道内 pH 增高，局部抵抗力降低，致病原体入侵繁殖而引起炎症，常为一般化脓菌混合感染。此外，各种原因引起的卵巢功能衰退、长期闭经、长期哺乳等均可引起此病发生。

（二）传染途径

1）滴虫性阴道炎

①经性交直接传播；②经公共物品（如浴池、浴具、坐式马桶）等间接传播；③医源性传播，即经污染的器械及敷料传播。

2）念珠菌性阴道炎

念珠菌除寄生于阴道外，还可寄生于人的口腔、肠道，这 3 个部位的念珠菌可互相自身传染，当局部环境条件适合时易发病。此外，少部分患者可通过性交直接传染或接触感染的衣物间接传染。

（三）护理评估

1.健康史

询问患者有无以下情况：①不洁性生活史；②月经、性交、流产、分娩与尿液、粪便刺激，穿紧身化纤内裤，使用化学药物等诱因；③与污染的公共浴池、浴盆、浴巾、游泳池、坐式便器、衣物及医疗器械等接触史；④妊娠、糖尿病及接受雌性激素或抗生素治疗史。

2.身体状况

1)滴虫性阴道炎

滴虫性阴道炎的潜伏期为 4～28 日。患者的典型表现为稀薄泡沫状白带增多及外阴瘙痒。若合并细菌感染，分泌物常呈脓性伴臭味；若感染尿道口，可有尿频、尿痛等。妇科检查可见阴道黏膜充血，呈"草莓样"外观，后穹隆部有多量泡沫状白带，呈灰黄色、黄白色或黄绿色脓性分泌物。此外，因滴虫能吞噬精子，可致不孕。少数患者有滴虫存在，但无炎性表现，称为带虫者。

2)外阴阴道假丝酵母菌病

患者主要表现为外阴瘙痒、灼痛，严重时坐卧不宁，还可伴有尿痛及性交痛等。急性期白带增多、稠厚、色白，呈凝乳或豆渣样。妇科检查可见外阴皮肤抓痕，小阴唇内侧及阴道黏膜有白色膜状物，擦除后露出红肿黏膜面。

3)老年性阴道炎

患者主要表现为外阴瘙痒、有灼热感，稀薄、淡黄色的阴道分泌物增多，严重者呈血样脓性白带。妇科检查可见阴道呈老年性改变，上皮菲薄、萎缩，皱襞消失，阴道黏膜充血，常伴有小出血点，严重者可以出现浅表小溃疡。

3.心理-社会状况

患者常因外阴局部不适而影响生活、工作或睡眠，会产生疑虑和焦急心理。一些未婚女性常因害羞而不愿就诊。

4.辅助检查

取阴道分泌物化验检查。滴虫性阴道炎可找到活动的滴虫；外阴阴道假丝酵母菌病可见菌丝和芽胞；老年性阴道炎可见阴道清洁度为Ⅱ～Ⅲ度。

5.处理要点

切断传播途径，杀灭病菌，消除诱因；冲洗阴道，恢复阴道正常的自净环境；外阴、阴道局部用药或全身用药，杀灭病原体；增强阴道局部抵抗力，抑制病原体增长繁殖。

(四)护理诊断

1.组织完整性受损

与炎症刺激引起局部瘙痒有关。

2.焦虑

与局部不适影响生活、工作、睡眠、性生活和担心治疗效果有关。

3.知识缺乏

缺乏外阴清洁、炎症预防和治疗的相关知识。

(五)护理目标

(1)患者瘙痒减轻或消失，白带减少，皮肤黏膜修复。

(2)患者情绪稳定，自述焦虑减轻或消失。

(3)患者能说出预防和治疗阴道炎的相关知识。

(六)护理措施

1.心理护理

关心、理解患者，尊重患者隐私，鼓励患者坚持按医嘱规范治疗，缓解其焦虑情绪。

2.治疗配合

1)协助检查

向患者解释阴道分泌物悬滴法检查的目的,告知患者取分泌物前24～48小时避免性交、阴道冲洗或局部用药。分泌物取出后及时送检。

2)协助用药

(1)外阴擦洗、阴道灌洗:滴虫性阴道炎和老年性阴道炎患者,用1%乳酸液或0.1%～0.5%醋酸液冲洗阴道,以改善阴道内环境,抑制细菌生长繁殖,提高疗效;外阴阴道假丝酵母菌病患者,用2%～4%碳酸氢钠溶液冲洗阴道。

(2)阴道局部用药。

滴虫性阴道炎:将甲硝唑200mg每晚塞入阴道1次。

外阴阴道假丝酵母菌病:用咪康唑栓剂、制霉菌素栓剂或片剂放于阴道内,用法同上。

老年性阴道炎:将甲硝唑200mg阴道入药,每天1次;炎症严重者,使用雌激素局部给药,常用己烯雌酚0.125mg或0.25mg,每晚放入阴道1次。

局部用药时,7～10日为一疗程。月经期停用。

(3)全身用药。

滴虫性阴道炎:常与局部用药联合,选用甲硝唑400mg,每日2～3次口服,连服7日。对初患者,单次口服甲硝唑2g,可收到同样效果。性伴侣同时全身用药治疗。部分患者在服用甲硝唑后,会出现胃肠道反应,偶见头痛、白细胞减少,此时应立即停药并报告医师。甲硝唑可透过胎盘到达胎儿体内,亦可从乳汁中排泄,故孕20周前或哺乳期妇女慎用。

外阴阴道假丝酵母菌病:若局部用药效果差或病情顽固,可口服伊曲康唑、氟康唑等药物。有肝病史者及孕妇禁用。

老年性阴道炎:在排除肿瘤后,可口服少量雌激素,如尼尔雌醇,首次4mg,以后每2～4周1次,每次2mg,维持2～3个月,以增强阴道黏膜防御力。雌激素能增加子宫内膜癌的发病率,故应避免长期大量使用。

3.健康指导

1)卫生及感染防护

注意个人卫生,保持外阴清洁、干燥;避免骚抓外阴,勤换内裤,穿透气性好的棉质内裤;用药前注意洗净双手及会阴,将外阴清洗专用盆、毛巾、内裤等煮沸消毒5～10分钟,避免交叉感染及重复感染;治疗期间避免饮酒和吃辛辣食物,避免性生活;避免到游泳池、浴池等公共场所,以减少交叉感染的机会。

2)术后用药及随访

向患者解释阴道炎的病因、传播途径,增强其自我保健意识。告知患者用酸性药液冲洗阴道后再用药的原则,以及各种剂型的阴道用药方法,强调在月经期间暂停坐浴、阴道冲洗及阴道用药。向患者强调治愈标准及随访的重要性,告知患者滴虫性阴道炎常于月经后复发,故应每次月经干净后复查白带,若经连续3次检查均阴性,方可称为治愈。告知患者在治疗期间禁止性生活,病情顽固者,应与性伴侣同时治疗。

(七)护理评价

(1)患者瘙痒是否减轻或消失,白带是否减少,皮肤黏膜是否修复。

(2)患者情绪是否稳定,能否自述焦虑减轻或消失。

(3)患者能否说出预防和治疗阴道炎的相关知识。

四、子宫颈炎症

子宫颈炎症是妇科最常见的疾病,包括宫颈阴道部炎症和宫颈管黏膜炎症,有急性和慢性两种,临床以慢性子宫颈炎为多见。现仅叙述慢性子宫颈炎。宫颈易受分娩、宫腔操作的损伤,且宫颈管单层柱状上皮抗感染能力较差,宫颈管黏膜皱襞多,一旦发生感染,很难将病原体完全清除。因此,临床多见宫颈黏膜炎。

(一)病因病理

子宫颈炎症常由分娩、流产或手术等各种原因损伤宫颈后,病原体从损伤处侵入而引起。病原体主要为葡萄球菌、链球菌等,目前,沙眼衣原体及淋病奈瑟菌感染引起的慢性宫颈炎也日益增多。此外,卫生不良或雌激素缺乏,局部抵抗力差,也易引起慢性子宫颈炎。

慢性子宫颈炎主要有以下几种病理表现。

1.宫颈糜烂

是指因炎症刺激,宫颈表面的鳞状上皮脱落,由宫颈管柱状上皮覆盖,因柱状上皮菲薄,皮下血管显露而使宫颈外口呈红色区。根据糜烂深浅程度分为 3 型。①单纯型:糜烂面平滑;②颗粒型:组织增生使糜烂面呈颗粒状;③乳头型:糜烂面组织显著增生高低不平,呈乳头状突起。根据糜烂面积大小不同可分为 3 度。①轻度(Ⅰ度):糜烂面积小于整个宫颈面积的 1/3;②中度(Ⅱ度):糜烂面积占整个宫颈面积的 1/3～2/3;③重度(Ⅲ度):糜烂面积占整个宫颈面积的 2/3 以上。

2.宫颈肥大

因长期炎症刺激,宫颈组织充血、水肿,腺体和间质增生,宫颈质地变硬,呈不同程度肥大,表面多光滑。

3.宫颈息肉

因炎症刺激,宫颈管局部黏膜增生,向宫颈外口突出,形成带蒂的赘生物。息肉色鲜红、舌形、质软而脆,易出血,蒂细长,极少恶变,但易复发。

4.宫颈腺体囊肿

在宫颈糜烂愈合过程中,腺管口被新生鳞状上皮覆盖或被增生结缔组织压迫,腺体内的分泌物不能流出,在宫颈表面形成大小不等的突起小囊泡,呈青白色,内含透明黏液。

(二)护理评估

1.健康史

询问患者平时月经量及颜色,有无痛经,是否不孕,有无分娩、流产或手术损伤宫颈后的感染史,有无性传播疾病发生。

2.身体状况

患者的主要症状是白带增多,依据病原体的种类、炎症的程度不同,白带的性状可呈乳白色黏液状,也可呈淡黄色脓性或血性。当炎症沿宫骶韧带扩散到盆腔时,患者可有腰骶部疼痛、盆腔部下坠痛等表现。宫颈黏稠脓性分泌物不利于精子通过,可造成不孕。妇科检查可见宫颈呈不同程度糜烂、肥大、息肉、裂伤、外翻及宫颈腺囊肿等。

3.心理-社会状况

由于病程较长,治疗效果往往不明显或不理想,患者常对治疗缺乏信心。部分患者常因担心癌变而焦虑、抑郁、失眠等。

4.辅助检查

常规需做宫颈刮片细胞学检查,必要时做宫颈活检,以排除宫颈癌。

5.处理要点

对于子宫颈炎症,治疗前先行宫颈刮片、碘试验或宫颈组织切片检查,排除早期宫颈癌。炎症急性期可针对病原体及时采用足量抗生素治疗。国内目前仍以物理治疗作为最常用的治疗方法,包括激光治疗、冷冻治疗、红外线凝结疗法及微波疗法等。宫颈息肉可行息肉摘除术并送病检。宫颈腺体囊肿以微波或电灼破坏囊壁。

(三)护理诊断

1.组织完整性受损

与炎症及分泌物刺激有关。

2.焦虑

与局部不适、病程较长及担心恶变有关。

(四)护理目标

(1)经过治疗,病变组织修复,症状消失。

(2)患者焦虑减轻或消失,主动配合治疗。

(五)护理措施

1.心理护理

耐心了解患者的心理感受,向患者及家属解释疾病的危害及防治的必要性,讲解疾病过程及防治措施,帮患者树立治疗信心,使其积极配合治疗。

2.治疗配合

向患者解释治疗的方法和必要性,协助做宫颈刮片细胞学检查,以排除宫颈癌。根据医嘱配合医生进行治疗。

1)药物治疗

局部药物治疗适用于糜烂面小、炎症浸润较浅的病例。可选用中药宫颈粉涂擦于宫颈上或用栓剂塞于阴道后穹隆。用药应于月经干净后进行,每月连用5～7天,3个月为一个疗程。宫颈黏膜炎可全身应用抗生素。

2)物理治疗

物理疗法是宫颈糜烂最常用的治疗方法,其原理是将糜烂面单层柱状上皮破坏,使其坏死脱落,由新生的鳞状上皮覆盖。创面愈合需3～4周,病变较深者需6～8周。物理治疗应于月经干净后3～7日内进行。急性生殖器炎症者,禁忌物理治疗。

配合治疗时,应告知患者物理治疗的注意事项:①术后每天清洗外阴2次,保持外阴清洁,2个月内禁止性交和盆浴;②在宫颈创面痂皮脱落前,阴道可有大量黄水流出;③术后1～2周脱痂时可见少量血水或少许流血,此为正常,不需就诊,但出血量多者需及时就诊;④一般于术后两次月经干净后 3～7 天复查,未痊愈者可择期再做第二次治疗。

　　3.健康指导

　　指导患者定期做妇科检查,早期发现宫颈炎,并予以积极治疗,阻断癌前病变;同时,做好月经期、妊娠期、分娩期、产褥期及人流后的卫生保健,保持良好的卫生习惯。

　　(六)护理评价

　　(1)经过治疗,病变组织是否修复,症状是否消失。

　　(2)患者焦虑是否减轻或消失,有无主动配合治疗。

五、盆腔炎症

　　盆腔炎是指女性内生殖器及其周围的结缔组织、盆腔腹膜发生的炎症。盆腔炎症可局限于一个部位,也可同时累及几个部位,最常见的是输卵管炎及输卵管卵巢炎,单纯的子宫内膜炎或卵巢炎较少见。盆腔炎有急性和慢性两类,多见于性活跃期、有月经的妇女。

　　(一)急性盆腔炎

　　急性盆腔炎的病原体多为需氧菌、厌氧菌及衣原体混合感染,若治疗不及时,可引起弥漫性腹膜炎、败血症、感染性休克甚至危及生命,或者转为慢性盆腔炎,经久不愈,反复发作。

　　1.病因

　　急性盆腔炎的病因主要有如下几种。

　　1)经期卫生不良

　　使用不洁的月经垫、经期性交等均可引起炎症。

　　2)产后或流产后感染

　　分娩后或流产后产道损伤、组织残留、阴道流血时间长、手术无菌操作不严格,均可发生急性盆腔炎。

　　3)宫腔内手术操作后感染

　　如刮宫术、输卵管通液术、子宫输卵管造影术、子宫镜检查、放置宫内节育器等,手术消毒不严格或术前适应证选择不当,都可引起炎症发作并扩散。

　　4)邻近器官炎症蔓延

　　阑尾炎、腹膜炎等导致炎症蔓延。

　　5)慢性炎症的急性发作

　　身体免疫力下降等情况下,慢性炎症会急性发作。

　　2.护理评估

　　1)健康史

　　了解患者有无分娩、流产或宫腔内手术后感染史,有无经期性生活、使用不洁月经垫及性生活紊乱史,有无阑尾炎、腹膜炎蔓延至盆腔或慢性盆腔炎急性发作病史。

　　2)身体状况

　　发病时,阴道分泌物增多,下腹痛伴发热,腹痛为持续性,在活动或性生活后加重;严重者可有寒战、高热、头痛、食欲缺乏;有时可有尿频、排尿困难或肛门坠胀等局部压迫刺激症状。

　　检查可见患者呈急性病容,体温升高,心率加快,腹部有压痛、反跳痛等。妇科检查可见阴道充血,并有大量脓性分泌物从宫颈口外流;穹隆明显触痛,宫颈充血、水肿,举痛明显;宫体增大,有压痛,活动受限;子宫两侧压痛明显。若有脓肿形成,则可触及包块且压痛明显。

3)心理-社会状况

患者因疼痛及发热而烦躁不安,常因担心治疗效果不佳或转为慢性炎症而焦虑。

4)辅助检查

血常规检查可见白细胞升高,脓液或血液细菌培养显示致病菌。B超可诊断盆腔炎性包块。

5)处理要点

采用支持疗法、抗生素治疗、中药治疗和手术治疗等措施控制炎症、清除病灶。

3.护理诊断

1)急性疼痛

与盆腔急性炎症有关。

2)潜在并发症

败血症、感染性休克。

3)焦虑

因病情严重或治疗效果不佳而担心预后有关。

4.护理目标

(1)患者急性炎症消失,疼痛缓解。

(2)患者未发生潜在并发症。

(3)患者情绪稳定,能主动配合治疗。

5.护理措施

1)心理护理

耐心倾听患者的诉说,了解患者的病痛和需求,给予患者鼓励和支持,帮患者减轻心理负担,缓解其焦虑情绪。

2)治疗配合

指导患者急性期采取半坐卧位,利于炎症局限,防止炎症扩散。严密观察患者的生命体征,发现感染性休克征象应及时报告医生并协助抢救。对于高热患者,应及时采取物理降温措施,若有腹胀表现可行胃肠加压;遵医嘱给予足量有效的抗生素,注意纠正水、电解质和酸碱平衡紊乱。及时对症处理,为手术患者做好术前准备、术中配合和术后护理。做好床边消毒隔离,及时消毒患者的会阴垫、便盆、被褥等用物,保持患者会阴清洁、干燥。

3)健康指导

做好卫生宣教,告知患者注意经期、孕期及产褥期卫生,减少流产、分娩引起的感染;注意性生活卫生,减少性传播疾病,避免经期性生活和使用不洁月经垫;术后注意外阴清洁;急性盆腔炎应及时治疗、彻底治愈,防止转为慢性盆腔炎。

6.护理评价

(1)患者急性炎症是否消失,疼痛是否缓解。

(2)患者有无发生潜在并发症。

（3）患者情绪是否稳定，能否主动配合治疗。

（二）慢性盆腔炎

1.病因病理

慢性盆腔炎常为急性盆腔炎未能彻底治疗，或患者体质较差、病程迁延所致，但亦可无急性盆腔炎病史。慢性盆腔炎病情较顽固，当机体抵抗力较差时，可有急性发作。慢性盆腔炎的主要病理改变为结缔组织增生及粘连，病变多局限于输卵管、卵巢和盆腔结缔组织，常见有如下几种。

1）慢性输卵管炎与输卵管积水

慢性输卵管炎多为双侧，输卵管呈轻度或中度肿大，伞端可闭锁并与周围组织粘连。输卵管炎症较轻时，伞端及峡部粘连闭锁，浆液性渗出物积聚形成输卵管积水。积水输卵管表面光滑，管壁甚薄，形似腊肠或呈曲颈的蒸馏瓶状，可游离或与周围组织有膜样粘连。

2）输卵管卵巢炎及输卵管卵巢囊肿

输卵管发炎时波及卵巢，输卵管与卵巢相互粘连形成炎性肿块，或伞端与卵巢粘连贯通，液体渗出形成输卵管卵巢囊肿，也可由输卵管卵巢脓肿的脓液被吸收后由渗出物替代而形成。

3）慢性盆腔结缔组织炎

炎症蔓延至宫骶韧带，使纤维组织增生、变硬。若蔓延范围广泛，可使子宫固定，宫颈旁组织也增厚变硬，形成"冰冻骨盆"。

2.护理评估

1）健康史

询问患者平时月经量及颜色，有无痛经，是否不孕，生育次数，有无宫腔手术操作史，有无流产、产后大出血及产褥感染病史，有无急性盆腔炎、结核及原发性不孕史等；了解患者个人卫生习惯，尤其是经期、流产及产后卫生习惯。

2）身体状况

（1）症状：①全身症状多不明显，有时出现低热、乏力。由于病程较长，部分患者可有神经衰弱症状，如周身不适、失眠等。当患者抵抗力下降时，易有急性或亚急性发作。②慢性炎症形成的瘢痕粘连以及盆腔充血，常引起下腹部坠胀、隐痛及腰骶部酸痛，常在劳累、月经前后、性交后加重，盆腔淤血粘连可使月经量增多，经期延长。③慢性炎症导致输卵管粘连堵塞，造成不孕及异位妊娠。

（2）体征：妇科检查可发现子宫后倾、后屈，活动受限，粘连固定。输卵管炎症时，可在子宫一侧或两侧触及条索状增厚的输卵管，伴有轻度压痛。输卵管积水或输卵管卵巢囊肿时，可触及囊性肿物，活动受限。盆腔结缔组织发炎时，子宫一侧或两侧有片状增厚，有压痛，宫骶韧带常增粗、变硬、有触痛。

3）心理-社会状况

慢性炎症病程较长，易反复发作，甚至不孕，影响患者的生活、工作及家庭生活，患者常因此出现焦虑、情绪低落、失眠等。此外，因病情顽固，患者常对治疗效果缺乏信心。

4）辅助检查

通过临床征象诊断，同时可行 B 超及腹腔镜检查明确诊断。对于有生育要求者，可作输卵管通畅检查。

5)处理要点

采用综合方案控制炎症,包括中药治疗、物理治疗、西药治疗和手术治疗,同时注意增强局部和全身的抵抗力。中药治疗以清热利湿、活血化瘀为主;物理治疗能促进盆腔局部血液循环,提高新陈代谢,以利于炎症吸收和消退;西药治疗主要应用抗生素及松解粘连药物,以利于粘连分解和炎症吸收;手术治疗以彻底治愈为原则,避免遗留病灶有再复发的机会,对年轻女性应尽量保留卵巢功能。

3.护理诊断

1)慢性疼痛

与盆腔淤血及组织粘连有关。

2)焦虑

与病程长及疗效不佳有关。

4.护理目标

(1)患者慢性炎症消失,疼痛缓解。

(2)患者情绪稳定,能主动配合治疗。

5.护理措施

1)心理护理

耐心听患者的诉说,了解其对疾病的心理感受;给患者表达不适的机会,探讨适合患者的治疗方案,解除患者的思想顾虑,增强其治疗信心。

2)治疗配合

向患者解释引起疼痛的原因,并告知缓解方法。遵医嘱采用中药桂枝茯苓汤口服,或红藤汤保留灌肠,配合短波、超短波、微波、离子透入等物理疗法等综合治疗,促进炎症吸收和消退。亦可用激素,α-糜蛋白酶或透明质酸酶溶解炎性粘连。对急性发作者,遵医嘱加用抗生素配合激素,以增强疗效。

对于输卵管积水或输卵管卵巢囊肿需要手术治疗的患者,应为其做好妇科腹部手术前的准备和手术后的常规护理。

3)健康指导

指导患者保持良好的个人卫生习惯,积极锻炼身体,提高机体抵抗力,注意劳逸结合;嘱患者注意休息,避免站立过久、行走过久或过度劳累;强调遵医嘱坚持治疗和定期随访。

6.护理评价

(1)患者慢性炎症消失,疼痛缓解。

(2)患者情绪稳定,能主动配合治疗。

第二节 妊娠滋养细胞疾病

一、葡萄胎

葡萄胎是指妊娠后胎盘绒毛滋养细胞增生,终末绒毛转变成水泡,水泡间相连成串,形如葡萄得名,是良性疾病。

1.护理评估

(1)了解病人是否有停经史,停经后是否出现反复阴道流血,并伴有水泡状物流出,是否有腹痛、子宫增大与妊娠月份不符的情况及妊高征的表现。了解病人及家属的心理情况,是否焦虑、恐惧,家庭经济情况如何。

(2)辅助检查。

绒毛膜促性腺素(HCG)测定:血 β-HCG 在 100kU/L 以上,常超过 1000kU/L,且持续不降。

B超检查:葡萄胎时见明显增大的子宫腔内充满弥漫分布的光点和小囊样无回声区,仪器分辨率低时呈粗点状或落雪状图像,但无妊娠囊可见,也无胎儿结构及胎心搏动征。

2.护理要点

(1)观察阴道流血量及腹痛情况,检查阴道排出物内有无水泡状组织。流血过多时,密切观察生命体征,及时发现失血性休克征象。

(2)一般护理:葡萄胎随时有出血的可能,故确诊后要卧床休息。保持外阴清洁,指导病人每日清洗外阴并更换内裤,以防感染。饮食以高蛋白、高维生素、易消化的食物为宜,以增强体质。

(3)治疗配合:葡萄胎一经确诊,应立即予以清除,目前一般采用吸宫术,其优点是手术时间短、出血量少、安全。吸刮宫术的配合:术前,配血备用;建立静脉通路;准备刮宫包(有大号吸管)及缩宫素、抢救物品;对合并妊娠期高血压疾病者,做好相应的治疗配合。术中,注意观察病人生命体征及阴道流血量;及时传递物品及遵医嘱用药。术后,观察病人腹痛及阴道流血量;留取葡萄状组织送病理检查。遵医嘱进行预防性化疗:适宜于年龄已超过 40 岁,葡萄胎排除后仍有某些症状如阴道不规则流血、尿 HCG 持续阳性者等情况。正确及时配合留取尿或血的标本。

3.健康教育

(1)随访:①随访时间,一般是刮宫术后第 1 个月每周验血、尿 HCG 1 次,以后每月 1 次,半年后每 3 个月 1 次,1 年后每半年 1 次,共随访 2 年;②随访内容,监测 HCG 水平,注意有无异常阴道流血、咳嗽、咯血及其他转移灶的症状,并作妇科检查、盆腔 B 超及 X 线胸片检查。

(2)避孕:葡萄胎处理后应避孕 1～2 年,宜用避孕套。

(3)刮宫术后禁止性生活 1 个月。

(4)注意营养与休息。

(5)如发生不规则阴道流血、咯血、头痛或其他不适时,应立即到医院检查。

二、侵蚀性葡萄胎及绒毛膜癌

侵蚀性葡萄胎是指葡萄胎组织侵入子宫肌层引起组织破坏,或并发子宫外转移者,一般为恶性程度不高的恶性肿瘤。绒毛膜癌是一种继发于正常或异常妊娠后的滋养细胞肿瘤。多发生在生育年龄,其恶性程度极高。侵蚀性葡萄胎和绒癌的临床表现、治疗原则与要点基本相同,故一并叙述。其治疗手段以化疗为主,手术和放疗为辅。

1.护理评估

(1)与疾病相关病史/致病因素:重点了解有无曾患葡萄胎、孕产史、月经史。

(2)身体状况:症状评估,了解在葡萄胎排空、流产或足月产后,有无出现阴道持续出血;一段时间的正常月经后停经、之后阴道流血;转移灶症状。护理体检,观察患者有无贫血征;测量生命体征;检查腹部有无压痛、反跳痛,估计阴道出血量。

(3)心理-社会支持:病人与家属担心预后不良,害怕承受不起化疗的毒性反应。焦虑、忧郁情绪较明显。

(4)辅助检查:①血 β-HCG 测定,葡萄胎排空 9 周以上,或流产、异位妊娠、足月产后 4 周以上,HCG 持续高水平或下降后又升高者应考虑为滋养细胞肿瘤。②B 超、X 线 CT 和磁共振的提示有意义。③组织的病理检查可确诊。

2.护理要点

(1)一般护理:嘱病人注意休息,保证睡眠时间及质量。进食高蛋白、高维生素、易消化的食物,增强机体抵抗力。每日清洗外阴并更换内裤,保持外阴清洁。

(2)治疗配合。

化疗护理:化疗者按化疗病人护理常规实施护理。

围手术期护理:手术治疗者按外科手术前后病人的护理常规实施护理。

(3)转移症状护理。

阴道转移病人的护理:卧床休息,监测阴道出血量、生命体征并记录。严禁做不必要的妇科窥阴器等检查。做好急救准备工作,如配血备用、准备好抢救物品。如出现破溃大出血,立即报告医师,并准备消毒长纱条填塞阴道压迫止血,同时建立静脉通道,遵医嘱输血、输液,使用抗生素等。填塞阴道的纱条须 24~48 小时内取出,取出后要继续观察阴道出血。

肺转移病人的护理:嘱病人卧床休息,呼吸困难者取半坐卧位、吸氧。监测生命体征并记录。遵医嘱给予镇静药及化疗药物,化疗药物一般吸入给药,效果好。如大量咯血,易窒息、休克,甚至死亡,应立即取头低侧卧位,轻击背部的急救措施,以利引流保持呼吸道通畅,并通知医师。做好急救准备。

脑转移病人的护理:监测生命体征、出入量、观察脑转移症状及电解质紊乱的表现,并记录。遵医嘱静脉输液、吸氧,用止血药及脱水药等。采取预防坠床、吸入性肺炎、压疮等并发症的护理要点。做好 HCG 测定、腰穿、CT 等项检查的配合工作。对昏迷、偏瘫的病人提供相应的护理要点。

3.健康教育

告知病人出院后应重视定期随访,第 1 年内每月随访 1 次,1 年后每 3 个月随访 1 次,持续至 3 年后,改为每年 1 次共 5 年。随访内容同葡萄胎。随访期间应严格避孕。

第三节　正常妊娠

一、妊娠期护理健康教育

(一)产科门诊

采取多种宣教形式对孕妇进行健康教育,包括展板、电子显示屏、专人宣教、信息化宣教等。

(1)设置咨询岗,随时为当日就诊孕妇解答问题。

(2)专人讲解孕期相关知识,每日2次,内容包括血压及体重测量的注意事项、如何数胎动、分娩前准备、建档流程、就诊流程、住院流程、母乳喂养的好处、疾病知识(妊娠期糖尿病、先兆早产、前置胎盘、妊娠期高血压、胎膜早破)等。

(3)健康教育平台为孕妇推送孕期产检就诊、建档流程及相关知识,内容包括正确的胎动监测方法、糖耐量实验检查方法及注意事项等。

(二)分娩体验门诊

主要针对孕36周以上、无绝对阴道分娩禁忌证的孕妇而设立的健康教育讲堂。

(1)在孕妇等待产检的同时,播放待产及自然分娩视频。

(2)助产士健康宣教内容包括孕晚期保健、如何识别产兆、孕晚期常见异常情况处理、各产程中的注意事项、药物及非药物性镇痛使用、剖宫产与自然分娩的区别等,进行课后答疑。

(3)示范讲解分娩球、助行车及分娩产床的使用方法,并让孕妇进行亲身体验。

(三)助产士咨询门诊

(1)咨询对象为任何孕周无绝对阴道分娩禁忌证的孕妇。

(2)专人对孕妇和家属进行一对一咨询,内容包括孕期及分娩期相关知识(内容包括妊娠期问题、分娩入院流程、分娩先兆症状和来医院的时机、分娩的大致过程、分娩镇痛、陪伴分娩、母乳喂养、产后护理、新生儿护理等)及为孕妇和家属答疑。

(四)孕妇学校

(1)针对妊娠期、产褥期等孕产妇为健康教育对象,通过不同课程安排,向孕产妇及其家属宣传有关妊娠期、分娩期、产褥期预防疾病发生和护理知识、新生儿护理知识、母乳喂养知识和技能等。

(2)每月提前排好课程,并将课程表张贴在产科门诊、孕妇学院校门口等孕产妇能看到的地方,方便孕产妇根据自己需求听课。

(五)产科病房

1.健康教育形式

责任护士适时对住院孕妇进行一对一床旁健康教育,发放宣教折页、宣传册,利用病房宣传栏开展相关健康教育。

2.健康教育内容

(1)入院宣教:包括责任护士自我介绍、环境介绍、母婴安全措施、风险评估、用物准备、探视制度、膳食制度及呼叫器的使用、吸氧的目的、左侧卧位的目的及自测胎动的方法等。

（2）分娩前宣教：包括临产先兆、分娩过程及心理措施等。

（3）围术期宣教：包括备皮、配血及导尿的目的、术前饮食注意事项、术前休息及术后注意事项、心理疏导等。

（4）疾病宣教：包括疾病相关知识、注意事项、特殊用药及相关注意事项等。

（5）母乳喂养知识与技能宣教：包括母乳喂养好处、纯母乳喂养及按需哺乳的重要性、母亲正确抱奶及新生儿含接姿势指导、乳房护理等。

（6）出院宣教：包括如何办理出院手续、生活指导（饮食、休息、活动）、个人卫生（环境、着装、沐浴）、母乳喂养、复诊事宜、出院带药指导及相关疾病注意事项等。

二、妊娠期营养和体重的管理

（一）妊娠期营养管理

通过孕期营养管理，使孕妇及其家属了解不同时期膳食需要特点及需要量，合理安排孕期饮食，通过合理运动，适宜增重，降低妊娠相关并发症发生及巨大儿的出生率，提升围生保健质量，促进优生优育。妊娠期营养的指导原则如下。

（1）各种营养素的供给应充足。

（2）食物多样化，避免偏食。

（3）食物以清淡为主，不要摄入过多的糖、盐和油。

（4）摄入充足的水分，饮用矿泉水或白开水，对果汁类饮品应控制，减少碳酸饮料饮用，不要饮浓茶及咖啡。

（5）少食多餐，除 3 次主餐外每日加餐 2～3 次。

（6）摄入新鲜水果、蔬菜，应注意水果的量不宜过多，正常孕妇每日摄入不要超过 250g。

（7）减少进食快餐及方便食品，以及腌制、腊制、熏制食品等。

（8）每周可进食动物肝脏类食品 1～2 次。

（9）选择含有优质蛋白的牛奶及奶制品，每日摄入 250～500mL。

（二）妊娠期体重管理

妊娠期体重增加包含了胎儿及其附属物，如胎儿、胎盘、羊水、子宫、乳腺，母体血容量、组织间液、脂肪储备等。加强孕期体重管理，制订个体化的增重目标，可以有效减少孕期体重异常（增重过多或增重不足）对母婴健康的危害（表 9-1）。

表 9-1　妊娠期体重增长推荐

孕前体重指数（BMI）	总体体重增长范围（kg）	孕中晚期的体重增长率平均范围（kg/w）
＜18.5	12.5～18	0.51（0.44～0.58）
18.5～24.9	11.5～16	0.42（0.35～0.50）
25.0～29.9	7～11.5	0.28（0.23～0.33）
≥30.0	5～9	0.22（0.17～0.27）

称量体重的方法：建议晨起、空腹、排空大小便、穿着大致相同的轻薄衣物，使用同一个体重秤测量。每周称量 1 次，并做好记录。

(三)妊娠期糖尿病营养门诊管理

1.医学营养治疗

糖尿病治疗中饮食、药物、自我血糖监测、运动、糖尿病教育被称为"五驾马车"，同样也适用于妊娠期。因此，妊娠期糖尿病的系统化管理，包括糖尿病的健康教育、医学营养治疗、运动、血糖监测、药物治疗、产后管理等。

2.营养治疗原则

(1)合理控制总能量，维持体重适宜增长。

(2)适当限制糖类。

(3)保证充足的蛋白质。

(4)合理的脂肪摄入。

(5)膳食纤维摄入要充分。

(6)保证足够的维生素、矿物质。

(7)进行适宜的体力活动。

(8)给予合理的餐次安排。

(9)饮食治疗效果不满意，及时使用胰岛素治疗。

(10)鼓励糖尿病产妇产后母乳喂养，强化生活方式调整。

3.糖尿病一日门诊管理

(1)目标人群：妊娠合并糖尿病，包括孕前糖尿病和妊娠期糖尿病；代谢综合征合并妊娠者。

(2)目的：妊娠合并糖尿病孕妇在实践中学习相关知识，掌握更有效的自我管理方法，通过规范治疗、管理以期达到降低母儿并发症的目的。①通过一日门诊的系统宣教与实践、讨论，遵照制订的个体化医学营养治疗计划，控制每日总能量、合理安排餐次，学会食物的选择与合理搭配；②指导孕妇科学合理运动；③规范孕妇自我血糖监测及科学测量体重。

(3)护理措施：①护士监测并记录孕妇空腹、早餐后 2 小时和午餐后 2 小时血糖，血糖结果异常者及时汇报医师。②进行健康宣教，内容包括《自我血糖监测》和《妊娠期糖尿病的运动疗法》，随时给予相关问题的咨询和解答。③教会孕妇血糖仪操作流程和胰岛素笔使用操作流程。④指导并带领孕妇进行早餐后 2 小时和午餐后 2 小时运动，分别为室外中速徒步走 30 分钟和室内哑铃操孕妇操 30 分钟（根据天气情况灵活安排），运动前询问每位孕妇孕前及孕期运动情况，严格掌握运动禁忌证及终止运动的医学征象，确保安全。⑤协助营养科核对并发放早餐、早加餐、午餐、午加餐，提醒孕妇记录进餐时间，巡视孕妇进餐情况，听取孕妇进餐感受，结合餐食讲解食物的搭配、种类和量。⑥协助有胰岛素治疗的孕妇进行餐时胰岛素注射，评价并指导孕妇自我注射胰岛素。⑦指导孕妇正确记录膳食日志，掌握食物交换份法和血糖控制目标，告知定期复诊，强调产后管理的重要性。⑧征求孕妇的意见与建议，改进并优化体验流程。

（4）一日门诊护理工作流程见表 9-2。

表 9-2 一日门诊护理工作流程

时间	内容
7:30～8:00	孕妇到达一日门诊,护士监测其空腹血糖
8:00～8:30	医护配合组织孕妇统一至营养食堂进早餐,并记录进餐时间
8:40～9:10	孕妇返回一日门诊,护士进行自我血糖监测的方法宣教
9:20～9:50	护士负责带领孕妇进行餐后运动、户外活动——中速步行 30 分钟或室内运动哑铃操加孕妇体操 30 分钟
10:00～10:20	护士负责监测孕妇早餐后 2 小时血糖
10:20～10:40	护士负责指导孕妇在一日门诊完成早加餐
10:40～11:00	医师讲授妊娠期糖尿病的系统化管理
11:00～12:10	医师讲授妊娠期糖尿病的医学营养治疗
12:20～12:50	护士负责带领孕妇至营养食堂进午餐
13:00～13:30	护士负责进行妊娠期糖尿病的运动治疗健康教育
13:40～14:10	护士带领孕妇午餐后运动、户外活动——中速步行 30 分钟或室内运动哑铃操＋孕妇体操 30 分钟
14:20～14:40	护士负责监测孕妇午餐后 2 小时血糖
14:40～15:00	护士负责指导孕妇在一日门诊完成午加餐
15:00～15:30	医护配合组织孕妇进行讨论答疑,各餐点评及指导膳食记录

三、妊娠生理

妊娠是胚胎和胎儿在母体内发育成长的过程。卵子受精是妊娠的开始,胎儿及其附属物自母体排出（分娩）是妊娠的终止。妊娠是非常复杂又极为协调的生理过程,全程约 40 周。

（一）受精及受精卵的植入与发育

1.受精

精子和卵子相结合的过程称为受精。卵子从卵巢排出后,经输卵管伞端进入壶腹部,与从阴道经宫腔达输卵管的精子相遇而结合。通常受精发生在排卵 12 小时内。受精的卵细胞称为受精卵或孕卵。

2.受精卵的输送与发育

受精卵借助输卵管肌肉蠕动和纤毛摆动,向宫腔方向边移动边分裂。约在受精后第 3 日,分裂成实心细胞体,称为桑椹胚,也称早期囊胚。约在受精后第 4 日,进入宫腔,在子宫腔内继续发育成晚期囊胚。

3.植入

晚期囊胚侵入子宫内膜的过程称为孕卵植入,也称着床。在受精后第 6～7 日开始,第 11～12 日结束。植入部位通常在子宫底和子宫体部,多位于子宫后壁。植入的囊胚在子宫内膜中继续生长发育。

4.蜕膜

受精卵植入后,子宫内膜迅速发生蜕膜样改变。此时子宫内膜血液循环更加丰富,腺体分泌更旺盛,内膜进一步增厚,称蜕膜。按蜕膜与囊胚的部位关系,将蜕膜分为三部分。

(1)底蜕膜:底蜕膜是指与囊胚内细胞团端滋养层接触的蜕膜,以后发育成胎盘的母体部分,分娩时胎盘即由此剥离。

(2)包蜕膜:包蜕膜是指覆盖在胚泡表面的蜕膜,随着囊胚发育逐渐凸向宫腔,这部分蜕膜高度伸展,缺乏营养而逐渐退化。在妊娠14~16周内羊膜腔明显增大,包蜕膜与真蜕膜逐渐融合,子宫腔消失,分娩时这两层已经无法分开。

(3)真蜕膜:真蜕膜是指底蜕膜及包蜕膜以外的覆盖子宫腔表面的蜕膜。

5.绒毛膜

受精后12日,可在植入囊胚的滋养层表面看到许多毛状突起称绒毛膜。在胚胎早期,整个绒毛膜表面的绒毛发育均匀,后来与底蜕膜接触的绒毛因血液供应丰富,绒毛高度发展呈树枝样分枝,称为叶状绒毛膜,是构成胎盘的主要部分。

6.羊膜

羊膜附着在绒毛膜板表面,为光滑、无血管、神经及淋巴,具有一定弹性的半透明薄膜。羊膜是胎盘及胎膜的最内层。

(二)胎儿附属物的形成与功能

胎儿附属物是指胎儿以外的组织,包括胎盘、胎膜、脐带和羊水。

1.胎盘

(1)胎盘的组成:胎盘由羊膜、叶状绒毛膜和底蜕膜组成。

羊膜:构成胎盘的胎儿部分,在胎盘最内层。羊膜是胚胎时期羊膜腔扩大的囊壁,光滑,无血管、神经和淋巴管,是具有一定弹性的半透明薄膜,具有吸收和分泌羊水的功能。

叶状绒毛膜:构成胎盘的胎儿部分,为胎盘的主要结构。晚期囊胚着床后,滋养层细胞迅速分裂增殖,滋养层表面长出毛状突起,称为绒毛。与底蜕膜接触的绒毛因营养丰富,发育旺盛,并呈树状反复分枝,称为叶状绒毛膜。与包蜕膜接触的绒毛因营养缺乏而萎缩退化变光滑,称为平滑绒毛膜。

底蜕膜:构成胎盘的母体部分。

(2)足月胎盘的大体结构:妊娠足月胎盘呈盘状,多为圆形或椭圆形,重450~650g,直径为16~20cm,厚1~3cm,中央厚,边缘薄。胎盘分为胎儿面和母体面。胎儿面表面被覆羊膜,呈灰蓝色,光滑半透明,脐带动脉、静脉从附着处向四周分支,分支呈放射状分布直达胎盘边缘。母体面表面呈暗红色,由18~20个胎盘小叶组成。

(3)胎盘的功能:胎盘是母体与胎儿之间进行物质交换的重要器官。胎盘功能极复杂,包括气体交换、营养物质供应、排泄胎儿代谢产物、防御功能和合成功能等。

气体交换:在胎盘中,母儿间的氧气与二氧化碳,以简单扩散的方式进行气体交换,取代了胎儿呼吸系统的功能。

营养物质供应:胎儿生长发育所需的营养,由母体经胎盘供给。葡萄糖、氨基酸、脂肪酸、电解质、维生素等通过简单扩散、易化扩散、主动运输方式通过胎盘。胎盘中含有多种酶,将复杂物质分解为简单物质,也能将简单物质合成后供给胎儿。胎盘代替了胎儿消化系统的功能。

排泄胎儿代谢产物:胎儿代谢产物,如尿素、尿酸、肌酐、肌酸等,经胎盘排入母血,再由母体排出体外。

防御功能:胎盘能阻止母血中某些有害物质进入胎儿血中,但胎盘屏障作用极有限,各种病毒(如风疹病毒和巨细胞病毒等)、分子量小的对胎儿有害的药物均可通过胎盘影响胎儿,导致胎儿畸形,甚至死亡。结核杆菌、弓形虫、衣原体、支原体、梅毒螺旋体可先在胎盘部位形成病灶,破坏绒毛结构后进入胎体感染胚胎及胎儿。母血中免疫抗体如 IgG 能通过胎盘,使胎儿在短时间内获得被动免疫力。

合成功能:胎盘可合成多种激素和酶。激素有蛋白激素和甾体激素,主要的蛋白激素有人绒毛膜促性腺激素、胎盘生乳素,甾体激素有雌激素和孕激素等。合成的酶有宫缩素酶、耐热碱性磷酸酶等。

2.胎膜

胎膜由平滑绒毛膜和羊膜组成。胎膜上含有多种酶和花生四烯酸(前列腺素前身物质)的磷脂,与甾体激素代谢有关,并对分娩发动有一定作用。

3.脐带

脐带是连接胎儿与胎盘的条索状组织,一端连接胎儿腹壁脐轮,一端附着于胎盘胎儿面。妊娠足月时脐带长 30～70cm,平均为 55cm,直径 0.8～2.0cm,内有两条脐动脉、一条脐静脉,血管周围有华通胶,保护脐血管。脐带是母体与胎儿之间气体输送、营养物质供应和代谢产物排出的重要通道。若脐带受压使血流受阻时,可致胎儿窘迫,甚至危及胎儿生命。

4.羊水

充满在羊膜腔内的液体,称为羊水。妊娠早期的羊水主要来自母体血清经胎膜进入羊膜腔的透析液,妊娠中期以后,胎儿尿液成为羊水的主要来源。妊娠 38 周,羊水量约为1000mL,此后羊水量逐渐减少,妊娠 40 周约为 800mL。羊水呈弱碱性,妊娠早期羊水为无色澄清液体,妊娠足月羊水略浑浊、不透明,羊水内悬有胎脂、胎儿脱落上皮细胞、毳毛、毛发等,羊水中含大量激素和酶。羊水的功能如下。

(1)保护胎儿:羊水可以避免胎儿受到挤压,防止胎体畸形及胎儿肢体粘连。

(2)保持羊膜腔内恒温。

(3)避免子宫肌壁或胎儿对脐带直接压迫导致胎儿窘迫。

(4)吞咽和排出羊水,维持胎儿体液平衡。

(5)临产宫缩时羊水承受宫缩压力,使压力均匀分布,避免胎儿局部受压。

(6)保护母体:妊娠期,减少胎动所致不适感;临产后,前羊水囊借助楔形水压扩张子宫口(简称宫口)及阴道;破膜后,羊水润滑和冲洗产道,减少感染机会。

(三)胎儿发育及生理特点

1.胎儿发育特征

胎儿发育以 4 周为一个孕龄单位。卵子受精后 8 周末以前称为胚胎,此时期是主要器官分化形成时期。从第 9 周起称为胎儿,此时期是各器官进一步发育逐渐成熟时期。胎儿发育的特征如下。

4 周末:可以辨认出胚盘与体蒂。

8 周末:胚胎初具人形,头的大小约占整个胎体的一半,可以分辨出眼、口、鼻、四肢。心脏已形成,B 超检查可见心脏搏动。

12 周末:胎儿身长约 9cm,体重约 14g,胎儿外生殖器已发育,四肢可活动。

16 周末:胎儿身长约 16cm,体重约 110g,外生殖器可确认性别,头皮已长毛发,胎儿开始有呼吸运动,部分孕妇自觉有胎动。

20 周末:临床可听到胎心,全身有毳毛。出生后有呼吸、心跳、排尿及吞咽活动。

24 周末:身长约 30cm,体重约 700g,各器官均已发育,皮下脂肪开始堆积,但皮肤仍呈皱缩状。

28 周末:身长约 35cm,体重约 1000g。出生后有呼吸运动,但生活力差,易患特发性呼吸窘迫综合征,若加强护理可以存活。自 20～28 周出生的新生儿,称为有生机儿。

32 周末:身长约 40cm,体重约 1700g,面部毳毛已脱落。生活力尚可,出生后若注意护理可以存活。

36 周末:身长约 45cm,体重约 2500g,皮下脂肪发育良好,毳毛明显减少,指(趾)甲已超过指(趾)端。出生后能啼哭及吸吮,生活力良好,出生后基本能存活。

40 周末:身长约 50cm,体重 3000g 以上,胎儿已成熟,皮肤粉红色,皮下脂肪丰满。出生后哭声响亮,吸吮力强,能很好存活。

2.胎儿生理特点

(1)循环系统:胎儿的营养供给和代谢产物排出,均需经脐血管、胎盘,由母体完成。

解剖特点:a.脐动脉 2 条,生后闭锁,与相连的腹下动脉闭锁为腹下韧带;b.脐静脉 1 条,出生后闭锁为肝圆韧带;c.卵圆孔多在生后 6 个月完全闭锁;d.动脉导管位于肺动脉和主动脉弓之间,出生后闭锁为动脉韧带。

血液循环特点:a.来自胎盘的血液进入胎儿体内分为三支。一支与门静脉汇合入肝,一支直接入肝,此两支血液经肝静脉入下腔静脉;另一支经静脉导管直接入下腔静脉。下腔静脉血是混合血。b.卵圆孔位于左、右心房之间,下腔静脉入右心房的血液,绝大部分经卵圆孔入左心房。上腔静脉进入右心房的血液,流向右心室,随后进入肺动脉。c.肺循环阻力较大,肺动脉血液绝大部分经动脉导管入主动脉,仅 10% 血液经肺静脉入左心房。左心房血液进入左心室,继而进入主动脉达全身后,经腹下动脉再经脐动脉进入胎盘,与母血进行交换。由此可见,胎儿体内无纯动脉血,而是动、静脉混合血。进入心、肝、头部及上肢的血液含氧量较高且营养较丰富;注入肺及身体下半部的血液含氧量及营养较少。

(2)血液系统。

红细胞及血红蛋白生成:胎儿血液循环约于受精后 3 周建立。于妊娠 10 周,肝是红细胞的主要生成器官,以后骨髓、脾逐渐有造血功能。于妊娠 32 周,红细胞生成素大量产生,故妊娠 32 周后的早产儿及妊娠足月儿的红细胞均增多,约为 $6.0 \times 10^{12}/L$。胎儿红细胞的生命周期仅为成人 120 天的 2/3（即 80 天），故需不断生成红细胞。血红蛋白包括原始血红蛋白、胎儿血红蛋白和成人血红蛋白。在妊娠前半期均为胎儿血红蛋白，至妊娠最后 4～6 周，成人血红蛋白增多，至临产时胎儿血红蛋白仅占 25％。

白细胞生成：妊娠 8 周以后，胎儿血液循环中出现粒细胞。于妊娠 12 周，胸腺、脾产生淋巴细胞，成为抵御病原体感染及对抗外来抗原的防线。妊娠足月时白细胞计数可高达（15～20）$\times 10^9$/L。

（3）呼吸系统：母儿血液在胎盘进行气体交换。胎儿出生前需完成呼吸道、肺循环及呼吸肌的发育。B 超检查于妊娠 11 周可见胎儿胸壁运动，妊娠 16 周时出现呼吸运动，每分钟 30～70 次，时慢时快，有时也很平稳，具有使肺泡扩张及生长的作用。若出现胎儿窘迫时，出现大喘息样呼吸运动。

（4）消化系统。

胃肠道：妊娠 11 周时小肠有蠕动，至妊娠 16 周胃肠功能基本建立，胎儿能吞咽羊水，吸收水分、氨基酸、葡萄糖及其他可溶性营养物质。

肝：胎儿肝内缺乏许多酶，不能结合因红细胞破坏产生的大量游离胆红素。少部分游离胆红素在肝内结合，经胆道排入小肠，氧化成胆绿素。胆绿素的降解产物导致胎粪呈墨绿色。

（5）泌尿系统：妊娠 11～14 周时，胎儿肾已有排尿功能；于妊娠 14 周，胎儿膀胱内已有尿液；从妊娠中期起，羊水的主要来源是胎儿尿液。

（6）内分泌系统：胎儿甲状腺于妊娠 6 周时开始发育，是胎儿最早发育的内分泌腺。妊娠 12 周时已能合成甲状腺激素。胎儿肾上腺发育良好，其重量与胎儿体重之比明显超过成人，能产生大量甾体激素，其与胎儿肝、胎盘、母体共同完成雌三醇的合成。因此，测定孕妇血、尿中雌三醇值为临床上了解胎儿、胎盘功能最常见的有效方法。

（7）生殖系统。

男性生殖器官：胎儿睾丸约在妊娠 9 周时开始分化发育，至妊娠 14～18 周形成细精管。有睾丸后刺激间质细胞分泌睾酮，促使中肾管发育，支持细胞产生副中肾管抑制物质，副中肾管退化。外生殖器向男性分化发育，睾丸于临产前降至阴囊内。

女性生殖器官：胎儿卵巢在妊娠 11～12 周开始分化发育，缺乏副中肾管抑制物质，使副中肾管系统发育，形成阴道、子宫、输卵管。外生殖器向女性分化发育。

四、妊娠期母体的生理及心理变化

妊娠期间，为适应胎儿生长发育的需要，在胎盘产生激素的参与和神经内分泌的影响下，孕妇全身系统均发生一系列适应性生理和心理变化。

（一）生理变化

1.生殖系统

（1）子宫。

子宫体：子宫体明显增大变软，早期呈球形，妊娠 12 周时，子宫增大超出盆腔，妊娠晚期子宫略右旋，与盆腔左侧有乙状结肠占据有关。子宫由非孕时的 7cm×5cm×3cm 增大至妊娠足月时的 35cm×25cm×22cm，子宫腔容量由非孕时的 5mL 增加至妊娠足月时的 5000mL，重量由 50g 增加至妊娠足月时的 1000g。

子宫峡部:子宫峡部非孕时长约 1cm,妊娠 10 周时明显变软,随妊娠进展逐渐拉长变薄,妊娠后期形成子宫下段,临产时长 7～10cm。

子宫颈:妊娠早期因子宫颈充血、水肿,逐渐肥大、着色、质软,黏液分泌增加,形成黏液栓,可防止致病菌侵入子宫腔。

(2)输卵管:妊娠期输卵管充血、水肿,系膜血管增多。

(3)卵巢:卵巢略增大,排卵侧卵巢可见妊娠黄体,其功能在妊娠 10 周后开始被胎盘取代,妊娠期卵巢停止排卵。

(4)外阴、阴道:外阴色素沉着,组织松软。阴道黏膜呈现紫蓝色,皱襞增多,伸展性增加,阴道分泌物增加,酸度增高。

2.乳房

乳房增大、胀痛,乳头和乳晕着色。乳晕处皮脂腺肥大隆起,称为蒙氏结节。妊娠晚期,可挤出少许淡黄色乳汁,称为初乳。

3.循环及血液系统

(1)血容量:血容量于妊娠 6 周开始增加,妊娠 32～34 周达高峰,增加 40%～45%,其中血浆增加多于红细胞增加,血液稀释,出现生理性贫血。妊娠期白细胞增加,最高可达 $15×10^9/L$,其中以中性粒细胞增加为主;纤维蛋白原和部分凝血因子增加,使血液处于高凝状态,对预防产后出血有利;红细胞沉降率增加,血浆蛋白减少。

(2)心脏:妊娠晚期,由于膈肌升高,心脏向左前上方移位,大血管轻度扭曲,心尖部左移和心浊音界稍扩大,心尖区及肺动脉瓣区可闻及柔和的收缩期吹风样杂音;心排血量于妊娠 10 周开始增加,主要表现为每搏输出量增加和心率增快;心率于妊娠晚期每分钟增加 10～15 次。

(3)血压:妊娠期收缩压无明显变化,舒张压稍降低,脉压增大。由于妊娠期血容量增加及下腔静脉压增高,孕妇易发生下肢水肿、外阴静脉曲张和痔。若孕妇长时间处于仰卧位,可引起回心血量减少,心排血量降低,血压下降,称为仰卧位低血压综合征。

4.泌尿系统

由于孕妇及胎儿代谢产物增多,肾负担加重。肾血流量及肾小球滤过率增加,而肾小管对葡萄糖再吸收功能不能相应增加可出现饭后糖尿,应与真性糖尿病鉴别。输尿管受孕激素影响,平滑肌张力下降,轻度扩张,蠕动减弱,尿流缓慢,易发生肾盂肾炎,以右侧更为多见。

5.呼吸系统

妊娠期由于肺通气量增加,过度通气,呼吸较深,稍加快,每分钟不超过 20 次。呼吸道黏膜充血、水肿,局部抵抗力降低,易发生上呼吸道感染。

6.消化系统

妊娠早期可有早孕反应,一般于妊娠 12 周左右消失。由于受雌激素影响,齿龈充血、水肿、肥厚,易出血;胃肠道平滑肌张力下降,蠕动减弱,胃排空时间延长,易发生上腹部饱胀感、肠胀气和便秘,常引起痔疮或使原有痔疮加重。

7.内分泌系统

妊娠期垂体稍增大,尤其在妊娠末期,腺垂体增大明显,嗜酸性粒细胞增多、肥大,形成"妊娠细胞",产后 10 天左右恢复。产后出血休克未及时纠正者,可使增生、肥大的垂体缺血、坏死,导致席汉综合征。

8.其他

(1)体重:妊娠 12 周前体重无明显变化,妊娠 13 周起每周体重平均增加不超过 350g,直至足月时体重平均增加 12.5kg,包括胎儿、胎盘、羊水、子宫、乳房、血液、组织间液、脂肪沉积等。

(2)皮肤:妊娠期垂体分泌促黑色素细胞激素增加,加上雌激素、孕激素增加,使黑色素增加,导致孕妇乳头、乳晕、腹白线、外阴等处出现色素沉着。在面颊部有不规则蝶状褐色斑,称为妊娠黄褐斑,产后逐渐消退。随着妊娠期子宫的逐渐增大,孕妇腹壁皮肤张力增大,使皮肤弹力纤维断裂,腹壁皮肤出现紫红色或淡红色条纹,称为妊娠纹,见于初产妇。产后妊娠纹呈银色、光亮。

(3)矿物质:胎儿生长发育需要大量钙、磷、铁等矿物质。胎儿骨骼和胎盘的形成,需要较多的钙,这些矿物质绝大多数是在妊娠末期积累的,至少应于妊娠期最后 3 个月补充维生素 D 和钙。胎儿造血及酶的合成需要较多的铁,因此,孕妇需要补充铁剂。

(二)心理变化

妊娠期孕妇及家庭成员的心理会随着妊娠的进展而有不同的变化。对孕妇而言,尽管妊娠是一种自然的生理现象,但它仍是女性一生中的重要事件,是家庭生活的转折点,因此会产生不同程度的压力和焦虑。孕妇常见的心理反应有以下五种。

1.惊讶和震惊

未计划怀孕的妇女,在妊娠初期对不期而至的妊娠会产生惊讶和震惊反应。

2.矛盾心理

在惊讶和震惊的同时,孕妇又享受到怀孕所带来的喜悦,但可能因种种原因感到目前怀孕不是最佳时机,出现矛盾心理,持续下去会导致孕妇情绪低落。

3.接受

随着妊娠进展,尤其是胎动的出现,让孕妇真正感受到胎儿存在的事实,且感到前所未有的兴奋与骄傲。孕妇开始接受怀孕的事实,并计划为孩子购买衣服、睡床,给未出生的孩子起名等。

4.情绪波动

妊娠期由于体内激素的作用,多数孕妇的心理反应都不稳定,情绪波动较大。往往表现为易于激动或抑郁,这种情况常使其丈夫和家人不知所措,严重者会影响夫妻感情。妊娠晚期,因子宫明显增大,孕妇感觉身体越来越沉重,行动不便,甚至出现睡眠障碍、腰背痛等症状,大多数孕妇渴望怀孕赶快结束。随着预产期的临近,孕妇常因胎儿将要出生而感到愉快,又因可能产生的分娩痛苦而焦虑,担心能否顺利分娩、分娩过程中母儿安危、胎儿有无畸形,也有的孕妇担心婴儿的性别能否为家人接受等。

5.内省

妊娠期孕妇表现出以自我为中心,可能对以前所喜欢的活动失去兴趣,喜欢独处或变得专注于自己及身体的变化。也有孕妇妊娠后变得比以前活泼开朗了,喜欢告诉别人自己怀孕了,表现出更多的"孕味"。这种专注使孕妇开始计划、调节和适应,以迎接新生儿的降生。

五、妊娠诊断

妊娠期全过程平均为 280 天,即 40 周。临床上分 3 个时期:妊娠 12 周末以前称为早期妊娠;妊娠 13~27 周称为中期妊娠;妊娠 28 周及其后称为晚期妊娠。

(一)早期妊娠诊断

1.症状与体征

(1)停经:育龄期有性生活史的健康妇女,平时月经周期规则,一旦停经,应考虑妊娠。停经 10 天以上,应高度怀疑妊娠。停经是妊娠最早的症状,但不是妊娠的特有症状。

(2)早孕反应:停经 6 周左右出现恶心、呕吐、食欲缺乏、厌恶油腻等症状,称为早孕反应。多在停经 12 周左右自行消失。

(3)尿频:尿频由增大的前倾子宫在盆腔内压迫膀胱所致。约在妊娠 12 周以后,当子宫体进入腹腔,尿频症状自然消失。

(4)乳房增大胀痛:自妊娠 8 周起乳房逐渐增大,有轻度胀痛及乳头刺痛。初孕妇较明显。检查见乳头、乳晕着色加深,乳晕周围有深褐色蒙氏结节出现。

(5)妇科检查:阴道黏膜和子宫颈充血呈紫蓝色。停经 6~8 周时,双合诊检查子宫峡部极软,感觉子宫颈与子宫体之间似不相连,称为黑加征。子宫逐渐增大变软,呈球形。妊娠 8 周时,子宫为非孕时的 2 倍,妊娠 12 周时为非孕时的 3 倍,在耻骨联合上方可以触及。

2.辅助检查

(1)妊娠试验:利用受精卵着床后滋养细胞分泌人绒毛膜促性腺激素(HCG),并经孕妇尿中排出的原理,用放射免疫法定性或定量测定受检者血或尿中人绒毛膜促性腺激素,协助诊断妊娠。临床上多用早早孕检测试纸检测受检者尿液,结果阳性结合临床表现可以确诊为妊娠。

(2)超声检查。

B 超检查:诊断早期妊娠快速、准确。阴道 B 超检查较腹部 B 超检查诊断早孕可提前 1 周,最早在停经 4~5 周时,子宫腔内见到圆形或椭圆形妊娠囊。停经 5 周时,妊娠囊内见到胚芽和原始心管搏动,可以确诊为子宫内妊娠、活胎。

超声多普勒仪检查:超声多普勒仪在子宫区内,能听到有节律、单一高调的胎心音,胎心率为 150~160 次/min,可以确诊为早期妊娠、活胎。

(3)黄体酮实验:利用孕激素在体内突然撤退而引起子宫内膜脱落出血的原理,对疑为早孕的妇女,每日肌内注射黄体酮 20mg,连用 3 天,停药 7 天内出现阴道流血,可以排除妊娠。若停药后超过 7 天仍未出现阴道流血,则早孕的可能性很大。

(二)中晚期妊娠诊断

1.临床表现

(1)子宫增大:随着妊娠进展,子宫逐渐增大。手测子宫底高度或尺测耻上子宫长度,可以判断子宫大小与妊娠周数是否相符。

（2）胎动：妊娠 18～20 周时，孕妇可感觉到胎动，3～5 次/h。随着妊娠进展，胎动趋于频繁，孕 28～32 周达高峰，孕 37 周后胎动减少，但仍在正常范围内。

（3）胎心音：妊娠 7 周后用超声多普勒可听到胎心音。妊娠 18～20 周用木质听筒在孕妇腹壁上可以听到胎心音，如钟表的"滴答"声，120～160 次/min。胎心音应与子宫杂音、腹主动脉音及脐带杂音相鉴别，前二者速率与孕妇脉搏一致，脐带杂音与胎心率一致，但为吹风样低音。

（4）胎体：妊娠 20 周后，经孕妇腹壁可触及子宫内胎体，妊娠 24 周以后腹部四步触诊可以区分胎头、胎臀、胎背及胎儿四肢，从而判断胎产式、胎先露和胎方位。

2.辅助检查

（1）B 超检查：B 超不仅能显示胎儿数目、胎方位、胎心搏动和胎盘位置及成熟度，且能测定胎头双顶径，观察胎儿有无畸形。

（2）胎儿心电图：目前国内常用间接法检测胎儿心电图，通常于妊娠 12 周以后显示较规律的图形，于妊娠 20 周后的成功率更高。

3.胎产式、胎先露、胎方位

胎儿在子宫内的姿势，简称胎势。正常为胎头俯屈，颏部贴近胸壁，脊柱略前弯，四肢屈曲交叉弯曲于胸腹部前方。由于胎儿在子宫内姿势和位置的不同，因此有不同的胎产式、胎先露和胎方位。

（1）胎产式：胎儿身体纵轴与母体纵轴之间的关系称胎产式。两轴平行者称纵产式；两轴垂直者称横产式；两轴交叉者称斜产式，属暂时性，在分娩过程中可转为纵产式，偶尔转为横产式。

（2）胎先露：胎先露是指最先进入骨盆入口的胎儿部分。纵产式中头先露和臀先露较为常见，横产式则多为肩先露。头先露又可分为枕先露、前囟先露、额先露和面先露。臀先露又可分为混合臀先露、单臀先露、单足先露和双足先露。偶见胎儿头先露或臀先露与胎手或胎足同时入盆，称之为复合先露。

（3）胎方位：胎方位简称胎位，是指胎儿先露部指示点与母体骨盆的关系。枕先露以枕骨为指示点；面先露以颏骨为指示点；臀先露以骶骨为指示点；肩先露以肩胛骨为指示点。根据指示点与母体骨盆入口左、右、前、后、横的关系而有不同的胎位。

六、妊娠期孕妇的护理

产前检查从确诊早孕开始，妊娠 28 周前每 4 周查 1 次，妊娠 28 周以后每 2 周查 1 次，妊娠 36 周以后每周查 1 次。凡属高危妊娠者，应酌情增加产前检查次数。

定期产前检查的目的是了解母儿的健康状况，及早发现并治疗妊娠合并症和并发症（如妊娠高血压综合征、妊娠合并心脏病等），及时纠正胎位异常，同时根据孕妇和胎儿的评估情况，为孕妇提供连续的整体护理。

（一）护理评估

1.健康史

（1）个人资料：首次产前检查应询问姓名、年龄、婚龄、职业、地址及联系方式等。

年龄：年龄过小的孕妇容易发生难产，年龄大于 35 岁的高龄初产妇容易并发妊娠期高血压疾病、产力异常和产道异常,应予以重视。

职业:询问孕妇是否接触过可致流产、胎儿畸形的放射线或毒性物质(如铅、汞、苯、有机磷农药及一氧化碳中毒等)。

(2)月经史及婚育史:询问孕妇月经初潮的年龄、月经周期和婚育史。婚育史包括初婚年龄,丈夫健康状况,既往妊娠和分娩的次数,分娩的方式,新生儿情况,有无流产、早产、死胎、死产史,有无产后出血史等。

(3)既往史及家族史:着重了解孕妇有无高血压、心脏病、糖尿病、肝肾疾病、血液病、传染病等病史;有无剖宫产史和其他手术史;同时了解家族中有无遗传病史和精神病史。

(4)丈夫健康状况:了解孕妇的丈夫有无吸烟、饮酒等特殊嗜好及遗传性疾病等。

(5)本次妊娠经过:了解本次妊娠早孕反应出现的时间、严重程度,有无病毒感染史及用药情况,胎动开始时间,妊娠过程中有无阴道流血、头痛、心悸、气短、下肢水肿等症状。

(6)推算预产期:询问平时月经情况和末次月经的日期。从末次月经第 1 日算起,月份减 3 或加 9,日期加 7(农历日期加 15)即为预产期。实际分娩日期与推算的预产期可以相差 1～2 周。如记不清末次月经的日期或平时月经不规则,则可根据早孕反应时间、首次胎动时间以及子宫高度和胎儿大小等加以估计。

2.身体状况

1)全身检查

观察发育、营养、精神状态、身高及步态;检查乳房发育情况,乳头有无平坦、凹陷;检查心、肺等重要脏器有无病变,下肢有无水肿;测量血压和体质重,正常孕妇血压不应超过 140/90mmHg,或与基础血压相比,升高不超过 30/15mmHg,超过者属病理状态,应警惕有无妊娠期高血压疾病。妊娠晚期,体量每周增加不超过 500g,超过者应注意有无水肿或隐性水肿。

2)产科检查

产科检查包括腹部检查、骨盆测量、阴道检查、肛诊和绘制妊娠图。

(1)腹部检查:孕妇排尿后,仰卧于检查床上,头部稍抬高,露出腹部,双腿略屈曲外展,放松腹肌。检查者站在孕妇右侧。

视诊:观察腹部外形、大小、有无妊娠纹、手术瘢痕及水肿。注意若有巨大儿、双胎、羊水过多等可致腹部过大;腹部过小、子宫底过低者,应考虑胎儿生长受限、孕周是否推算错误;若有骨盆狭窄时,孕妇腹形向前突出(尖腹,多见于初产妇)或向下悬垂(悬垂腹,多见于经产妇)。

触诊:注意腹壁肌肉的紧张度、羊水量的多少及子宫肌的敏感度。用手测宫底高度,也可以用软尺测耻骨上方至子宫底的弧形长度;腹围测量是用软尺过脐或腹部最膨隆处绕腹一周的长度。

用四步触诊法检查子宫大小、胎产式、胎先露、胎方位及先露是否衔接。具体操作如下。

第一步:检查者双手置于子宫底部,先了解子宫外形,摸清子宫底高度,并估计宫底高度与孕周是否相符,再以双手指腹交替轻推,分辨宫底处的胎儿部分,圆而硬有浮球感的为胎头,宽而软且不规则的为胎臀。

第二步:检查者两手分别置于腹部左右两侧,一手固定,另一手轻轻深按检查,两手交替进行。分辨胎背及胎儿四肢的位置,平坦饱满者为胎背,高低不平部分为胎儿的肢体。

第三步:检查者右手拇指与其余 4 指分开,置于耻骨联合上方,握住胎先露部,进一步查清是胎头或胎臀,并左右推动以确定是否衔接。若胎先露部分仍浮动,表示尚未入盆;若已衔接,则胎先露部分不能被推动。

第四步:检查者面向孕妇的足端,两手分别置于胎先露部的两侧,向骨盆入口方向轻轻摇晃并往下深压,复核先露部的诊断是否正确,并确定先露部入盆的程度。

听诊:胎心音在靠近胎背侧上方的孕妇腹壁上听得最清晰。枕先露时,胎心音在脐下方右或左侧;臀先露时,胎心音在脐上方右或左侧;肩先露时,胎心音在脐下方听诊最清晰。听诊时注意其节律和强弱。

(2)骨盆测量:骨盆测量包括外测量和内测量,了解骨产道情况,以判断胎儿能否经阴道分娩。

骨盆外测量:于首次产前检查时进行。

髂棘间径:孕妇取伸腿仰卧位,测量两侧髂前上棘外缘的距离,正常值为 23~26cm。

髂嵴间径:孕妇取伸腿仰卧位,测量两侧髂嵴外缘最宽的距离,正常值为 25~28cm。

以上径线可间接推测骨盆入口横径的长度。

骶耻外径:孕妇取左侧卧位,右腿伸直,左腿屈曲,测量第 5 腰椎棘突下凹陷处(相当于腰骶部米氏菱形窝的上角)至耻骨联合上缘中点的距离,正常值为 18~20cm。此径线可间接推测骨盆入口前后径长短,是骨盆外测量中最重要的径线。

坐骨结节间径:又称出口横径。孕妇取仰卧位,两腿弯曲,双手抱双膝。测量两坐骨结节内侧缘的距离,正常值为 8.5~9.5cm,平均值为 9cm。

耻骨弓角度:用两拇指尖斜着对拢,放于耻骨联合下缘,左右两拇指平放在耻骨降支上面,测量两拇指之间的角度即为耻骨弓角度。正常为 90°,小于 80° 为异常。

骨盆内测量:骨盆内测量是指经阴道测量骨盆内径,能较准确地测知骨盆大小,适用于骨盆外测量有狭窄者。在妊娠 24~36 周会阴较松弛且不易引起感染时进行。测量时,孕妇取膀胱截石位,消毒外阴,检查者须戴消毒手套并涂以滑润油。

对角径:也称骶耻内径,为耻骨联合下缘至骶岬上缘中点的距离,正常值为 12.5~13cm,此值减去 1.5~2cm 即为真结合径。检查者示指、中指伸入阴道内,中指尖触骶岬上缘中点,示指上缘紧贴耻骨联合下缘,标记示指与耻骨联合下缘的接触点距离,即为对角径。

坐骨棘间径:测量两坐骨棘间的距离,正常值约为 10cm。检查者一手的示指、中指伸入阴道内,分别触及两侧坐骨棘,估计其间距离。

(3)阴道检查:妊娠早期孕妇初诊时应行双合诊,以了解软产道及内生殖器有无异常。妊娠最后 1 个月以及临产后,应避免不必要的阴道检查,以免引起感染。如确实需要阴道检查时,需严格外阴、阴道消毒后进行,以防感染。

(4)肛诊:通过肛门指诊了解胎先露、骶骨前面弯曲度、坐骨棘间径、坐骨切迹宽度及骶尾关节的活动度。

(5)绘制妊娠图:将各项检查结果(如血压、体质量、宫高、腹围、胎位、胎心率等)绘成曲线图,即为妊娠图。其中宫高曲线是妊娠图中最重要的曲线,注意观察动态变化,及早发现及处理孕妇或胎儿的异常情况。

3)心理-社会状况

重点评估孕妇对妊娠的态度及接受程度,孕妇对妊娠有无惊讶、震撼、无法接受妊娠事实、过度焦虑等。随着预产期的到来,密切注意孕妇对分娩的态度和看法,是否期望尽快终止妊娠见到自己的宝宝,有无过分担心分娩将产生的痛苦、分娩过程中母儿的安全,担心婴儿的性别是否为家人接受,此外还有评估其丈夫对此次妊娠的态度、家庭经济状况及支持程度、孕妇在家庭的角色等。

4)辅助检查

辅助检查包括血常规、尿常规、血型、血糖、肝功能、心电图、B超、胎心监护等,如有异常应再做其他相关的检查。

(二)护理诊断

1.焦虑

与担忧自身及胎儿健康和安全,害怕不能胜任母亲职责等因素有关。

2.自我形象紊乱

与妊娠引起外形的改变有关。

3.身体不适

与怀孕有关的症状有头晕、乏力、恶心、呕吐、水肿、下肢静脉曲张、便秘、下肢痉挛、腰背痛、仰卧位低血压综合征及生理性贫血等。

4.知识缺乏

缺乏孕期保健知识。

(三)护理目标

(1)孕妇情绪稳定,对妊娠、分娩充满自信,适应准母亲角色。

(2)孕妇获得孕期保健知识,维持母婴于健康状态。

(四)护理措施

1.心理护理

孕妇良好的心理有助于产后亲子关系的建立及母亲角色的完善,因此,护理人员应了解妊娠期孕妇及家庭成员的心理变化,促使孕妇及其家庭成员的心理不断调整以适应新的情况。指导孕妇为接受新生命的诞生、维持个人及家庭的功能完整,完成4项孕期母性心理发展任务。

(1)确保自己及胎儿能安全顺利地度过妊娠期及分娩期,孕妇应阅读有关书籍、遵守医护人员的建议和指导,使整个妊娠保持最佳的健康状况。

(2)促使家庭重要成员(尤其是配偶)接受新生儿。

(3)在妊娠过程中,孕妇必须调整自己,以适应胎儿的成长,从而顺利担负起产后照顾孩子的重任。

(4)情绪上与胎儿连成一体,建立起亲密的感情,常抚摸腹部并对胎儿讲话,幻想孩子的模样,为孕妇日后与新生儿建立良好情感奠定基础。

2.加强孕期保健知识教育

(1)合理营养:孕妇膳食要多样化,调配合理全面,以易消化吸收、清淡为宜,避免吃辛辣刺激性食物。以普通米、面、优质蛋白、新鲜水果及各种蔬菜为主,以保证胎儿发育、分娩及哺乳的需要。

(2)活动与休息:一般孕妇可以正常工作到妊娠 28 周;28 周后应适当减轻工作量,避免重体力劳动和夜班,每日应保证 8~9 小时睡眠及 1~2 小时午休。妊娠中、晚期卧床休息时应多取左侧卧位。适当的户外活动(散步、晒太阳)有益于妊娠。

(3)衣着与卫生:衣着要宽松舒适,寒暖适宜。避免穿高跟鞋,以免引起身体重心前移,腰椎过度前凸而导致腰背疼痛。妊娠期汗腺、皮脂腺分泌旺盛,应勤洗浴,以淋浴为宜,避免盆浴,以防污水进入阴道造成感染。

(4)症状护理。

早孕反应:出现早孕反应时,应少量多餐,避免油腻或有特殊气味的食物。严重者及时去医院就诊,遵医嘱服用维生素 B_1、维生素 B_6 等药物。

水肿及下肢静脉曲张:嘱孕妇注意休息,抬高下肢,避免两腿交叉和过久站立,以促进静脉回流。如下肢明显水肿或经休息后不见消退者,应及时检查,警惕妊娠期高血压疾病的发生。

便秘:嘱孕妇养成每日定时排便的习惯,注意多摄取含水分和纤维素高的食物,适当运动,不可随意使用泻药,以免引起流产或早产。

下肢痉挛:妊娠后期常发生腓肠肌痉挛,夜间发作较重。应指导孕妇增加钙和维生素 D 的摄入。注意腿部保暖,避免疲劳。发生下肢肌肉痉挛时,嘱孕妇做腿部背屈动作以舒展痉挛的肌肉,并予局部热敷、按摩,直至痉挛消失。

腰背痛:指导孕妇保持正确的坐、站、走路的姿势,穿平底鞋,睡硬板床,尽量避免弯腰工作,定期做产前运动。

仰卧位低血压综合征:指导孕妇以左侧卧位休息,避免长时间仰卧位睡眠。一旦发生,孕妇不必紧张,立即改成左侧卧位,症状可自然消失。

生理性贫血:孕妇应适当增加摄入含铁丰富的食物,如动物肝脏、瘦肉、蛋黄、豆类等。如铁的含量不足,易患缺铁性贫血。如病情需要补充铁剂时,最好用水果汁送服,因铁在酸性环境中易于吸收。

3.健康指导

(1)建立围生保健卡:育龄妇女停经 40 日,应到医院进行检查;确诊后及时到社区医院建立围生保健卡,根据具体情况预约产前检查的时间和内容。

(2)避免感染,合理用药:孕妇所居环境应空气新鲜,清洁卫生,家中不宜养宠物,防止弓形虫和病毒感染。孕早期病毒感染、X 线照射、有害毒物接触、吸烟、吸毒、饮酒可造成流产、早产、死胎、胎儿生长受限、智力低下、胎儿畸形等。有些药物也可通过胎盘影响胚胎及胎儿发育或致胎儿畸形等。因此孕妇应避免感染、放射线照射及接触有害毒物,禁忌烟酒及被动吸烟、吸毒。孕期用药要慎重,尤其是妊娠前 8 周是胚胎组织器官分化、发育的关键时期,更应注意。

必须用药时,应在医生指导下选择对胚胎、胎儿无害的药物。

(3)乳房护理:妊娠 24 周后用温水清洗乳头,除去污垢涂以油脂,以防乳头皲裂。乳头内陷者应尽早经常提起乳头向外牵拉,以期纠正,避免发生吸吮困难。孕 28 周后进行乳房按摩。

(4)性生活指导:在妊娠 12 周内和 28 周以后应避免性生活,以免因兴奋和机械性刺激引起盆腔充血、子宫收缩,造成流产、早产、胎盘早剥、胎膜早破及感染。

(5)孕期自我监护:胎动、胎心变化是孕妇自我监护胎儿宫内情况的一种重要手段。应指导孕妇自妊娠 28 周开始,每日早、中、晚各数 1 小时胎动数,3 小时胎动数相加乘以 4,即为 12 小时的胎动数。如 12 小时的胎动数在 30 次或以上,反映胎儿的情况良好。如 12 小时内胎动次数累计小于 10 次或逐日下降大于 50％而不能恢复者,应考虑胎儿有宫内缺氧,需及时采取措施。胎心监测,如胎心率在 120～160 次/min,提示胎儿情况良好,如胎心率小于 120 次/min 或大于 160 次/min,提示胎儿缺氧,需立即左侧卧位、吸氧,并及时就医。

(6)胎教指导:胎教是为孕妇创造良好的内、外环境,有目的、有计划地为胎儿的生长发育实施最佳措施。孕妇在妊娠后期可边触摸腹壁边与胎儿交谈或听优美、轻松、愉快的音乐,进行"母子对话"。

(7)识别异常症状:孕妇出现下列症状,如阴道出血,妊娠 3 个月后仍持续呕吐,寒战发热,头痛、眼花、胸闷、心悸、气短,液体突然自阴道流出,胎动突然减少等应立即就诊。

(8)分娩准备指导:孕妇及其家庭成员于妊娠后期备齐产妇及新生儿所需物品,选择好分娩医院和到达医院的交通工具以及临时联络方式。如果孕妇出现腹痛或阴道流水,应立即平卧,迅速送往医院。

(五)护理评价

(1)孕妇情绪是否稳定,对妊娠、分娩有无自信心,能否适应准母亲角色。

(2)孕妇是否获得了孕期保健知识,母婴是否维持健康状态。

第四节　异常妊娠

一、流产

流产是指妊娠于 28 周前终止,胎儿体重在 1000g 以下者。根据流产发生的时间,可将流产分为早期流产和晚期流产。妊娠 12 周以前流产称为早期流产,12 周以后称为晚期流产。根据流产的方式不同,又分为自然流产和人工流产。本节主要讲述自然流产。自然流产发生率占全部妊娠的 15％左右,多数为早期流产。

(一)病因

1.遗传因素

染色体异常是自然流产最常见的原因,包括染色体结构和数目异常。早期流产中染色体异常占 50％～60％。

2.环境因素

影响妊娠的外界因素很多,包括有毒物质、铅、汞、化疗药物、农药,还有放射线、高温等。

3.母体因素

包括母体全身性疾病,如严重的心脏病、糖尿病、甲状腺功能低下、急性传染病等;还包括生殖器官异常,如生殖器畸形、子宫肌瘤、宫颈机能不全等;内分泌疾病如黄体功能不全、甲状腺功能低下等均可引起流产;妊娠期腹部手术操作也可以诱发流产。

4.免疫因素

指妊娠后由于母儿双方免疫不适应而导致母体排斥胎儿以致发生流产。常见免疫因素如抗心磷脂综合征可导致胎盘局部血栓的形成,导致胎盘功能不全而流产。母儿血型不合常引起晚期流产。

5.其他因素

外伤、精神刺激等均可引起流产。

(二)护理评估

1.健康史

询问孕妇停经时间、有无早孕反应、阴道流血的情况及腹痛情况、有无妊娠物排出等,此外,还应全面了解妊娠期间有无全身性疾病、生殖器官疾病、内分泌功能失调及有无接触有害物质等。

2.身体状况

流产孕妇的主要症状是阴道流血和下腹痛。根据就诊时的表现不同,流产分为以下类型。

(1)先兆流产:表现为有停经及早孕反应,之后有阴道流血,量少于既往月经量,色红,无痛或轻微下腹痛,伴有下坠感及腰酸痛。妇科检查宫颈口未开,子宫大小与停经月份相符。

(2)难免流产:又称不可避免流产,指流产已不可避免,多由先兆流产发展而来,腹痛加重,阴道流血量增多,胎膜已破或未破。妇科检查宫颈口已开,子宫与停经月份相符或略小,可能在宫颈内口触及胚胎组织。

(3)不全流产:指部分妊娠物已排出,尚有部分组织残留在宫腔,影响子宫收缩,阴道流血不止,可因流血过多而导致休克。妇科检查宫颈口已开,有大量血液自宫腔内流出,有时见妊娠组织堵塞子宫颈口。一般子宫小于停经月份,但如果宫腔内积血,子宫可增大。

(4)完全流产:指妊娠物完全排出,阴道流血停止或仅见少量流血,腹痛消失。妇科检查宫颈口关闭,子宫略大或正常大小。

(5)稽留流产:指胚胎或胎儿已死亡滞留在宫腔内尚未自然排出者。早期妊娠时表现正常,胎儿死亡后子宫不继续增长,甚至缩小。胎儿死亡时间过久可导致严重的凝血功能障碍。

(6)习惯性流产:指自然流产连续发生3次或以上者。往往每次流产发生在同一妊娠月份,其临床过程与一般流产相同。

(7)感染性流产:在各种类型的流产过程中,若阴道流血时间过长、不全流产或非法堕胎等,均可能引起宫腔内感染,严重时可并发盆腔炎、腹膜炎、败血症及感染性休克等,称为感染性流产。如不及时治疗,感染可扩散到盆腔、腹腔或全身,引起盆腔炎、腹膜炎、败血症及感染性休克等。

3.心理-社会状况

评估孕妇及家属对流产的看法、心理感受和情绪的反应,评估家庭成员对孕妇的心理支持是否有力。

4.辅助检查

根据不同流产阶段选择相应的检查。常用的有妊娠试验、hCG 测定、B 超。稽留流产需检查血常规、出凝血时间、凝血酶原时间、血小板计数等。

5.处理要点

(1)先兆流产:应给予保胎治疗,治疗后一般可继续妊娠。若治疗 2 周,症状仍不见缓解或反而加重,B 超检查发现胚胎发育异常,hCG 测定持续不升或反而下降,则表明流产不可避免,应终止妊娠。

(2)难免流产和不全流产:一旦确诊,应及时行吸宫术或钳刮术,清除宫腔内残留组织,以防大出血和感染。当胎儿及胎盘排出后,需检查排出是否完全,必要时行刮宫术。

(3)完全流产:如无感染征象,一般不需做特殊处理。

(4)稽留流产:一旦确诊,应尽早促使胚胎及胎盘组织完全排出。处理前应常规检查凝血功能,并连用雌激素 3 日,提高子宫肌对缩宫素的敏感性,防止并发症的发生。子宫小于 12 孕周者,可行刮宫术;子宫大于 12 孕周者,应静脉滴注缩宫素(5～10 单位加于 5% 葡萄糖液500mL 内),也可用前列腺素或其他方法等进行引产。若凝血功能障碍,应尽早使用肝素、纤维蛋白原及输血等。待凝血功能好转后,再行引产或刮宫。

(5)习惯性流产:应查明原因,针对病因进行治疗。如宫颈内口松弛者于妊娠前做宫颈内口修补术,若已妊娠,最好于妊娠 13～20 周行宫颈内口环扎术,术后定期随诊,提前住院,待分娩开始之前拆除缝线;黄体功能不全者可肌内注射黄体酮或 hCG,至妊娠 8 周后停止。原因不明习惯性流产可试行免疫治疗。

(6)感染性流产:应积极控制感染,若阴道流血不多,使用广谱抗生素 2～3 日,待感染控制后再行刮宫。若阴道流血量多,静脉滴注广谱抗生素和输血的同时,用卵圆钳将宫腔内残留组织夹出,使出血减少,术后继续应用抗生素,待感染控制后再彻底刮宫。

(三)护理诊断

1.有组织灌注量改变的危险

与出血有关。

2.有感染的危险

与反复出血致机体抵抗力下降或宫腔内有残留组织有关。

3.预感性悲哀

与即将失去胚胎或胎儿有关。

4.潜在并发症

出血性休克。

(四)护理目标

(1)孕妇出血停止。

(2)孕妇没有出现感染。

(3)孕妇能顺利渡过悲伤期。

（4）孕妇发生休克及时得到救治和护理。

（五）护理措施

1.保胎

先兆流产应绝对卧床休息，告知孕妇绝对卧床休息的必要性，并协助其完成日常生活的护理，禁止性生活和避免一切刺激，必要时遵医嘱使用药物。妊娠可以继续者应进行动态评估，严密观察阴道流血、腹痛和组织物排出的情况，阴道检查操作应轻柔，叮嘱孕妇心情要舒畅，加强营养，促进胎儿的发育。向孕妇及其家人讲明只有胎儿发育正常，保胎才有意义。家属应给予孕妇积极的心理支持，与其共同渡过这段时期。

2.制止出血，防治休克

大量阴道流血时，应立即测血压、脉搏，遵医嘱肌内注射缩宫素促进子宫收缩，减少出血，同时迅速建立静脉通道，及时补充血容量；已发展至难免流产或不全流产者，采取积极措施，做好清宫术或引产术的术前准备，术中密切观察生命体征，术后观察阴道流血量及子宫收缩情况，组织物送病理检查。

3.预防感染

护理人员要严密观察患者的体温，定期检查血常规，观察阴道流血的量、色、味，及时发现是否有感染征象。医护人员应严格无菌操作，做好会阴护理，保持会阴部清洁。流产合并感染者嘱其半卧位以防炎症扩散，并注意床边隔离。遵医嘱应用抗生素。同时叮嘱患者流产后1个月来医院复查。

4.接触焦虑

安慰患者及家属，适时说明病情，解释有关治疗及护理措施，稳定情绪，增强保胎信心，鼓励积极配合医护工作。患者由于失去胎儿，往往会有伤心、悲观等情绪，护士应给予同情和理解，帮助患者和家属顺利渡过悲伤期，尽早恢复正常心态。

5.健康指导

保持外阴清洁，1个月内禁止盆浴及性生活；增加营养，纠正贫血，增强机体抵抗力；清宫术后如阴道流血淋漓不尽，流血量超过月经量，阴道分泌物混浊、有异味或伴有发热、腹痛，应及时到医院复诊；注意消除流产诱因，为再次妊娠做好准备；有习惯性流产史的孕妇，未孕前应积极接受病因治疗，确诊妊娠后应卧床休息，加强营养，禁止性生活，保胎时间应超过以往发生流产的妊娠周数。

（六）护理评价

（1）患者出血是否得到控制，生命体征是否正常。

（2）患者感染是否及时发现并得到控制，体温、血象是否正常。

（3）患者焦虑是否消除，能否积极配合治疗。

二、异位妊娠

受精卵在子宫腔以外着床称为异位妊娠，习惯上称为宫外孕，包括输卵管妊娠、卵巢妊娠、腹腔妊娠、子宫颈妊娠、阔韧带妊娠等。异位妊娠是妇产科常见急腹症，其发病率约为1%，并有逐年增高趋势，是孕产妇的主要死亡原因之一。其中以输卵管妊娠最为常见，占异位妊娠的

95%左右。

(一)概述

1.病因

(1)输卵管炎:输卵管炎是输卵管妊娠的主要原因。输卵管黏膜炎可使黏膜皱褶粘连,管腔变窄或纤毛缺损,导致受精卵运行受阻而于该处着床;输卵管周围炎可导致输卵管周围粘连、输卵管扭曲、管腔狭窄、蠕动减弱等,影响受精卵运行。

(2)输卵管发育不良或功能异常:输卵管过长、肌层发育差、黏膜纤毛缺乏等,均是导致输卵管妊娠的原因。输卵管功能异常如蠕动、纤毛活动及上皮细胞的分泌功能异常,也可影响受精卵的正常运行。

(3)输卵管手术史:输卵管绝育史及手术史,输卵管绝育术后再通手术等,其输卵管妊娠的发生率为10%～20%。

(4)辅助生殖技术:现代辅助生殖技术的应用,使输卵管妊娠的发生率增加,既往少见的异位妊娠,如卵巢妊娠、子宫颈妊娠、腹腔妊娠的发生率增加。

(5)避孕失败:子宫内节育器避孕失败,发生异位妊娠的机会较大。

(6)其他:子宫肌瘤或卵巢肿瘤、输卵管周围肿瘤及子宫内膜异位症、内分泌失调、神经精神因素等,均可导致受精卵着床于输卵管。

2.病理

由于输卵管管腔小、管壁薄、缺乏黏膜下组织,受精卵着床后,不利于胚胎的生长发育,当输卵管妊娠发展到一定程度时,即可引起以下结局。

(1)输卵管妊娠流产:输卵管妊娠流产多见于妊娠8～12周的输卵管壶腹部妊娠。由于输卵管妊娠时管壁形成的蜕膜不完整,囊胚突向管腔并可与管壁分离。若整个囊胚剥离落入管腔,并经输卵管逆蠕动排入腹腔,形成输卵管完全流产,出血一般不多。若囊胚部分剥离,部分仍残留于管腔,则为输卵管不完全流产,导致持续反复出血,量较多,血液凝聚并积聚在直肠子宫陷凹,形成盆腔血肿,甚至大量血液流入腹腔,同时引起失血性休克。

(2)输卵管妊娠破裂:输卵管妊娠破裂多见于妊娠6周左右的输卵管峡部妊娠。当囊胚绒毛侵蚀管壁的肌层及浆膜,最终穿破浆膜,形成输卵管妊娠破裂。由于输卵管肌层血管丰富,短期内即可发生大量腹腔内出血,使患者出现休克,也可反复出血,形成盆腔及腹腔血肿。

(3)陈旧性宫外孕:输卵管妊娠流产或破裂,内出血逐渐停止,形成的盆腔血肿可机化变硬,并与周围组织粘连,临床上称为陈旧性宫外孕。

(4)继发性腹腔妊娠:发生输卵管妊娠流产或破裂后,胚胎被排入腹腔,大部分死亡,偶尔也有存活者。若存活胚胎的绒毛组织仍附着于原位或排至腹腔后重新种植,胚胎可获得营养,继续生长发育,形成继发性腹腔妊娠。

(5)子宫变化:输卵管妊娠时,合体滋养细胞产生人绒毛膜促性腺激素,维持黄体功能,使子宫内膜出现蜕膜反应。蜕膜的存在与受精卵的生存密切相关,若胚胎死亡,蜕膜自子宫壁剥离而排出发生阴道流血。蜕膜可呈三角形管型或碎片排出,排出组织见不到绒毛。

3.临床表现

异位妊娠的典型症状为停经后腹痛及阴道流血,可出现晕厥或休克。

4.治疗要点

异位妊娠的治疗方法包括手术治疗、药物治疗和期待疗法，以手术治疗为主。少数病例可能发生自然流产或被吸收；药物治疗包括化学药物治疗和中药治疗，局部用药采用在 B 超引导下穿刺或在腹腔镜下将化学药物直接注入输卵管的妊娠囊内；手术治疗分为保守手术和根治手术。

(二)护理评估

1.健康史

应仔细询问月经史，准确推断停经时间。评估有无发生异位妊娠有关的高危因素，如盆腔炎、输卵管炎、盆腔手术史、放置节育器等。

2.身体状况

(1)症状。

停经：除输卵管间质部妊娠停经时间较长外，一般停经史为 6～8 周。少数患者无明显停经史，将不规则阴道流血误认为末次月经或由于月经仅过期几日而误认为是月经来潮。

阴道流血：胚胎死亡后，常出现不规则阴道流血，呈暗红色或深褐色，量少，呈点滴状，一般不超过月经量，少数患者阴道流血量较多，类似月经。阴道流血可伴有蜕膜管型或碎片排出，由于子宫蜕膜剥离所致。当病灶除去后阴道流血则停止。

腹痛：腹痛是输卵管妊娠患者的主要症状，95％以上输卵管妊娠患者是以腹痛为主诉就诊的。输卵管妊娠流产或破裂之前，由于胚胎在输卵管内逐渐增大，输卵管膨胀常表现为一侧下腹部隐痛或酸胀感。当发生输卵管妊娠流产或破裂时，突然感到一侧下腹部撕裂样疼痛，常伴有恶心、呕吐。当血液积聚于直肠子宫陷凹处时，出现肛门坠胀感。随着腹腔积血增多，疼痛可由下腹部向全腹部扩散，血液刺激膈肌时，可引起肩胛部放射性疼痛。输卵管峡部妊娠破裂多发生在妊娠 6 周左右，壶腹部妊娠破裂多发生在妊娠 8～12 周，而间质部妊娠可维持到 3～4 个月才破裂。

晕厥与休克：由于腹腔急性内出血及剧烈腹痛，轻者出现晕厥，严重者出现失血性休克，休克程度取决于内出血速度及出血量，而与阴道流血量不成正比。

(2)体征。

一般情况：腹腔内出血较多时，呈贫血貌。大量出血时，患者可出现面色苍白、脉快而细弱、血压下降等休克表现。体温一般正常，出现休克时体温略低，腹腔内血液吸收时体温略升高，但不超过 38℃。

腹部检查：患者下腹有明显压痛及反跳痛，但腹肌紧张较轻微。出血较多时，叩诊有移动性浊音。有些患者下腹可触及包块，若反复出血并积聚，包块可逐渐增大变硬。

盆腔检查：阴道内常有少量暗红色血液。输卵管妊娠未发生流产或破裂者，除子宫略大较软外，可触及输卵管胀大及轻度压痛。输卵管妊娠流产或破裂者，阴道后穹窿饱满，触痛。子宫颈轻轻上抬或向左右摇动时可引起剧烈疼痛，称为子宫颈举痛或摇摆痛。内出血多时，子宫有漂浮感。间质部妊娠时，子宫大小与停经月份基本符合，但子宫不对称，一侧角部突起，破裂时的征象与子宫破裂极相似。

261

（3）心理、社会状况：孕妇及家属对腹痛和出血的恐惧，担心孕妇的生命安全而产生焦虑。对失去孩子表现出悲伤或自责，同时担忧未来能否妊娠等。

3.辅助检查

（1）阴道后穹窿穿刺：抽出暗红色、不凝固的血液，表示腹腔内出血致血腹症的存在，是简单可靠的诊断方法。

（2）人绒毛膜促性腺激素测定：阳性结果有助于诊断。

（3）B超检查：子宫腔内空虚，子宫旁探及低回声区，其内探及胚囊或胎心搏动则可确诊。

（4）腹腔镜检查：腹腔镜检查有助于提高异位妊娠的诊断准确性，同时可达到治疗的作用，尤其适用于输卵管妊娠尚未破裂或流产的早期诊断及治疗。

（5）子宫内膜病理检查：对于子宫腔排出物或刮出物中仅见蜕膜而无绒毛者，做子宫内膜病理检查有助于异位妊娠的诊断。

（三）护理诊断/合作性问题

1.疼痛

与输卵管妊娠流产或破裂发生有关。

2.焦虑

与担心自身生命安全、失去胎儿有关。

3.潜在并发症

失血性休克。

（四）护理措施

1.急救护理

对于已发生急性内出血者，应去枕平卧，吸氧，保暖；建立静脉通道，做好输液、输血的准备；严密监测生命体征及尿量，并记录；协助医生体检，完成阴道后穹窿穿刺及完善相关辅助检查；在纠正休克的同时做好急诊手术的术前准备。

2.病情观察

测量脉搏、呼吸、血压及尿量，病情严重者每15～30分钟测量一次并记录；注意腹痛性质、部位及伴随症状；观察阴道流血的量、色及性状。切忌以阴道流血量作为判断机体失血量的指标，因其主要是腹腔内出血，全身症状与阴道流血量不成正比，所以要以血压及血红蛋白值确定。

3.治疗配合

对于非手术治疗患者，应保证绝对卧床休息，协助其完成日常生活护理；观察生命体征、腹痛及阴道流血情况；遵医嘱用药，观察用药效果，检测人绒毛膜促性腺激素变化；给予高营养、富含维生素的半流质饮食；保持大便通畅，避免腹压增大；若有阴道排出物，必须送检。

4.心理护理

给予患者心理安慰，维持自尊，消除患者及家属焦虑、恐惧心理，接受并配合治疗。同时注重家庭支持系统的作用，鼓励家属陪伴，提供心理安慰，帮助孕妇度过悲哀时期。

5.健康教育

术后应注意休息，加强营养，纠正贫血，提高机体抵抗力，保持外阴清洁，预防感染，禁止性生活 1 个月。出院后定期随诊,积极消除异位妊娠的因素,以防再次发生。有生育需求者,在医生的指导下有计划地做好再次妊娠的准备。

三、前置胎盘

前置胎盘为胎盘附着部位异常的病变。妊娠时,胎盘正常附着于子宫体部的前壁、后壁或侧壁。孕 28 周后胎盘附着于子宫下段,甚至胎盘下缘达到或覆盖宫颈内口处,其位置低于胎儿先露部,称为前置胎盘。前置胎盘可致妊娠晚期大量出血而危及母儿生命,是妊娠期的严重并发症之一。

(一)病因及发病机制

1.子宫内膜损伤或病变

多次刮宫、多次分娩、产褥感染、子宫瘢痕等可损伤子宫内膜或引起子宫内膜炎症、子宫萎缩性病变,造成再次受孕时子宫蜕膜血管形成不良、供血不足。为摄取足够营养,胎盘面积增大,伸展到子宫下段。前置胎盘产妇中 85%～90%为经产妇。前次剖宫产手术瘢痕可妨碍胎盘于妊娠晚期时向上迁移,从而增加前置胎盘的发生。瘢痕子宫妊娠前置胎盘的发生率较无瘢痕子宫妊娠大 5 倍。

2.胎盘异常

多胎妊娠时,胎盘面积较大而延伸至子宫下段,其前置胎盘的发生率较单胎妊娠大 1 倍。副胎盘亦可到达子宫下段或覆盖宫颈内口;膜状胎盘大而薄,可扩展至子宫下段,均可发生前置胎盘。

3.受精卵滋养层发育迟缓

受精卵到达宫腔时,滋养层尚未发育到能着床的阶段,继续下移,着床于子宫下段而形成前置胎盘。

(二)临床分类

前置胎盘的分类可随妊娠的继续、产程的进展而发生变化。临产前的完全性前置胎盘可因临产后宫颈口扩张而变为部分性前置胎盘。故诊断时期不同,分类也不同,目前均以处理前最后一次检查来确定其分类。

1.完全性前置胎盘

或称为中央性前置胎盘,胎盘组织覆盖整个宫颈内口。

2.部分性前置胎盘

胎盘组织覆盖部分宫颈内口。

3.边缘性前置胎盘

胎盘下缘附着于子宫下段,但未覆盖宫颈内口。胎盘下缘与宫颈内口的关系可随子宫下段的逐渐伸展、宫颈管的逐渐消失、宫颈口逐渐扩张而改变。

4.胎盘低置

胎盘附着于子宫下段,边缘距宫颈内口的距离＜20mm(国际上尚未统一,多数定义为距离＜20mm),此距离对临床分娩方式的选择有指导意义。将胎盘边缘距宫颈内口的距离＜20mm、而未达到宫颈内口时定义为边缘性前置胎盘。由于低置胎盘可导致临床上的胎位异常、产前产后出血,对母儿造成危害,临床应予以重视。

(三)临床表现

前置胎盘临床表现的特点为妊娠晚期无痛性阴道流血,可伴有因出血多所致的症状。

1.无痛性阴道流血

妊娠晚期或临产时,突发性、无诱因、无痛性阴道流血是前置胎盘的典型症状。妊娠晚期子宫峡部逐渐拉长形成子宫下段,而临产后的宫缩又使宫颈管消失成为软产道的一部分,但附着于子宫下段及宫颈内口的胎盘不能相应地伸展,与其附着处错位而发生剥离,致血窦破裂而出血。初次出血量一般不多,偶有初次即发生致命性大出血。随着子宫下段的逐渐拉长,可反复出血。前置胎盘出血时间、出血频率、出血量多少与前置胎盘类型有关。完全性前置胎盘初次出血时间较早,多发生在妊娠 28 周左右,出血频繁,出血量较多;边缘性前置胎盘初次出血时间较晚,往往发生在妊娠末期或临产后,出血量较少;部分性前置胎盘的初次出血时间及出血量介于以上两者之间。部分性及边缘性前置胎盘产妇胎膜破裂后,若胎先露部很快下降,压迫胎盘可使出血减少或停止。

2.贫血

反复出血可致孕妇贫血,其程度与阴道流血量及流血持续时间成正比。有时,一次大量出血可致孕妇休克、胎儿窘迫甚至死亡,有时少量的、持续的阴道流血也可导致严重后果。

3.胎位异常

常见胎头高浮,约 1/3 产妇出现胎位异常,其中以臀先露为多见。

(四)辅助检查

1.B 型超声检查

可清楚显示子宫壁、宫颈及胎盘的关系,为目前诊断前置胎盘最有效的方法,准确率在95%以上。超声诊断前置胎盘还要考虑孕龄。中期妊娠时胎盘约占据宫壁一半面积,邻近或覆盖宫颈内口的机会较多,故有半数胎盘位置较低。晚期妊娠后,子宫下段形成并向上扩展成宫腔的一部分,大部分原附着在子宫下段的胎盘可随之上移而成为正常位置胎盘。附着于子宫后壁的前置胎盘容易漏诊,可能因胎先露遮挡或腹部超声探测深度不够。经阴道彩色多普勒检查可以减少漏诊,而且安全、准确。

2.磁共振检查(MRI)

可用于确诊前置胎盘,国内已逐渐开展应用。

3.产后检查胎盘和胎膜

产后应仔细检查胎盘胎儿面边缘有无血管断裂,有无副胎盘。胎盘边缘见陈旧性紫黑色血块附着处即为胎盘前置部分;胎膜破口距胎盘边缘在 7cm 以内则为边缘性或部分性前置胎盘。

(五)诊断

1.病史

妊娠晚期或临产后突发无痛性阴道流血,应考虑前置胎盘;但也有许多前置胎盘无产前出血,通过超声检查才能获得诊断。注意询问有无多次刮宫或多次分娩史。

2.体征

反复出血者可有贫血貌,严重时出现面色苍白、四肢发冷、脉搏细弱、血压下降等休克表现。

(1)腹部体征:子宫大小与停经月份相符,子宫无压痛,但可扪及阵发性宫缩,间歇期能完全放松。可有胎头高浮、臀先露或胎头跨耻征阳性。出血多时可出现胎心异常,甚至胎心消失;胎盘附着子宫前壁时可在耻骨联合上方闻及胎盘血流杂音。

(2)宫颈局部变化:一般不做阴道检查,如果反复阴道出血,怀疑宫颈阴道疾病,需明确诊断,则在备血、输液、输血或可立即手术的条件下进行阴道窥诊。严格消毒外阴后,用阴道窥器观察阴道壁有无静脉曲张、宫颈糜烂或息肉等病变引起的出血。一般不做阴道指检,以防附着于宫颈内口处的胎盘剥离而发生大出血。如发现宫颈口已经扩张,估计短时间可经阴道分娩者,可行阴道检查。

(六)治疗

1.期待疗法

适用于胎龄<34周,胎儿体重<2000g、胎儿存活、阴道流血量不多无需紧急分娩者。

(1)一般处理:取侧卧位,绝对卧床休息。密切观察阴道流血量;胎儿电子监护仪监测胎儿宫内情况;每日间断吸氧。

(2)药物治疗:必要时给予镇静剂、补充铁剂、广谱抗生素。若胎龄<34周,注意应用促肺成熟药物。

2.终止妊娠

对于入院时出血性休克者或期待疗法中发生大出血或出血量虽少,但妊娠已近足月或已临产者,应采取积极措施选择最佳方式终止妊娠。其中剖宫产术能迅速结束分娩,既能提高胎儿存活率又能迅速减少或制止出血,是处理前置胎盘的主要手段。阴道分娩适用于边缘性前置胎盘、胎先露为头位、临产后产程进展顺利并估计能在短时间内结束分娩者。

(七)护理评估

1.病史评估

(1)询问产妇孕期一般情况,病因、诱因、临床表现及其特点。

(2)评估产妇目前的临床症状、实验室检查结果,用药种类、剂量及用法,有无明确药物过敏史。

2.身心状况

产妇的一般情况与出血量的多少密切相关。大量出血时可出现面色苍白、脉搏细弱、血压下降等休克症状。产妇及其家属可因突然阴道出血而感到恐惧或焦虑,既担心孕妇的健康,又担心胎儿的安危,导致恐惧紧张、手足无措等情绪。

3.产科检查

子宫软、无压痛、大小与妊娠周数相符,胎先露部高浮,胎心音可正常,也可因孕妇失血过多致胎心音异常或消失。前置胎盘位于子宫下段前壁时,可于耻骨联合上方听到胎盘血管杂音。临产后,宫缩为阵发性,间歇期子宫肌肉可以完全放松。

(八)护理措施

1.妊娠期

(1)一般护理：①保持病室安静,指导孕妇注意个人卫生,勤换内衣裤。②休息。左侧卧位,绝对卧床休息,间断吸氧,每日 2～3 次,每次 20～30 分钟。减少腹部刺激,避免诱发宫缩的活动。③加强生活护理:协助完成日常生活,满足孕妇基本需求。

(2)病情观察：①观察生命体征。观察体温、脉搏、血压及呼吸变化,如有异常及时通知医生。②观察阴道出血情况,严格记录出血量。禁止阴道检查、肛门检查和灌肠。在期待治疗过程中,常伴发早产。对于有早产风险的孕妇可酌情给予宫缩抑制剂,防止因宫缩引起的进一步出血,赢得促胎肺成熟的时间。在使用宫缩抑制剂的过程中,仍有阴道大量出血的风险,应做好随时剖宫产手术的准备。③阴道有活动出血或一次性出血多时,应做好应急抢救准备。④观察宫缩情况及强度,听胎心或行胎心监护了解胎儿宫内情况。⑤观察有无休克征象,一旦发生失血性休克,立即取平卧或头低位,给予氧气吸入,同时注意保暖,建立静脉通道,完善化验、配血,遵医嘱给予静脉补液。积极做好术前准备及抢救新生儿准备。⑥观察有无感染征象,必要时遵医嘱给予抗生素预防感染。

(3)用药护理。

镇静药的应用:常用苯巴比妥、地西泮,主要是对中枢产生抑制作用,起到镇静安胎的作用,注意头晕、乏力等用药反应,预防跌倒。

抑制宫缩药物的应用:常用硫酸镁、盐酸利托君等。主要是抑制子宫收缩,起到保胎的作用。

止血药的应用:常用维生素 K_1、酚磺乙胺等。

(4)专科指导：①绝对卧床休息,血止后方可轻微活动。②禁止性生活、阴道检查及肛查;密切观察阴道出血量。③胎儿电子监护仪监护胎儿宫内情况,包括心率、胎动计数等。

(5)并发症的护理观察：主要是对贫血的护理,除口服补血药物、输血等措施外,需加强饮食指导,建议孕妇多食用高蛋白质以及含铁丰富的食物。

(6)心理护理：多与孕妇及家属交流,做好健康教育工作,增加孕妇的信任感、安全感。根据孕妇爱好,选择听轻音乐、看书、看电视等活动分散注意力,提供积极的心理支持。

(7)健康教育：①向孕妇及家属解释前置胎盘发生的原因及诊疗护理措施,取得孕妇及家属的理解与支持。②饮食指导。进食高蛋白、高维生素、易消化食物。增加粗纤维食物,防止便秘。③环境指导。保持环境舒适,保持心情舒畅。④休息与活动指导。宜左侧卧位,保证休息。⑤自我监护指导。向孕妇讲解前置胎盘的出血特点,教会孕妇自数胎动的方法,告诉孕妇如出现阴道流血、胎动异常、规律宫缩、阴道流水等情况应立即告知医务人员。⑥告知孕妇,若妊娠期出血,无论出血多少均应及时就医,避免延误病情。

2.分娩期

(1)一般护理:阴道分娩者、剖宫产者的护理。

(2)病情观察。①观察终止妊娠指征:产妇反复发生多量出血甚至休克者,无论胎儿成熟与否,为了产妇安全应终止妊娠;胎龄达 36 周以上者;胎儿成熟度检查提示胎儿肺成熟者;胎龄在 34～36 周,出现胎儿窘迫征象或胎儿电子监护发现胎心异常、胎肺未成熟者,经促胎肺成熟处理后。②观察剖宫产指征:完全性前置胎盘,持续大量阴道流血者及部分性和边缘性前置胎盘出血量较多,先露高浮,胎龄达 36 周以上,短时间内不能结束分娩,有胎心、胎位异常者应尽快行剖宫产结束分娩。③自然分娩人工破膜应在备血、开放静脉条件下进行。破膜后,胎头下降压迫胎盘前置部位而止血,并可促进子宫收缩加快产程。④不论剖宫产还是阴道分娩,均应备足充足血液,做好一切抢救产妇和新生儿的准备。胎儿窘迫、早产儿娩出时请儿科会诊。⑤密切观察阴道出血情况,积极抢救出血与休克。⑥早产者第二产程行会阴切开术;新生儿娩出后应肌内注射维生素 K_1,预防颅内出血。

(3)用药护理:剖宫产者胎儿娩出后立即行子宫肌壁注射缩宫素。自然分娩者胎儿娩出后立即静脉注射缩宫素,预防产后出血。缩宫素不起效时,可选用前列腺类药物。

(4)并发症的护理观察。

产后出血:附着于前壁的胎盘行剖宫产时,若子宫切口无法避开胎盘,则出血明显增多。自然分娩胎儿娩出后,子宫下段肌组织菲薄,收缩力较差,附着于此处的胎盘不易完全剥离,且开放的血窦不易关闭,故常发生产后出血。

胎儿窘迫:前置胎盘出血量多可导致胎儿窘迫,甚至因缺氧而死亡。

感染:胎儿娩出后尽早使用缩宫素,以促进子宫收缩预防产后出血。产妇回病房后,严密观察产妇生命体征、阴道出血情况。及时更换会阴垫,保持会阴部清洁干燥。

(5)心理护理:产程中鼓励家属陪产,减少产妇紧张焦虑的情绪。积极鼓励产妇面对现实,提前做好迎接新生儿的准备。

(6)健康教育。

饮食指导:指导产妇在第一产程以碳水化合物性质的食物为主,因为它们在体内转化速度快,在胃中停留的时间比蛋白质和脂肪短,不会在宫缩紧张时引起产妇的不适、恶心或呕吐。食物应细软、清淡、易消化,如蛋糕、挂面、粥等。在第二产程,应进食高能量、易消化的食物,如牛奶、粥、巧克力等。如果产妇实在无法进食,也可以通过静脉输注葡萄糖、维生素来补充能量。

活动与休息:边缘性前置胎盘、阴道流血不多、无胎位异常的产妇可在产程中适当活动。

3.产褥期

(1)一般护理。

(2)病情观察。①警惕胎盘植入:前置胎盘子宫下段蜕膜发育不良,胎盘绒毛膜穿透底蜕膜,侵入子宫肌层,易形成植入性胎盘。②产后及时观察阴道出血情况,备好抢救物品,积极抢救出血与休克。③严密观察产后生命体征,及时发现感染征象。前置胎盘剥离面接近宫颈外口,细菌易经阴道上行侵入胎盘剥离面,加之多数产妇因反复失血而致贫血,体质虚弱,容易发生产褥期感染。注意遵医嘱给予抗生素预防感染。

(3)用药指导:指导患者出院后遵医嘱服药,不擅自增减药量或停药,做好药物不良反应的自我监测,如有异常及时就医。

(4)专科指导:①指导母乳喂养及新生儿抚触。②早产儿护理指导。教会产妇喂养和护理早产儿的方法。如果母婴分离,教会产妇乳房护理及保持泌乳的方法。

(5)心理护理:如果早产不可避免,要帮助产妇以良好的心态承担起早产儿母亲的角色。

(6)健康教育。①饮食指导:根据医嘱进食高蛋白、高维生素、易消化食物。多进食新鲜的水果、蔬菜,增加膳食纤维,防止便秘。注意补充足够的钙、镁、锌。贫血者多食含铁丰富的食物,如动物肝脏、绿叶蔬菜及豆类等。②休息与活动:生活作息规律,保证充足睡眠。适当运动,协助床上翻身,避免压疮及下肢深静脉血栓。③母乳喂养的患者:指导产妇做好母乳喂养,并做好新生儿常规护理指导。④出院指导:做好出院手续办理,新生儿免疫接种、出生证明办理及产后复查随访相关事项的告知。嘱产后42天内禁止性生活,42天后到门诊复查,做好产后避孕。指导产妇出院后注意休息,加强营养,纠正贫血,增强抵抗力。

四、早产

早产是指以妊娠满28周至不足37周期间而中断妊娠为主要表现的疾病。此时娩出的新生儿称为早产儿,出生体重在2500g以下,各器官发育尚不成熟,出生孕龄越小,体重越轻,其预后越差。早产儿中约15%在新生儿期死亡,故防止早产是降低围生儿死亡率的重要措施。

(一)概述

1.病因

(1)母体因素:胎膜早破、绒毛膜羊膜炎最常见;妊娠合并症与并发症,如妊娠期高血压疾病、妊娠合并心脏病、慢性肾炎、严重贫血等;子宫病变,如子宫畸形、子宫肌瘤、子宫颈内口松弛等。

(2)胎儿、胎盘因素:羊水过多、胎儿畸形、多胎妊娠、前置胎盘、胎盘早剥、胎膜早破、胎盘功能不全等。

(3)其他因素:吸烟、酗酒、精神受刺激、创伤、性生活等。

2.临床表现

早产的临床表现主要是子宫收缩,由不规则宫缩发展为规则宫缩,与足月临产相似,分为先兆早产和早产临产。

(1)先兆早产:先兆早产表现有不规律宫缩、血性分泌物。

(2)早产临产:早产临产表现为规律宫缩,宫颈管消失,子宫口开大2cm以上。

3.治疗要点

先兆早产,应卧床休息,抑制宫缩,尽量延长妊娠周数;早产临产,应提高早产儿的存活率。

(二)护理评估

1.健康史

了解是否有致早产的因素存在,如多胎妊娠、羊水过多、外伤、前置胎盘、妊娠期高血压疾病等;了解既往早产史、晚期流产及产伤史等。

2.身体状况

(1)临床表现:早产的临床表现主要是子宫收缩,最初为不规则宫缩,并伴有少量阴道流血或血性分泌物,以后可发展为规则宫缩,与足月临产过程相似。妊娠满28周至不足37周出现至少10分钟一次的规律宫缩,阴道流血或血性分泌物排出,伴宫颈管缩短即提示先兆早产;若规律宫缩逐渐加强,并伴宫颈管缩短不少于75%及进行性子宫口扩张2cm以上,即为早产临产。

(2)心理、社会状况:早产常在孕妇及家属均未有思想准备时发生,不知妊娠是否继续及妊娠结果的不可预知,常产生焦虑、恐惧等情绪反应。

3.辅助检查

(1)B超检查:确定胎儿大小、胎心率、胎盘成熟度及羊水量。

（2）胎心监护仪：监测宫缩、胎心率情况。

（三）护理诊断/合作性问题

1.疼痛

与子宫收缩有关。

2.焦虑

与担心早产及早产儿的预后有关。

3.有围生儿受伤的危险

与早产儿发育不成熟、抵抗力低下有关。

（四）护理措施

1.预防早产

加强妊娠期保健，避免诱发早产的因素；具有高危因素的孕妇需卧床休息，以左侧卧位为宜，避免刺激，慎做肛门检查和阴道检查；积极治疗妊娠期合并症与并发症，保持心情平静，妊娠晚期节制性生活；避免感染和外伤；子宫颈内口过松者应于妊娠 14～18 周行子宫颈内口环扎术。

2.先兆早产的护理

（1）镇静休息：绝对卧床休息，取左侧卧位，定期间断吸氧，加强营养，注意会阴部卫生，减少刺激。感染是早产的重要诱因，应遵医嘱应用抗生素控制感染。

（2）药物治疗抑制宫缩。

β_2 受体激动剂：利托君、沙丁胺醇。其作用为降低子宫肌肉对刺激物的应激性，使子宫肌肉松弛，抑制子宫收缩；其不良反应是使心跳加快、血压下降、血糖增高等。

硫酸镁：镁离子直接作用于肌细胞，使平滑肌松弛，抑制子宫收缩。

钙通道阻滞剂：常见的有硝苯地平，其能选择性地减少 Ca^{2+} 的内流，抑制子宫收缩；已用硫酸镁者慎用。

前列腺素合成酶抑制剂：常见的有吲哚美辛及阿司匹林。

3.早产临产的护理

（1）预防新生儿呼吸窘迫综合征，提高胎儿成活率：应用肾上腺糖皮质激素后 24 小时至 7 天内，能促进胎儿肺成熟。常用地塞米松或倍他米松。紧急时可经静脉或羊膜腔注入地塞米松 10mg。

（2）分娩的处理：临产后大部分早产儿可经阴道分娩，为了防止胎儿缺氧及颅内出血，产妇需吸入氧气，子宫口开全后行会阴侧切术，缩短第二产程。慎用吗啡、哌替啶等抑制新生儿呼吸中枢的药物。加强早产儿护理，如保暖、喂养，必要时放置暖箱等，遵医嘱用抗生素预防感染。

4.心理护理

观察孕妇及家属的情绪反应，多陪伴孕妇，提供心理支持。讲解早产的相关知识，使孕妇了解早产发生的可能原因、治疗措施，及早产儿出生后将要接受的治疗和护理内容，减轻孕妇及家属的焦虑，使其积极配合治疗和护理。

5.健康教育

避免早产发生的重点在于预防，故应加强妊娠期管理，增加营养，注意休息，切实加强对高危妊娠的管理及干预，积极治疗妊娠合并症及预防并发症发生。

五、多胎妊娠

一次妊娠同时有两个或两个以上胎儿者称为多胎妊娠,其中以双胎妊娠最多见。双胎妊娠分为单卵双胎和双卵双胎两种。近年来,由于促排卵药物的应用及辅助生育技术的开展,双胎妊娠的发生率有增高的趋势。

(一)护理评估

1.健康史

了解孕妇及其丈夫的家族中有无多胎史,孕妇的年龄、胎次,孕前是否使用促排卵药。

2.身体状况

(1)症状、体征:双胎妊娠时早孕反应较重,腹部感胀满且增大迅速,孕 24 周后尤为明显。妊娠晚期,因子宫过大可导致腰酸背痛,呼吸困难,行走不便,下肢静脉曲张、水肿等压迫症状。

腹部检查:子宫比相应孕周大,羊水量也较多;可触及,两个胎头及多个肢体;在不同部位听到两个频率不同的胎心音,同时计数 1 分钟,胎心率相差 10 次以上或两胎心音之间隔有无音区。

(2)并发症。

妊娠期:孕妇常出现贫血,易并发妊高征、羊水过多、胎儿畸形、前置胎盘、胎盘早剥、产后出血、早产、流产、胎儿生长多限、死胎、胎位异常等。

分娩期:双胎分娩时出现的异常情况较多,如宫缩乏力、产程延长、胎膜早破及脐带脱垂、胎位异常(容易转为肩先露)、胎盘早剥、胎头交锁及胎头碰撞。

产褥期:易发生产后休克、产后出血、产褥感染。

围生儿:可发生早产、胎儿生长受限、双胎输血综合征、脐带脱垂、胎头交锁或胎头碰撞、胎儿畸形等。

3.心理-社会状况

孕妇及家属既为孕育双胎而高兴,又为母儿的安危而担心。

4.辅助检查

B 型超声检查对双胎妊娠的诊断价值较高。B超在孕 6～7 周时可见到两个妊娠囊,孕 8 周开始显示两个胎心搏动,孕 13 周后清楚显示两个胎头光环及各自拥有的脊柱、躯干、肢体等,孕中期后尚可诊断胎儿是否患有先天畸形。

5.处理要点

定期做产前检查,及早确诊双胎妊娠。加强营养,补充足够的蛋白质、维生素、铁剂、钙剂等,积极治疗妊娠剧吐。加强产前检查和母儿监护,预防并发症。提前住院待产,合理选择分娩方式。经阴道分娩者,严密观察产程及胎心、胎位变化,协助胎儿娩出,两个胎儿娩出间隔通常在 20 分钟左右。预防产后出血和感染。

(二)常见的护理诊断

1.舒适改变

与双胎妊娠引起的呼吸困难、食欲下降、下肢水肿、腰背痛有关。

2.潜在并发症

早产、脐带脱垂、胎盘早剥、产后出血。

3.有受伤的危险

与双胎妊娠引起的早产、人工助产有关。

4.焦虑

与担心母婴安危有关。

（三）护理目标

（1）孕妇摄入足够的营养，保证母婴需要。

（2）孕妇及胎儿、婴儿的并发症被及时发现，保证母婴安全。

（四）护理措施

1.预防并发症，促进母儿健康

增加产前检查的次数，预防和及时发现贫血、高血压疾病、胎膜早破、早产等并发症。临产后密切观察产程进展和胎心率变化，若出现产程延长和胎儿窘迫，及时报告医生并配合处理；第一个胎儿娩出不应过快，以防发生胎盘早剥；第一个胎儿娩出后立即断脐，以防第二个胎儿失血；协助扶正第二个胎儿的胎位使其保持纵产式。第二个胎儿前肩娩出后，遵医嘱给予宫缩剂，腹部放置沙袋或用腹带包扎，以防产后出血和腹压骤降引起休克。加强早产儿护理。

2.症状护理

（1）减轻水肿：叮嘱孕妇注意休息，避免长时间站立。可用弹性绷带，减轻水肿和下肢静脉曲张。

（2）减轻腰背痛：指导孕妇佩戴托腹带或侧卧位时腹部垫一个枕头，减轻过度膨胀子宫引起的压迫症状。局部热敷也可缓解症状。

（3）预防下肢水肿和静脉曲张：采取措施预防下肢水肿和静脉曲张的发生，如休息时抬高下肢。

3.解除焦虑

提供心理支持，帮助孕妇完成角色的转变，接受成为两个孩子母亲的事实。告诉孕妇双胎妊娠虽属高危妊娠，但不必过分担心母儿的安危，鼓励积极配合各项处理。

4.健康指导

加强孕期营养，注意补充铁、钙、叶酸、维生素等，以满足两个胎儿生长发育的需要。增加产前检查次数，有异常随时就诊。注意休息，左侧卧位，抬高下肢，减轻下肢水肿。妊娠晚期多休息少活动，预防早产；一旦胎膜破裂立即平卧，并及时送医院。准备两套新生儿用物，指导正确进行母乳喂养及新生儿护理。

（五）护理评价

（1）孕妇能主动与他人讨论两个孩子的将来并做好分娩的准备。

（2）孕产妇、胎儿或新生儿安全。

六、羊水异常

（一）羊水过多

妊娠期间羊水量超过 2000mL 者，称为羊水过多。羊水过多时羊水外观、性状与正常者并无差异。

1.概述

（1）病因。

胎儿畸形：羊水过多的孕妇中约 25% 合并有胎儿畸形，以中枢神经系统和消化系统畸形最为常见。中枢神经系统畸形多见于无脑儿、脊柱裂等；消化系统畸形以食管及十二指肠闭锁最常见。

多胎妊娠及巨大儿：多胎妊娠羊水过多的发生率为单胎妊娠的 10 倍，以单卵双胎居多。巨大儿也容易合并羊水过多。

胎盘、脐带病变：巨大胎盘、胎盘绒毛血管、脐带帆状附着也能导致羊水过多。

孕妇患病：糖尿病、母儿血型不合、妊娠期高血压疾病等。孕妇妊娠期患糖尿病时胎儿血糖也增高，胎儿多尿而排入羊水中。母儿血型不合时，胎盘水肿增重，绒毛水肿影响液体交换而导致羊水过多。

特发性羊水过多：约有 30% 的羊水过多原因不明。

（2）临床表现及分类：羊水过多时，因子宫过度膨大，孕妇可出现压迫症状及并发症。羊水量在数日内急剧增多，称为急性羊水过多；羊水量在较长时期内缓慢增多，称为慢性羊水过多。

（3）治疗要点：羊水过多合并胎儿畸形者，一旦确诊，应及时终止妊娠；羊水过多无胎儿畸形者，应控制羊水量，行羊膜腔穿刺减压缓解症状，延长妊娠周数。

2.护理评估

（1）健康史：应详细询问孕妇有无糖尿病、妊娠期高血压疾病、重度贫血、多胎妊娠及母儿血型不合等病史。

（2）身体状况。

急性羊水过多：急性羊水过多较少见，多发生在妊娠 20～24 周。由于羊水急速增多，数日内子宫急剧增大，出现压迫症状。因膈肌上升引起心悸、气促、呼吸困难，甚至发绀。腹壁皮肤因张力过大感到疼痛，严重者皮肤变薄，皮下静脉清晰可见。孕妇进食减少，发生便秘。巨大的子宫压迫下腔静脉，影响静脉回流，出现下肢、外阴部水肿及静脉曲张，孕妇行走不便，不能平卧，表情痛苦。

慢性羊水过多：慢性羊水过多较多见，多数发生在妊娠晚期。数周内羊水缓慢增多，多数孕妇无自觉不适，仅在产前检查时，见腹部膨隆，测量宫高及腹围大于同期孕妇，妊娠图宫高曲线超出正常百分位数，腹壁皮肤发亮、变薄，触诊时感到皮肤张力大，有液体震颤感，胎方位不清，有时扪及胎儿部分有浮沉胎动感，胎心音遥远或听不清。

心理、社会状况：羊水过多常与胎儿畸形或母体疾病有关，故孕妇及家属对此较紧张，表现出对未知妊娠结局的担忧等。

（3）辅助检查。

B 超检查：B 超检查是羊水过多的重要辅助检查方法。单一最大羊水垂直深度（AFV）大于 7cm 考虑为羊水过多；羊水指数（AFI）大于 18cm 为羊水过多。

羊膜囊造影：了解胎儿有无消化道畸形或体表畸形。

甲胎蛋白（AFP）的检测：神经管缺损胎儿畸形易合并羊水过多，羊水甲胎蛋白平均值超过同期正常妊娠平均值 3 个标准差以上，母血清甲胎蛋白平均值超过同期正常妊娠平均值 2 个标准差以上，有助于临床的诊断。

3.护理诊断/合作性问题

（1）舒适度改变：与羊水过多引起压迫症状有关。

（2）焦虑：与担心胎儿畸形及胎儿安危有关。

4.护理措施

（1）一般护理：嘱孕妇卧床休息，取左侧卧位，压迫症状明显者可取半坐卧位，减少下床活动,防止胎膜早破;进食低盐饮食,多食蔬菜、水果,保持大便通畅。

(2)病情观察:观察生命体征,定期测量宫高、腹围及体重。及时发现并发症;观察胎心率变化、胎动及宫缩,及时发现胎儿窘迫及早产征象;破膜后及时观察羊水性状及流速,及时发现有无脐带脱垂征象。

(3)治疗配合:配合医生行羊膜腔穿刺减压术,B超定位穿刺点,也可在B超监测下进行,以15~18号腰椎穿刺针经腹羊膜腔穿刺放羊水,其速度不宜过快,每小时500mL,一次放羊水量不超过1500mL,以缓解孕妇症状。放羊水时应从腹部固定胎儿为纵产式,放羊水后腹部放置沙袋或加腹带包扎。严密观察宫缩,重视患者的症状,监测胎心率。严格消毒,防止感染。

(4)心理护理:羊水过多常伴有胎儿畸形或早产,对孕妇及家属情绪的影响较大,甚至导致不良的情绪反应。护士应耐心解答孕妇及家属提出的问题,讲解疾病相关知识,陪伴并关心他们,给予心理疏导及精神支持,使其积极配合治疗。

(5)健康教育:加强产前检查,及早发现导致羊水过多的可能因素,给予及时干预,必要时进行遗传咨询及相关筛查。产妇出院后应加强营养,注意休息,观察宫缩及恶露情况。

(二)羊水过少

妊娠足月时羊水量少于300mL者,称为羊水过少。羊水过少严重影响围生儿预后,羊水少于50mL,围生儿死亡率高达88%,应高度重视。

1.概述

(1)病因。

胎儿畸形:胎儿畸形以泌尿系统畸形为主,如胎儿先天肾缺如、肾发育不全、输尿管或尿道狭窄、梗阻所致的尿少或无尿。

胎盘功能异常:过期妊娠、胎儿生长受限、妊娠期高血压疾病均可导致胎盘功能的异常,胎儿脱水、子宫内慢性缺氧引起胎儿血液循环重新分配,保障脑和心的血供,而肾血流量下降,胎儿尿的生成减少到羊水过少。

羊膜病变:有学者认为,某些原因不明的羊水过少可能与羊膜本身病变有关。

母亲因素:孕妇脱水、服用某些药物(如利尿剂等)可引起羊水过少。

(2)临床表现:羊水过少的临床症状多不典型。孕妇于胎动时感腹痛。

(3)治疗要点:羊水过少合并胎儿畸形时应及时终止妊娠;未合并胎儿畸形,可行羊膜腔内灌注法,保守期待治疗。

2.护理评估

(1)健康史:应详细核实妊娠是否过期,有无应用脱水剂等药物史,以及胎盘功能监测情况等。

(2)身体状况。

临床表现:孕妇于胎动时感腹痛,检查见腹围、子宫高小于同期正常妊娠孕妇,子宫敏感性高,轻微刺激即可引发宫缩。临产后阵痛剧烈,宫缩多不协调,子宫口扩张缓慢,产程延长。胎儿臀先露多见。羊水过少,胎儿可发生肺发育不全、胎儿生长受限、胎儿窘迫及新生儿窒息。

心理、社会状况:孕妇及家属对羊水过少十分紧张,担心胎儿可能畸形,还会表现出对未来妊娠的担忧,表现出焦虑、紧张等不良情绪反应。

(3)辅助检查。

B超检查:单一最大羊水垂直深度(AFV)不大于2cm为羊水过少;单一最大羊水垂直深

度不大于 1cm 为严重羊水过少。羊水指数(AFI)不大于 8.0cm 可作为诊断羊水过少的临界值;以羊水指数不大于 5.0cm 作为诊断羊水过少的绝对值,同时还可发现胎儿畸形。

羊水直接测量:破膜时羊水少于 300mL 即可诊断为羊水过少。多见羊水呈黏稠、浑浊、暗绿色。直接测量法的缺点是不能早期发现。

胎儿电子监护仪检测:子宫收缩时可以出现胎心率的晚期减速,结合以上结果可诊断为羊水过少。

3.护理诊断/合作性问题

(1)舒适度改变:与羊水过少导致胎动时宫缩和临产后阵痛加剧等症状有关。

(2)焦虑:与担心胎儿畸形及胎儿安危有关。

4.护理措施

(1)一般护理:指导孕妇自计胎动的方法,及时发现胎儿窘迫征象;加强妊娠期保健,注意营养,合理用药。

(2)病情观察:观察生命体征,定期测量宫高、腹围及体重;观察胎心率变化、胎动及宫缩。破水后,及时测量羊水量,观察羊水性状,连续监测胎心率变化及产程进展。

(3)治疗配合:①羊水过少伴胎儿窘迫或胎儿畸形。羊水过少伴胎儿窘迫或胎儿畸形应及时终止妊娠,做好剖宫产术术前准备或阴道手术助产的护理配合,尤其是新生儿抢救及复苏的准备工作。②妊娠未足月且无胎儿畸形。可行增加羊水量期待治疗,经羊膜腔灌注液体解除脐带受压,提高围生儿成活率。具体方法如下。常规腹部消毒,在 B 超引导下行羊膜腔穿刺,以每分钟 10～15mL 的速度输入 37℃生理盐水 200～300mL。直至胎心率变异减速消失或羊水指数达到 8cm。同时应选用宫缩抑制剂预防早产发生,应注意严格无菌操作。

(4)心理护理:羊水过少伴有胎儿畸形或导致胎儿窘迫时,孕妇及家属常会表现出紧张、焦虑的心理状况,护士应关注其心理变化,解答相关疑问,以缓解其紧张情绪,使孕妇积极配合治疗,对于胎儿不良后果能平静对待,顺利度过分娩期。

(5)健康教育:羊水过少是胎儿危险的重要信号,可致围生儿发病率和死亡率明显增高。应加强产前检查,应早发现、早诊断、早处理。

七、过期妊娠

凡平时月经规则,妊娠达到或超过 42 周尚未临产者,称为过期妊娠。随着妊娠过期时间的延长,围生儿的患病率和死亡率也逐渐增加。

(一)概述

1.病因

(1)雌激素、孕激素比例失调:内源性前列腺素和雌二醇分泌不足而孕酮水平增高,导致孕激素占优势。

(2)头盆不称:头盆不称使胎先露不能紧贴子宫下段及子宫颈内口,反射性子宫收缩减少,容易发生过期妊娠。

(3)胎儿畸形:如无脑儿,由于无下丘脑,垂体-肾上腺轴发育不良或缺如,导致雌激素分泌不足;或小而不规则的胎头不能紧贴子宫下段及子宫颈内口诱发宫缩,导致过期妊娠。

(4)遗传因素:某些家庭、某个体常反复发生过期妊娠,提示过期妊娠可能与遗传因素有关。

2.病理及临床表现

(1)胎盘、胎儿变化。

胎盘功能正常型:胎儿继续发育,体重增加成为巨大儿,颅骨钙化明显,胎头不易变形,导致经阴道分娩困难。

胎盘功能减退型:胎盘外观有钙化和梗死,镜下见胎盘老化现象,使胎盘的物质交换与转运能力下降,供给胎儿营养及氧气不足,胎儿不宜再继续生长发育,致胎儿成熟障碍、胎儿窘迫。

(2)羊水变化:随着妊娠周数延长,羊水会越来越少;羊水粪染率明显增高。

过期妊娠因胎盘病理改变而发生胎儿窘迫或巨大胎儿造成难产,致使围生儿死亡率及新生儿窒息发生率增高,同时手术产率也增高。

3.治疗要点

一旦确诊为过期妊娠,无论任何情况,应终止妊娠。应根据胎盘功能、胎儿大小、子宫颈成熟度综合分析,选择恰当的分娩方式尽快终止妊娠。可以试产,但应放宽剖宫产指征。

(二)护理评估

1.健康史

仔细核实妊娠周数,确定胎盘功能是否正常是关键。

2.身体状况

(1)临床表现:胎盘功能正常型可无特殊表现;胎盘功能减退型可表现为胎动频繁或减少、消失,孕妇体重不再增加或减轻,子宫的高度及腹围与妊娠周数不相符,胎心率异常。

(2)心理、社会状况:当超过预产期数日后仍无分娩先兆,孕妇及家属都会焦急,担心过期妊娠对胎儿不利,而表现出紧张情绪。

3.辅助检查

(1)B超检查:监测胎儿双顶径、股骨长度估计孕龄;观察胎动、胎儿肌张力、胎儿呼吸运动及羊水量等。羊水暗区直径小于 3cm,提示胎盘功能减退;小于 2cm 则提示胎儿危险。

(2)胎盘功能测定:雌三醇(E_3)含量小于 10mg/24h,E/C 比值小于 10 或下降 50%,血清游离雌三醇含量持续缓慢下降等,均应考虑胎儿胎盘单位功能低下。

(3)胎儿电子监护仪检测:无刺激胎心率监护每周 2 次,多为无反应型;催产素激惹试验出现晚期减速,提示胎儿缺氧。

(三)护理诊断/合作性问题

(1)知识缺乏:缺乏过期妊娠危害性的相关知识。

(2)潜在并发症:胎儿窘迫、胎儿生长受限、巨大儿。

(四)护理措施

1.一般护理

核实预产期,积极配合判断胎盘功能的检查和操作。指导孕妇积极休息,采取左侧卧位,吸氧,鼓励营养摄入。指导孕妇自计胎动,判断有无胎儿窘迫。正常时,胎动 24 小时大于 30 次;若胎动 12 小时小于 10 次或减少 50% 以上为胎盘功能减退,此时应加强心理护理。

2.病情监测

加强胎儿监护,定时听胎心率,必要时做胎心率监护,给予氧气吸入。产程中监护产程进展、宫缩情况、胎心率变化,注意破膜时羊水性状,及时发现胎儿窘迫征象。

3.医护配合

做好剖宫产术术前准备或阴道手术助产的护理配合,尤其是新生儿的抢救准备,胎肩娩出前吸净胎儿鼻、咽部黏液,及时清理呼吸道。新生儿出生后,应严密观察,及时发现和处理新生儿窒息、脱水、低血容量和代谢性酸中毒等并发症。

4.心理护理

了解孕妇对过期妊娠的认识及态度,采取针对性心理疏导方式。对于急于终止妊娠而致紧张、焦虑者,在配合医生实施治疗方案的同时,耐心疏导孕妇及家属,解除其思想顾虑。若孕妇及家属对过期妊娠认识不够,应讲明其利弊,尤其是对母儿可能的不良影响,强调及时终止妊娠的必要性,使孕妇及家属接受并积极配合治疗。

5.健康教育

加强妊娠期保健及宣教工作,使孕妇及家属认识过期妊娠的危害性。督促孕妇临近预产期进行定时产前检查,超过预产期1周未临产,做好住院治疗的准备。

第五节　正常分娩

一、影响分娩的因素

妊娠满28周以后,胎儿及其附属物由母体排出的过程称为分娩。妊娠满28周至不满37周间的分娩称为早产;妊娠满37周至不满42周间的分娩称为足月产;妊娠满42周以后的分娩称过期产。影响分娩的因素包括产力、产道、胎儿及产妇的精神心理因素,这4项因素均正常且相互适应,胎儿才能顺利经阴道自然娩出,即正常分娩。

(一)产力

产力是指将胎儿及其附属物从子宫内逼出的力量,包括子宫收缩力(主力)及腹肌、膈肌、肛提肌的收缩力(辅力)。

1.子宫收缩力

子宫收缩力简称宫缩,是临产后的主要力量,贯穿于整个产程。正常宫缩具有以下特点。

(1)节律性:子宫有节律性、阵发性、不随意收缩的特点。每次收缩由弱到强(进行期),达高峰维持一定时间(极期)后又逐渐减弱(退行期),最后消失进入间歇期,子宫肌肉完全松弛;间歇期后又开始出现下一次宫缩,如此反复交替,直至分娩结束,故临床上也称为阵缩。

在产程初期时,宫缩持续时间约30秒,间歇时间5~6分钟。随着产程进展,子宫收缩力逐渐增强,宫缩持续时间逐渐延长,间歇时间逐渐缩短,在宫口开全后,宫缩达最全,收缩时间可达1分钟或更长,间歇时间可缩短至1~2分钟。

(2)对称性和极性:正常宫缩从两侧子宫角部同时发起,先向宫底部集中,再向子宫下段扩散,称为子宫收缩的对称性。极性是指宫缩由子宫上部向下传递,以子宫底部最强,子宫下段最弱。

(3)缩复作用:宫缩时子宫肌纤维缩短变宽,间歇时肌纤维松弛,但不能完全恢复到原来的长度,经反复收缩,肌纤维越来越短,称为缩复作用。缩复作用可使宫腔上部容积越来越小,迫使胎先露不断下降、宫颈管逐渐缩短直至消失。

2.腹肌、膈肌、肛提肌的收缩力

腹肌、膈肌、肛提肌的收缩力运用于第二、三产程,是胎儿娩出的重要辅力。宫口开全后,宫缩推动胎先露下降至阴道,压迫盆底软组织及直肠,引起反射性排便感;产妇主动屏气用力,使腹肌和膈肌有力地收缩,腹压增高,协助胎儿、胎盘娩出。肛提肌的收缩有助于胎先露内旋转和仰伸的完成。

(二)产道

产道是胎儿娩出的通道,分为骨产道与软产道。

1.骨产道

骨产道即真骨盆,是胎儿娩出的通道。

2.软产道

软产道是由子宫下段、子宫颈、阴道、盆底软组织所构成的一弯曲通道。

(1)子宫下段的形成:子宫下段是由子宫峡部形成。妊娠12周后子宫峡部逐渐扩张成为宫腔的一部分,妊娠末期逐渐拉长形成子宫下段。尤其在临产后规律宫缩使子宫下段进一步拉长达7～10cm。子宫肌纤维的缩复作用,使子宫上段越来越厚,下段被动扩张越来越薄,在上下段交界处形成一明显环状隆起,称生理性缩复环。此环在产妇的腹壁上并不显见。

(2)子宫颈的变化:临产前宫颈管长约2cm,临产后子宫收缩牵拉宫颈内口的肌纤维、宫内压的升高、前羊膜囊的楔状支撑、胎先露下降,使宫颈管逐渐变短最后消失而展平。随着分娩的进展,宫颈外口逐渐扩张,直至宫口开全(10cm),方能通过足月胎儿头。初产妇子宫颈管消失后宫颈口扩张;经产妇子宫颈管消失与宫颈口扩张同时进行。

(3)阴道、盆底与会阴的变化:子宫颈口开全后胎先露已下降至阴道,阴道黏膜皱襞展平被迫扩张,胎先露继续下降压迫盆底软组织,软产道被胎先露扩张形成一个向前弯曲的长筒,前壁短,后壁长。盆底肌在胎先露压迫下向下及两侧扩展。会阴体变薄变长,以利于胎儿通过,但极易破裂,分娩时应注意保护。当肛提肌高度扩张并向两侧伸展时,肛门亦随之明显扩张。

(三)胎儿

胎儿能否顺利娩出,除了产力、产道因素外,还取决于胎儿的大小、胎位及有无畸形。胎儿发育过大或胎头径线较大或颅骨较硬,胎头不易变形,即使骨盆正常,也可引起相对头盆不称,而导致难产。

1.胎头

胎头是胎体最大的部分,也是胎儿通过产道最困难的部分。胎头由顶骨、额骨、颞骨各2块及枕骨1块组成。骨与骨间有缝隙称为颅缝,两顶骨间为矢状缝,顶骨与额骨间为冠状缝,枕骨与顶骨间为人字缝,颞骨与顶骨间为颞缝,两额骨间为额缝。胎头前方颅缝汇合处菱形空隙称前囟(大囟门),胎头后方三角形空隙称后囟(小囟门)。在分娩过程中,颅缝轻度重叠使头颅变形,体积缩小,有利于胎头娩出。

2.胎头径线

胎头径线主要有4条:

(1)双顶径:为两顶骨隆突间的距离,足月胎儿平均值为9.3cm,是胎头最大横径,B超测量此径可判断胎儿大小。

(2)枕下前囟径:为前囟中央至枕骨隆突下的距离,足月胎儿平均值为9.5cm,胎头俯屈后以此径通过产道。

(3)枕额径:为鼻根眉间至枕骨隆突的距离,足月胎儿平均值为 11.3cm,胎头常以此径衔接。

(4)枕颏径:为颏骨下方中央至后囟顶部的距离,足月胎儿平均值为 13.3cm。

(四)精神心理因素

分娩是一个正常的生理过程,但对产妇却是一种持久而强烈的应激源。有相当数量的初产妇对分娩有不同程度的害怕或恐惧,怕疼痛、怕出血、怕发生难产、怕胎儿性别不理想、怕有生命危险等,致使临产后情绪紧张,产生焦虑不安等心理状态。这种紧张、焦虑情绪会引起机体发生异常变化而影响分娩。

总之,在分娩过程中,产力、产道、胎儿、精神心理这 4 个因素是相互联系、相互影响的。一般来说,骨盆和胎儿大小是相对不变的,产力、胎儿位置、精神心理因素是可变的。因此,助产和护理人员应加强观察、保护产力,及时发现并矫正异常胎位,恰当疏导产妇心理障碍,促进分娩顺利进行,保障母儿安全。

二、枕先露的分娩机制

分娩机制是指胎先露通过产道时,为适应骨盆各平面的形态和大小,被动地进行一系列适应性转动,以其最小径线通过产道的全过程。因临床上枕先露占 95.55%~97.55%,又以枕左前位为最常见,故以枕左前位为例说明分娩机制。

(一)衔接

胎头双顶径进入骨盆入口平面,胎头颅骨最低点接近或达到坐骨棘水平,称为衔接。胎头取半俯屈状态以枕额径进入骨盆入口,胎头矢状缝落在骨盆入口右斜径上,胎头枕骨在骨盆左前方。经产妇多在分娩开始后胎头衔接,初产妇多数在预产期前 2~3 周内胎头衔接。若初产妇分娩已经开始而胎头仍未衔接,应警惕有无头盆不称。

(二)下降

胎头沿骨盆轴前进的动作,称为下降。下降动作呈间歇性,宫缩时胎头下降,宫缩间歇时胎头稍有回缩。下降贯穿于分娩的全过程,临床上常以胎先露下降程度,作为产程进展的判断标准之一。

(三)俯屈

在下降过程中,胎头遇盆底阻力而发生俯屈,变衔接时的枕额径为枕下前囟径,使胎头以最小径线继续下降通过产道。

(四)内旋转

胎头俯屈下降时,枕部位置最低,达到骨盆底时,肛提肌收缩将胎头枕部推向母体骨盆前方,向前旋转 45°,囟门转到耻骨弓下方,此动作称为内旋转,于第一产程末完成。

(五)仰伸

胎头下降达阴道外口时,胎头枕骨下部以耻骨弓为支点,在产力作用下发生仰伸,使胎头的顶、额、鼻、口、颏相继娩出。

(六)复位及外旋转

胎头娩出后,胎头枕部向左旋转 45°,胎头与胎肩恢复正常关系,称为复位;胎肩继续下降,前(右)肩继续向左旋转 45°,称为外旋转。

(七)胎肩及胎儿娩出

外旋转完成后,前(右)肩先从耻骨弓下娩出;胎体稍侧屈,后(左)肩从会阴前缘娩出;此后胎体和四肢相继娩出,胎儿娩出过程全部完成。

三、先兆临产、临产与产程

(一)先兆临产

1.假临产

临产前 1~2 周常有不规则的子宫收缩,称为"假临产"。其特点是宫缩持续时间短且不恒定,间歇时间长而不规则,强度不增强,不伴随宫颈管消失和宫口扩张,常在夜间出现,白天消失,给予镇静剂可以抑制宫缩。

2.胎儿下降感

由于胎先露下降入盆,使子宫底下降,初孕妇有胎儿下降感,感觉上腹部较前舒适,进食增多,呼吸轻快。

3.见红

分娩发动前 24~48 小时内,因子宫颈内口附近的胎膜与该处的子宫壁分离,毛细血管破裂有少量出血,与子宫颈黏液相混经阴道排出,称为见红。见红是分娩即将开始比较可靠的征象。

(二)临产诊断

临产开始的标志是有规律且逐渐增强的子宫收缩,持续 30 秒或以上,间歇 5~6 分钟,同时伴进行性宫颈管消失、宫口扩张和胎先露下降。

(三)产程分期

分娩全过程是从规律性子宫收缩开始至胎儿、胎盘娩出为止,简称总产程。临床上通常分为 3 个产程。

1.第一产程(子宫颈扩张期)

从规律的子宫收缩开始至宫口开全(10cm),初产妇需 11~12 小时,经产妇需 6~8 小时。

2.第二产程(胎儿娩出期)

从宫口开全至胎儿娩出。初产妇需 1~2 小时,经产妇需数分钟至 1 小时。

3.第三产程(胎盘娩出期)

从胎儿娩出至胎盘娩出,需 5~15 分钟,不超过 30 分钟。

四、分娩期护理

(一)第一产程产妇的护理

1.第一产程临床经过

(1)规律性宫缩:分娩刚开始时,子宫收缩力较弱,持续时间约 30 秒,间歇时间 5~6 分钟。随着产程进展,子宫收缩力逐渐增强,宫缩持续时间逐渐延长,间歇时间逐渐缩短,在宫口接近开全或开全后,宫缩持续时间可达 1 分钟或以上,间歇时间缩短至 1~2 分钟,且强度不断增强。

(2)子宫颈口扩张:不断增强的宫缩迫使子宫颈口扩张与胎先露下降。宫颈口扩张有一定规律,以初产妇最明显,宫口扩张的规律是先慢后快,可分为潜伏期和活跃期。

潜伏期:从规律性宫缩开始至宫口扩张 3cm,初产妇约需 8 小时,最大时限不超过 16 小时。此期特点为宫口扩张慢,胎先露下降不明显。

活跃期：从宫口扩张 3cm 至宫口开全,初产妇约需 4 小时,最大时限不超过 8 小时。此期特点为宫口扩张迅速,胎先露下降明显。

（3）胎先露下降:伴随宫缩和宫颈口扩张,胎先露逐渐下降。临床上常以坐骨棘为胎先露下降的判断标志。胎头颅骨最低点平坐骨棘时,用"0"表示;在坐骨棘上 1cm 时,用"－1"表示;在坐骨棘下 1cm 时,用"＋1"表示;依次类推。

（4）破膜:随着产程进展,宫颈口逐渐扩张,胎先露不断下降,胎头与母体骨盆衔接后将羊水分隔为前后两部分,位于胎头前方的羊水被称为"前羊水",位于胎先露上方的羊水被称为"后羊水"。前羊水量不多,约 100mL,有助于扩张宫口。当前羊水囊内压力增加到一定程度时胎膜自然破裂,破膜多发生在宫口近开全时。

为细致观察产程进展,及时记录检查结果,及早处理异常情况,目前临床上多绘制产程图。产程图的横坐标为临产经历的时间（小时）,纵坐标左侧为宫口扩张程度（cm）,右侧为胎先露下降程度（cm）,通过绘制的产程图,可以直观了解产程进展情况。

（5）疼痛:分娩期的宫缩会给每个产妇带来不同程度的疼痛,主要为宫缩时对子宫下段及宫口扩张、牵扯所致。尤其在进入活跃期后,宫缩增强,分娩痛会更加明显,疼痛部位主要集中在下腹部及腰骶部,疼痛性质可分为胀痛、钝痛、锐痛、刺痛等。因产妇个体敏感性和耐受性的差异,可以有不同的表现,如呻吟、哭泣、尖叫等。

2.第一产程临床护理

1）护理评估

健康史:根据产前检查了解产妇一般情况,包括年龄、身高、体重、预产期、营养状况、婚育史等,对既往有不良孕产史者要着重了解原因。重点了解本次妊娠情况,有无阴道流血或流水、妊娠高血压疾病等。记录规律宫缩开始的时间,了解宫缩的强度与频率、骨盆大小、胎先露、胎方位及胎心音等。

身体状况:观察生命体征,了解产妇心肺有无异常、皮肤有无水肿;了解宫缩持续时间、间歇时间及强度与频率;了解宫口扩张及胎先露下降情况;了解是否破膜,并描述羊水颜色及性状;了解胎心率变化。正确评估孕妇对疼痛的耐受性,有利于无痛分娩技术的实施。

心理-社会状况:入院使产妇生活环境暂时改变,产妇会感到陌生、不适应;医护人员的服务态度和质量、分娩能否顺利、新生儿的性别及健康状况、家庭经济状况等,都易使孕妇产生焦虑、紧张情绪;加之不能按时进食和充分休息,以及精力和体力过度消耗,这些都会影响宫缩和产程进展。注意评估产妇面临问题时的态度及应对方式,家庭和社会的支持程度,产妇紧张和焦虑的程度,能否听从医护人员解释、指导、安排及配合分娩护理。

辅助检查:用胎儿监护仪了解胎心率的变化与宫缩和胎动的关系,可判断胎儿在宫内安危状态。

2）护理诊断

急性疼痛:与子宫收缩、宫口扩张有关。

焦虑:与缺乏分娩相关的知识有关。

潜在并发症:产力异常、胎儿窘迫。

3）护理目标

①产妇疼痛程度减轻。②产妇能描述正常分娩过程,并能主动配合分娩。③产力异常、胎

儿窘迫未发生或被及时发现并有效处理。

4)护理措施

(1)减轻疼痛,促进舒适:协助产妇办理入院手续,提供良好的环境,待产室内保持安静、无噪音,减少不良刺激。向产妇及家属耐心讲解分娩的生理经过,增强产妇对自然分娩的信心;加强与产妇沟通,建立良好的护患关系,及时向产妇告知分娩过程中的相关信息,促使产妇在分娩过程中密切配合,顺利完成分娩。护理人员及产妇家属要守护在产妇身边,指导产妇在宫缩时深呼吸,并将双手掌置于腹部由上向下推按,可缓解疼痛。若产妇腰骶部疼痛时,可用拳头按压腰骶部以减轻疼痛。在宫缩间歇期指导产妇放松休息,若无异常情况可在待产室内活动,聆听音乐或谈话,转移注意力,减轻产妇疼痛的感觉。

(2)分娩知识宣教与生活护理。

清洁卫生:协助产妇沐浴、更衣,保持外阴清洁、干燥。

补充能量:鼓励产妇在宫缩间歇期少食多餐,进高热量、易消化、清淡饮食,注意补充足够水分,保持水、电解质平衡。

活动与休息:临产后胎膜未破、宫缩不强者,鼓励产妇在室内适当活动,以促进宫缩,利于宫口扩张和胎先露下降。提供良好的休息环境,劝导产妇在宫缩间歇期睡眠或休息,取左侧卧位有利于胎心率恢复和保存体力。

排尿与排便:鼓励产妇2～4小时排尿1次,并及时排出粪便,以免影响宫缩及胎头下降。

(3)观察产程进展,预防并发症。

观察宫缩:护理人员将一手掌置于产妇腹壁宫底处,感觉宫缩时宫体隆起变硬,间歇时宫体松弛变软的状况及时间,定时连续观察并记录宫缩持续时间、强度、间歇时间。也可用胎儿监护仪描记宫缩曲线。

听胎心:用胎心听筒于宫缩间歇期在产妇腹壁听取胎心音。潜伏期每隔1～2小时听胎心1次,活跃期每隔15～30分钟听胎心1次,每次听1分钟并记录。正常情况下子宫收缩时胎心率变慢,宫缩后胎心率迅速恢复。若宫缩后胎心率不能恢复或胎心率<120次/min或>160次/min,均提示胎儿宫内窘迫,应给予及时处理。有条件可用胎儿监护仪监测胎心。

观察宫口扩张与胎先露下降:临产后必须在严格消毒下行阴道检查,次数不宜过多。

记录破膜时间:一旦破膜,应立即听胎心音,观察羊水的性状、颜色和量,并记录破膜时间。若为头先露,羊水呈黄绿色混有胎粪,提示胎儿窘迫,应给予及时处理。破膜超过12小时未结束分娩者,应遵医嘱给予抗生素预防感染。

体温、血压、脉搏、呼吸:每隔4～6小时测量1次并记录。异常者遵医嘱增加测量次数。体温37.5℃以上、脉搏超过100次/min、血压升高等应及时报告医生给予相应处理。

(4)健康指导:指导产妇保持轻松愉快的心情,积极配合医护人员的处理与护理,做好新生儿出生的准备。

5)护理评价

①产妇分娩疼痛是否减轻。②产妇能否描述正常分娩过程,能否主动参与和配合分娩与护理。③产力异常和胎儿窘迫是发生,是否被及时出现。

(二)第二产程产妇的护理

1.第二产程临床经过

(1)宫缩增强:宫口开全后,宫缩频率及强度进一步增强,持续时间约1分钟或以上,间歇时间 1～2 分钟,此时胎膜多已自然破裂。若仍未破膜,常影响胎先露下降,应行人工破膜。

(2)胎儿下降与娩出:随着宫口开全与宫缩加强,胎头已降至骨盆出口压迫盆底组织,产妇有排便感,不自主地向下屏气。会阴逐渐膨隆变薄,肛门括约肌松弛且张开。

拨露:胎头于宫缩时显露于阴道口,宫缩间歇时又缩回于阴道内,称胎头拨露。

着冠:经过几次拨露,胎头外露部分不断增大,直至胎头双顶径越过骨盆出口横径,在宫缩间歇时也不再缩回,称胎头着冠。此时会阴极度扩张,胎头枕骨抵达耻骨弓下,并以此为支点,出现胎头仰伸、复位及外旋转等动作完成胎头娩出,随后前肩、后肩相继娩出,胎身很快娩出,后羊水随之涌出,宫底降至平脐。

经产妇由于产程进展较快,上述表现不易分清。有时仅需几次宫缩,几分钟即可完成胎儿娩出,故在分娩的经过中拨露与着冠的过程不易分清。

(3)疼痛与排便感:宫口开全后,胎先露已下降至阴道,由于对盆底组织的压迫及会阴的扩张,产妇常会感到会阴痛,并向大腿内侧放射。

2.第二产程临床护理

1)护理评估

健康史:了解产妇的生命体征有无异常、产程进展情况、胎儿宫内情况,同时了解第一产程的经过及处理与护理。

身体状况:了解宫口开全的时间、宫缩持续时间,间歇时间,胎心率及羊水的性状与颜色,询问产妇有无排便感,观察胎头拨露进展情况,评估会阴条件,根据胎儿大小,判断是否需行会阴切开术。

心理-社会状况:产妇常因体力消耗过大而感到恐惧和无助,因腹痛和急于结束分娩而焦虑不安,家属也常产生紧张不安的情绪。

辅助检查:用胎儿监护仪评估胎心率的变化,及时发现异常情况并及时处理。

2)护理诊断

焦虑:与缺乏顺利分娩的信心及担忧胎儿健康有关。

知识缺乏:缺乏正确使用腹压的知识。

有受伤的危险:与软产道损伤、胎儿窘迫、新生儿窒息或产伤等有关。

3)护理目标

①产妇情绪稳定,有信心配合医护人员完成分娩。②产妇能正确运用腹压,积极配合分娩过程。③胎儿窘迫、新生儿窒息是否发生或是否及时发现并及时有效处理。产妇软产道切口是否延长裂深,新生儿是否有产伤。

4)护理措施

(1)陪伴分娩,消除焦虑:初产妇宫口开全后,经产妇宫口开大 4cm 后转入分娩室。将产妇安置在产床上,护理人员守护在产妇身边(产妇的丈夫也可陪伴),及时提供产程进展信息。给予产妇安慰和鼓励,同时给予喂水、擦汗等护理,以缓解紧张和恐惧的心理。

(2)指导产妇正确运用腹压:指导产妇取膀胱截石位,双脚蹬踏在产床上,双手握持把手,在宫缩来临时深吸气屏住,然后向下用长力屏气(如排大便样)以增加腹压。宫缩间歇时,产妇全身肌肉放松休息,均匀呼吸。等下次宫缩出现时,再重复屏气运用腹压,以加速产程进展。

(3)协助分娩,预防并发症。

观察产程进展:护理人员一手置于产妇腹壁感觉宫缩,了解宫缩的强度与频率,观察拨露时胎头下降情况;还应勤听胎心,一般宫缩间歇期每5~10分钟听1次胎心,每次听1分钟,直至胎儿娩出。有条件者可用胎儿监护仪监测胎心率。若出现胎心异常、第二产程延长等异常情况,应立即行阴道检查,采取相应措施,尽快结束分娩。

做好接产准备

产妇准备:对产妇外阴采用外阴冲洗法消毒3遍。消毒范围为前起阴阜后至肛门及周围,两侧至大腿内侧上1/3。操作方法如下。

首先给产妇臀下放置便盆,用第一把无菌卵圆钳夹消毒纱布1块蘸取软皂液擦洗外阴部,顺序为小阴唇、大阴唇、阴阜、大腿内上1/3、会阴、肛周、肛门。

右手持第二把无菌卵圆钳夹消毒纱布1块或较大棉球1个,左手拿无菌冲洗罐内装温开水800mL,冲洗外阴部的皂液,顺序为由上至下,由外向内。注意用纱布或棉球阻挡阴道口,防止液体进入阴道。

右手持第三把无菌卵圆钳夹消毒纱布1块或较大棉球1个,左手拿另一个无菌冲洗罐,内装1:1000的苯扎溴铵溶液500mL,冲洗消毒外阴部。顺序和方法同第二把。最后移去便盆,臀下垫消毒巾。如需行会阴切开术者,则用0.5%活力碘或0.5%聚维酮碘行会阴擦洗,再消毒一遍。

接生人员准备:按外科刷手法刷手,准备接生。

接产:接产方法有仰卧位接生法、坐位或半坐卧位接生法、水下接生法。通常采用仰卧位接生法。

评估会阴条件:胎头拨露时,如发现产妇会阴部过紧或阴道已有裂伤出血,估计分娩时会阴撕裂不可避免或母儿有病理情况急需结束分娩,应行会阴侧切术。

接产步骤:接产者站在产妇右侧,当胎头拨露会阴体较紧张时,开始保护会阴,其目的是避免肛门外括约肌的损伤,控制胎儿娩出速度,协助胎儿完成分娩机制的动作,促使胎儿安全娩出。会阴切开后也需保护。

当胎头着冠时,右手继续保护会阴,嘱产妇张口哈气消除腹压,左手协助胎头仰伸,使胎头缓慢娩出。当胎头娩出后,右手继续保护会阴,左手拇指从胎儿鼻根向下挤压,挤出口鼻腔内的黏液和羊水,不要急于娩出胎肩。当再次出现宫缩,左手协助胎头复位及外旋转,使胎儿双肩径与骨盆出口前后径一致。接产者左手向下轻压儿颈,使前肩从耻骨弓下先娩出,再轻托儿颈向上,使后肩从保护会阴的右手上方娩出。胎儿双肩娩出后,保护会阴的右手可以离开会阴。然后用双手扶住胎肩两侧,协助胎体及下肢以侧位娩出,后羊水涌出。胎儿娩出后,将一弯盘置于阴道口下方,接取阴道流血,记录胎儿娩出时间和出血量。

脐带绕颈的处理:当胎头娩出后,若发现脐带绕颈1周时较松,可用左手将脐带从胎头滑下或随前肩娩出而上推脐带;若脐带绕颈较紧或绕2周或以上,可用2把血管钳夹住颈部一段脐带,在2钳之中剪断脐带,注意勿伤及胎颈。松解脐带后,再协助胎儿娩出。

(4)健康指导:指导产妇积极与医护人员配合,注意及时补充营养,防止体力衰竭,促进母儿安全。

5)护理评价

①产妇情绪是否稳定、分娩过程是否积极配合。②产妇是否能正确使用腹压。③胎儿窘迫、新生儿窒息是否发生,若发生是否及时有效处理。④新生儿是否有产伤;产妇会阴是否有裂伤或会阴切开伤口是否延长裂深。

(三)第三产程产妇的护理

1.第三产程临床经过

1)子宫收缩

胎儿娩出后,产妇感到轻松,宫底降至脐平,宫缩暂停几分钟后重新出现。

2)胎盘剥离与娩出

胎儿娩出后,由于子宫的缩复作用,宫腔容积明显缩小,胎盘不能相应缩小与子宫壁发生错位而剥离,剥离面出血形成胎盘后血肿。随血肿增大,胎盘剥离面也不断扩大,直至胎盘完全与子宫壁分离而娩出。

(1)胎盘剥离征象:子宫变硬由球形变为狭长形,宫底升高达脐上;阴道少量出血;阴道口外露的脐带自行下降延长;接产者用左手掌尺侧缘轻压产妇耻骨联合上方,将宫体向上推,而外露的脐带不再回缩。

(2)胎盘剥离及娩出方式:胎盘剥离及娩出方式有两种。

胎儿面娩出式:胎盘首先中央剥离形成胎盘后血肿,而后向周边剥离。其特点是先见胎儿面娩出,后见少量阴道流血,临床多见,约占3/4。

母体面娩出式:胎盘从边缘开始剥离,血液沿剥离面流出,而后向中心剥离。其特点是先见较多量阴道流血,后见胎盘母体面娩出,临床少见,约占1/4。

2.第三产程临床护理

1)护理评估

(1)健康史:同第一、二产程,并了解产妇第一、二产程的临床经过。

(2)身体状况。

母亲身体状况:胎儿娩出后,评估宫缩、有无胎盘剥离征象、阴道流血量、颜色;胎盘娩出后,评估胎盘胎膜是否完整、有无胎盘小叶缺损或胎膜残留、胎盘边缘有无断裂血管,判断是否有副胎盘。评估会阴伤口情况,有无切口延长裂深。分娩结束后,产妇留在产床上观察2小时,重点评估子宫收缩情况、阴道流血量与性状、血压等。

新生儿身体状况。

Apgar评分:以心率、呼吸、肌张力、喉反射、皮肤颜色等5项体征为依据评分,可判断新生儿有无窒息及窒息的程度。

一般情况:评估身长、体重、体表有无畸形。

(3)心理-社会状况:评估产妇及家属对新生儿性别、健康、外貌是否满意,能否接受新生儿,有无进入父母角色。

(4)辅助检查:根据产妇及新生儿情况选择必要的检查。

2)护理诊断及合作性问题

(1)潜在并发症:新生儿窒息,与呼吸道阻塞有关;产后出血,与子宫收缩乏力有关。

(2)有父母角色冲突的危险:与新生儿性别不理想、产后疲劳、会阴伤口疼痛有关。

3)护理目标:(1)新生儿无窒息、产妇子宫收缩良好,没有发生产后出血、休克。(2)产妇及家属接受新生儿,有亲子间互动。

4)护理措施

(1)正确处理第三产程,预防并发症。

正确处理新生儿,预防新生儿窒息。

清理呼吸道:清理呼吸道是处理新生儿的首要任务。在新生儿第一声啼哭之前,立即用吸痰管或洗耳球轻轻吸出新生儿口鼻腔黏液及羊水,保持呼吸道通畅。

Apgar评分:新生儿出生后1分钟内,进行评分并注意保暖。满分10分,8~10分为正常;4~7分为轻度窒息,经清理呼吸道即可恢复;0~3分为重度窒息,需紧急抢救,抢救过程中5分钟时再次评分,可了解新生儿的预后。

处理脐带:临床采用二次断脐法。结扎脐带的物品有气门芯、粗棉线、脐带夹、血管钳等。

双重棉线结扎法:新生儿娩出后,用2把血管钳在距脐轮10~15cm处夹住脐带,于两钳之间剪断脐带。先用75%乙醇棉签消毒脐带根部及脐轮周围,再用无菌粗棉线在距脐轮0.5cm处结扎第一道,再在结扎线上0.5cm处结扎第二道。注意要扎紧,防止脐出血,又要避免用力过度勒断脐带。在第二道结扎线上0.5cm处再次剪断脐带,用无菌纱布包裹脐带断端挤出残余血。再用2.5%碘酒或20%高锰酸钾过饱和溶液消毒脐带断面,用无菌纱布覆盖好,再用脐绷带包扎。

气门芯法:消毒脐带根部后用一血管钳套上气门芯,距脐轮0.5cm处钳夹脐带,在血管钳上方0.5cm处剪去脐带,牵拉气门芯上短线,套于止血钳下的脐带断端上,松开止血钳消毒包扎。

一般护理:擦干新生儿身上的羊水和血迹,检查新生儿体表有无畸形,在新生儿左手腕系上标有母亲姓名、新生儿性别、体重、出生时间的手腕带。在新生儿记录单上摁上新生儿足印和母亲拇指印,并将新生儿穿好衣服包裹于襁褓保暖,其外系上标有母亲姓名、床号、住院号、新生儿性别、体重、出生时间的小标牌。用抗生素眼药水滴眼以防结膜炎,并注意新生儿保暖。

正确助娩胎盘,预防产后出血。

助娩胎盘:接产者熟练掌握胎盘剥离征象,切忌在胎盘未完全剥离前牵拉脐带或按揉子宫;当确认胎盘已完全剥离时,应立即协助胎盘娩出。方法:右手牵拉脐带,左手在产妇腹壁握持宫底并轻轻按揉,嘱产妇屏气用力加腹压;当胎盘娩出至阴道口时,接产者双手捧住胎盘,朝一个方向旋转并缓慢向外牵拉,协助胎盘胎膜完整娩出。若在胎膜娩出过程中发现胎膜有部分撕裂,可用血管钳夹住断裂上端的胎膜,继续牵拉,直至胎膜完全娩出。胎盘胎膜娩出后,左手继续按揉宫底以刺激子宫收缩、减少出血,右手用弯盘接住阴道流血以统计出血量。

检查胎盘胎膜:先将胎盘铺平,检查胎膜是否完整;然后将胎膜撕开检查胎盘母体面有无小叶缺损,并测量其大小与厚度;再检查胎盘边缘有无断裂血管,以便及时发现副胎盘。最后将脐带提起,测量其长度。

检查软产道:胎盘娩出后,应仔细检查会阴、小阴唇内侧、尿道口周围、阴道及宫颈有无裂伤、会阴切口有无延长裂深并立即缝合。

预防产后出血:当胎儿双肩娩出后立即给予产妇肌内注射缩宫素 10U,可加强宫缩促进胎盘剥离,减少子宫出血。

产后 2 小时观察及护理:第三产程结束以后,产妇继续留在产床上观察护理 2 小时,重点观测血压、子宫收缩情况、宫底高度、阴道流血量及膀胱充盈程度。

(2)提供舒适,促进亲子互动:移去产妇臀下污染敷料,重新消毒外阴并换上消毒会阴垫。为产妇擦汗更衣,注意保暖,并及时喂给产妇温热红糖水或清淡、易消化流质饮食,嘱咐产妇闭目休息。如新生儿无异常,产后 30 分钟可将新生儿抱给产妇进行第 1 次哺乳。帮助产妇擦洗乳头,协助新生儿皮肤接触和乳头早吸吮,帮助产妇进入母亲角色,促进亲子互动。

(3)健康指导:指导留在产房内观察 2 小时的产妇闭目养神,配合医护人员完成护理内容,并做好新生儿第 1 次哺乳的心理准备。

5)护理评价

①有无新生儿发生窒息,产后出血量是否超过 500mL,外周组织灌注是否正常。②产妇及家属是否接受新生儿,母子间是否有目光交流、皮肤接触以及早吸吮。

第六节　异常分娩

一、产力异常

产力异常主要是指子宫收缩力异常,包括子宫收缩的节律性、对称性、极性或频率强度发生改变,可分为子宫收缩乏力和子宫收缩过强两类,每类又分为协调性和不协调性两种,以协调性子宫收缩乏力最为常见。

(一)子宫收缩乏力

1.概述

(1)病因。

产道与胎儿因素:头盆不称或胎方位异常使胎先露下降受阻,不能紧贴子宫下段及子宫颈内口反射性地引起有效子宫收缩,是导致继发性子宫收缩乏力的最常见原因。

精神因素:多见于初产妇,尤其是高龄初产妇,恐惧分娩,精神过度紧张,干扰了中枢神经系统的正常功能。

子宫因素:子宫发育不良、畸形、子宫肌瘤等可使子宫收缩失去正常特征;子宫壁过度膨胀,如双胎、巨大儿、羊水过多等,可使子宫肌纤维过度伸展;经产妇或子宫的急、慢性炎症可使子宫肌纤维变性,这些均能影响子宫收缩力。

药物影响:临产后不恰当地使用大剂量镇静剂、镇痛剂及麻醉剂(如吗啡、哌替啶等)。

内分泌失调:体内激素分泌紊乱、电解质失衡等影响子宫正常收缩。

其他因素:营养不良、贫血等慢性疾病导致体质虚弱;临产后过度的体力消耗,进食与睡眠不足;膀胱直肠充盈;前置胎盘影响胎先露下降;过早使用腹压等均可导致宫缩乏力。

(2)治疗要点。

有明显头盆不称者:行剖宫产术。

对协调性子宫收缩乏力者：应改善产妇全身状况，加强宫缩，若产程仍无进展或出现胎儿窘迫，应行剖宫产术或阴道助产术。

不协调性子宫收缩乏力者：调整子宫收缩，恢复宫缩的节律性和极性。

2.护理评估

（1）健康史：认真阅读产前检查记录，如产妇身高、骨盆测量值、胎儿大小，了解有无妊娠合并症，有无使用镇静药或止痛药的情况。重点评估临产时间、宫缩频率、宫缩强度及胎心率、胎动情况。

（2）身体状况。

协调性子宫收缩乏力（低张性子宫收缩乏力）：子宫收缩具有正常的节律性、对称性和极性，但收缩力弱，持续时间短而间歇期长。即使宫缩最强时，子宫体隆起也不明显，用手压子宫底部肌壁仍有凹陷。依据其在产程中出现时期不同分为：a.原发性子宫收缩乏力，自分娩开始宫缩就微弱无力，致子宫口扩张及胎先露下降缓慢，产程延长。b.继发性子宫收缩乏力，临产早期子宫收缩正常，但至活跃期或第二产程时宫缩减弱，多见于中骨盆及出口平面狭窄致持续性枕横位或枕后位等头盆不称时。

不协调性子宫收缩乏力（高张性子宫收缩乏力）：子宫收缩失去正常的节律性、对称性和极性。宫缩的兴奋点来自子宫下段的一处或多处，宫缩时子宫底部不强，而是子宫下段强，宫缩间歇期子宫肌不能完全松弛，这种宫缩属于无效宫缩。产妇自觉下腹部持续性疼痛、拒按，紧张、烦躁。产科检查时下腹部有明显压痛，宫缩间歇期不明显，胎方位触不清，胎心率不规则，产程进展异常。

产程曲线异常：产程曲线是产程监护和识别难产的重要手段，产程进展的标志是子宫口扩张和胎先露下降。宫缩乏力导致产程曲线异常有以下 8 种类别。a.潜伏期延长：从临产规律宫缩开始至子宫口扩张 3cm 称为潜伏期；初产妇潜伏期正常约需 8 小时，最大时限 16 小时，超过 16 小时称为潜伏期延长。b.活跃期延长：从子宫口扩张 3cm 开始至子宫口开全称为活跃期；初产妇活跃期正常约需 4 小时，最大时限 8 小时；若超过 8 小时称为活跃期延长。c.活跃期停滞：进入活跃期后，子宫口不再扩张达 2 小时以上，称为活跃期停滞。d.第二产程延长：第二产程初产妇超过 2 小时、经产妇超过 1 小时尚未分娩，称为第二产程延长。e.第二产程停滞：第二产程达 1 小时胎先露下降无进展，称为第二产程停滞。f.胎先露下降延缓：活跃期晚期及第二产程，胎先露下降速度初产妇小于 1.0cm/h，经产妇小于 2.0cm/h，称为胎先露下降延缓。g.胎先露下降停滞：活跃期晚期胎先露停留在原处不下降 1 小时以上，称为胎先露下降停滞。h.滞产：总产程超过 24 小时。以上 8 种产程进展异常，可单独存在，也可以合并存在。

（3）对母儿的影响。

对产妇的影响：a.体力衰竭。由于产程延长，产妇休息不好，进食少，体力消耗大，可致肠胀气、尿潴留等，严重时可引起脱水、酸中毒等，使产妇体力衰竭，加重宫缩乏力。b.生殖道瘘。由于第二产程延长，膀胱和（或）尿道较长时间被压迫于胎先露与耻骨联合之间，可导致局部组织缺血、水肿和坏死，形成生殖道瘘。c.产褥感染。产程延长使肛查或阴道检查次数增加，均使感染机会增加。d.产后出血。宫缩乏力，影响胎盘剥离面的血窦关闭，引起产后出血。

对围生儿的影响：产程延长，宫缩不协调可致胎儿-胎盘循环障碍，胎儿供氧不足，导致胎儿窘迫,甚至胎死宫内;由于产程异常,增加了手术产机会,新生儿产伤可能增加。

(4)心理、社会状态:由于产程延长,产妇及家属表现出过度焦虑、恐惧的情绪,担心母儿安危,对经阴道分娩失去信心,请求医护人员帮助,尽快结束分娩。

(5)辅助检查。

监测宫缩:用胎儿电子监护仪监测宫缩的节律性、强度和频率,了解胎心率改变与宫缩的关系。

实验室检查:可出现尿酮体阳性、电解质紊乱、二氧化碳结合力降低等。

3.护理诊断/合作性问题

(1)疲劳:与宫缩乏力、产程延长、产妇体力过度消耗有关。

(2)焦虑:与担心孕妇自身及胎儿安全有关。

(3)潜在并发症:产后出血、胎儿窘迫。

4.护理措施

1)减轻疲劳,纠正异常宫缩

(1)改善全身情况:a.保证休息,消除紧张,保存体力。过度疲劳或烦躁不安者遵医嘱给予镇静剂,如地西泮 10mg 缓慢静脉注射或哌替啶 100mg 肌内注射。b.补充营养。鼓励产妇多进食易消化高热量食物;对入量不足者需补充液体,不能进食者每日液体摄入量不少于2500mL,遵医嘱给予 10%葡萄糖溶液 500mL,内加维生素 C 2g 静脉滴注。

(2)纠正异常宫缩:严密监测,及时发现异常宫缩,确定其类型并给予纠正。

协调性子宫收缩乏力:需加强宫缩,排空充盈的膀胱和直肠。刺激乳头。针刺合谷、三阴交、关元等穴位,用强刺激手法留针 30 分钟。人工破膜:子宫口扩张 3cm 或以上、无头盆不称及胎头已衔接者,可行人工破膜,使胎先露紧贴子宫下段及子宫颈内口,反射性加强子宫收缩。静脉滴注缩宫素:必须专人监护,严密观察宫缩、胎心率及血压。先用 5%葡萄糖溶液 500mL静脉滴注,调节滴速为 8~10 滴/min,然后加入缩宫素 2.5~5U 摇匀,根据宫缩调整滴速,滴速通常不超过 40 滴/min,以宫缩维持在间隔 2~4 分钟,持续 40~60 秒为宜。

不协调性子宫收缩乏力:遵医嘱给予镇静剂,如哌替啶 100mg,产妇经充分休息后可恢复为协调性子宫收缩;在宫缩未恢复协调之前,严禁使用缩宫素。

2)做好手术准备

严密观察宫缩及胎心率变化,若经上述处理后宫缩未能恢复正常或伴胎儿窘迫,应协助医生做好阴道助产或剖宫产术前准备。

3)提供心理支持,减少焦虑与恐惧

护士必须重视评估产妇的心理状态,及时给予解释和支持,防止精神紧张。应多关心、安慰产妇,鼓励产妇及家属表达出他们的担心和不适,及时提供目前产程进展和护理计划等信息,使产妇和家属理解并能主动配合医护工作,安全度过分娩期。新生儿如出现意外,需协助产妇及家属顺利度过哀伤期,并为产妇提供出院后的避孕指导。

4)健康教育

加强产前教育,让孕妇及家属了解分娩过程,认识到过多镇静剂的使用会影响子宫收缩。临产后,指导产妇休息、饮食、排尿及排便。产后注意观察宫缩、阴道流血情况。加强营养,保持外阴部清洁,注意恶露的量、颜色及气味,指导母乳喂养。

(二)子宫收缩过强

1.护理评估

1)健康史:详细询问宫缩开始的时间、程度,以及胎动的情况。认真查看产前检查的各项记录,了解经产妇既往有无急产史。评估临产后产妇有无精神紧张、过度疲劳,分娩过程中有无梗阻发生,有无应用缩宫素,有无胎盘早剥或子宫腔内操作等诱发因素。

2)身体状况

(1)协调性子宫收缩过强:子宫收缩的对称性、节律性和极性正常,但子宫收缩力过强、过频。若产道无梗阻,可使子宫口迅速开全,分娩会在短时间内结束。总产程不足 3 小时,称为急产,经产妇多见。由于宫缩过强过频,产程过快,可导致产妇软产道裂伤,产褥感染机会增加,影响子宫胎盘血液循环,易发生胎儿窘迫和新生儿窒息;胎儿娩出过快易发生新生儿颅内出血或坠地外伤。若产道有梗阻,处理不及时可造成子宫破裂。

(2)不协调性子宫收缩过强。

强直性子宫收缩:其几乎均是外界因素引起子宫颈内口以上部分的子宫肌层出现强直性痉挛性收缩,间歇期短或无间歇期。产妇烦躁不安、持续性腹痛,胎心音、胎方位不清,有时子宫下段被拉长,形成一明显环状凹陷,并随宫缩上升达脐部或脐上,为病理性缩复环,腹部呈葫芦状,子宫下段压痛明显,并有血尿。

子宫痉挛性狭窄环:子宫壁局部肌肉呈痉挛性不协调性收缩,形成环状狭窄,持续不放松,称为子宫痉挛性狭窄环。狭窄环可发生在子宫颈、子宫体的任何部分,多在子宫上下段交界处,也可在胎体某一狭窄部,以胎颈、胎腰处常见。产妇出现持续性腹痛、烦躁、子宫颈扩张缓慢、胎先露下降停滞、胎心率不规则,腹部检查可触及狭窄环,此环与病理性缩复环不同的是不随宫缩上升。

3)心理、社会状态

产妇疼痛难忍,常表现出烦躁不安、恐惧,担心自身及胎儿安危。

4)辅助检查

胎儿电子监护仪监测宫缩及胎心音的变化。

2.护理诊断/合作性问题

(1)急性疼痛:与过频、过强的子宫收缩有关。

(2)焦虑:与担心自身和胎儿安危有关。

(3)有母儿受伤的危险:与产程过快造成产妇软产道损伤、新生儿受伤有关。

(4)潜在并发症:子宫破裂,产后出血。

3.护理措施

(1)缓解疼痛:①提供缓解疼痛的措施,如深呼吸、变换体位、腹部按摩,及时更换汗湿的衣服及床单,保持安静环境等;②必要时遵医嘱给予镇静剂或宫缩抑制剂。

(2)减轻焦虑:提供陪伴分娩,多给予关心和指导,消除紧张焦虑心理。及时向产妇和家属提供产妇的信息,说明产程中可能出现的问题及采取的措施,以便取得他们的理解和配合。

(3)防止受伤,促进母儿健康:①产前详细了解孕产史,凡有急产史的孕妇,嘱其在预产期前1～2周住院待产,以免发生意外;②临产后不宜灌肠,提前做好接产和新生儿窒息抢救的准备工作,胎儿娩出时嘱产妇勿向下屏气;③如发生急产,新生儿应肌内注射维生素 K_1 预防颅内出血,并尽早肌内注射破伤风抗毒素 1500U 和抗生素预防感染;④产后仔细检查子宫颈、阴道、外阴,如有撕裂应及时缝合,并遵医嘱使用抗生素预防感染。

(4)预防子宫破裂:①宫缩乏力静脉滴注缩宫素时,注意小剂量、低浓度、慢流量、勤观察,及时发现子宫破裂先兆,防止子宫破裂发生。②严密观察宫缩,若宫缩过强,立即停止一切刺激,如阴道内操作、缩宫素静脉滴注等,并及时通知医生;若子宫口已开全,应指导产妇宫缩时张口呼气,减少屏气用力,减慢分娩过程,同时做好接产和抢救新生儿窒息的准备;出现胎儿窘迫者,应让产妇取左侧卧位,吸氧并做好剖宫产术的准备。

(5)健康教育:嘱产妇观察子宫体复旧、会阴伤口、阴道出血等情况,进行产褥期健康教育及出院指导;如新生儿发生意外,多给予产妇安慰,帮助其分析原因,解除悲伤情绪,为今后生育提供具体指导。

二、产道异常

产道异常包括骨产道异常及软产道异常,临床上以骨产道异常为多见。

(一)概述

1.狭窄骨盆的分类

(1)骨盆入口平面狭窄:骨盆入口平面狭窄常见于扁平骨盆。骶耻外径小于 18cm,入口前后径小于 10cm,对角径小于 11.5cm。常见以下两种类型:单纯扁平骨盆和佝偻病性扁平骨盆。

(2)中骨盆平面和出口平面狭窄。

漏斗骨盆:骨盆入口平面各径线正常,两侧骨盆壁向内倾斜,状似漏斗。其特点是中骨盆平面和出口平面均狭窄,使坐骨棘间径、坐骨结节间径缩短,耻骨弓角度小于 90°。坐骨结节间径与出口后矢状径之和小于 15cm。

横径狭窄骨盆:与类人猿型骨盆类似,骨盆入口、中骨盆及骨盆出口横径均缩短,前后径稍长,坐骨切迹宽。

(3)骨盆三个平面均狭窄:骨盆外形属于女性骨盆,但骨盆入口、中骨盆及骨盆出口三个平面均狭窄,每个平面径线均小于正常值 2cm 或更多,此类狭窄骨盆又称为均小骨盆,多见于身材矮小、体形匀称的妇女。

(4)畸形骨盆:骨盆失去正常形态者称为畸形骨盆。一种为骨软化症骨盆,现已罕见;另一种为偏斜骨盆。

2.处理要点

明确骨盆狭窄类型及程度,综合判断后决定分娩方式。绝对性狭窄骨盆,胎儿不能经阴道分娩;相对性狭窄骨盆,若胎儿较小、胎方位正常,在产力好的条件下可以试产。

(二)护理评估

1.健康史

询问有无引起骨盆异常的疾病,如佝偻病、结核病、骨软化症及外伤史。若为经产妇,应了解有无难产和新生儿产伤等异常分娩史。

2.身体状况

(1)一般检查:测量身高,若身高在145cm以下者,警惕均小骨盆;观察孕妇有无跛足、脊柱及髋关节畸形、米氏菱形窝不对称、尖腹或悬垂腹等。

(2)腹部检查。

观察腹型,测量宫高、腹围,预测胎儿大小,明确胎方位。

跨耻征检查:估计头盆是否相称。产妇排空膀胱后仰卧,两腿伸直,检查者将手放在耻骨联合上方,向骨盆腔方向推压浮动的胎头。如胎头低于耻骨联合平面,为跨耻征阴性,表示头盆相称;若胎头与耻骨联合在同一平面,为跨耻征可疑阳性,表示头盆可能不称;若胎头高于耻骨联合平面,为跨耻征阳性,表示头盆明显不称。初产妇预产期前2周或经产妇临产后胎头尚未入盆时做此项检查有一定的临床意义。

(3)骨盆测量。

入口平面狭窄:其常见于扁平骨盆,骶耻外径小于18cm,入口前后径小于10cm,对角径小于11.5cm;影响胎头入盆或衔接。

中骨盆平面和出口平面狭窄:其常见于漏斗骨盆,坐骨棘间径小于10cm,坐骨结节间径小于8cm,耻骨弓角度小于90°,出口横径和后矢状径之和小于15cm;主要影响胎头俯屈、内旋转,易发生持续性枕横位或枕后位。

三个平面均狭窄:骨盆外形属于女型骨盆,但各平面径线均小于正常值2cm或以上,称为均小骨盆,见于身材矮小、体形匀称的妇女。

畸形骨盆:骨盆失去对称性,如骨软化症骨盆和偏斜骨盆,较少见。

(4)妇科检查:妇科检查主要了解软产道有无异常。

外阴异常:外阴坚韧、水肿、瘢痕。

阴道异常:阴道横隔、纵隔,瘢痕性狭窄,囊肿或肿瘤。

子宫颈异常:子宫颈外口粘连,子宫颈坚韧、水肿;子宫颈瘢痕、子宫颈癌、子宫颈肌瘤等。

(5)对母儿的影响:骨盆狭窄,影响胎先露的衔接、内旋转,引起胎方位异常、子宫收缩乏力或过强,导致产程延长、停滞或子宫破裂;膀胱等局部软组织因受压过久易形成生殖道瘘;易发生胎膜早破、脐带脱垂导致胎儿窘迫;因胎头受压过久或手术助产,使新生儿颅内出血、产伤及感染的概率增加。

(6)心理、社会状态:产前检查确诊为产道明显异常、被告知需行剖宫产术者,产妇多表现为对手术的恐惧和紧张,必须经试产才能确定分娩方式者,孕妇及家属常因不能预知分娩结果而焦虑不安。

3.辅助检查

利用B超检查测量胎儿各径线,判断胎儿能否通过骨产道。

(三)护理诊断/合作性问题

1.有母儿受伤的危险

它与分娩困难造成软产道损伤和新生儿产伤有关。

2.焦虑

它与不了解产程进展或担心分娩的结果有关。

3.感染

它与胎膜早破、产程延长、手术操作有关。

4.潜在并发症

胎儿窘迫,新生儿窒息,子宫破裂。

（四）护理措施

1.防止受伤,促进母儿健康

（1）临产后:严密观察宫缩、子宫口扩张和胎先露下降情况,发现产程进展缓慢或宫缩过强,及时报告医生并协助处理。对明显头盆不称、不能经阴道分娩者,遵医嘱做好剖宫产术的准备与护理。避免发生新生儿产伤和颅内出血。对手术产儿应加强监护。

（2）骨盆入口平面狭窄:有轻度头盆不称者,足月胎儿体重小于3000g,胎心率及产力均正常,应在严密监护下试产。胎膜未破者可在子宫口扩张3cm时行人工破膜。若破膜后宫缩较强,产程进展顺利,多数能经阴道分娩。试产过程中若出现宫缩乏力,可用缩宫素静脉滴注加强宫缩。试产2～4小时,胎头仍迟迟不能入盆,子宫口扩张缓慢,或伴有胎儿窘迫征象,应及时行剖宫产术结束分娩。若胎膜已破,为了减少感染,应适当缩短试产时间。明显头盆不称者,做好剖宫产术前准备。

（3）中骨盆平面和出口平面狭窄:遵医嘱做好阴道手术助产或剖宫产术前准备。

（4）均小骨盆:若胎方位正常、头盆相称、宫缩好,可以协助试产。

（5）软产道异常:评估对分娩的影响程度,协助医生采取会阴切开、局部湿热敷等相应处理措施。产后检查软产道,发现损伤及时处理。产程中出现的子宫颈水肿可局部处理。①抬高产妇臀部,减轻胎头对子宫颈的压力;②在子宫颈水肿明显处或3点、9点处注射0.5%利多卡因5～10mL;③静脉注射地西泮10mg,子宫口接近开全时,用手将水肿的子宫颈前唇上推,使其越过胎头。如经上述处理无效,可行剖宫产术。

2.病情观察

严密观察宫缩、胎心率、羊水及产程进展情况,发现胎儿窘迫征象,及时给予吸氧,嘱患者取左侧卧位,通知医生并配合处理。预防胎膜早破、脐带脱垂及子宫破裂等并发症的发生。

3.心理护理

提供心理支持、信息支持,向产妇及家属讲明产道异常对母儿的影响,及时告知他们产程进展状况,建立医患之间的信任,缓解和消除其焦虑心理,使其能自愿接受各项检查及处理。

4.健康教育

向产妇进行产褥期健康教育及出院指导。指导产妇喂养及护理手术产儿的知识,并告知产后检查的必要性和时间。

三、胎位及胎儿发育异常

（一）持续性枕后位、枕横位

持续性枕后位、枕横位是指在分娩过程中,胎头持续位于母体骨盆的后方或侧方,于分娩后期仍不能向前旋转,致使分娩发生困难者。

1.临床表现

因先露部不能紧贴宫颈及子宫下段,常导致宫缩乏力及产程进展缓慢。因胎儿枕骨持续位于骨盆后方压迫直肠,产妇自觉肛门坠胀及排便感,过早屏气用力,过早使用腹压易导致宫颈水肿、胎头水肿、产妇疲劳,影响产程的进展,常致活跃期停滞或第二产程延长。

2.护理要点

(1)第一产程。

①严密观察产程进展,注意胎头下降、宫缩强弱及胎心音情况。②保持产妇良好的营养状况与休息,必要时给予补液。③指导产妇朝向胎背的对侧方向卧位,以利于纠正胎方位。④嘱产妇不要过早屏气用力,以免引起宫颈前唇水肿及体力消耗。⑤若宫缩不强,应遵医嘱尽早静脉滴注缩宫素以加强宫缩。⑥若出现宫颈水肿,可遵医嘱行宫颈封闭。⑦督促产妇及时排空膀胱,以免影响胎头下降及宫缩。⑧若发现产程停滞、胎头位置较高或出现胎儿窘迫现象,应及时通知医师,并做好剖宫产准备。

(2)第二产程。

①严密观察宫缩、胎头下降及胎心音情况,根据情况给予产妇吸氧,并指导其正确运用腹压;若发现宫缩减弱,遵医嘱及时给予静脉滴注缩宫素。②若第二产程进展缓慢,初产妇已近2小时,经产妇已近1小时,或出现胎儿窘迫征象,应立即通知医师,尽早结束分娩。若胎头双顶径已达坐骨棘水平或更低时,可协助医师行徒手旋转胎方位,促进自然分娩或阴道助产。若胎头双顶径在坐骨棘平面以上,应尽快完善剖宫产准备,以剖宫产结束分娩。

(3)第三产程。

①胎儿娩出后应立即注射缩宫素。②胎盘娩出后仔细检查胎盘、胎膜的完整性。③有软产道裂伤者及时修补。④遵医嘱给予抗生素预防感染。

(4)仔细检查新生儿有无产瘤及头皮血肿,做好新生儿护理。

(5)陪伴在产妇身旁,给予安慰、关心,以增加安全感。

(6)健康教育。

①向产妇说明胎位异常对母婴的影响,可能出现的并发症。②根据不同的分娩方式,向产妇及家属介绍各种诊疗计划、措施,以取得配合。③指导产妇朝向胎背的对侧方向卧位,以利于胎头枕部转向前方。④告知产妇不要过早屏气用力,以免引起宫颈前唇水肿及体力消耗。⑤督促产妇及时排空膀胱,以免影响胎头下降及宫缩。⑥向产妇介绍使用非药物镇痛的方法,如改变姿势、腰骶部按摩等,以增加舒适度。教会产妇屏气用力的技巧。⑦向产妇及家属讲解难产儿的护理知识,消除其紧张情绪。

(二)高直位、前不均倾位

胎头呈不屈不仰姿势,以枕额径衔接于骨盆入口,其矢状缝与骨盆入口前后径相一致,称为高直位。胎头以枕横位(胎头矢状缝与骨盆入口横径一致)入盆时,胎头俯屈,以前顶骨先入盆,矢状缝靠近骶骨称为前不均倾位。胎头以枕横位入盆,如矢状缝不位于骨盆入口横径上,称为不均倾位。

1.临床表现

(1)高直位:胎头矢状缝与骨盆前后径一致,前囟在耻骨联合后方,后囟在骶骨前,为高直后位,反之为高直前位。

(2)前不均倾位:胎头矢状缝在骨盆入口的横径上,向后移靠近骶岬;前顶骨紧紧嵌在耻骨联合下方;骨盆后方空虚感。

2.护理要点

(1)高直位。①一般护理:嘱产妇取侧卧位,未破膜者,可取半坐卧位,促进胎头下降;注意产妇的饮食、休息。②鼓励产妇及时排空膀胱,注意尿色变化,发现肉眼血尿及时通知医师,尽快做好剖宫产准备。③严密观察产程进展,注意胎头下降、宫缩强弱及胎心音情况。④宫口开全者,做好阴道助产、预防产后出血、新生儿窒息复苏的准备。⑤仔细检查新生儿有无产瘤及头皮血肿,做好新生儿护理。⑥陪伴在产妇身旁,给予安慰、关心,以增加安全感。

(2)前不均倾位。①临产后产程早期,产妇宜取半坐卧位或坐位,以减少骨盆的倾斜度,尽量避免胎头不均倾衔接。②严密观察产程进展及胎心变化,若产程进展缓慢或停滞,有胎儿窘迫征象,遵医嘱做好剖宫产准备。③每2小时协助产妇排空膀胱,注意观察尿色,发现肉眼血尿及时通知医师,立即停止试产,尽快做好剖宫产准备。④仔细检查新生儿有无产瘤及头皮血肿,做好新生儿护理。⑤陪伴在产妇身旁,给予安慰、关心,以增加安全感。

(3)健康教育。①指导高直位的产妇取半坐卧位,促进胎头下降。②指导前不均倾位的产妇取半卧位或坐位,以减少骨盆的倾斜度,尽量避免胎头不均倾衔接。③鼓励产妇口服进食。勤小便,排空膀胱。注意休息,保持体力。

(三)臀先露

臀先露是指胎儿以臀、足或膝为先露,以骶骨为指示点,在骨盆的前、侧、后构成6种胎位的总称。

1.临床表现

孕妇常感肋下有圆而硬的胎头,由于胎臀不能紧贴子宫下端及宫颈,常导致子宫收缩乏力、宫颈扩张缓慢,致使产程延长。

2.护理要点

(1)妊娠期:定期产检,提前2周入院待产;做好健康宣教,注意劳逸结合,避免胎膜早破,如胎膜已破者,应绝对卧床休息,防止脐带脱垂。

(2)分娩期。①第一产程:指导产妇取左侧卧位,不宜站立走动;已破膜者绝对卧床休息,并抬高臀部;少做直肠指检,禁忌灌肠,尽量避免胎膜破裂;一旦破膜立即听胎心,行直肠指检,了解有无脐带脱垂。严密观察产程进展、胎心及宫缩情况。②第二产程:给予导尿排空膀胱,初产妇常规行会阴侧切,做好预防产后出血、新生儿窒息复苏的准备。③第三产程:胎儿娩出后应注射缩宫素,防止产后出血,软产道裂伤者给予缝合。④仔细检查新生儿体表有无异常,做好新生儿护理。⑤倾听产妇诉说,及时告知产程进展情况,提供心理护理,促进母体舒适。

(3)健康教育。①定期产前检查,向孕妇讲解臀先露对母婴的影响,争取其配合;及时矫正异常胎位。②告知孕妇及家属,有剖宫产指征者应提前入院。③拟经阴道分娩,及时告知产妇产程进展及胎儿情况,以减轻产妇的焦虑、恐惧情绪。对所进行的操作、处理给予必要的解释,鼓励家属陪伴。④第一产程指导产妇采取左侧卧位,不宜站立走动;已破膜者绝对卧床休息,抬高臀部。⑤第二产程指导产妇正确屏气用力。⑥臀先露阴道分娩者,由于受产道挤压,可出现新生儿足、外生殖器水肿、淤血等情况,应向产妇及家属进行解释。

(四)肩先露

横位(肩先露)是指胎儿横卧于宫腔,其纵轴与母体纵轴垂直,称横位,先露为肩称肩先露。

1.临床表现

子宫呈横椭圆形,横径宽,宫底低,胎头在母体一侧,另一侧可触及胎臀,耻骨联合上方空虚,检查可触及肩胛或肩峰、肋骨及腋窝,有时可触及搏动的脐带或脱出的胎手。

2.护理要点

(1)临产后,胎膜未破或破膜不久,胎儿存活者,立即行剖宫产术。

(2)胎儿已死亡,无子宫破裂征象,宫口开全后,在麻醉下行毁胎术娩出。

(3)若出现先兆子宫破裂或子宫已破裂无论胎儿存活与否,均应行剖宫产术。

(4)向产妇及家属做好解释工作,积极配合治疗。

(5)仔细检查新生儿体表有无异常及肢体活动度,做好新生儿护理。

(6)陪伴在产妇身旁,给予安慰、关心,以增加安全感。

(7)健康教育。①向孕妇及家属讲解肩先露对母婴的危害性,以引起重视,积极配合治疗。②提前入院待产,在临产前结束分娩。③对急诊入院胎儿已死亡的产妇,鼓励家属陪伴,帮助渡过哀伤期。

(五)面先露

胎头以面部为先露时称为面先露。面先露以颏骨为指示点,有颏左(右)前、颏左(右)横、颏左(右)后等6种胎位,以颏左前及颏右后位较多见。

1.临床表现

胎头极度仰伸,宫底高,检查可触及高低不平、软硬不均的颜面部。临床表现为潜伏期延长,活跃期延长或停滞,胎头迟迟不能入盆。

2.护理要点

(1)颏前位,若无头盆不称,产力良好有可能经阴道分娩;颏后位均应行剖宫产。

(2)严密观察产程进展、胎心变化,注意有无子宫破裂的征象,适当放宽剖宫产指征。

(3)仔细检查新生儿颜面部有无水肿、青紫、瘀斑,有无喉头水肿,做好新生儿护理。

(4)为产妇及家属提供心理支持。

(5)健康教育。①向孕产妇及家属讲解面先露对母婴的危害性,以引起重视,积极配合治疗。②及时向产妇提供产程进展及胎儿宫内情况的信息,减轻产妇的焦虑情绪,鼓励家属陪伴。③新生儿出生后,若有面部皮肤青紫、肿胀、头处于仰伸姿势等现象,及时向产妇及家属解释,以消除其紧张焦虑情绪。

(六)胎儿发育异常

胎儿发育异常包括胎儿体质量超常(巨大儿)和胎儿畸形(脑积水、无脑儿、连体双胎等),均易引起难产。

(1)严密观察产程进展,注意胎头下降、宫缩强弱情况,如有先兆子宫破裂、胎儿窘迫现象,立即通知医师,做好剖宫产准备。

(2)根据情况给产妇吸氧,严密监测胎心变化,必要时使用胎心监护仪持续监测胎心,发现异常及时通知医师,给予相应处理。

(3)胎儿过大,产程进展缓慢者,应适当放宽剖宫产指征。

(4)做好肩难产的预防准备工作。

（5）产妇保持良好的营养状况，维持水电解质平衡，必要时给予补液。

（6）为畸形儿的产妇接产时须正确保护会阴，尽量避免会阴撕裂，必要时行毁胎术。

（7）做好心理护理，减轻产妇的焦虑情绪，避免与有新生儿的产妇同室，帮助分娩畸形儿的产妇尽快渡过悲伤期。

（8）健康教育。①对巨大儿拟经阴道分娩者，应及时向产妇提供产程信息，增强信心。②宫缩时指导产妇做深呼吸运动或腹部按摩等减轻疼痛。③鼓励分娩畸形儿的产妇诉说心中的伤感，鼓励家属陪伴。

第十章 儿科护理

第一节 急性上呼吸道感染

急性上呼吸道感染（AURI）简称上感，俗称"感冒"，是小儿最常见的疾病，主要侵犯鼻、鼻咽和咽部。如果炎症局限，可按炎症部位命名，诊断为"急性鼻炎""急性咽炎""急性扁桃体炎"等。

一、病因

各种病毒和细菌均可引起，以病毒多见，占90%以上，主要有呼吸道合胞病毒、腺病毒、流感病毒、鼻病毒、柯萨奇病毒、埃可病毒、冠状病毒等。病毒感染后，可继发细菌感染。常见的细菌有溶血性链球菌、肺炎链球菌、流感嗜血杆菌。支原体亦可引起。

二、临床表现

症状轻重不一，与年龄、病原体和机体抵抗力有关。

（一）一般类型上感

多发于冬春季节，年长儿症状较轻，以呼吸道局部表现为主；婴幼儿则较重，以发热等全身症状为突出表现。局部症状主要是流涕、鼻塞喷嚏、咽部不适、轻咳与不同程度的发热。全身症状有畏寒、高热、头痛、纳差、乏力，婴幼儿可伴有呕吐、腹泻、腹痛、烦躁，甚至高热惊厥。体检可见咽部充血，扁桃体肿大，颌下淋巴结肿大、触痛。部分患儿出现不同形态皮疹。肺部体征阴性。

（二）特殊类型上感

1.疱疹性咽峡炎

由柯萨奇A组病毒引起，好发于夏秋季，急起高热，咽痛，咽充血，咽腭弓、悬雍垂、软腭等处有疱疹，周围有红晕，疱疹破溃后形成小溃疡。病程1周左右。

2.咽-结合膜热

病原体为腺病毒，春夏季发病多，可在集体儿童机构中流行。表现为发热，咽痛，一侧或双侧眼结合膜炎及颈部或耳后淋巴结肿大。病程1～2周。

（三）并发症

急性上呼吸道炎症可并发中耳炎、鼻窦炎、咽后壁脓肿、颈淋巴结炎、喉炎、气管支气管炎、肺炎、病毒性心肌炎、病毒性脑炎等。年长儿若患溶血性链球菌性上感可引起急性肾炎、风湿热等疾病。

三、辅助检查

病毒感染者白细胞计数偏低或在正常范围内；细菌感染者白细胞计数及中性粒细胞比例明显增多。

四、治疗要点

以支持疗法及对症治疗为主。注意预防并发症。抗病毒药物常用利巴韦林,抗病毒的中药治疗有一定效果。原则上不用抗菌药物,但如病情较重、有继发细菌感染或发生并发症者,可选用抗菌药物。如确为链球菌感染或既往有肾炎或风湿热病史者,可用青霉素,疗程宜10~14天。

五、护理

（一）一般护理

1.护理评估

（1）评估患儿神志与精神状况;生命体征,如体温、呼吸状况、脉搏快慢、节律、有无血压降低或升高等;营养及饮食情况;液体摄入量、尿量、近期体质量变化;睡眠情况(有无呼吸困难的发生)。

（2）评估患儿的呼吸情况,记录性质、频率、形态、深度,有无鼻翼翕动、三凹征、端坐呼吸等,听诊患儿的呼吸音,监测患儿生命体征。必要时监测、记录患儿的动脉血气分析值。

（3）评估患儿本次发病的诱因、咳嗽、咳痰的情况;观察患儿有无发绀,监测体位改变对患儿缺氧的影响。有无其他伴随症状,如胸痛、呼吸困难。

（4）询问患儿目前服用药物的名称、剂量及用法,评估患儿有无药物不良反应,询问患儿有无明确药物过敏史。

（5）评估患儿心理、精神因素,有无焦虑、恐惧。评估患儿及其家属心理-社会状况。

（6）评估患儿及其家属对疾病知识的了解程度、对治疗及护理的配合程度、经济状况等。

（7）评估采用北京大学第一医院患儿压疮 Braden 评分表判断患儿发生压疮的危险程度。

2.保持室内空气新鲜

开窗通风,保持高湿度和适宜温度,保证患儿充足的休息。与其他患儿分开居住,避免交叉感染。告诉患儿此为爱心病房,待病情稳定就可与其他小朋友一起玩耍。

3.病情观察

（1）观察体温变化:在降温 30 分钟后复测体温,一般腋温降至 37.5℃时可逐渐撤除物理降温。同时应注意观察有无体温骤降、大量出汗、体弱无力等虚脱表现。如有应及时通知医师并给予保温。还应注意孩子夜间的体温变化,避免体温骤然升高引起惊厥。

（2）观察病情变化:如患儿出现烦躁不安、剧烈咳嗽、呼吸困难、高热持续不退或退而复升、淋巴结肿大、耳痛或外耳道流脓等,均为并发症的早期表现,应及时通知医师。

（3）观察口腔黏膜及皮肤:观察有无皮疹,以便能早期发现麻疹、猩红热、百日咳及流行性脑脊髓膜炎等急性传染病。在疑有咽后壁脓肿时,应及时报告医师,同时要注意防止脓肿破溃后脓液流入气管引起窒息。

（二）专科护理

（1）各种治疗及护理操作集中时间完成,保证患儿充足的休息。

（2）维持呼吸道通畅,及时清除口鼻分泌物,痰液黏稠者给予雾化,必要时给予吸痰。

（3）用药护理:①用降温药过程中保证患儿水分摄入。②用雾化吸入药物后指导患儿有效咳嗽、排痰。③滴鼻药宜于饭前 15 分钟或睡前给予,滴药后使患儿头向后仰,以免药物进入咽喉被吞下；为避免鼻黏膜损伤不应连续用药超过 3 天。

（4）化验及检查护理指导：由于患儿对静脉采血等检查存在恐惧与反感心理，应给予安慰开导，告诉患儿做勇敢的孩子，以奖励小花的方式给予表扬和鼓励。

（5）专科指导。

鼻塞：鼻塞严重时应先清除鼻腔分泌物后用 0.5％麻黄碱液滴鼻，每天 2～3 次，每次1～2滴；对因鼻塞而妨碍吸吮的婴儿，宜在哺乳前 15 分钟滴鼻，使鼻腔通畅，保证吸吮。在呼吸道感染时，鼻腔、气管分泌物很多，会造成呼吸不畅；鼻孔内如果干痂太多，可以用棉签蘸凉开水，慢慢湿润后轻轻掏出来。如果小儿有俯卧睡眠习惯，此时应保持侧卧，以免引起呼吸困难。在护理小儿过程中，多注意观察他的精神、面色、呼吸次数、体温的变化。

咽痛：适时可给予润喉含片或雾化吸入。

高热：体温超过 38.5℃时，给予合理的物理降温，如头部冷湿敷、枕冰袋，在颈部、腋下及腹股沟处放置冰袋或用乙醇擦浴，冷盐水灌肠或按医嘱给予解热药，预防高热惊厥。出汗后及时给患儿用温水擦净汗液。注意保证患儿摄入充足的水分。及时更换汗湿衣服。

（6）心理护理：①首先护理人员应与患儿建立良好关系。②在护理过程中尽量使用简短、通俗易懂的言语，并且语气应保持温和，脸部保持微笑，多用肢体动作来表达患儿无法理解的言语。③护理实施过程中可多用肢体接触来给予患儿安抚，比如轻抚患儿头部、小手及脸部等，消除患儿内心对治疗、医院环境等各方面的恐惧情绪，从而让小儿更配合治疗。④缓解家属担忧的心理，做好对家属的心理沟通；沟通内容应主要围绕治疗的基本现状、治愈情况等，应多以正面积极的态度宣传治疗成功案例，并且为患儿家属讲解康复过程及如何最大力度配合治疗、促进患儿早日康复，解除家属思想包袱，以达到患儿家属配合支持治疗的目的。

六、健康教育

（一）饮食

宜清淡，营养丰富，少食多餐，给予易消化的高蛋白、高热量、高维生素的流质或半流质饮食。多喝水，增加机体新陈代谢速度，以促进呼吸道异物的排出。

（二）休息与活动

提高自身免疫力是防护措施的第一步，平时加强儿童的身体锻炼，增强体质。

（三）外出活动

穿衣要适当，关注天气的变化，避免过热沙尘天气尽量减少户外停留时间；在沙尘天气中进行户外活动应戴口罩，活动后及时漱口和清洗鼻腔和口腔（双手捧清水至鼻，将水轻轻吸入鼻腔或者口腔，然后把水擤出，反复数次），减少细菌感染的风险。避免去人多的地方，以免造成交叉感染。

（四）用药

白细胞及血小板减少，一般发生在治疗完后 2～3 周，随后可自然回升至用药前水平。

（五）化验及检查注意事项

1.外周血检查

先与患儿耐心沟通交流，静脉穿刺操作时，动作要轻、准、稳，以免损伤血管。

2.病原学检查

教会患儿咳痰方法或指导患儿配合留取保本,保证标本合格并及时送检。

3.胸部 X 线检查

必要时及时行胸部 X 线检查。

(六)疾病相关知识

(1)急性上呼吸道感染常见病因为病毒或细菌感染。为避免反复病情发作应提高患儿免疫力,避免去人多、人挤、环境差的地方。

(2)与其他患儿分开居住,避免交叉感染。告诉患儿此为爱心病房,待病情稳定就可与其他小朋友一起玩耍。

向家属介绍预防上呼吸道感染的知识:增加营养,加强体格锻炼,避免受凉;在上呼吸道感染的流行季节避免到人多的公共场所,有流行趋势时给易感儿服用板蓝根等中药汤剂预防。反复发生上呼吸道感染的小儿应积极治疗原发病,改善机体健康状况。

(3)告知家属雾化的意义及注意事项:可比特可使平滑肌松弛并减轻支气管炎症,使支气管平滑肌扩张,并使气道内分泌物减少,松弛气道平滑肌,降低气道阻力,增强纤毛清除黏液的能力,抑制气道神经降低血管通透性减轻气道黏膜水肿,从而缓解喘憋,能迅速有效地解除气道痉挛。普米克对呼吸道局部抗炎作用具有抗过敏作用,并可收缩气道血管,减少黏膜水肿及黏液分泌可以达到平喘、改善通气的效果缓解喘息的症状。因此先做复方异丙托溴铵(可比特)雾化扩张支气管,再做普米克对局部抗炎平喘达到改善通气消除炎症的效果。应用后用清水漱口防止咽部真菌感染。

(七)出院指导

(1)夜间孩子的体温容易骤然升高,一定要加强体温监测,防止高热惊厥。

(2)饮食应选择清淡、易消化的食物,如米粥、面条等。

(3)平时应适当增加户外活动,提高机体免疫力。

(4)父母要注意天气变化,及时帮宝宝增减衣服,沙尘天气尽量不要外出。

(5)居室应保持适宜的湿度和温度,经常通风换气。

(6)感冒流行时,应尽量少带婴幼儿去公共场所。应尽量避免婴幼儿与感冒患儿一起玩耍,防止交叉感染。

第二节　肺炎

肺炎是指由各种病原体及其他因素(如吸入、过敏等)所引起的肺部炎症。临床上以发热、咳嗽、气促、呼吸困难和肺部固定湿啰音为各型肺炎的共同临床特点。因患儿年龄及致病因素的差别,各型肺炎病理特点及临床表现有所不同。该病是儿科常见病,占我国 5 岁以下小儿死亡率的首位,是我国儿童保健中重点防治的"四病"之一。

小儿肺炎的分类尚无统一方法,常用的方法有以下几种。

1)按病因分类:

(1)感染性肺炎

如病毒性肺炎、细菌性肺炎、支原体肺炎、衣原体肺炎、真菌性肺炎、原虫性肺炎。

（2）非感染因素引起的肺炎

如吸入性肺炎、坠积性肺炎。

2）按病程分类

如急性肺炎（病程＜1个月）、迁延性肺炎（病程1～3个月）、慢性肺炎（病程＞3个月）。

3）按病情分类

如轻症肺炎、重症肺炎。

4）按病理分类

如支气管肺炎、大叶性肺炎、间质性肺炎等，支气管肺炎为小儿最常见的肺炎。

临床上若病原体明确，则以病因分类；病因不明时则按病理分类。

支气管肺炎是临床上常见的肺炎，多见于3岁以下婴幼儿。低出生体重及并发营养不良、维生素D缺乏性佝偻病、先天性心脏病时病情严重，容易迁延不愈，病死率也较高。

支气管肺炎常见的病原体为病毒和细菌。引起上呼吸道感染的病原体均可导致肺炎。常见的细菌有肺炎球菌、葡萄球菌、链球菌、革兰阴性杆菌，以及病毒、支原体、真菌和原虫等。病原体多由呼吸道入侵，也可经血液循环入肺。

病原体入侵肺，引起肺泡腔内充满炎症渗出物，肺泡壁充血、水肿而增厚，支气管黏膜水肿，管腔狭窄，从而影响换气和通气，导致低氧血症及二氧化碳潴留，为增加通气及呼吸深度，出现代偿性的呼吸增快、鼻翼扇动和三凹征。重症时可引发呼吸衰竭。由于病原体作用，重症常伴有毒血症，引起不同程度的感染中毒症状。缺氧、二氧化碳潴留及毒血症可导致循环系统、消化系统、神经系统等的一系列症状，以及代谢性和呼吸性酸中毒、电解质紊乱等。

（1）循环系统：缺氧使肺小动脉反射性收缩，肺循环压力增高，形成肺动脉高压；病原体和毒素侵袭心肌，引起中毒性心肌炎；肺动脉高压和中毒性心肌炎均可诱发心力衰竭。

（2）中枢神经系统：缺氧和高碳酸血症使脑血管扩张、血流减慢、血管通透性增加，可致脑水肿和颅内压增高；病原体毒素作用亦可引起脑水肿。

（3）消化系统：低氧血症和毒血症可引起胃黏膜糜烂、出血、上皮细胞坏死或脱落等应激性反应，导致黏膜屏障功能破坏，使胃肠功能紊乱，严重者可引起中毒性肠麻痹和消化道出血。

（4）水、电解质紊乱和酸碱平衡紊乱：重症肺炎可出现混合性酸中毒，因为严重缺氧时体内发生需氧代谢障碍，酸性代谢产物增加，常可引起代谢性酸中毒；而二氧化碳潴留、HCO_3^- 增加又可导致呼吸性酸中毒。

支气管肺炎是累及支气管壁和肺泡的炎症，为婴幼儿最常见的肺炎，2岁以内儿童多发。

一、病因

（一）病原体

最常见为病毒或细菌感染，也可"混合感染"。肺炎的病原体与发病年龄、地域、发病季节等有关，发达国家儿童肺炎病原体以病毒为主，最常见的是呼吸道合胞病毒，其次为腺病毒、流感和副流感病毒等。发展中国家则以细菌感染为主，以肺炎链球菌较为多见，其次为葡萄球菌、链球菌等。近年来肺炎支原体、衣原体和流感嗜血杆菌肺炎有增多趋势。病原体常由呼吸道入侵，少数经血行入肺。

(二)易感因素

婴幼儿由于其呼吸道解剖、生理和免疫功能特点易患支气管肺炎,且人工喂养儿发病率高于母乳喂养儿。室内居住拥挤、通风不良、空气污浊,易发生肺炎。低出生体重儿、营养不良、维生素 D 缺乏性佝偻病、先天性心脏病、贫血、免疫缺陷等不仅使肺炎易感性增加,且病情重,往往迁延不愈。

二、病理生理

病原体侵入肺部,引起支气管黏膜充血水肿、炎性细胞浸润,气管狭窄,甚至闭塞;肺泡壁充血、水肿,肺泡内充满炎性渗出物;上述病变影响通气和换气功能,引起缺氧和二氧化碳潴留,出现气促、呼吸困难、肺部固定湿啰音等一系列症状与体征;严重缺氧和二氧化碳潴留,加之病原体毒素和炎性代谢产物的吸收,加重全身组织器官缺氧及中毒症状,引起循环系统、消化系统、神经系统的病理改变,并使通气换气功能进一步恶化,加重酸碱失衡和水电解质紊乱,甚至引起呼吸衰竭。

(一)循环系统

病原体和毒素侵袭心肌,引起中毒性心肌炎。缺氧和 CO_2 潴留导致肺小动脉反射性收缩,肺循环压力增高,形成肺动脉高压,使右心负荷增加。肺动脉高压和中毒性心肌炎可诱发心力衰竭。重症患儿可出现微循环障碍、休克甚至弥散性血管内凝血(DIC)。

(二)神经系统

缺氧和 CO_2 潴留使脑血管扩张、血流减慢,血管壁通透性增加,致使颅内压增高。严重缺氧使脑无氧代谢增加,酸性代谢产物堆积,致 ATP 生成减少和 Na^+-K^+ 离子泵功能障碍,引起脑细胞内钠、水潴留,形成弥散性脑水肿。病原体毒素作用亦可直接损害脑组织引起脑水肿。

(三)消化系统

缺氧和病原体毒素可引起胃肠黏膜糜烂、出血、上皮细胞坏死脱落,导致黏膜屏障功能破坏,使胃肠功能紊乱,出现厌食、呕吐、腹泻等症状。严重者可引起中毒性肠麻痹和消化道出血。

(四)酸碱平衡失调及电解质紊乱

缺氧时无氧酵解致使酸性代谢产物增加,加之高热、进食少、脂肪分解等因素常引起代谢性酸中毒,同时 CO_2 潴留导致呼吸性酸中毒,因此重症肺炎患儿常出现混合性酸中毒。此外,缺氧和 CO_2 潴留导致肾小动脉痉挛而引起水钠潴留,且缺氧致抗利尿激素(ADH)分泌增加,加之缺氧使细胞膜通透性改变、钠泵功能失调,Na^+ 向细胞内转移,引起低钠血症。

三、治疗要点

采用综合治疗,原则为控制感染、改善通气功能、对症治疗和防治并发症。

(一)抗感染治疗

1.抗生素

明确为细菌感染或病毒感染继发细菌感染者应使用抗生素。①原则:敏感、组织浓度高、早期、足量、足疗程,重症肺炎宜经静脉、联合用药。②根据不同病原体选择抗生素:肺炎链球菌感染首选青霉素或阿莫西林;支原体或衣原体感染选用大环内酯类,如红霉素、阿奇霉素等;金黄色葡萄球菌感染首选苯唑西林钠,耐药者选用万古霉素。③疗程:一般用至体温正常后

5~7日,症状和体征消失后3日停药。支原体肺炎至少用药2~3周,以免复发。葡萄球菌肺炎,疗程宜长,体温正常后2~3周方可停药,一般总疗程≥6周。

2.抗病毒

目前尚无理想的抗病毒药物,临床常用药物如下。①利巴韦林(病毒唑):肌内注射和静脉滴注,也可滴鼻、雾化吸入。②α-干扰素:雾化吸入或肌内注射,5~7日为一疗程。③其他:聚肌胞、乳清液、双黄连、鱼腥草等。

(二)对症治疗

①有缺氧表现者给予吸氧;②止咳、祛痰、平喘,保持呼吸道通畅;③高热者物理降温或口服对乙酰氨基酚等;④烦躁不安者使用镇静剂;⑤腹胀的治疗,伴有低钾血症者应及时补钾,肛管排气等。

(三)重症肺炎的治疗

①肺炎合并心力衰竭:给予吸氧、镇静、强心、利尿、血管活性药物;②肺炎合并中毒性脑病:给予镇静、止痉、降颅压、促进脑细胞恢复等药物;③脓胸和脓气胸:及时进行胸腔穿刺和胸腔闭式引流;④中毒型肠麻痹:应禁食和胃肠减压,可使用酚妥拉明;⑤中毒症状明显、严重喘憋、脑水肿、感染性休克、呼吸衰竭者可短期应用糖皮质激素,如地塞米松,每日2~3次,每次2~5mg,疗程3~5天。

(四)其他

纠正水、电解质与酸碱平衡紊乱;输注血浆和静脉注射用人免疫球蛋白(IVIG);恢复期可进行红外线照射等物理疗法,促进肺部炎症吸收;有佝偻病、贫血、营养不良等基础疾病者应积极治疗原发病,予以保护性隔离。

四、护理评估

(一)健康史

新生儿应询问出生史,是否有缺氧、羊水及胎粪吸入史。婴幼儿应了解病前有无麻疹、百日咳等呼吸道传染病接触史、预防接种史及既往有无反复呼吸道感染史。了解有无营养不良、佝偻病、先天性心脏病及免疫缺陷等病史。询问发病时间、起病急缓、病情轻重及病程长短等,仔细询问有无发热、咳嗽、喘息、气促、呼吸困难、惊厥、食欲减退等,询问咳嗽的性质、痰液颜色。

(二)身体状况

多见于婴幼儿,多为急性起病,发病前数日多有上呼吸道感染史。

1.轻症肺炎

仅表现为呼吸系统的症状和相应的肺部体征。主要表现为发热、咳嗽、气促和肺部出现中、细湿啰音。①发热:热型不定,多为不规则热,亦可为弛张热和稽留热,但新生儿、重度营养不良患儿可不发热甚至出现体温不升;②咳嗽:初期为刺激性干咳,较频繁,极期咳嗽反而减轻,恢复期咳嗽有痰,新生儿表现为呛奶、口吐白沫;③气促:呼吸可达40~80次/min,可有鼻翼扇动、三凹征、点头呼吸,口唇发绀;④肺部啰音:早期不明显,仅呼吸音粗糙和减低,以后可闻及较固定的中、细湿啰音,以背部两侧下方及脊柱两旁较多,深吸气末更为明显;肺部叩诊常正常,病灶融合时可出现实变体征。除上述表现外,患儿常有精神欠佳、食欲减退、烦躁不安、轻度腹泻或呕吐等全身症状。

2.重症肺炎

除呼吸系统的症状加重外,尚出现全身中毒症状及循环、神经、消化系统的功能障碍。

(1)循环系统:可出现心肌炎、心包炎、心力衰竭及微循环障碍。肺炎合并心衰者表现:①突然呼吸困难加重,呼吸频率加快>60次/min,不能用肺炎或其他并发症解释;②心率突然加快,婴儿>180次/min,幼儿>160次/min,不能用发热或呼吸困难解释;③突然极度烦躁不安,明显发绀,面色苍白或发灰,指(趾)甲微循环再充盈时间延长;④肝脏迅速增大;⑤心音低钝,出现奔马律,婴幼儿颈短、局部脂肪丰厚,颈静脉怒张往往不明显;⑥尿少或无尿,颜面、眼睑或双下肢水肿。

(2)神经系统:轻者烦躁不安、精神萎靡;重者意识障碍、反复惊厥、前囟膨隆,可有脑膜刺激征、呼吸不规则,瞳孔对光反射迟钝或消失。

(3)消化系统:轻者食欲减退、呕吐和腹泻;重症患儿可出现中毒性肠麻痹,表现为严重腹胀,膈肌升高,呼吸困难加重,肠鸣音消失;有消化道出血时,可呕吐咖啡渣样物,大便潜血试验阳性或柏油样便。

(4)弥散性血管内凝血(DIC):可表现为血压下降、四肢凉、脉速而弱,皮肤黏膜及胃肠道出血。

3.并发症

肺炎可引起脓胸、脓气胸、肺大泡等并发症,表现为在治疗过程中中毒症状持续存在,呼吸困难无明显改善或突然加重,体温持续不降或退而复升。多见于葡萄球菌肺炎和革兰阴性杆菌肺炎。

(三)辅助检查

1.外周血检查

(1)白细胞检查:细菌性肺炎的白细胞计数升高,中性粒细胞增多,并有核左移现象,胞浆可见中毒颗粒。病毒性肺炎的白细胞计数大多正常或偏低,淋巴细胞增高或出现异型淋巴细胞。

(2)C-反应蛋白(CRP):细菌感染时,血清CRP值多上升;非细菌感染时上升不明显。

(3)降钙素原(PCT):细菌感染时可升高,抗菌药物治疗有效后可见下降。

2.病原学检查

(1)病原体的培养与分离。①细菌培养:取血液、气管吸取物、肺泡灌洗液等进行细菌培养,可明确病原菌,同时进行药物敏感试验可指导治疗;②病毒分离和鉴定:取气管吸取物、肺泡灌洗液、鼻咽分泌物接种于敏感的细胞株,进行病毒分离以明确病毒类型,但需时长,常作为回顾性诊断。

(2)快速病原学诊断技术。①检测抗原:常用方法有免疫荧光技术、免疫酶法或放射免疫法等;②检测抗体:经典的方法有免疫荧光实验(IFA)、酶联免疫吸附试验(ELISA);③病毒特异性基因检测:采用核酸分子杂交技术或聚合酶链反应(PCR)、逆转录 PCR(RT-PCR)等技术检测呼吸道分泌物中病毒基因片段。

(3)冷凝集试验:可作为肺炎支原体感染的过筛试验。

3.X 线检查

早期肺纹理增粗,透光度减低,逐渐出现双肺下野中、内带大小不等的点状或小斑片状阴影,可融合成片。可伴有肺气肿或肺不张。并发脓胸、脓气胸时肋膈角变钝或可见液平面,并有纵隔、心脏移位。

(四)心理-社会状况

评估患儿及家长对肺炎相关知识的了解程度、家庭环境、经济状况。了解病程中有无呼吸道患者接触史,有无近期社区、托幼机构呼吸道感染流行病史;了解患儿既往有无住院经历,是否有因环境陌生、与家长分离等因素而产生的焦虑和恐惧心理。同时了解家长有无因患儿住院时间长、知识缺乏等而产生焦虑不安、抱怨等心理反应。

五、常见护理诊断/问题

(一)气体交换受损

与肺部炎症致通气、换气功能障碍有关。

(二)清理呼吸道无效

与呼吸道分泌物黏稠、无力排痰有关。

(三)体温过高

与肺部感染有关。

(四)营养失调:低于机体需要量

与摄入不足、消耗增加有关。

(五)潜在并发症

心力衰竭、中毒性脑病、中毒性肠麻痹、脓胸、脓气胸等。

六、预期目标

(1)患儿缺氧得到纠正,呼吸平稳。

(2)患儿能充分排出呼吸道分泌物,保持呼吸道通畅。

(3)患儿体温恢复和维持正常。

(4)患儿住院期间能得到充足的营养。

(5)患儿无并发症发生或发生时能够得到及时有效的处理。

(6)患儿能较好地表达自己的感受,保持安静,较少出现焦虑、恐惧。

七、护理措施

(一)维持有效呼吸

(1)保持病室环境安静、舒适:定时通风(注意避免对流风),保持室内空气新鲜。室温维持在 20℃左右,湿度 60% 左右。定期空气消毒,做好呼吸道隔离,避免交叉感染,不同病原引起的肺炎患儿应分病室收治。

（2）给氧：有呼吸困难、烦躁、发绀者应尽早给氧，一般采用鼻导管给氧，氧流量为 0.5～1L/min，氧浓度不超过 40%，氧气应湿化，以免损伤呼吸道黏膜；缺氧明显者可用面罩给氧，氧流量为 2～4L/min，氧浓度为 50%～60%；有呼吸衰竭者，应用人工呼吸器或机械通气。新生儿尤其早产儿不宜持续吸入高浓度氧，以免引起肺发育不良及视网膜损伤。患儿吸氧过程中应经常巡视病房，保证鼻导管通畅，注意观察氧疗效果，如有异常及时处理。

（3）保证患儿休息：被褥要轻暖、内衣应宽松，宜半坐卧位或床头抬高 30°～40°，利于呼吸运动及呼吸道分泌物的排出；胸痛的患儿鼓励患侧卧位以减轻疼痛；各项护理操作应集中进行，减少刺激，避免哭闹。

（4）遵医嘱使用抗感染药物，并注意观察药物的疗效及不良反应。

（二）保持呼吸道通畅

（1）及时清除鼻腔内分泌物，保证足够的液体摄入量，预防呼吸道黏膜干燥。痰液黏稠者，可给予雾化吸入，稀释痰液，利于咳出；必要时吸痰，注意吸痰不宜在患儿进食后 1 小时内进行，吸痰压力＜40.0kPa。

（2）定时翻身拍背，方法为五指并拢，稍向内合掌，呈空心状，由下向上、由外向内地轻拍背部；拍背的同时应指导和鼓励患儿有效咳嗽，促使呼吸道分泌物借助重力和震动排出，防止坠积性肺炎。拍背力量适度，时间为 10 分钟，以不引起患儿疼痛为宜。

（3）遵医嘱给予祛痰剂、平喘剂。

（三）维持体温正常

（1）居室环境：每日定时通风，保证室内温湿度适宜、空气新鲜，注意避免对流风。

（2）保证入量：鼓励患儿多饮水，给予富含维生素、易消化的清淡饮食，注意少量多餐。必要时静脉补充营养和水分。

（3）密切监测体温变化：发热患儿每 4 小时测量体温一次并准确记录；如为超高热或有高热惊厥史者，每 1～2 小时测量一次；及时给予物理降温，如头部冷敷，腋下、腹股沟处置冰袋，温水擦浴，冷盐水灌肠等，或遵医嘱给予退热剂，防止高热惊厥的发生。及时更换汗湿的衣被并适度保暖。

（4）遵医嘱应用抗感染药物。

（四）合理营养

宜给予高热量、高蛋白、高维生素、清淡易消化的流质或半流质饮食，少量多餐，避免过饱。喂哺时应耐心、细心，防止呛咳。重症不能进食者，给予静脉营养，严格控制输液量和滴速。鼓励患儿多饮水，保证液体摄入量。

（五）密切观察病情变化，预防并发症

（1）若患儿突然出现烦躁不安、面色苍白、呼吸加快（＞60 次/min）、心率增快（＞160～180 次/min）、肝脏短期内迅速增大时，提示有肺炎合并心力衰竭的可能，应及时报告医生，立即给予吸氧、半坐卧位，减慢输液速度；遵医嘱给予强心、利尿剂。

（2）密切观察意识、瞳孔等变化，若出现惊厥、昏迷、呼吸不规则等，提示有脑水肿、中毒性脑病的可能，应立即报告医生，遵医嘱给予镇静、止痉、降颅压等治疗。

（3）患儿若出现严重腹胀、呕吐，肠鸣音减弱或消失，呕吐咖啡样物或便血等情况，提示有中毒性肠麻痹及胃肠道出血的可能，应禁食、胃肠减压。

（4）若患儿咳嗽和呼吸困难突然加重、胸痛、面色青紫，吸氧后不能缓解，体温持续不降或退而复升，应考虑并发脓胸或脓气胸，立即报告医生并配合医生进行胸腔穿刺和胸腔闭式引流等处理。

（六）健康教育

向患儿家长讲解疾病的有关知识和防护知识。介绍患儿病情，解释治疗用药的作用和疗程，教会家长拍背协助排痰的方法。安抚患儿家长焦虑情绪，促使其协助配合治疗及护理。指导家长合理喂养，提倡母乳喂养；多进行户外活动，加强体格锻炼，增强体质；注意气候变化，及时增减衣服，避免着凉；按时预防接种。积极治疗佝偻病、营养不良、贫血等疾病，减少肺炎的发生。教会家长处理呼吸道感染的方法，使患儿在疾病早期能得到及时控制。

八、护理评价

经过治疗及护理，患儿是否能维持正常的呼吸功能；能否有效咳嗽，呼吸道是否能保持通畅；体温是否能维持在 36.0～37.0℃；营养状况是否能保持良好，体重是否逐渐恢复正常；能否维持足够的心输出量，无其他并发症发生；是否在住院过程中得到有效的照顾，焦虑、恐惧情绪减轻。

第三节　先天性心脏病

先天性心脏病（CHD）是在胎儿时期心脏及大血管发育异常而致的先天畸形，是儿童最常见的心脏病，在活产婴儿中发病率为 6‰～10‰。近年来，随着体外循环、深低温麻醉下心脏直视手术的发展，多数先天性心脏病根治手术的效果大为改观。同时，心脏介入技术的发展亦为先天性心脏病的治疗开辟了新途径，如通过心导管介入关闭动脉导管、房间隔缺损和室间隔缺损，应用球囊或支架扩张狭窄的瓣膜和血管等。

一、室间隔缺损

室间隔缺损（VSD）是心脏胚胎发育异常形成的左、右心室间的异常通道，是儿童最常见的先天性心脏病，约占我国先天性心脏病的 50%。约 25% 单独存在，其余合并其他畸形。

（一）分型

室间隔缺损分类方法很多，主要介绍两种。

与外科手术切口结合，按缺损解剖位置不同，可分为两大类型和若干亚型。缺损可单独存在，也可多个并存。

（1）膜周部缺损：最为常见，占 60%～70%，位于主动脉下，由膜部向与其相接的三个区域（流入道、流出道或小梁肌部）延伸而成。

（2）肌部缺损：占 20%～30%，又分为窦部肌肉缺损、漏斗膈肌肉缺损及肌部小梁部缺损。

也可按缺损大小分类（表 10-1）。

表 10-1　室间隔缺损的分类

	小型室缺（Roger 病）	中型室缺	大型室缺
缺损直径(mm)	<5	5～15	>15
缺损面积(cm²)	<0.5	0.5～1.5	>1.0
分流量	少	中等	大
症状	无或轻微	有	明显
肺血管	可无影响	有影响	肺高压、艾森门格综合征

（二）病理生理

疾病早期由于左心室压力高于右心室压力,其分流为左向右分流,肺循环血流量增加。从肺动脉瓣（二尖瓣）血流量中减去主动脉瓣（三尖瓣）血流量即所谓的分流量。缺损小,心室水平左向右分流量少,血流动力学变化不大,可无症状;大型缺损,血液在两心室间自由交通,大量左向右分流量使肺循环血流量增加,产生容量性肺动脉高压,晚期可导致肺小动脉肌层及内膜改变,管腔壁变厚,管腔变窄,逐渐演变为不可逆的阻力性肺动脉高压。右心压力增加,左向右分流逆转为双向分流或右向左分流,患儿出现发绀、右心衰竭征象,如颈静脉怒张、周围组织水肿等,即艾森门格综合征。这一阶段的患儿已失去手术的机会,还容易引起感染性心内膜炎。

（三）治疗要点

室间隔缺损有自然闭合的可能,中小型室缺可门诊随访至学龄前期,膜周部和肌部小梁部缺损有自然闭合可能,有反复呼吸道感染和充血性心力衰竭时进行抗感染、强心、利尿、扩血管等对症内科处理。大中型缺损和有难以控制的充血性心力衰竭者,肺动脉压力持续升高超过体循环压的 1/2,或肺循环与体循环量之比大于 2:1 时,或年长儿合并主动脉瓣脱垂或反流等应及时手术处理。

（四）护理评估

1.健康史

详细询问病史,了解患儿出生情况、食欲情况及生长发育史,既往有无反复呼吸道感染史,家庭中有无先天性心脏病病史。

2.身体状况

(1)症状:多取决于缺损大小及肺循环的阻力。小型缺损多无临床症状,生长发育正常。缺损较大时,患儿多生长迟缓,体重不增,喂养困难,面色苍白,活动后乏力,气短,多汗,反复呼吸道感染及心力衰竭等。疾病晚期分流量大的室间隔缺损患儿可出现艾森门格综合征。

室间隔缺损常见的并发症为感染性心内膜炎、支气管炎、支气管肺炎、充血性心力衰竭等。

(2)体征:症状明显患儿可表现为生长发育落后、胸廓畸形、心尖搏动增强并向左下移位,心界向左下扩大等。其听诊典型心脏杂音为胸骨左缘第 3、4 肋间有 4～5 级粗糙收缩期杂音,肺动脉第二心音显著亢进而心脏杂音较轻。

3.辅助检查

(1)胸部 X 线检查:小型室缺无明显改变,或肺动脉段延长或轻微突出,肺野轻度充血。

中度以上缺损心影轻度至中度扩大,左右心室增大,以左室大为主,肺纹理增粗,肺动脉段凸出,主动脉弓影缩小。出现艾森曼格综合征时,心影可基本正常或轻度增大,肺动脉主枝增粗,肺外周血管影很少,形似枯萎的秃枝。

（2）心电图检查:小型室缺可正常或表现为轻度左心室肥大;中型室缺以左心室肥厚为主;大型室缺为双心室或右心室肥厚。

（3）超声心动图检查:为诊断先天性心血管畸形的主要手段。二维超声可从多个切面显示缺损的直接征象;彩色多普勒超声可显示分流束的起源、部位、数目、大小及方向;频谱多普勒超声可测量分流速度,估测肺动脉压,还可间接测量肺循环血流量(Qp)和体循环血流量(Qs),正常时 Qp/Qs≈1,此值增高≥1.5 提示为中等量左向右分流,≥2.0 为大量左向右分流。

（4）心导管检查:了解心脏及大血管不同部位的血氧含量和压力变化,明确有无分流及分流的部位。导管术示右心室的含氧浓度增高,表示左心室的动脉血流向右心室,而且肺动脉的压力增高。

4.心理-社会状况

了解患儿既往有无住院经历,家长对疾病的病因和治疗、居家护理知识的了解程度;患儿居住环境及家庭经济状况如何,患儿及家长是否有恐惧、焦虑等不良心理反应。

二、房间隔缺损

房间隔缺损（ASD）是由原始心房间隔发育、融合、吸收等异常所致。在胚胎发育过程中发育不良所致,是一种常见的先天性心脏病,占先天性心脏病总数的 5%～10%。女性多见,男女比例 1：2。儿童时期症状较轻,不少患者到成年后才被发现。

（一）分型

根据缺损的病理解剖位置,可分为以下 4 个类型。

1.原发孔型房间隔缺损

也称部分性心内膜垫型房间隔缺损,约占 15%,缺损位于心内膜垫与房间隔交接处。

2.继发孔型房间隔缺损

最常见,约占 75%,也称中央型,缺损位于房间隔中心卵圆窝部位。

3.静脉窦型房间隔缺损

约占 5%,分上腔型和下腔型。

4.冠状静脉窦型房间隔缺损

约占 5%,缺损位于冠状静脉窦上端与左心房之间,致左心房血流经冠状静脉窦缺口分流入右心房。

（二）病理生理

患儿出生后,左心房压力高于右心房,房间隔缺损时则出现左向右分流;左向右分流的大小取决于 ASD 缺损的大小、左右心房的压差及右心室舒张期顺应性。随着年龄的增长,肺血管阻力及右心室压力下降,加之右心室壁较左心室壁薄,使得右心室充盈阻力也较左心室低,故分流量增加。分流造成右心房和右心室负荷过重导致右心房和右心室增大。疾病晚期,随着肺动脉压力的升高,当右心房压力大于左心房时,则出现右向左分流,出现青紫。

(三)治疗要点

小型继发孔型房间隔缺损在 4 岁以内有 15% 的自然闭合率。鉴于成年后发生心力衰竭和肺动脉高压,宜在儿童时期进行修补。外科手术修补疗效确切,但创伤面大,恢复时间长,在排除其他合并畸形、严格掌握指征的情况下,房间隔缺损可通过导管介入封堵。年龄大于 2 岁,缺损边缘至上下腔静脉,冠状动脉窦右上肺静脉之间距离≥5mm,至房室瓣距离≥7mm,可选择介入治疗。

(四)护理评估

1.健康史

详细询问病史,了解患儿出生情况、食欲情况及生长发育史,既往有无反复呼吸道感染史,家庭中有无先天性心脏病病史。

2.身体状况

(1)症状:根据缺损大小而定。缺损小者可无症状。缺损大者可表现为活动后心悸、气短、疲劳、反复呼吸道感染和生长发育迟缓。肺动脉高压出现右向左分流者,表现出发绀,最常见于鼻尖、口唇、指(趾)甲床。部分患儿可出现支气管肺炎、肺水肿、充血性心力衰竭及亚急性细菌性心内膜炎等并发症。

(2)体征:患儿可表现为消瘦、体格发育落后,心前区隆起,心尖搏动弥散,心浊音界扩大。典型心脏杂音为:第一心音正常或分裂;胸骨左缘第 2、3 肋间产生收缩中期 2~3 级喷射性杂音。肺动脉瓣区第二心音增强或亢进,呈固定分裂。

3.辅助检查

(1)胸部 X 线检查:心影轻、中度增大,以右心房、右心室增大为主,肺动脉段凸出,肺野充血,主动脉影缩小,透视下可见"肺门舞蹈"征。

(2)心电图检查:典型病例可见心电轴右偏,右心房、右心室肥大,不完全性或完全性右束支传导阻滞,1/4 病例可有 P 波轻微增高。

(3)超声心动图检查:右心房和右心室内径增大。二维超声心动图可见房间隔回声中断,并可显示缺损的位置和大小。多普勒彩色血流显像可观察到分流的位置、方向,并能估测分流的大小。

(4)磁共振:年龄较大的患儿剑突下超声透声窗受限,图像不够清晰。磁共振可以清晰地显示缺损位置、大小及肺静脉回流情况而确立诊断。

(5)心导管检查:一般不需要做心导管检查,当合并肺动脉高压、肺动脉瓣狭窄或肺静脉异常位引流时可行右心导管检查。右心导管检查时心导管可经缺损由右心房进入左心房,可发现右心房血氧含量高于上、下腔静脉平均血氧含量。合并肺静脉异位引流者应探查异位引流的肺静脉。

4.心理-社会状况

了解患儿既往有无住院经历,家长对疾病的病因和治疗方法、居家护理知识的了解程度、居住环境及经济状况如何,患儿及家属是否有恐惧、焦虑等不良心理反应。

三、动脉导管未闭

动脉导管未闭(PDA)为儿童先天性心脏病常见类型之一,占先天性心脏病的 10%。胎儿期动脉导管被动开放是血液循环的重要通道,出生后大约 15 小时即发生功能性关闭,80％在生后 3 个月解剖性关闭。到出生后 1 年,在解剖学上应完全关闭。若动脉导管异常持续开放导致的病理生理改变,即称动脉导管未闭。但在某些先天性心脏病中,未闭的动脉导管可作为患儿生存的必须血流通道,自然关闭和手术堵闭可致死亡。充血性心力衰竭、心内膜炎是常见的并发症。

(一)分型

根据未闭的动脉导管的大小、长短和形态,分为三型。

1.管型

导管长度多在 1cm 左右,直径粗细不等。

2.漏斗型

长度与管型相似,近主动脉端粗大,向肺动脉端逐渐变窄。

3.窗型

主动脉与肺动脉紧贴,直径往往较大,分流量大。

(二)病理生理

主要的病理生理学改变是通过导管的分流。分流量大小与导管的粗细和主、肺动脉之间的压差有关。由于主动脉压力高于肺动脉压力,主动脉血流持续分流入肺动脉,肺循环血量增加,左心负荷加重,左房、左室扩大,心室壁肥厚。长期大量分流,可使肺动脉收缩,压力增高,导致肺动脉高压。当肺动脉压力超过主动脉时,肺动脉血液流入主动脉,产生右向左分流,患儿表现出下半身青紫,左上肢轻度青紫,而右上肢正常,称为差异性发绀。

(三)治疗要点

(1)任何年龄、不同大小的动脉导管均应及时行内科心导管封堵或外科导管结扎术。

(2)对早产儿可应用吲哚美辛(消炎痛)等前列腺素合成酶抑制剂,诱导导管自然闭合。

(3)采用介入疗法,可选择蘑菇伞等关闭动脉导管。但有些病例中,如完全性大血管转位、肺动脉闭锁、三尖瓣闭锁、严重的肺动脉狭窄中,动脉导管为依赖性者,对维持患儿生命至关重要,此时应该应用前列腺素 E_2 以维持动脉导管的开放。

(四)护理评估

1.健康史

详细询问病史,了解患儿出生情况、食欲情况、生长发育史,既往有无反复呼吸道感染史,家庭中有无先天性心脏病病史。

2.身体状况

(1)症状:分流量小者,常无症状,仅在体检时发现心脏杂音。分流量大者,患儿表现为疲乏无力、多汗,易合并呼吸道感染出现咳嗽、气急等。偶尔因扩大的肺动脉压迫喉返神经而引起声嘶。患儿还可出现生长发育迟滞,晚期出现肺动脉高压者可有发绀或差异性青紫,甚至发展为艾森门格综合征。

动脉导管未闭常见并发症为感染性动脉炎、充血性心力衰竭、心内膜炎等。

(2)体征:患儿多消瘦、轻度胸廓畸形。心尖搏动增强并向左下移位,心浊音界向左下扩大。典型心脏杂音为胸骨左缘第 2 肋间偏外侧有响亮的连续性"机器样"杂音,向左上颈背部、左锁骨下传导。可伴有收缩期或连续性细震颤。当肺血管阻力增高时,杂音的舒张期成分可能减弱或消失。肺动脉瓣区第二音增强。分流量大者,因相对二尖瓣狭窄可在心尖部闻及较短的舒张期杂音。合并肺动脉高压或心力衰竭患儿,婴幼儿期因肺动脉压力较高时,往往只闻及收缩期杂音。

由于肺动脉分流使舒张压降低,收缩压多正常,动脉导管患儿脉压增大,大于 40mmHg(5.3kPa),可表现为周围血管征,如脉压加大、水冲脉、毛细血管搏动、枪击音和杜氏征等。

3.辅助检查

(1)胸部 X 线检查:小分流量者,心血管影可正常。大分流量者,心胸比率增大,左心室增大,心尖向下扩张,左心房轻度增大。肺血增多,肺动脉段突出,肺门血管影增粗。肺动脉高压时,右心室有扩大肥厚征象。主动脉结正常或凸出。

(2)心电图检查:分流量大者,可有不同程度的左心室增大,偶有左心房肥大。显著肺动脉高压者,左、右心室肥厚,严重者甚至有右心室肥厚。

(3)超声心动图:对诊断极有帮助。可探查到未闭合的导管及收缩期和舒张期的连续湍流。

(4)心导管检查:可发现肺动脉血氧含量高于右心室。有时心导管可以通过未闭导管从肺动脉进入降主动脉。

(5)心血管造影:对复杂病例的诊断有重要价值。

4.心理-社会状况

了解患儿既往有无住院经历,家长对疾病的病因和治疗、居家护理知识的了解程度;患儿居住环境及家庭经济状况如何,患儿及家属是否有恐惧、焦虑等不良心理反应。

四、法洛四联症

法洛四联症(TOF)是婴儿期最常见的一种青紫型先天性心脏病,约占先天性心脏病的12%。主要由四种畸形组成。①右心室流出道梗阻:以漏斗部狭窄多见,其次为漏斗部和动脉瓣合并狭窄,也可有单独动脉瓣狭窄;②室间隔缺损;③主动脉骑跨:主动脉根部骑跨在室间隔缺损上;④右心室肥厚。其中,右心室流出道狭窄是最主要的病理生理变化,它决定着病情严重程度及预后。

(一)病理生理

基本畸形是由室间隔漏斗部前移所致。通常室间隔缺损较大。主动脉骑跨是继发的,由室间隔缺损位于主动脉瓣下所致。

由于右心室流出道狭窄,血液进入肺循环受阻,右心室代偿性肥厚,右心压力增高,当压力超过左心室时,血液从室间隔缺损处流出呈右向左分流,临床表现为青紫;骑跨的主动脉同时接收来自左心室和右心室的血液,来自右心室的静脉血被输送到全身各处,加重青紫程度。

(二)治疗要点

1.内科治疗

及时治疗呼吸道感染,有效防治感染性心内膜炎,预防并发症的发生。

2.缺氧发作的处理

①立即置于膝胸位,轻症者可立即缓解;②及时吸氧;③给予静脉注射去氧肾上腺素,每次

0.05mg/kg,或心得安每次 0.1mg/kg;④必要时给予吗啡 0.1～0.2mg/kg 皮下注射;⑤为纠正代谢性酸中毒,可给予静脉注射 5%碳酸氢钠 1.5～5.0mL/kg;⑥重者可缓慢静脉注射 β 受体阻滞剂普萘洛尔(心得安)。经上述处理仍不能控制发作者,可考虑急诊外科手术修补。

3.外科治疗

以根治手术治疗为主,手术年龄一般在 2～3 岁以上。对年龄过小的婴幼儿及重症患儿宜先行姑息手术,待年长后一般情况改善,再做根治术。

(三)护理评估

1.健康史

详细询问病史,了解患儿出生情况、食欲情况及生长发育史,既往有无反复呼吸道感染史,家庭中有无先天性心脏病史。

2.身体状况

(1)症状。

发绀:青紫为主要表现,其发绀程度和出现的时间早晚与肺动脉狭窄程度有关,常见于唇、指(趾)甲床、球结合膜等。患儿啼哭、活动、情绪激动、天气寒冷刺激等,可出现气急及青紫加重,这是因为血氧含量下降,活动耐力差而导致。

蹲踞:法洛四联症患儿每于行走、游戏时,常主动下蹲片刻,即蹲踞。此时下肢屈曲,使静脉回心血量减少,可减轻心脏负荷,同时下肢动脉受压,体循环阻力增加,使右向左分流量减少,可以暂时缓解缺氧症状。

阵发性缺氧发作:患有法洛四联征的婴儿在吃奶或哭闹后可出现阵发性呼吸困难,严重者突然昏厥、抽搐。这是由于在肺动脉漏斗部狭窄的基础上,突然发生该处肌部痉挛,引起一时性肺动脉梗阻,使脑缺氧加重所致,即缺氧发作。年长儿常诉头痛、头昏。

杵状指(趾):由于患儿长期缺氧,指、趾端毛细血管扩张增生,局部软组织和骨组织也增生肥大,出现杵状指(趾)。

血液黏稠:法洛四联症患儿因红细胞增加,血黏稠度高,血流变慢,易引起脑血栓形成,若为细菌性血栓,则易形成脑脓肿。

常见并发症:脑血栓、脑脓肿及亚急性细菌性骨膜炎。

(2)体征:体格发育落后,心前区可稍隆起。听诊:胸骨左缘第 2～4 肋间常听到Ⅱ～Ⅲ级吹风样或喷射性收缩杂音,其响度取决于肺动脉狭窄程度。漏斗部痉挛时,杂音暂时消失。肺动脉第二心音均减弱或消失。有时可闻及侧支循环的连续性杂音。

3.辅助检查

(1)实验室血液检查:周围血红细胞计数、血红蛋白浓度和血细胞比容增高;血小板降低;凝血酶原时间延长。

(2)胸部 X 线检查:典型者为"靴形心",由右心室肥大使心尖圆钝上翘、漏斗部狭窄使肺动脉段凹陷所致。肺门血管影缩小,肺纹理减少。

(3)心电图检查:典型病例显示心电轴右偏,右心室肥大。也可见右心房肥大。

(4)超声心动图检查:二维超声心动图显示主动脉内径增宽并且向右移位。左心室内径缩小。右心室内径增大,流出道狭窄。彩色多普勒超声血流显像可见右心室将血液直接注入骑跨的主动脉内。

(5)心导管检查:导管容易从右心室进入主动脉,有时还能从右室进入左室。测量肺动脉和右心室之间的压力差,根据压力曲线可辨别肺动脉狭窄的类型。右向左分流的存在可通过股动脉血氧饱和度降低来证实。

(6)心血管造影:造影对制订手术方案有很大帮助。造影剂注入右心室,可见主动脉和肺动脉几乎同时显影。主动脉影增粗,位置偏前、稍偏右。还可显示肺动脉狭窄部位、程度和肺血管的情况。

4.心理-社会状况

了解患儿既往有无住院经历,家长对疾病的病因和治疗、护理知识及疾病预后的了解程度;患儿居住环境及家庭经济状况如何,家长及患儿是否有恐惧、焦虑等不良心理反应。

五、肺动脉瓣狭窄

肺动脉瓣狭窄(PS)是一种常见的先天性心脏病,单纯性肺动脉瓣狭窄约占先心病的10%,约有20%的先心病合并肺动脉瓣狭窄。

(一)病理解剖

正常肺动脉瓣叶为3个半月瓣,瓣叶交界处完全分离,瓣环与右室漏斗部肌肉相连。肺动脉瓣狭窄根据病变累及的部位不同,分为2种类型。

1.典型肺动脉瓣狭窄

肺动脉瓣3个瓣叶交界处互相融合,使瓣膜开放受限,瓣口狭窄;只有2个瓣叶的交界处融合为肺动脉瓣二瓣化畸形;瓣叶无交界处仅中心部留1小孔,为单瓣化畸形。瓣叶结构完整,瓣环正常,肺动脉干呈狭窄后扩张,有时可延伸到左肺动脉,但扩张的程度与狭窄的严重性并不完全成比例。

2.发育不良型肺动脉瓣狭窄

肺动脉瓣叶形态不规则且明显增厚或呈结节状,瓣叶无粘连,瓣叶启闭不灵活,瓣环发育不良,肺动脉干不扩张或发育不良。此病常有家族史,Noonan综合征大多合并此病变。肺动脉瓣狭窄的继发性改变为右室向心性肥厚,狭窄严重者,心室腔小,心内膜下心肌可有缺血性改变。右房有继发性增大,心房壁增厚,卵圆孔开放,或伴有房间隔缺损。

(二)病理生理

右室向肺动脉射血遇到瓣口狭窄的困阻,右室必须提高收缩压方能向肺动脉泵血,其收缩压提高的程度与狭窄的严重性成比例。因室间隔无缺损,所以严重狭窄时右室的压力高度可以超过左室。右室的血流进入肺脏虽有困难,但全身所有静脉血仍必须完全进入肺脏。但如狭窄严重,右室壁极度增厚使心肌供血不足,可导致右心衰竭。

在宫内,肺动脉瓣狭窄使右室的心肌肥厚,右室输出量仍可维持正常,对胎儿循环无多大影响;如狭窄很重,右室输出量大减,腔静脉血回右房后大多通过卵圆孔或房间隔缺损流入左房左室,而右室则偏小。临床上有一少见的肺动脉狭窄类型为右室先天发育不良,三尖瓣也偏小,往往伴有大型房缺,于是产生大量右向左分流,左室偏大,青紫明显。大多数患轻中度肺动脉瓣狭窄的婴儿与儿童生长发育正常,因此体循环血流量随年龄而增长。如狭窄的肺动脉瓣不能相应生长,右室收缩压必须明显增加以维持心输出量。此外,由于婴儿的正常静态心率高于年长儿,随着心率的下降,每搏量将相应增加,因而越过狭窄瓣膜的收缩期血流也将相应增加。

(三)临床表现

1.症状

轻度狭窄可完全无症状;中度狭窄在二三岁内无症状,但年长后劳动时即感易疲及气促;严重狭窄者中度体力劳动亦可呼吸困难和乏力,突有昏厥甚至猝死。亦有患者活动时感觉胸痛或上腹痛,可能由于心排血量不能相应提高,致使心肌供血不足或心律失常所致,提示预后不良,应着手准备手术。生长发育多正常,半数患儿面容困顿,大多无青紫,面颊和指端可能暗红;狭窄严重者可有青紫,大多由于卵圆孔的右向左分流所致,如伴有大型房间隔缺损可有严重青紫,伴有杵状指(趾)及红细胞增多,但有蹲踞者很少见。颈静脉有明显的搏动者提示狭窄严重,该收缩期前的搏动在肝区亦可扪及。

2.体征

心前区可较饱满,有严重狭窄伴有心衰时心脏扩大;左侧胸骨旁可摸得右室的抬举搏动,在心前区搏动弥散,甚至可延伸到腋前线。胸骨左缘第二、三肋间可及收缩期震颤并可向胸骨上窝及胸骨左缘下部传导;新生儿患者亦可无震颤。听诊时胸骨左缘上部有洪亮的Ⅳ/Ⅵ级以上喷射性收缩杂音,向左上胸、心前区、颈部、腋下及背面传导。第一心音正常,轻度和中度狭窄者可听到收缩早期喀喇音,狭窄越重,喀喇音出现越早,甚至与第一音相重,使第一音呈金属样的声音。喀喇音系由增厚但仍具弹性的瓣膜在开始收缩时突然绷紧所致。第二心音分裂,分裂程度与狭窄严重程度成比例。多数病例肺动脉瓣区第二音不同程度减弱。

(四)辅助检查

1.X线检查

轻中度狭窄时心脏大小正常,重度狭窄时如心功能尚可,心脏仅轻度增大;如有心衰,心脏则明显增大,主要为右室和右房扩大。狭窄后的肺动脉扩张为本病特征性的改变,有时扩张延伸到左肺动脉,但在婴儿期扩张多不明显。

2.心电图

心电图将显示右房扩大、P波高耸。心电图还可显示右室肥大,电轴右偏,其程度依赖于狭窄的严重程度。右胸前导联将显示R波高耸,狭窄严重时出现T波倒置、ST段压低。

3.超声心动图

二维超声心动图可显示肺动脉瓣的厚度、收缩时的开启情况及狭窄后的扩张。多普勒超声可检查心房水平有无分流,更重要的是较可靠地估测肺动脉瓣狭窄的严重程度。

4.心导管检查

右心室压力明显增高,可与体循环压力相等;而肺动脉压力明显降低,心导管从肺动脉向右心室退出时的连续曲线显示明显的无过渡区的压力阶差。

5.心血管造影

右心室造影可见明显的"射流征",同时可显示肺动脉瓣叶增厚或(或)发育不良及肺动脉总干的狭窄后扩张。

六、完全性大动脉转位

完全性大动脉转位(TGA)是新生儿期最常见的发绀型先天性心脏病,发病率为 0.2‰~0.3‰,占先天性心脏病总数的 5%~7%,居发绀型先心病的第二位,男女患病之比为(2~4):1。患有糖尿病母体的幼儿发病率较正常母体的高 11.4 倍,妊娠初期使用过激素及抗惊厥药物的孕妇发病率较高。若不治疗,约 90% 的患者在 1 岁内死亡。

(一)病理解剖

正常情况下,肺动脉瓣下圆锥发育,肺动脉位于左前上方;主动脉瓣下圆锥萎缩,主动脉位于右后下方。大动脉转位时,主动脉瓣下圆锥发达,未被吸收,主动脉位于右前上方;肺主脉瓣下圆锥萎缩,肺动脉位于左后下方。这样使肺动脉向后连接左心室,主动脉向前连接右心室;主动脉瓣下因有圆锥存在,与三尖瓣间呈肌性连接;肺动脉瓣下无圆锥结构存在,与二尖瓣呈纤维连接。常见的合并畸形有房间隔缺损或卵圆孔未闭、室间隔缺损、动脉导管未闭、肺动脉狭窄等。

(二)病理生理

完全性大动脉转位若不伴其他畸形,则形成 2 个并行循环。上、下腔静脉回流的静脉血通过右心射至转位的主动脉供应全身,而肺静脉回流的氧合血则通过左心射入转位的肺动脉到达肺部。患者必须依靠心内交通(卵圆孔未闭、房间隔缺损、室间隔缺损)或心外交通(动脉导管未闭、侧支血管)进行血流混合。本病血流动力学改变取决于是否伴同其他畸形、左右心血液沟通混合程度及肺动脉是否狭窄。根据是否合并室间隔缺损及肺动脉狭窄可将完全性大动脉转位分为三大类。

1.完全性大动脉转位并室间隔完整

右心室负荷增加而扩大肥厚,随正常的肺血管阻力下降,左心室压力降低,室间隔常偏向左心室。二者仅靠未闭卵圆孔及动脉导管沟通混合,故青紫、缺氧严重。

2.完全性大动脉转位合并室间隔缺损

完全性大动脉转位伴室间隔缺损可使左右心血沟通混合较多,使青紫减轻,但肺血流量增加可导致心力衰竭。

3.完全性大动脉转位合并室间隔缺损及肺动脉狭窄

血流动力学改变类似法洛四联症。

(三)临床表现

1.青紫

出现早,半数出生时即存在,绝大多数始于 1 个月内。随着年龄增长及活动增加,青紫逐渐加重。青紫为全身性,若同时合并动脉导管未闭,则出现差异性发绀,上肢青紫较下肢重。

2.充血性心力衰竭

生后 3~4 周婴儿出现喂养困难、多汗、气促、肝大和肺部细湿啰音等进行性充血性心力衰竭等症状。患儿常发育不良。

3.体检发现早期出现杵状指(趾)

生后心脏可无明显杂音,但有单一的响亮的第二心音,是出自靠近胸壁的主动脉瓣关闭音。若伴有大的室隔缺损或大的动脉导管或肺动脉狭窄等,则可听到相应畸形所产生的杂音。

如合并动脉导管未闭,可在胸骨左缘第二肋间听到连续杂音。合并室间隔缺损,可在胸骨左缘第三、四肋间听到全收缩期杂音。合并肺动脉狭窄,可胸骨左缘上缘听到收缩期喷射性杂音。杂音较响时,常伴有震颤。一般伴有大型室隔缺损者早期出现心力衰竭伴肺动脉高压,但伴有肺动脉狭窄者则发绀明显而心力衰竭少见。

(四)辅助检查

1.X 线检查

主要表现:①由于主、肺动脉干常呈前后位排列,因此正位片见大动脉阴影狭小,肺动脉略凹陷,心蒂小而心影呈"蛋形"。②心影进行性增大。③大多数患者肺纹理增多,若合并肺动脉狭窄者肺纹理减少。

2.心电图

新生儿期可无特殊改变。婴儿期显示电轴右偏,右心室肥大,有时尚有右心房肥大。肺血流量明显增加时则可出现电轴正常或左偏,左、右心室肥大等。合并房室通道型室间隔缺损时电轴左偏,双室肥大。

3.超声心动图

是诊断完全性大动脉转位的常用方法。若二维超声显示房室连接正常,心室大动脉连接不一致,则可建立诊断。主动脉常位于右前,发自右心室;肺动脉位于左后,发自左心室。彩色及频谱多普勒超声检查有助于心内分流方向、大小的判定及合并畸形的检出。

4.心导管检查

导管可从右心室直接插入主动脉,右心室压力与主动脉相等。也有可能通过卵圆孔或房间隔缺损到左心腔再入肺动脉;肺动脉血氧饱和度高于主动脉。

5.心血管造影

选择性右心室造影时可见主动脉发自右心室,左心室造影可见肺动脉发自左心室。选择性升主动脉造影可显示大动脉的位置关系,判断是否合并冠状动脉畸形。

七、先天性心脏病的诊断、治疗及护理

(一)诊断

对先天性心脏病的诊断,必须将病史、症状、体征及辅助检查等综合起来进行分析,才能得到正确的结论。要详细地询问病史,并做全面体格检查,若新生儿和小婴儿有以下表现,应考虑有先天性心脏病的可能:①出生后持续有心脏、呼吸功能不良的症状;②潜在青紫或持续性青紫,活动或哭闹后气急;③喂奶困难,体重不增,易激惹不安;④常患呼吸道感染或肺炎。有些畸形可以与先天性心脏病并存,因此,当发现小儿有其他畸形时,应注意检查是否有先天性心脏病存在。进一步的诊断需依靠辅助检查,如 X 线、心电图、超声心动图等,必要时可做心导管或心血管造影等检查。

在确定先天性心脏病后还要鉴别其类型。主要根据症状、体征、X 线检查、心电图及超声心动图检查资料,结合各类畸形的共性和各自的特点,通过综合分析、鉴别。例如左向右分流型的共同特点如下:①一般情况下无青紫,当哭闹、患肺炎或心功能不全时,右心压力高于左心,即可出现青紫;②心前区有粗糙的收缩期杂音,于胸骨左缘最响;③肺循环血量增多,易患肺炎,X 线检查见肺门血管影增粗;④体循环血量减少,影响生长发育。然而它们又有各自的特点。超声心动图对先天性心脏病类型的鉴别具有重要意义。

(二)治疗

1.内科治疗

无特殊疗法,主要是确保患儿健康地成长,安全地达到适合手术的年龄,具体措施如下。

(1)定期随访:在手术前应定期随访,一般每半年至一年复查一次,指导建立合理的生活制度,加强营养,并根据具体情况适当参加体育活动以增强体质。

(2)按时进行各种预防接种。

(3)防治各种并发症:合并呼吸道感染或肺炎时应积极控制感染。做扁桃体摘除术与拔牙术时,术前、术后应给予足量抗生素,以防发生细菌性心内膜炎。发生心力衰竭时应及时处理,特别是左向右分流量大者,常在婴幼儿期需要较长时间服用洋地黄维持量,必要时加用利尿剂。青紫型先天性心脏病患儿每日应摄入足够的水分,以防脱水。

(4)预防和控制缺氧发作:青紫型先天性心脏病患儿急性缺氧发作时,可采取以下措施。①立即将患儿下肢屈起,取胸膝卧位;②必要时使用普萘洛尔(心得安)每次 0.1mg/kg,加入葡萄糖液 20mL 内缓慢静脉注射,5～10 分钟注射完毕;③缺氧时间长者可发生代谢性酸中毒,应适当静脉补充碳酸氢钠;④对缺氧反复发作者,可长期口服普萘洛尔预防发作,剂量为每日 1mg/kg,分 2～3 次口服。最大量每日不超过3mg/kg;普萘洛尔可解除右室流出道痉挛,增加肺循环的血流量,减少右向左的分流,从而减轻和预防缺氧发作。

2.手术治疗

(1)手术适应证:分流量大、症状明显者,应力争尽早手术治疗。分流量小,无明显临床症状者可不做手术,但应定期随访,根据病情变化再做决定。如果已发展成梗阻性肺动脉高压,出现持续性青紫者,则视为手术禁忌;如合并急性或亚急性细菌性心内膜炎者,须经抗感染治疗 3 个月后才能手术。

(2)手术年龄:一般先天性心脏病最适宜手术年龄为学龄前期;如果分流量大、症状明显或反复心力衰竭不能控制者,可不受年龄限制。

(3)手术方法:房、室间隔缺损,在体外循环心内直视下做缺损修补术;动脉导管未闭者行单纯结扎或切断导管术;法洛四联症患儿绝大多数可行根治术,对年龄小、症状重、周围动脉分支发育差或左心室发育不全者,可先行姑息手术,以后再做根治术。

3.介入治疗

导管介入疗法不需开胸,且疗效确切,安全,恢复快,并发症少,因此在治疗小儿先天性心脏病方面取得了很大进展。目前以动脉导管未闭堵闭术最成熟,可选择弹簧圈、蘑菇伞、蚌壳形堵塞装置和双伞堵塞等关闭动脉导管。介入法治疗室间隔缺损,操作难度较高,且易引起并发症,尚未推广。对于房间隔缺损可通过介入性导管用蘑菇伞、蚌状伞和双盘堵塞装置,但术后可能留有部分残余分流。

(三)常见护理诊断

1.活动无耐力

与氧的供需失调有关。

2.营养失调:低于机体需要量

与喂养困难及体循环血量减少、组织缺氧有关。

3.生长发育异常

与心脏结构与功能异常有关。

4.有感染的危险

与肺充血有关。

5.潜在并发症

心力衰竭、感染性心内膜炎、脑血栓。

6.焦虑

与疾病的威胁及担心预后有关。

(四)护理措施

1.建立合理的生活作息制度

合理安排患儿作息时间,保证充足的睡眠和休息时间;根据病情安排适当活动量,减少心脏负担。集中治疗和护理,避免患儿情绪激动而哭闹。严重患儿应卧床休息。

2.合理喂养

保证营养需求,供给充足的能量、蛋白质和维生素,以增强体质,提高对手术的耐受程度。喂养困难者,需耐心,少量多餐,避免呛咳。心功能不全时有水、钠潴留者,应根据病情,给予无盐饮食或低盐饮食。

3.预防感染

注意气候变化,及时加减衣服,避免受凉而引起呼吸系统感染。少去人多的公共场所,做好保护性隔离,以免发生交叉感染。做小手术时,如扁桃体摘除术,应给予抗生素预防感染,防止感染性心内膜炎发生;一旦发生感染应积极治疗。

4.注意观察病情,预防并发症的发生

(1)注意观察有无心率增快、呼吸困难、端坐呼吸、吐泡沫样痰、浮肿、肝脏增大等心力衰竭的表现,如出现上述表现,立即置患儿于半坐卧位,给予吸氧,及时联系医生,并按心衰护理。

(2)法洛四联症患儿血液黏稠度高,发热、出汗、吐泻时,体液量减少,加重血液浓缩易形成血栓,因此要注意补充液体;防止法洛四联症患儿因活动、哭闹、便秘引起缺氧发作,一旦发生,应将患儿置于膝胸卧位,给予吸氧,遵医嘱给予吗啡、普萘洛尔等药物抢救治疗。

5.心理护理

向患儿家长解释病情、诊疗计划,消除家长焦虑、恐惧心理,取得他们主动配合检查及治疗。关爱患儿,态度和蔼,建立良好的护患关系。

(五)保健指导

指导家长掌握先天性心脏病的日常护理,建立合理的生活作息制度。按医嘱用药,预防感染和其他并发症。定期复查,调整心功能到最好状态,择期手术。

第四节 小儿腹泻

腹泻是指粪便次数、水分和量的增加。小儿腹泻是一组由多病原、多因素引起的综合征,主要症状为腹泻、呕吐以及水、电解质紊乱等,6个月～2岁婴幼儿发病率高,是造成小儿营养不良、生长发育障碍和死亡的主要原因之一。

一、病因

(一)易感因素

与此年龄阶段小儿消化系统解剖生理特点有关。婴幼儿消化系统发育尚未成熟,胃酸和消化酶分泌少,酶活力偏低,生长发育快,所需营养物质相对较多,胃肠道负担重,易发生消化道功能紊乱。机体防御功能差,婴儿胃酸偏低,胃排空较快,对进入胃内的细菌杀灭能力较弱;血清免疫球蛋白(尤其是 IgM、IgA)和胃肠道 SIgA 均较低;胃肠道局部防御功能减低,易患肠道感染。

母乳中含有大量体液因子(SIgA、乳铁蛋白等)、巨噬细胞和粒细胞,有很强的抗肠道感染作用。家畜乳中虽有某些上述成分,但在加热过程中被破坏,而且人工喂养的食物和食具极易受污染,故人工喂养儿肠道感染发生率明显高于母乳喂养儿。

(二)感染因素

1.肠道内感染

可由病毒、细菌、真菌和寄生虫等引起。以前两者多见,尤其是病毒。

(1)病毒:80%婴幼儿腹泻由病毒感染引起。其中以轮状病毒最多见,其次有肠道病毒(包括柯萨奇病毒、埃可病毒和肠道腺病毒)、诺伏克病毒、冠状病毒、星状和杯状病毒等。

(2)细菌:不包括霍乱、痢疾等法定传染病。以致腹泻大肠杆菌为主,根据其不同致病毒性和发病机制,可将已知的菌株分为 5 个大组:致病性大肠杆菌、产毒性大肠杆菌、侵袭性大肠杆菌、出血性大肠杆菌和黏附-集聚性大肠杆菌。空肠弯曲菌亦为小儿腹泻的常见病原菌之一。其他细菌包括耶尔森菌、鼠伤寒沙门菌和克雷白杆菌等。营养不良、长期大量使用广谱抗生素等可引起肠道菌群失调;使用肾上腺皮质激素等免疫抑制剂时患儿可诱发白色念珠菌、金黄色葡萄球菌、变形杆菌、绿脓杆菌或其他条件致病菌感染。

2.肠道外感染

如患中耳炎、上呼吸道感染、肺炎、肾盂肾炎、皮肤感染或急性传染病时,可由于发热和病原体的毒素作用而并发腹泻。

(三)非感染因素

1.饮食因素

(1)食饵性腹泻:多为人工喂养儿;常因喂养不定时,饮食量不当,突然改变食物品种,或过早喂给大量淀粉或脂肪类食品引起。

(2)过敏性腹泻:如对牛奶或大豆(豆浆)过敏而引起腹泻,对牛奶过敏者较多。

(3)原发性或继发性腹泻:双糖酶(主要为乳糖酶)缺乏或活力降低,肠道对糖的消化吸收不良而引起的腹泻。

2.气候因素

气候突然变化、腹部受凉使肠蠕动增加;天气过热、消化液分泌减少等都可能诱发消化功能紊乱导致腹泻。

二、发病机制

不同病因引起腹泻的发病机制不同。

(一)肠毒素性肠炎

各种产生肠毒素的细菌可引起分泌性腹泻,如霍乱弧菌、产肠毒素性大肠杆菌、空肠弯曲菌、金黄色葡萄球菌、产气荚膜杆菌等。病原体侵入肠道后,一般仅在肠腔内繁殖,黏附在肠上皮细胞刷状缘,在肠腔中释放 2 种肠毒素。一种为不耐热肠毒素,与小肠细胞膜上的受体结合后激活腺苷酸环化酶,致使三磷酸腺苷(ATP)转变为环磷酸腺苷(cAMP);另一种为耐热肠毒素,通过激活鸟苷酸环化酶,使三磷酸鸟苷(GTP)转变为环磷酸鸟苷(cGMP)。两者都可引起肠道水分和氯化物分泌增多,并抑制钠的再吸收,导致分泌性腹泻。

(二)侵袭性肠炎

各种侵袭性细菌感染可引起渗出性腹泻,如志贺菌属、沙门菌属、侵袭性大肠杆菌、空肠弯曲菌、耶尔森菌和金黄色葡萄球菌等均可直接侵袭小肠或结肠肠壁,使黏膜充血、水肿、炎症细胞浸润引起渗出和溃疡等病变。粪便多呈脓血便,外观和镜检均与细菌性痢疾难以区别。

(三)病毒性肠炎

各种病毒侵入肠道后,在小肠绒毛顶端的柱状上皮细胞上复制,使细胞发生空泡变性和坏死,其微绒毛肿胀、不规则和变短,致使小肠黏膜回吸收水分和电解质的能力受损,肠液在肠腔内大量积聚而引起腹泻。同时,发生病变的肠黏膜细胞分泌双糖酶不足,且活性降低,使食物中糖类消化不全而积滞在肠腔内,也是引起腹泻的原因之一。

(四)非感染性腹泻

主要由饮食不当引起。当进食过量或食物成分不恰当时,消化过程发生障碍,食物不能被充分消化和吸收而积滞在小肠上部,使肠腔内酸度降低,有利于肠道下部的细菌上移和繁殖,使食物发酵和腐败(即所谓内源性感染),导致消化功能更为紊乱。分解产生的短链有机酸使肠腔内渗透压增高(渗透性腹泻),并协同腐败性毒性产物刺激肠壁使肠蠕动增加,导致腹泻、脱水和电解质紊乱。

三、临床表现

同病因引起的腹泻常具有相似的临床表现,但各有特点。

(一)急性腹泻(病程<2 周)

1.腹泻的共同临床表现

(1)轻型:常由饮食因素及肠道外感染引起。起病可急可缓,以胃肠道症状为主,表现为食欲缺乏,偶有溢乳或呕吐,大便次数增多(多在 10 次以内)及性状改变。无脱水及全身中毒症状。如及时治疗多在数日内痊愈,若处理不当可转为重型。

(2)重型:多由肠道内感染引起。常急性起病,也可由轻型逐渐加重、转变而来,除有较重的胃肠道症状外,还有较明显的脱水、电解质紊乱和全身中毒症状如发热、烦躁、精神萎靡、嗜睡,甚至昏迷、休克等。

2.几种常见类型肠炎的临床特点

(1)轮状病毒肠炎:轮状病毒是秋冬季腹泻的最常见原因,呈散发或小流行;多发生在 6～24 个月婴幼儿。起病急,常伴发热等上呼吸道感染症状;病初即有呕吐,常先于腹泻;大便次数多、量多、水样便，无腥臭味；口渴重，常并发脱水和酸中毒。本病为自限性疾病，病程为3～8天。大便镜检偶有少量白细胞，腹泻停止后2～5天粪便仍可有病毒排出。

（2）侵袭性细菌性肠炎：包括侵袭性大肠杆菌肠炎、耶尔森菌小肠结肠炎、空肠弯曲杆菌肠炎和鼠伤寒沙门菌小肠结肠炎等。病原菌不同，流行病学特点也不同，然而因其相似的发病机制，临床征象却都与细菌性痢疾相似。起病较急，发热、头痛、全身不适、恶心呕吐、腹痛，腹泻频繁，里急后重，严重的有全身中毒症状。粪便为水样、黏液样或脓血便。粪便镜检可见白细胞和脓细胞，须依靠粪便培养和流行病学方可确诊。

（3）抗生素等诱发的肠炎：长期应用广谱抗生素可使肠道菌群失调，肠道内耐药的金葡菌、绿脓杆菌、变形杆菌、某些梭状芽孢杆菌和白色念珠菌大量繁殖引起肠炎。营养不良、免疫功能低下及长期应用肾上腺皮质激素者更易发病。

（二）迁延性和慢性腹泻

迁延性腹泻指腹泻病程为2周～2个月的腹泻，慢性腹泻指病程长于2个月的腹泻。病因复杂，感染、过敏、酶缺陷、免疫缺陷、药物因素、先天性畸形等均可引起。以急性感染性腹泻未彻底治疗、迁延不愈最为常见，人工喂养、营养不良儿患病率高。患儿多无全身中毒症状，脱水、代谢性酸中毒也不太明显，而以消化功能紊乱和慢性营养紊乱为主要临床特点。腹泻迁延不愈，食欲低下，吸收不良，体重下降，促发或加重营养不良、贫血、多种维生素缺乏，易并发呼吸道、泌尿道等继发性感染，并形成恶性循环。若不积极正确治疗，病死率较高。

四、实验室检查

（一）粪便检查

除镜下检查和病原学检查外还应注意粪便的性状。观察粪便特殊性状也有助于病原诊断，如暗绿色海水样粪便对金黄色葡萄球菌肠炎，伪膜性粪便对难辨梭状芽孢杆菌肠炎，豆腐渣样粪便对真菌性肠炎的诊断有帮助。粪便细菌培养和其他病原学检查对肠道内感染性肠炎的病因诊断更是不可缺少。

（二）血常规、血气分析和血离子测定

白细胞总数及中性粒细胞升高一般提示细菌感染，正常或降低多为病毒感染；嗜酸性粒细胞升高提示寄生虫感染或过敏性疾病。血气分析可全面了解体内酸碱平衡紊乱的程度和性质，结合钾、钠、氯等离子测定，不仅可以确定脱水的性质、有无低钾血症，还可计算出阴离子间隙，进一步分析代谢性酸中毒的成因。出现惊厥时应测定血清钙和镁，不能做血气分析时可测定血浆 CO_2 结合力。

五、治疗

治疗原则主要为调整饮食和继续饮食；预防和纠正脱水及电解质紊乱；合理用药；加强护理，预防并发症。

（一）急性腹泻的治疗

1.饮食疗法

近来多不主张禁食，应调整饮食以减轻胃肠道负担，避免不易消化的食物。以母乳喂养的婴儿继续哺乳，暂停辅食；人工喂养儿可喂以等量米汤或稀释的牛奶或其他代乳品，由米汤、粥、面条等逐渐过渡到正常饮食。有严重呕吐者可暂时禁食4～6小时（不禁水），待好转后继

续喂食,由少到多,由稀到稠。病毒性肠炎多有双糖酶缺乏(主要是乳糖酶),对疑似病例可暂停乳类喂养,改为豆制代乳品或发酵奶。腹泻停止后继续给予营养丰富的饮食,少食多餐。

2.液体疗法

脱水往往是急性腹泻死亡的主要原因,合理的液体疗法是降低病死率的主要措施。

(1)口服补液:世界卫生组织推荐的口服补液盐(ORS)可用于腹泻时预防脱水及轻、中度脱水的治疗。轻度脱水口服液量为 $50\sim80mL/kg$,中度脱水为 $80\sim100mL/kg$,于 $8\sim12$ 小时内将累积损失量补足;脱水纠正后,转入维持补液阶段,将余量用等量水稀释,按病情需要随意口服。

(2)静脉输液:适用于中度以上脱水或吐泻严重的患儿。

3.对症治疗

(1)腹泻:对急性腹泻,一般不主张用止泻剂,因其可使病原微生物和有毒物质滞留肠内而延缓排出。对于患儿一般状态好转,中毒症状消失,但腹泻不止者可试用鞣酸蛋白、次碳酸铋等。此外使用蒙脱石粉对腹泻病疗效较好。

(2)腹胀:常见原因为缺钾,应及时补钾予以防治。细菌分解产物也可引起腹胀。可采用针灸治疗,必要时肛管排气或肌内注射新斯的明。

(3)呕吐:随着脱水、代谢性酸中毒的纠正以及患儿病情好转,可逐渐缓解。也可肌内注射氯丙嗪每次 $0.5\sim1mg/kg$,或吗丁啉每次 $0.2\sim0.3mg/kg$,每日 3 次,饭前半小时及睡前口服。甲氧氯普胺(胃复安)易出现锥体外系异常症状,应慎重使用,常用剂量为每次 $0.1mg/kg$。

(二)迁延性和慢性腹泻治疗

(1)积极寻找引起病程迁延的原因和危险因素。如营养不良、活动性佝偻病、肠道菌群失调、免疫功能低下等。

(2)针对消化功能紊乱和慢性营养紊乱应调整饮食和增加营养。母乳喂养者应继续母乳喂养,可暂停辅食。人工喂养儿应调整饮食,小于 6 个月婴幼儿用牛奶加等量米汤或水稀释,或用发酵奶(即酸奶),也可用奶-谷类混合物,每天喂 6 次,以保证足够热卡。大于 6 个月的婴儿可用已习惯的平常饮食,如选用加有少量熟植物油、蔬菜、鱼肉末或肉末的稠粥、面条等,由少到多,由稀到稠。患儿双糖酶缺乏时,治疗宜采用去双糖饮食,可采用豆浆(每 $100mL$ 鲜豆浆加 $5\sim10g$ 是葡萄糖)、酸奶或低乳糖、不含乳糖的奶粉。

(3)积极防治各种并发症。

(4)合理用药。对于肠道内细菌感染应根据粪便细菌培养和药敏试验选择抗生素,切忌滥用,以免引起肠道菌群失调。庆大霉素口服是最常选用的抗生素。微生态制剂也常用于治疗迁延性和慢性腹泻;口服胃蛋白酶、胰酶、多酶片可以帮助消化;补充微量元素如锌、铁等及维生素 A、C、B_1、B_{12} 和叶酸等,有助于肠黏膜的修复。

六、护理评估

(一)健康史

1.评估喂养史

向家长询问喂养史,详细了解喂养的方式、人工喂养儿乳品的种类及配置方法、喂哺次数及量、添加辅食及断奶情况。

2.了解消化道症状

了解腹泻开始时间,大便颜色、次数、性状、量、气味,有无发热、呕吐、腹胀、腹痛、里急后重等不适。

3.询问既往史

询问既往有无腹泻史;注意有无不洁饮食史和食物过敏史,有无其他疾病及长期使用抗生素史。

(二)身体状况

不同病因引起的腹泻常具有不同临床过程。病程在2周以内的腹泻为急性腹泻;病程在2周至2个月之间的腹泻为迁延性腹泻;病程超过2个月的腹泻为慢性腹泻。

1.急性腹泻

不同病因引起的腹泻常具相似的临床表现,同时各有其特点。

(1)腹泻的共同临床表现。

轻型腹泻:多由饮食因素或肠道外感染引起。起病可急可缓,以胃肠道症状为主,表现为食欲缺乏,偶有溢奶或呕吐,大便次数增多,一般每天多在10次以内,每次量少,大便呈黄色或黄绿色,有酸味,粪质不多,常见白色或黄白色奶瓣和泡沫。一般无脱水及全身中毒症状,多在数日内痊愈。

重型腹泻:多由肠道内感染所致,起病常较急;也可由轻型逐渐加重而致。除有较重的胃肠道症状外,还有明显的水电解质和酸碱平衡紊乱及全身中毒症状。a.胃肠道症状。腹泻频繁,每日大便从十余次到数十次;除了腹泻外,常伴有呕吐(严重者可吐咖啡样物)、腹胀、腹痛、食欲缺乏等。大便呈黄绿色水样或蛋花汤样、量多,含水分多,可有少量黏液,少数患儿也可有少量血便。b.水、电解质和酸碱平衡紊乱症状。有脱水、代谢性酸中毒、低钾及低钙、低镁血症等。c.全身中毒症状。如发热,体温可达40℃,烦躁不安或精神萎靡、嗜睡,进而意识模糊,甚至昏迷、休克等。

(2)几种常见类型肠炎的临床特点。

轮状病毒肠炎:好发于秋、冬季,以秋季流行为主,故又称秋季腹泻。多见于6个月~2岁的婴幼儿,潜伏期1~3天。起病急,常伴有发热和上呼吸道感染症状,病初1~2天常出现呕吐,随后出现腹泻。大便次数及水分多,呈黄色或淡黄色,水样或蛋花汤样,无腥臭味,大便镜检偶有少量白细胞。常并发脱水、酸中毒及电解质紊乱。本病为自限性疾病,自然病程约3~8天。近年报道,轮状病毒感染也可侵犯多个脏器,如神经系统、心脏等。

大肠埃希菌肠炎:多发生在5~8月气温较高的季节。a.产毒性大肠埃希菌肠炎。起病较急,轻症仅大便次数稍增,性状轻微改变。重症腹泻频繁,量多,呈蛋花汤样或水样,混有黏液,常伴呕吐,严重者伴有发热、脱水、电解质及酸碱平衡紊乱,大便镜检无白细胞。本病为自限性疾病,自然病程3~7天或更长。b.侵袭性大肠埃希菌肠炎。起病急,高热,腹泻频繁,大便呈黏液样,带脓血,有腥臭味,常伴恶心、呕吐、腹痛和里急后重,可出现严重的全身感染中毒症状甚至休克,大便镜检有大量白细胞及数量不等的红细胞,粪便细菌培养可找到相应的致病菌。c.出血性大肠埃希菌肠炎。大便开始呈黄色水样便,后转为血水便,有特殊臭味,常伴腹痛,大便镜检有大量红细胞,一般无白细胞。

抗生素诱发性肠炎：a.金黄色葡萄球菌肠炎。多继发于使用大量抗生素后，与菌群失调有关。常表现为发热、呕吐、腹泻，不同程度中毒症状、脱水和电解质紊乱，甚至发生休克。典型大便呈暗绿色，量多，带黏液，少数为血便。大便镜检有大量脓细胞和成簇的 G^+ 球菌，培养有葡萄球菌生长。b.伪膜性小肠结肠炎。由难辨梭状芽孢杆菌引起，主要症状为腹泻，轻者每日数次，停用抗生素后很快痊愈；重者腹泻频繁，呈黄绿色水样便，可有毒素致肠黏膜坏死所形成的伪膜排出，大便厌氧菌培养可协助诊断。c.真菌性肠炎。常见于营养不良或长期使用广谱抗生素的患儿，多为白色念珠菌感染所致，常并发于其他感染如鹅口疮，大便次数增多，黄色稀便，泡沫较多且带黏液，有时可见豆腐渣样细块（菌落）。大便镜检有真菌孢子和菌丝。

2.迁延性腹泻和慢性腹泻

多与营养不良和急性期未彻底治疗有关，以人工喂养儿多见，表现为腹泻迁延不愈，病情反复，大便次数和性质极不稳定，严重时可出现水、电解质紊乱。由于营养不良儿患腹泻时易迁延不愈，持续腹泻又加重了营养不良，最终引起免疫功能低下，继发感染，形成恶性循环，导致多脏器功能异常。

3.生理性腹泻

多见于 6 个月以内的婴儿。患儿外观虚胖，常伴湿疹，生后不久即出现腹泻。一般无其他症状，食欲好，生长发育正常；添加辅食后，大便即逐渐转为正常。有研究发现，此类腹泻可能为乳糖不耐受的一种特殊类型。

(三)辅助检查

1.血常规

细菌感染时白细胞总数及中性粒细胞增多；寄生虫感染和过敏性腹泻时嗜酸性粒细胞增多。

2.大便常规

肉眼观察大便的性状如外观、颜色、是否有黏液脓血等；大便镜检有无脂肪球、白细胞、红细胞等。

3.病原学检查

细菌性肠炎大便培养可检出致病菌；真菌性肠炎大便镜检可见真菌孢子和菌丝；病毒性肠炎可做病毒分离等检查。

4.血液生化

血钠测定可了解脱水的性质；血钾测定可了解有无低钾血症；碳酸氢盐测定可了解体内酸碱平衡失调的性质及程度。

(四)心理、社会状况

评估家长对疾病的心理反应及认识程度、文化程度、喂养及护理知识等；评估患儿家庭生活环境、经济状况、卫生习惯等。

七、常见护理诊断

(1)腹泻。

与喂养不当、感染导致胃肠道功能紊乱等因素有关。

(2)体液不足。

与腹泻、呕吐致体液丢失过多和摄入量不足有关。

(3)体温过高。

与肠道感染有关。

(4)营养失调:低于机体需要量。

与腹泻、呕吐丢失过多和摄入不足有关。

(5)有皮肤完整性受损的危险。

与大便次数增多刺激臀部皮肤有关。

(6)潜在并发症:水、电解质及酸碱平衡紊乱。

八、预期目标

(1)患儿腹泻次数减少,大便性状正常。

(2)脱水的症状和体征得到改善。

(3)患儿体温逐渐恢复正常。

(4)家长能对儿童进行合理喂养,体重恢复正常。

(5)患儿臀部皮肤保持完整、无破损。

(6)住院期间不发生水、电解质及酸碱平衡紊乱。

九、护理措施

(一)腹泻的护理

(1)评估患儿的大便次数、颜色、性状、量,并及时送检。

(2)严密消毒隔离,对患儿尿布、便盆、食具等及时分类消毒。

(3)开放静脉,遵医嘱补液及应用抗生素。

(4)调整饮食,增加口服液体量的摄入。

(5)及时清洁床单位。

(二)维持水、电解质及酸碱平衡

根据病情可选择口服补液和(或)静脉补液。口服补液盐(ORS)补液时应指导家长让患儿多饮水,预防高钠血症发生;静脉补液时准确调整输液速度,并记录第一次排尿时间及 24 小时出入量,以此作为调整补液方案的依据。

(三)维持体温正常

遵医嘱使用抗生素。严格按肠道传染病消毒隔离,护理患儿前后需认真洗手,防止交叉感染。对患儿的衣物、尿布、用具及便盆分类消毒。

(四)合理营养

调整饮食,继续进食是必要的治疗与护理措施。根据患儿病情适当调整饮食,以减轻胃肠道负担,恢复消化功能。

(1)停止使用可能被污染的食物和饮料,以及可能引起消化不良的食物及富含脂肪类食物。禁食生、冷、硬、粗纤维含量高的食物。

(2)母乳喂养者可继续哺乳,减少哺乳次数,缩短每次哺乳时间,暂停辅食添加;人工喂养者,可喂等量米汤、稀释的牛奶或其他代乳品,随着病情的稳定和好转,逐渐过渡到正常饮食。

(3)疑为双糖酶缺乏者不宜用蔗糖,并暂停乳类喂养,改为豆制代用品或发酵奶喂养。

（4）呕吐严重者，可暂时禁食 4～6 小时（不禁水），待好转后继续喂食，由少到多，由稀到稠。

（5）腹泻停止后，继续给予营养丰富的饮食，并每日加餐 1 次，共 2 周，以满足生长的需求。恢复期应为患儿提供良好的进食环境和喜爱的食物，少量多餐，以保持营养的摄入。

（五）皮肤护理

（1）选用吸水性强、柔软布质或纸质尿布，勤更换；避免使用不透气塑料布或橡皮布。

（2）每次便后用温水清洗臀部并擦干，以保持皮肤清洁、干燥。

（3）评估并记录患儿皮肤状况，观察皮肤的颜色及表皮有无破溃。

（4）局部皮肤发红处涂以 5% 鞣酸软膏或 40% 氧化锌油并按摩片刻，促进局部血液循环。

（5）局部皮肤糜烂或溃疡者，可采用暴露法，臀下仅垫尿布，不加包扎，使臀部皮肤暴露于空气中或阳光下。

（6）女婴尿道口接近肛门，应注意会阴部的清洁，预防上行性尿路感染。

（六）密切观察病情变化

1.监测生命体征

如神志、体温、脉搏、呼吸、血压等。体温过高时应给患儿多饮水、擦干汗液、及时更换汗湿的衣服，并予头部冰敷等物理降温。

2.观察大便情况

观察并记录大便次数、颜色、气味、性状、量，做好动态比较，为输液方案提供可靠依据。

3.观察水、电解质和酸碱平衡紊乱症状

如脱水情况及其程度、代谢性酸中毒表现、低钾血症表现。

4.观察全身中毒症状

如发热、精神萎靡、嗜睡、烦躁等。

（七）健康教育

提倡母乳喂养，避免在夏季断奶；按时逐渐添加辅食，防止过食、偏食及饮食结构突然变动。注意食物新鲜，食具、奶具及玩具等定期消毒，避免肠道内感染。教育儿童饭前便后洗手，勤剪指甲。避免长期滥用广谱抗生素，指导患儿家长正确配制和使用 ORS 溶液。注意气候变化，防止受凉或过热，冬天注意保暖，夏天多喝水，居室要通风。加强体格锻炼，积极参加户外活动。

十、护理评价

经过治疗及护理，患儿大便次数是否减少；脱水、电解质及酸碱平衡紊乱是否得到纠正，尿量有无增加；体温及体重是否恢复正常；臀部皮肤是否保持正常；住院期间是否发生了水、电解质及酸碱平衡紊乱。

参考文献

[1] 赵金垣.临床职业病学[M].北京:北京大学医学出版社,2010.

[2] 李智民,刘璐,张健杰.尘肺病的护理与康复[M].北京:人民卫生出版社,2017.

[3] 陈明瑶,于兰.基础护理技术[M].西安:第四军医大学出版社,2014.

[4] 丁淑贞.妇产科临床护理[M].北京:中国协和医科大学出版社,2016.

[5] 付学娟.临床妇产科护理学[M].西安:陕西科学技术出版社,2015.

[6] 刚海菊,刘宽浩.外科护理:临床案例版[M].武汉:华中科技大学出版社,2015.

[7] 关梅菊.新编临床实用护理学指南[M].西安:西安交通大学出版社,2015.

[8] 何俐,赵远芳.妇科护理学[M].北京:人民卫生出版社,2016.

[9] 胡月琴,章正福.内科护理[M].南京:东南大学出版社,2015.

[10] 贾爱芹,郭淑明.常见疾病护理流程[M].北京:人民军医出版社,2015.

[11] 姜广荣,黄运清.护理应急预案与工作流程[M].武汉:华中科技大学出版社,2013.

[12] 黎梅,黄爱松.妇产科护理[M].北京:科学出版社,2016.

[13] 李俊华,程忠义,郝金霞.外科护理[M].武汉:华中科技大学出版社,2013.

[14] 刘江华.现代临床护理学[M].北京:科学技术文献出版社,2015.

[15] 柳韦华,刘晓英,王爱华.妇产科护理学[M].武汉:华中科技大学出版社,2017.

[16] 母传贤,刘晓敏.外科护理[M].郑州:河南科学技术出版社,2012.

[17] 饶和平.卫生法规及护理管理[M].杭州:浙江大学出版社,2015.

[18] 桑未心,杨娟.妇产科护理[M].武汉:华中科技大学出版社,2016.

[19] 施雁,张佩雯.内科护理[M].上海:复旦大学出版社,2015.

[20] 谭文绮,于蕾,姚月荣.妇产科护理技术[M].武汉:华中科技大学出版社,2015.

[21] 宛淑辉,汪爱琴,周更苏.基础护理技术[M].武汉:华中科技大学出版社,2013.

[22] 王惠琴.专科护理临床实践指南[M].杭州:浙江大学出版社,2013.

[23] 王霞.常用临床护理技术[M].郑州:郑州大学出版社,2015.

[24] 王晓丽.实用临床妇产科护理学[M].昆明:云南科技出版社,2016.

[25] 王雪鹰,徐玉兰.妇产科护理[M].西安:第四军医大学出版社,2016.

[26] 徐筱萍,赵慧华.基础护理[M].上海:复旦大学出版社,2015.

[27] 徐鑫芬,熊永芳.妇产科护理手册[M].北京:人民卫生出版社,2016.

[28] 杨惠花,眭文洁,单耀娟.临床护理技术操作流程与规范[M].北京:清华大学出版社,2016.

[29] 姚美英,姜红丽.常见病护理指要[M].北京:人民军医出版社,2015.

[30] 叶志霞,皮红英,周兰姝.外科护理[M].上海:复旦大学出版社,2016.

[31] 阴俊,杨昀泽,李金娣,等.外科护理[M].案例版.北京:科学出版社,2013.

[32] 于红.临床护理[M].武汉:华中科技大学出版社,2016.